Springer-Lehrbuch

Peter Berlit

Basiswissen Neurologie

6., überarbeitete und erweiterte Auflage

Mit 184 Abbildungen und 61 Tabellen

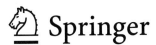 Springer

Prof. Dr. Peter Berlit
Alfried Krupp von Bohlen und Halbach Krankenhaus
Neurologische Klinik
Alfried-Krupp-Str. 21
45117 Essen

ISBN-13 978-3-642-37783-9   ISBN 978-3-642-37784-6 (eBook)
DOI 10.1007/978-3-642-37784-6

Die Deutsche Nationalbibliothek verzeichnet diese Publikation in der Deutschen Nationalbibliografie;
detaillierte bibliografische Daten sind im Internet über http://dnb.d-nb.de abrufbar.

Springer Medizin
© Springer-Verlag Berlin Heidelberg 1991, 1996, 1998, 2001, 2007, 2014

Planung: Christine Ströhla und Dorit Müller, Heidelberg
Projektmanagement: Rose-Marie Doyon, Heidelberg
Lektorat: Dr. Martina Kahl-Scholz, Möhnesee
Projektkoordination: Cécile Schütze-Gaukel , Heidelberg
Umschlaggestaltung: deblik Berlin
Fotonachweis Umschlag: © Getty Images/iStockphoto
Satz und Reproduktion der Abbildungen: Fotosatz-Service Köhler GmbH – Reinhold Schöberl, Würzburg

Gedruckt auf säurefreiem und chlorfrei gebleichtem Papier

Springer Medizin ist Teil der Fachverlagsgruppe Springer Science+Business Media
www.springer.com

Vorwort zur 6. Auflage

Es freut mich sehr, dass das *Basiswissen Neurologie* in die 6. Auflage geht. Dies zeigt doch, dass der knappe und anschauliche Wegweiser durch die Neurologie auf breite Akzeptanz stößt.

Auch in der 6. Auflage war es mein Hauptanliegen, die Essentials der Neurologie ohne überflüssigen Ballast, aber stets mit klinischem Bezug darzustellen. Neben instruktiven Strichzeichnungen und neuroradiologischen Abbildungen, helfen neu hinzu gekommene, farbige, klinische und histologische Bilder das Gelernte besser zu behalten. Eine durchgängige einheitliche Gliederung mit Merksätzen, Klinikkästen, Tabellen und Zusammenfassungen am Ende der Kapitel erlauben eine rasche Orientierung.

Kapitel 19 enthält einen separaten Fallteil, der das selbständige Nacharbeiten wichtiger Lerninhalte ermöglicht. Die Erläuterungen zu den Fällen finden sich in Kapitel 20.

Besonders danken möchte ich allen Lesern, die mit Anregungen und Vorschlägen dazu beigetragen haben, das *Basiswissen Neurologie* noch lernfreundlicher zu gestalten. Möge das Buch weiterhin eine handliche Hilfe für die Vorbereitung zum Staatsexamen sein. Für Anregungen und Verbesserungsvorschläge bleibe ich auch in Zukunft stets dankbar.

Peter Berlit
Essen, im August 2013

Der Autor

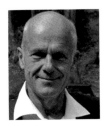

Peter Berlit

geboren 1950, studierte Humanmedizin in Kiel und Marburg. Eine Facharztausbildung an den neurologischen und psychiatrischen Universitätskliniken in Heidelberg und die Habilitation 1985 schlossen sich an. Nach mehreren Jahren als leitender Oberarzt und kommissarischer Leiter der Neurologischen Klinik Mannheim der Universität Heidelberg und einer Gastprofessur in San Diego ist Peter Berlit heute Leiter der Neurologischen Klinik mit klinischer Neurophysiologie am Alfried-Krupp-Krankenhaus Essen. Seine wissenschaftlichen Schwerpunkte sind die Neuroimmunologie, vaskuläre Erkrankungen und das periphere Nervensystem.

Peter Berlit ist Autor und Herausgeber zahlreicher Publikationen zur Neurologie, darunter das ausführliche Fachbuch Klinische Neurologie sowie das kompakte Therapielexikon Neurologie.

Basiswissen Neurologie

Übersichten:
helfen beim schnellen Lernen

3.1   Grundlagen

Unter den Erkrankungen des peripheren Nervensystems werden Läsionen der Nervenwurzeln, der Plexus und der peripheren Nerven subsummiert. Je nachdem, ob ein motorischer, ein sensibler oder ein gemischter Nerv betroffen ist, liegen motorische Ausfalls- oder Reizerscheinungen, sensible Ausfalls- oder Reizerscheinungen sowie Schmerzen vor.

Der 43-jährige LKW-Fahrer stellt sich wegen heftiger Rückenschmerzen, die er seit 4 Tagen hat, vor. Die Schmerzen waren während des Entladens aufgetreten. Vor einem Tag war es zusätzlich zu einer Schmerzausstrahlung ins rechte Bein gekommen, vom Gesäß über die Beinrückseite zum Fußaußenrand ziehend.

Konussyndrom Differenzialdiagnostisch muss vom Kaudasyndrom das Konussyndrom abgegrenzt werden, bei dem die Läsion in Höhe des ersten Lendenwirbelkörpers liegt: Hier führt die Kompression des Conus medullaris zu einer Blasen- und Mastdarmlähmung. Klinisch sind variabel die Wurzeln L3–S1 mitbetroffen.

❶ Cave
Kauda- und Konussyndrom stellen neurologische Notfälle dar! Innerhalb von längstens 24 Stunden muss die operative Dekompression erfolgen, damit auf Dauer keine Blasen-Mastdarm-Funktionsstörung verbleibt.

Einleitung:
thematischer Einstieg ins Kapitel

Fallbeispiel:
geben eine praxisbezogene Einführung in die Thematik des Kapitels

Cave:
Vorsicht! Bei falschem Vorgehen Gefahr für den Patienten!

Klinik:
schärft den Blick für die Klinik

Deliberationsmanöver nach Semont bei benignem paroxysmalen Lagerungsschwindel (BPPV):
- In sitzender Ausgangsposition wird der Kopf um 45° zum nicht betroffenen (»gesunden«) Ohr gedreht. Die Teilchen befinden sich am Boden des posterioren Bogengangs.
- Lagerung des Patienten zum betroffenen Ohr unter Beibehaltung der Kopfposition: Dies löst eine Bewegung der Teilchen im Bogengang entsprechend der Schwerkraft aus und führt zu einem rotierenden, erschöpflichen Nystagmus zum unten liegenden Ohr; Position für eine Minute beibehalten.

Klinik

Leitsymptom des mediolateralen Bandscheibenvorfalles sind Rückenschmerzen (Lumbago) mit Zunahme bei Husten und Pressen sowie ein radikuläres Schmerzsyndrom, welches der (den) betroffenen Wurzel(n) entspricht (Ischialgie). Oft bestehen ein paravertebraler Hartspann, ein Klopf- oder Druckschmerz über der Wirbelsäule und positive Nervendehnungszeichen (Lasègue- und umgekehrtes Lasègue-Zeichen, Zeichen nach Bragard).

a

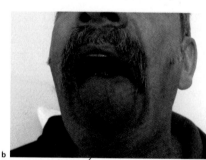

b

☐ **Abb. 5.19a-b** Hypoglossusparese links: Grafik (a) und Fallbeispiel (b)

Abbildungen:
Zeichnungen, CCTs, MRAs, MRIs und Patientenbilder veranschaulichen komplexe Zusammenhänge

3.1.2 Sensibilität

Ausfallserscheinungen Hypästhesie und Hypalgesie sind die sensiblen Ausfallserscheinungen im Versorgungsgebiet des betroffenen Nervs bzw. der betroffenen Nervenwurzel. Wegen der Überlappung sensibler Innervationsgebiete ist bei einer Nervenwurzelläsion die hypalgetische Zone größer als die hypästhetische – das Umgekehrte gilt für periphere Nervenläsionen.

> Nervenwurzelläsionen führen zu bandförmigen sensiblen Störungen in Dermatomen, periphere Nervenläsionen bedingen fleckförmige Sensibilitätsstörungen in den autonomen Innervationsgebieten des betroffenen Nervs, wobei die Hypästhesie und Hypalgesie meist einen kleineren Bereich betreffen als die sensible Reizsymptomatik.

In Kürze

— Radikuläre Syndrome

- Am häufigsten sind die Wurzeln L5 (Fuß/Zehenhebung, TPR) und S1 (Plantarflexion, ASR) betroffen. Lumbal sind Bandscheibenvorfälle, zervikal knöcherne, degenerative Veränderungen verantwortlich.
- Diagnostik mittels MRT oder CT und Myelographie (Myelo-CT). Klinischer und bildgebender Befund müssen übereinstimmen!
- Indikation zur Operation bei Vorliegen einer Blasen-Mastdarm-Funktionsstörung (innerhalb 24 Stunden!), einer Myelopathie (zervikal) und bei deutlichen Paresen oder therapieresistenten Schmerzen (lumbal)
- Konservativ Therapie mit Krankengymnastik, Fango, Massagen und medikamentöser Schmerzausschaltung. Nur kurze Ruhigstellung!

— Karpaltunnelsyndrom

- Häufigstes Nervenkompressionssyndrom, Kompression des distalen N. medianus unter dem Retinaculum flexorum

◻ Tab. 6.2 Schmerzen bei Rückenmarkserkrankungen

Schmerzcharakter	Krankheitsbild
Akut zwischen den Schulterblättern	Spinalis-anterior-Syndrom, Aortendissektion
Chronisch progredient, oft nachts betont	Spinaler Tumor, Neuroborreliose
Dauerschmerz	M. B... Mye...
Segmentale Hyperpathie	Reiz... eine...
Lhermitte-Zeichen	HW...
Interkostalneuralgie	Zos... spir...
Schmerzen beim Stehen und Gehen	Syn... lum...
Schmerzen bei körperlicher Belastung, bei Husten, Niesen, Pressen	Disk... Wu...
Schmerzprovokation durch Druck, Klopfen	Spo...
Lasègue-Zeichen	Disk... Wu...

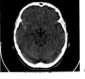

Klinische Fälle: Fallbeispiele und Fragen

2   Kapitel 19

19.2 Fall 2

19.2.1 Fallbericht

Eine 26-jährige Patientin berichtet über seit dem 15. Lebensjahr in unregelmäßigen Abständen auftretende, halbseitige Kopfschmerzen, die mit Übelkeit einhergehen und bis zu 24 Stunden anhalten. Die Kopfschmerzen würden vorwiegend in den Tagen vor der Menstruation auftreten. Begleitsymptome werden negiert.

Die aktuelle Vorstellung erfolgt wegen heftiger, diffuser Kopfschmerzen, die während einer Mountainbike-Tour in den Bergen aufgetreten sind. Die Patientin hatte während der Tour plötzlich starke Kopfschmerzen bemerkt, sei dabei auch etwas benommen gewesen, habe aber noch ca. 10 km nach Hause radeln können. Sie stellt sich am Tag nach dem Ereignis notfallmäßig wegen anhaltender Kopfschmerzen vor.

19.2.2 Untersuchungsbefund

Bei der neurologischen Untersuchung zeigt sich ein endgradiger Meningismus. Die Dehnungszeichen nach Lasègue sind fraglich positiv. Fokal neurologische Defizite liegen nicht vor.

19.2.3 Diagnostik

Die CCT zeigt den folgenden Befund (◻ Abb. 19.1 CCT):

◻ Abb. 19.1 CCT

❓ Leitfragen
- Wie beurteilen Sie die Befunde der neurologischen Untersuchung?
- Was können Sie in der CCT-Abbildung erkennen?
- Wie lautet Ihre Verdachtsdiagnose?
- Ist eine weiterführende Diagnostik erforderlich, um Ihre Verdachtsdiagnose zu erhärten?
- Welches ist die Therapie der Wahl?
- Welche Komplikationen sind zu erwarten?
- Kann Komplikationen vorgebeugt werden?

Antworten und Kommentare ► Seite 380

Klinische Fälle: Antworten und Kommentare

3   20

20.8 Fall 8

20.8.1 Falldiskussion

Die Patientin schildert die typische Symptomatik einer **Brachialgia nocturna paraesthetica** – nächtliche Armschmerzen mit Kribbelparästhesien. Diese Symptomatik muss – insbesondere bei einer schwangeren Patientin – an ein **Karpaltunnelsyndrom** denken lassen.

20.8.2 Differenzialdiagnosen
- Interosseus-anterior-Syndrom
- C6-Syndrom
- C7-Syndrom
- Armplexusneuritis

20.8.3 Klinische Untersuchung und weiterführende Diagnostik
- Bei den sensiblen Störungen der ersten drei Finger nach längerer Beugung im Handgelenk handelt es sich um einen positiven Phalen-Test.
- Zusätzlich sollte Druck über dem Karpaltunnel ausgeübt werden. Wenn dies zu den typischen Parästhesien der ersten 3 Finger volar führt, wäre dies ein positives **Hoffmann-Tinel-Zeichen**.
- Die klinische Verdachtsdiagnose wird gestützt durch eine Elektroneurographie mit Messung der distalen motorischen Latenz und der sensiblen Nervenleitgeschwindigkeit über die Strecke des Karpaltunnels (► Abschn. 3.3.1).

20.8.4 Therapie

Da die Beschwerden ausschließlich nachts auftreten, ist die Ruhigstellung des Armes auf einer **nächtlichen volaren Unterarmschiene** sinnvoll; diese dient der Fixierung des Handgelenks in 180°-Stellung. Nur bei Beschwerdepersistenz trotz dieser Maßnahme käme eine lokale Injektionsbehandlung mit Kortikosteroiden in Frage. Eine orale Medikation sollte in Anbetracht der Schwangerschaft eher unterbleiben.

In Kürze
- Karpaltunnelsyndrom mit Brachialgia nocturna paraesthetica
- Positiver Phalen-Test, positives Hoffmann-Tinel-Zeichen
- Elektroneurographie mit Messung der distalen motorischen Latenz und der sensiblen Nervenleitgeschwindigkeit
- Ruhigstellung des Armes auf einer nächtlichen volaren Unterarmschiene
- Günstige Prognose

Fall 8 ► Seite 352

Inhaltsverzeichnis

1	Diagnostische Verfahren in der Neurologie	1
1.1	Klinische Untersuchung	2
1.2	Der bewusstlose Patient	14
1.3	Zusatzuntersuchungen in der Neurologie	18

2	Erkrankungen der Muskulatur (Myopathien) und der neuro-muskulären Synapse	35
2.1	Diagnose	36
2.2	Muskeldystrophien (MD)	40
2.3	Myotonien und muskuläre Ionenkanalkrankheiten	44
2.4	Metabolische Myopathien	49
2.5	Myositis	52
2.6	Sonstige erworbene Myopathien	55
2.7	Polymyalgia rheumatica (arteriitica)	55
2.8	Myasthenia gravis (MG) und Lambert-Eaton-Myasthenie-Syndrom (LEMS)	56

3	Erkrankungen der Nervenwurzeln und peripheren Nerven	67
3.1	Grundlagen	68
3.2	Nervenwurzelläsionen	70
3.3	Läsionen peripherer Nerven	78

4	Polyneuropathien	93
4.1	Symptome und Beschwerden	95
4.2	Diagnostik	96
4.3	Alkoholische Polyneuropathie	98
4.4	Diabetische Polyneuropathie	98
4.5	Akute inflammatorische demyelinisierende Polyneuritis (AIDP, Guillain-Barré-Syndrom – GBS)	99
4.6	Chronische inflammatorische demyelinisierende Polyneuritis (CIDP)	101
4.7	Multifokale motorische Neuropathie (MMN)	102
4.8	Polyneuritis bei monoklonaler Gammopathie unklarer Signifikanz (MGUS)	103
4.9	Borreliose (Garin-Bujadoux-Bannwarth-Syndrom, Zecken-Polyradikuloneuritis)	103
4.10	Hereditäre Polyneuropathien	105
4.11	Vaskulitiden	107
4.12	Toxische Polyneuropathien	107
4.13	Sonstige Polyneuropathien	107
4.14	Therapie	108

5	Erkrankungen der Hirnnerven	111
5.1	Nervus olfactorius	112
5.2	Nervus opticus	113
5.3	Augenmuskelnerven (Nn. oculomotorius, trochlearis und abducens)	115
5.4	Pupillenstörungen	119
5.5	Nervus trigeminus	120

5.6   Nervus facialis 121
5.7   Nervus vestibulocochlearis 124
5.8   Nervus glossopharyngeus 128
5.9   Nervus vagus 129
5.10   Nervus accessorius 130
5.11   Nervus hypoglossus 130
5.12   Kombinierte Hirnnervensyndrome 131

6   Rückenmarkserkrankungen 135
6.1   Rückenmarkssyndrome 136
6.2   Spinale Systemerkrankungen 140
6.3   Spinale Tumoren 142
6.4   Traumatische Schädigungen des Rückenmarks 145
6.5   Spinale Durchblutungsstörungen 146
6.6   Entzündliche Rückenmarkserkrankungen 147
6.7   Sonstige Erkrankungen des Rückenmarks 148

7   Entwicklungsstörungen und Fehlbildungen des Nervensystems 153
7.1   Syringomyelie 154
7.2   Meningoenzephalozelen 155
7.3   Anomalien des kraniozervikalen Überganges 156
7.4   Phakomatosen 158
7.5   Erworbene frühkindliche Hirnschädigungen 159

8   Hirntumoren 161
8.1   Einführung 162
8.2   Behandlungsstrategien 164
8.3   Astrozytäre Tumore 164
8.4   Oligodendrogliom 165
8.5   Glioblastoma multiforme 165
8.6   Medulloblastom 166
8.7   Meningeom 167
8.8   Neurinom (Schwannom) 167
8.9   Tumoren der Sellaregion 169
8.10   Hirnmetastasen 171
8.11   Ependymom 173
8.12   Primäre ZNS-Lymphome (PZNSL) 173
8.13   Plexuspapillom 174
8.14   Hämangioblastom 174
8.15   Tumoren der Vierhügelregion 174
8.16   Tumoren der Schädelbasis 175
8.17   Zysten 175
8.18   Pseudotumor cerebri und Liquorunterdrucksyndrom 176

9   Entzündliche Erkrankungen 179
9.1   Bakterielle Meningitis 180

9.2 Lymphozytäre Meningitis 184
9.3 Hirnabszess 187
9.4 Enzephalitis 190
9.5 Prionerkrankungen 193
9.6 HIV-Infektion und Nervensystem 194
9.7 Tetanus 195

10 Ischämischer Schlaganfall 197
10.1 Häufigkeit und Risikofaktoren 198
10.2 Ätiologie 199
10.3 Pathogenese 201
10.4 Apparative Diagnostik 203
10.5 Klinik 206
10.6 Therapie des Hirninfarktes 212
10.7 Sinusthrombose 215
10.8 Fett- und Luftembolien 216

11 Spontane intrakranielle Blutungen 219
11.1 Intrazerebrale Blutungen (IZB) 220
11.2 Subarachnoidalblutung (SAB) 225
11.3 Arteriovenöse Malformationen 231

12 Demenz 233
12.1 Demenz vom Alzheimer-Typ 234
12.2 Demenz mit Lewy-Körperchen (DLB) 236
12.3 Frontotemporale Demenz (FTD) 236
12.4 Zerebrovaskulär-assoziierteDemenz 237
12.5 Hydrozephalus communicans (Normaldruckhydrozephalus,
aresorptiver Hydrozephalus) 238
12.6 Sonstige Ursachen einer Demenz 239

13 Schädel-Hirn-Trauma 243
13.1 Verletzungen des knöchernen Schädels 244
13.2 Hirnverletzungen 247
13.3 Praktisches Vorgehen 249
13.4 Hirntod 251
13.5 Komplikationen des Schädel-Hirn-Traumas (SHT) 251

14 Bewegungsstörungen 255
14.1 Leitsymptome der Basalganglienerkrankungen 257
14.2 Parkinson-Syndrom 259
14.3 Chorea 264
14.4 Dystonien 265
14.5 Tics 267
14.6 Dyskinesien 268
14.7 Ataxien 268
14.8 Restless-Legs-Syndrom (RLS) 273

15   **Multiple Sklerose und Leukodystrophien** 275
15.1   Multiple Sklerose (MS) 276
15.2   Varianten der MS 285
15.3   Neuromyelitis optica (Devic-Syndrom) 285
15.4   Leukodystrophien 285

16   **Epilepsien** 291
16.1   Häufigkeit und Vorkommen 293
16.2   Ätiologie und Ursachen 293
16.3   Pathogenese 294
16.4   Klassifikation epileptischer Anfälle 295
16.5   Ursachen epileptischer Anfälle 297
16.6   Diagnose 298
16.7   Differenzialdiagnose epileptischer Anfälle 299
16.8   Therapie 299
16.9   Operative Verfahren 301
16.10   Status epilepticus 302
16.11   Nichtepileptische Anfälle 302
16.12   Schlaf-Wach-Regulationsstörungen 305

17   **Kopfschmerzsyndrome** 309
17.1   Kopfschmerzen ohne strukturelle Läsion 310
17.2   Arteriitis cranialis (temporalis; Riesenzellarteriitis) 315
17.3   Weitere gefäßbedingte Kopfschmerzformen 316
17.4   Neuralgien 317
17.5   Kopfschmerzsyndrome bei nichtvaskulären neurologischen Erkrankungen 319
17.6   Kopfschmerzen bei Erkrankungen anderer Organe 320

18   **Neurologie und Innere Medizin** 321
18.1   Alkohol und Nervensystem 323
18.2   Vaskulitiden 327
18.3   Neurosarkoidose 330
18.4   Paraneoplastische Syndrome 330
18.5   Neurologische Symptome bei endokrinen und metabolischen Erkrankungen 332

19   **Klinische Fälle: Fallbeispiele und Fragen** 341
        Fall 1–25

20   **Klinische Fälle: Antworten und Kommentare** 373
        Fall 1–25

Anhang
Abkürzungsverzeichnis 420
Abbildungsquellen 423
Stichwortverzeichnis 424

Diagnostische Verfahren in der Neurologie

Peter Berlit

1.1 Klinische Untersuchung – 2

1.1.1 Inspektion – 2

1.1.2 Nervenreizungszeichen – 2

1.1.3 Nackensteifigkeit – 2

1.1.4 Hirnnervenuntersuchung – 2

1.1.5 Motorik und Reflexe – 4

1.1.6 Koordinationsprüfung – 6

1.1.7 Sensibilitätsprüfung – 7

1.1.8 Vegetative Funktionsprüfung – 7

1.1.9 Psychischer Befund – 10

1.1.10 Neuropsychologische Untersuchung – 10

1.1.11 Primitivreflexe und Instinktbewegungen – 13

1.2 Der bewusstlose Patient – 14

1.2.1 Ausmaß einer Bewusstseinsstörung – 14

1.2.2 Okulomotorik und Pupillentests – 14

1.2.3 Reflexe und Pyramidenbahnzeichen – 16

1.2.4 Atmung – 16

1.2.5 Spezielle Syndrome – 17

1.3 Zusatzuntersuchungen in der Neurologie – 18

1.3.1 Liquordiagnostik – 18

1.3.2 Elektroenzephalographie (EEG) – 19

1.3.3 Evozierte Potenziale – 20

1.3.4 Elektromyographie und Elektroneurographie – 23

1.3.5 Ultraschalldiagnostik in der Neurologie – 25

1.3.6 Röntgennativdiagnostik – 27

1.3.7 Computertomographie (CT) – 28

1.3.8 Magnetresonanztomographie – 30

1.3.9 Sonstige bildgebende Verfahren – 32

P. Berlit, *Basiswissen Neurologie*,
DOI 10.1007/978-3-642-37784-6_1, © Springer-Verlag Berlin Heidelberg 2013

1

Die neurologische Diagnostik ergibt sich zu 80% aus der richtig und gezielt erhobenen Anamnese, zu 20% aus der neurologischen Untersuchung. Zur neurologischen Untersuchung gehören: Inspektion mit Beurteilung des Gangbildes, der Mimik und Gestik, Untersuchung der Hirnnerven, Prüfung von Motorik und Reflexen, Koordinationsprüfung, Sensibilitätsprüfung, vegetative Funktionsdiagnostik, psychischer Befund, neuropsychologische Diagnostik und Prüfung der Primitivreflexe. Eine Sondersituation stellt die Untersuchung bewusstseinsgestörter Patienten dar.

1.1   Klinische Untersuchung

1.1.1   Inspektion

Bei der Inspektion wird auf äußere Verletzungsfolgen, auf konstitutionelle Veränderungen (Schädelform, Skoliose) und Hautveränderungen (Phakomatosen, Sneddon-Syndrom, rheumatische Erkrankungen) geachtet. Deformitäten, Atrophien, Narben und Achsabweichungen der Extremitäten werden registriert. Haltung und Gangbild des Patienten werden ebenso wie Spontanmotorik und unwillkürliche Bewegungen erfasst. Beim Gehen sollten Schrittlänge, Wendeschrittzahl (altersabhängig, normal bis 4) und das Mitschwingen der Arme besonders beachtet werden.

❯ **Wendeschrittzahl**
Als Wendeschrittzahl wird die Zahl der Einzelschritte bezeichnet, die für eine Änderung der Gehrichtung um 360° benötigt werden.

1.1.2   Nervenreizungszeichen

Nach Überprüfung von Kopf-, Nacken- und Rumpfbeweglichkeit werden der Kalottenklopfschmerz sowie die Druckdolenz der Nervenaustrittspunkte des N. trigeminus und N. occipitalis überprüft. Erfasst wird die Wirbelsäulen- und Gelenkbeweglichkeit mit Untersuchung der Hüftrotation (Coxarthrose, Ileosakralgelenk-Blockade?).

❯ **Lhermitte-Zeichen**
Hierunter werden kribbelnde und elektrisierende Missempfindungen verstanden, welche bei Anteflexion des Kopfes entlang der Wirbelsäule oder entlang den Außenseiten der Extremitäten auftreten. Dieses Zeichen ist bei zervikothorakalen Prozessen, insbesondere bei spinaler Raumforderung und demyelinisierenden Erkrankungen (Multiple Sklerose) positiv.

1.1.3   Nackensteifigkeit

Durch passives Kopfbeugen wird am entspannten Kranken untersucht, ob ein Meningismus oder ein Nackenrigor vorliegt. Bei einer meningitischen Reizung sind die Dehnungszeichen positiv.

Dehnungszeichen

Lasègue-Zeichen Ein Anheben des gestreckten Beines beim liegenden Patienten führt zu einem Dehnungsschmerz, wobei der Winkel zwischen angehobenem Bein und Unterlage grob dem Ausmaß der meningealen Reizung entspricht. Einseitig ist das Lasègue-Zeichen auch bei einer radikulären Reizung positiv. Das umgekehrte Lasègue-Zeichen ist positiv, wenn in Bauchlage das Anheben des gestreckten Beines zu Schmerzen führt; dieses Zeichen spielt bei radikulärer Reizung eine Rolle (▶ Kap. 3).

Kernig-Zeichen Es ist positiv, wenn der Patient das passiv gestreckt angehobene Bein beugt, bzw. wenn eine Schmerzangabe erfolgt, sobald das gebeugte Bein passiv gestreckt wird.

Brudzinski-Zeichen Wenn der Patient bei passiver Kopfbeugung die Knie anzieht, gilt dieses Zeichen als positiv.

1.1.4   Hirnnervenuntersuchung

I. N. olfactorius Untersuchung mit aromatischen Riechstoffen (z. B. Vanille, Zimt) und Trigeminusreizstoffen (z. B. Formalin) zur Abgrenzung einer nervalen Schädigung von einer Schleimhautschädigung. Bei einer aromatischen Anosmie ist die Wahrnehmung von Trigeminusreizstoffen erhalten, bei einer verlegten Nase oder Schleimhautschädigung nicht.

II. N. opticus Prüfung des Visus mit Sehtafeln, Funduskopie mit Beurteilung von Papille und Gefäßen (Augenspiegeluntersuchung) und Gesichtsfeld (Fingerperimetrie). Farbsinnprüfung mit Ishihara-Tafeln.

III., IV. und VI. Nn. oculomotorius, trochlearis und abducens Augenfolgebewegungen (Prüfung auf Doppelbilder, Abdecktest), Pupillomotorik (Lichteinfall und Konvergenz), Ptosis.

> **Horner-Syndrom**
> Kombination einer leichten Ptosis (die Sehachse bleibt stets frei) durch Lähmung des Müller-Muskels (M. tarsalis superior) und einer Miosis. Die begleitende Parese des M. tarsalis inferior führt zu einem höher stehenden Unterlid (upside-down-ptosis) mit zusätzlicher Lidspaltenverengung und täuscht oft einen Enophthalmus vor. Das Syndrom ist Folge einer Sympathikusläsion. Das Muster assoziierter Schweißsekretionsstörungen gibt Aufschluss über den Ort der Schädigung.

V. N. trigeminus Sensibilitätsprüfung im Gesicht unter Berücksichtigung von peripherer (bandförmig) und zentraler (zwiebelschalenförmig) Innervation, Inspektion (Atrophie?) und Untersuchung der Kaumuskulatur (Abweichen des Unterkiefers bei Mundöffnung zur gelähmten Seite), Kornealreflex, Masseterreflex.

VII. N. facialis Gesichtsinnervation (Zähne zeigen lassen, Mund spitzen, Nase rümpfen, Augenschluss, Stirnrunzeln), Kornealreflex, Schirmertest (zur Überprüfung der Tränensekretion), Stapediusreflex, Geschmacksprüfung der vorderen zwei Zungendrittel.

VIII. N. vestibulocochlearis Orientierende Hörprüfung (mit Weber- und Rinne-Versuch), Beurteilung der Augenfolgebewegungen (Sakkaden, Blickrich-

tungsnystagmus?), optokinetischer Nystagmus. Die Frenzelbrille erlaubt mittels Vergrößerung und Beleuchtung eine genaue Beobachtung der Augen und hemmt gleichzeitig die Fixation, so dass ein peripher-vestibulärer Nystagmus deutlicher wird. Unverzichtbar sind die Lagerungsproben, die Überprüfung des vestibulo-okulären Reflexes (VOR-Test) und der Kopfschütteltest, um einseitige vestibuläre Funktionsstörungen zu erfassen:

Klinik

Klinisch-vestibuläre Diagnostik

Beurteilung eines Spontannystagmus (mit und ohne Frenzelbrille)
- horizontal ruckend (kontralaterale vestibuläre Störung)
- horizontal pendelnd (kongenital, seltener zentral erworben)
- upbeat (Läsion im dorsalen Hirnstamm, meist medullär)
- downbeat (bilaterale Kleinhirnläsion im Flokkulus)

Kopfschüttelnystagmus
- 15 s kräftiges horizontales Kopfschütteln, dann mit Frenzelbrille beobachten. Ein transienter horizontaler Nystagmus spricht für kontralaterale chronische peripher-vestibuläre Störung.

Kopfimpulstest nach Halmagyi (VOR-Testung)
- Rasche horizontale Kopfbewegung zur Seite, dabei Fixation geradeaus: Wenn Fixation nicht gehalten werden kann und Korrektursakkade zur Mitte auftritt, ist dies Hinweis auf eine peripher-vestibuläre Störung auf der Seite, zu der gedreht wurde

Lagerungsprobe
- Rasche Seitlagerung zur Identifikation von Lagerungsschwindelsyndromen

VOR-Suppression
- Patient pendelt simultan mit Kopf und ausgestreckten Armen und fixiert die hochgestreckten Daumen. Nystagmus in Drehrichtung spricht für ipsilaterale vestibulozerebelläre Läsion.

IX. N. glossopharyngeus Würgereflex, Pharynxsensibilität, Geschmacksprüfung hinteres Zungendrittel (bitter), Sensibilität hinteres Zungendrittel.

X. N. vagus Gaumensegeluntersuchung einschließlich Würgereflex und Kulissenphänomen. Kehlkopfuntersuchung, autonome Funktionsuntersuchung.

XI. N. accessorius Schulterheben (M. trapezius), Kopfdrehung (M. sternocleidomastoideus).

XII. N. hypoglossus Herausstrecken der Zunge (Abweichung zur gelähmten Seite, Zungenatrophie bei Paresen, Artikulationsstörungen).

1.1.5 Motorik und Reflexe

Inspektion Durch die Inspektion können Atrophien, Haltungsanomalien, herabgesetzte Spontanbeweglichkeit und Faszikulationen optisch erfasst werden. Unterschieden werden müssen die periphere und die zentrale Lähmung.

Periphere Lähmung
Eine Läsion des zweiten motorischen Neurons zwischen Vorderhornzelle des Rückenmarks und Muskel führt zur peripheren oder schlaffen Lähmung.

> **Leitsymptome der peripheren (schlaffen) Parese** sind Muskelhypotonie und -atrophie, Abschwächung bzw. Aufhebung des zugehörigen Muskeleigenreflexes, Denervierungszeichen (Faszikulationen und Fibrillationen).

Infolge der peripheren Lähmung kommt es zur Denervierungsüberempfindlichkeit im Bereich der neuromuskulären Synapse, welche Faszikulationen und Fibrillationen bedingt. Die Kontraktion einzelner Muskelfasern (**Fibrillationen**) ist lediglich an der **Zunge** sichtbar, **Faszikulationen** (Kontraktion von Muskelfaserbündeln) sind an der **betroffenen Skelettmuskulatur** bei Inspektion zu sehen.

Zentrale Lähmung
Die Läsion des ersten Motoneurons (Verbindungsbahnen zwischen motorischem Kortex und Hirn-

stamm bzw. Rückenmark) führt zur zentralen Lähmung.

> **Leitsymptome der zentralen (spastischen) Parese** sind die spastische Tonuserhöhung, Reflexsteigerung, zentrale Bewegungsstörung mit Verlust der Feinmotorik und Massenbewegungen, Kloni, Pyramidenbahnzeichen (Babinski, Gordon, Oppenheim).

Spastik Die Spastik ist eine winkel- und geschwindigkeitsabhängige Tonuserhöhung der Muskulatur (Taschenmesserphänomen). Bei einer akuten ZNS-Schädigung entsteht sie oft erst im Verlauf von einigen Tagen. An den Armen zeigt sich eine Erhöhung des Beugetonus, an den Beinen eine Erhöhung des Strecktonus. Bei der zentralen Lähmung resultiert eine zentrale Bewegungsstörung mit Verlust der Feinmotorik und Massenbewegungen.

Kloni Kloni sind repetitive Muskelkontraktionen bei passiver Dehnung (Patellarklonus, Fußklonus, Fingerklonus).

> **Cave**
> Nur unerschöpfliche Kloni sind sicher pathologisch und beweisen eine Pyramidenbahnläsion!

Halteversuche
Beim Armhalteversuch wird der Patient aufgefordert, die Arme in Supinationsstellung bei geschlossenen Augen zu halten. Wenn eine zentrale Parese vorliegt, kommt es zu einer Pronation mit Absinken des betroffenen Armes. Der Beinhalteversuch wird im Liegen mit im Knie gebeugten Beinen durchgeführt; im pathologischen Falle kommt es zum Absinken des betroffenen Beines (Abb. 1.1).

Kraftprüfung
Die grobe Kraft wird durch Innervation gegen Widerstand im Seitenvergleich überprüft – insbesondere zur Aufdeckung von peripheren Lähmungen ist hierbei die systematische Untersuchung wichtiger Kennmuskeln erforderlich.

Prüfung der Feinbeweglichkeit
Die Feinbeweglichkeit, welche vor allem bei zentralen Lähmungen gestört ist, lässt sich mittels der **Di-**

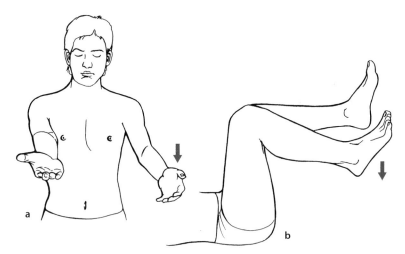

Abb. 1.1a, b Vorhalteversuche zum Nachweis einer latenten Parese. **a** Pronation und Absinken bei latenter zentraler Parese des linken Armes im Vorhalteversuch **b** Absinken des rechten Beines im Vorhalteversuch bei zentraler Beinparese re.

adochokinese überprüfen mit rasch alternierenden Drehbewegungen der Hände (Glühbirne einschrauben) oder Bewegungen der Finger (Klavier spielen, Schreibmaschine schreiben). Alternierende Bewegungen proximaler Muskelgruppen (Windmühle mit den Armen, Fahrrad fahren mit den Beinen) sind beim **prämotorischen Syndrom** gestört.

Klinik

Pyramidenbahnzeichen
Das wichtigste Pyramidenbahnzeichen (PBZ) ist das Babinski-Zeichen, welches ausgelöst wird, indem an der Planta von außen unten nach innen oben in einem Bogen entlanggestrichen wird. Pathologisch ist eine tonische Dorsalextension der Großzehe bei gleichzeitigem Spreizen der sonstigen Zehen (Fächerphänomen, ▶ Abb. 1.2).
Dieselbe pathologische Antwort kann sich durch kräftiges Entlangstreichen an der Schienbeinvorderkante (Oppenheim-Zeichen) oder kräftiges Kneten der Wadenmuskulatur (Gordon-Zeichen) ergeben.
Bei sehr empfindlichen Patienten kann die Auslösung nach Chaddock hilfreich sein, bei der versucht wird, das Babinski-Zeichen durch Bekratzen des Fußrückens auszulösen.
▼

Das Strümpell-Zeichen ist positiv, wenn sich das Babinski-Phänomen bei Kniebeugung gegen Widerstand einstellt.
Liegt bereits spontan ein positives Babinski-Zeichen vor, so wird dies Siccard-Zeichen genannt.
Auch unerschöpfliche Kloni sind ein sicheres PBZ.

Muskeleigenreflexe

Bei den Muskeleigenreflexen handelt es sich um monosynaptische Reflexe, bei denen die Kontraktion des Erfolgsmuskels durch Schlag auf seine Sehne ausgelöst wird. Die Dehnung der Sehne aktiviert die Muskelspindeln, die Reflexantwort ist nicht erschöpfbar. Die Reflexauslösung erfolgt jeweils in

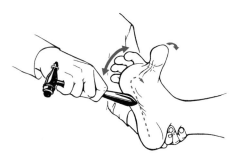

Abb. 1.2 Babinski-Zeichen

Mittelstellung des Gelenkes, an welchem der zu untersuchende Muskel ansetzt. Der Patient sollte entspannt sein, was durch Innervation anderer Muskelgruppen (festes Auseinanderziehen der ineinander verhakten Hände –Jendrassik-Handgriff, Zähne zusammenbeißen) erreicht werden kann. Durch leichte Mitinnervation des zu untersuchenden Muskels lässt sich bei niedrigem Reflexniveau die Reflexantwort bahnen.

Klinik

Die wichtigsten Muskeleigenreflexe

Bizepssehnenreflex
Schlag auf den Zeigefinger des Untersuchers, welcher auf der Bizepssehne liegt.

Brachioradialisreflex (Radiusperiostreflex)
Schlag auf den Zeigefinger des Untersuchers, welcher auf dem distalen Radiusdrittel liegt.

Trizepssehnenreflex

Trömner-Reflex
Die Hand des Patienten wird mit der Linken direkt proximal der Fingergrundgelenke gehalten und mit den Fingern 2 – 5 eine schnelle de Bewegung gegen die Endglieder der Finger 2 – 5 des Patienten ausgeführt.

Knipsreflex
Der Untersucher lässt den Finger 3 oder 4 des Patienten zwischen seinem Daumen und Zeigefinger herausschnalzen.

Patellarsehnenreflex
Bei lebhafter Reflexantwort Untersuchung am gestreckten Bein, wobei der Schlag auf den Zeigefinger, welcher am Oberrand der Patella anliegt, ausgeführt wird.

Achillessehnen- oder Triceps-surae-Reflex

Rossolimo-Reflex
Entspricht dem Trömner-Reflex an der Hand.

Mendel-Bechterew-Reflex
Beugebewegung der Zehen bei Schlag mit dem Reflexhammer auf den Fußrücken.

Fremdreflexe

Fremdreflexe haben einen polysynaptischen Reflexbogen, der mehrere Rückenmarkssegmente einbezieht. Sie sind habituierbar.

Die Bauchhautreflexe entsprechen in den drei Etagen den Segmenten **Th8/9, Th10 und Th11/12** (Auslösung durch rasches Kratzen mit einer Nadel von lateral in Richtung auf die Mittellinie). Beim Mann lassen sich der Kremasterreflex **L1/L2** (Bestreichen der Haut an der proximalen Oberschenkelinnenseite führt zur Kontraktion des M. cremaster) und der Bulbocavernosusreflex **S3/S4** (Kontraktion des M. sphincter ani externus bei sensiblen Reizen an der Glans penis) auslösen. Der Analreflex **S3-S5** wird durch Kratz- oder Stichreiz perianal ausgelöst.

1.1.6 Koordinationsprüfung

Zielversuche Sie (Finger-Nase-Versuch, Finger-Finger-Versuch und Knie-Hacken-Versuch) dienen dem Nachweis einer Extremitätenataxie. Alternativ kann der Patient aufgefordert werden, die Zahlen 3 oder 6 mit Arm oder Bein in die Luft zu malen. Der **Barany-Zeigeversuch** (der Patient soll mit geschlossenen Augen mit gestrecktem Arm und Zeigefinger auf einen zuvor bezeichneten Punkt zeigen) und **Imitationsversuch** (eine Haltung, die bei geschlossenen Augen dem Patienten an einem Arm vorgegeben wird, soll mit dem anderen Arm nachgestellt werden) sind bei Kleinhirnläsionen pathologisch.

Stand- und Tretversuch Der **Romberg-Standversuch** (Stehen mit eng aneinandergestellten Füßen, nach vorne ausgestreckten Armen bei geschlossenen Augen) und der **Unterberger-Tretversuch** (bei geschlossenen Augen auf der Stelle treten; normal keine oder nur marginale Drehung) helfen, eine Kleinhirn(wurm)läsion aufzudecken.

Rebound-Phänomen Das Rebound-Phänomen wird durch abruptes Nachlassen eines Widerstandes gegen eine vom Patienten kräftig ausgeführte Bewegung (z. B. gestreckte Arme nach oben drücken, Arm kräftig anbeugen) geprüft. Bei Kleinhirnerkrankungen springt der Antagonist nicht oder nur verzögert an.

1.1.7 Sensibilitätsprüfung

Oberflächensensibilität

Das Berührungsempfinden wird durch leichte Oberflächenreize (Berühren der Haut mit dem Finger, einem Holzstäbchen oder einem Wattetupfer) hinsichtlich der Lokalisation und der Differenzierung (**Spitz-Stumpf-Diskrimination**) von Reizen überprüft. Mittels spezieller Testsets können Reize definierter Größe appliziert und quantitativ beurteilt werden (z. B. für Verlaufsuntersuchungen). Das Erkennen von auf die Haut geschriebenen Zahlen dient der Überprüfung der **Zwei-Punkte-Diskrimination**, welche auch semiquantitativ mittels eines Zirkels überprüft werden kann. Die Diskrimination von sukzessiven Reizen ist vor allem bei zentralen Gefühlsstörungen beeinträchtigt.

Dissoziierte Sensibilitätsstörung

Der isolierte Ausfall von Temperatur- und Schmerzempfindung wird als dissoziierte Sensibilitätsstörung bezeichnet. Der Tractus spinothalamicus wird mittels der Temperaturprüfung (Reagenzgläschen mit Eiswasserlösung bzw. heißem Wasser) und der Schmerzempfindung (Nadel, Nadelrad, Pin-Prick) untersucht.

Tiefensensibilität

Die Untersuchung der Vibrationsempfindung mittels skalierter Stimmgabel und die Überprüfung des Erkennens geführter passiver Bewegungen an Zehen bzw. Fingern (Lagesinn) dienen der Untersuchung der Tiefensensibilität (■ Abb. 1.3, ■ Abb. 1.4).

1.1.8 Vegetative Funktionsprüfung

Pupillenfunktion

Am Auge führt die Innervation des Sympathikus zu einer Pupillenerweiterung, die des Parasympathikus zu einer Pupillenverengung. Bei einer Läsion des Sympathikus resultiert das Horner-Syndrom mit Miosis und Ptosis, bei einer Läsion des Parasympathikus tritt eine Mydriasis ein; die parasympathischen Fasern laufen mit dem 3. Hirnnerven (N. oculomotorius).

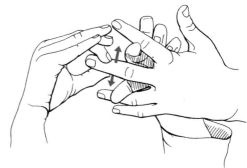

■ **Abb. 1.3** Untersuchung des Lagesinns

Herzfunktion

Autonome Herzkreislauffunktionsstörungen lassen sich mittels **Schellong-Versuch** (Sympathikus), sowie der Überprüfung der **Herzfrequenzvariabilität** bei Hyperventilation und Valsalvamanöver (Vagus) untersuchen.

Schweißsekretion und Piloarrektion Die Schweißsekretion kann mittels des **Ninhydrintestes nach Moberg** oder durch die **Jodstärkemethode von Minor** überprüft werden. Das thermoregulatorische Schwitzen wird durch Wärme, das pharmakologische Schwitzen durch 0,01 g Pilocarpin subkutan provoziert. Die Schweißsekretion erfolgt sympathisch cholinerg. Wie die Schweißsekretion wird die Piloarrektion (Gänsehaut) über sympathische Fasern geleitet. Sie lässt sich durch die Applikation von Kältereizen überprüfen, ist aber nur inkonstant auslösbar.

Klinik

Ninhydrintest
Das zu untersuchende Hautareal wird gegen einen Papierbogen gedrückt, welcher mit 1%iger Ninhydrinlösung in Azeton und wenigen Tropfen Eisessig befeuchtet wird. Das Papier wird anschließend im Wärmeschrank getrocknet und kann mit einer speziellen Lösung fixiert werden.

Jod-Stärke-Methode
Die zu untersuchende Hautregion wird mit einer Jodlösung eingepinselt und nachfolgend mit Kartoffelstärkepuder bestreut. Bei intakter Schweißsekretion tritt eine Dunkelfärbung ein.

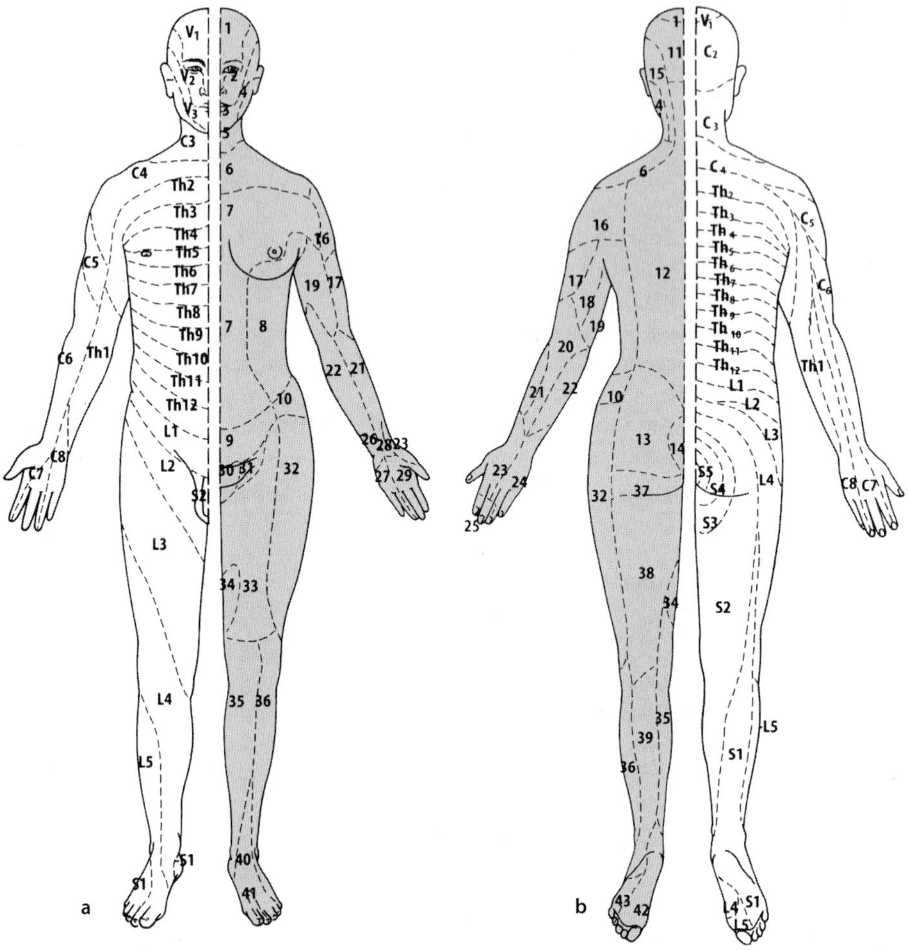

Kopf, Hals, Rumpf		
1	N. frontalis	aus N. trigeminus
2	N. maxillaris	aus N. trigeminus
3	N. mandibularis	aus N. trigeminus
4	N. auricularis magnus	
5	N. transversus colli	
6	Nn. supraclaviculares	
7	Rr. cutanei anteriores	aus Nn. intercostales
8	Rr. cutanei laterales	aus Nn. Intercostales
9	R. cutaneus anterior	aus N. iliohypogastricus
10	R. cutaneus lateralis	aus N. iliohypogastricus
11	N. occipitalis major	aus N. spinalis cervicalis II, R. dorsalis
12	Rr. dorsales	aus Nn. spinales cervicales et thoracici
13	Nn. clunium superiores	aus Nn. spinales lumbales I – III, Rr. laterales der Rr. dorsales
14	Nn. clunium medii	aus Nn. spinales sacrales I – III, Rr. laterales der Rr. dorsales
15	N. occipitalis minor	

◨ **Abb. 1.4a, b** Radikuläre (Hautwurzelfelder) und periphere (Hautnervenfelder) Innervation der Haut in der Ventralansicht (**a** hier Hautwurzelfelder **links** und Hautnervenfelder **rechts**) und in der Dorsalansicht (**b** hier Hautwurzelfelder **rechts** und Hautnervenfelder **links**). (Aus Zilles und Rehkämper 1998)

Obere Extremität:	
16 N. cutaneus brachii lateralis superior	aus N. axillaris
17 N. cutaneus brachii lateralis inferior	aus N. radialis
18 N. cutaneus brachii posterior	aus N. radialis
19 N. cutaneus brachii medialis mit Nn. intercostobrachiales	
20 N. cutaneus antebrachii posterior	aus N. radialis
21 N. cutaneus antebrachii lateralis	aus N. musculocutaneus
22 N. cutaneus antebrachii medialis	
23 R. superficialis mit Nn. digitales dorsales	aus N. radialis
24 R. dorsalis n. ulnaris mit Nn. digitales dorsales und Nn. digitales palmares proprii	aus N. ulnaris aus R. superficialis n. ulnaris über Nn. digitales palmares communes
25 Nn. digitales palmares proprii	aus N. medianus über Nn. digitales palmares communes
26 R. palmaris n. ulnaris	aus N. ulnaris
27 Nn. digitales palmares communes mit Nn. digitales palmares proprii	aus R. superficialis n. ulnaris aus N. ulnaris
28 R. palmaris n. mediani	aus N. medianus
29 Nn. digitales palmares communes mit Nn. digitales palmares proprii	aus N. medianus
Untere Extremität:	
30 Nn. scrotales anteriores oder Nn. labiales anteriores	aus N. ilioinguinalis
31 R. femoralis	aus N. genitofemoralis
32 N. cutaneus femoris lateralis	
33 Rr. cutanei anteriores	aus N. femoralis
34 R. cutaneus	aus N. obturatorius über R. anterior
35 N. saphenus mit R. infrapatellaris und Rr. cutanei cruris mediales	aus N. femoralis
36 N. cutaneus surae lateralis	aus N. peroneus (fibularis) communis
37 Nn. clunium inferiores	aus N. cutaneus femoris posterior
38 N. cutaneus femoris posterior	
39 N. suralis mit N. cutaneus dorsalis lateralis und Rr. calcanei laterales	aus N. peroneus (fibularis) communis über R. communicans fibularis sowie aus N. tibialis über N. cutaneus surae mediales
40 N. cutaneus dorsalis medialis mit Nn. digitales dorsales pedis	aus N. peroneus (fibularis) superficialis
und N. cutaneus dorsalis intermedius mit Nn. digitales dorsales pedis	N. peroneus (fibularis) superficialis
und Nn. digitales plantares proprii	aus N. tibialis über N. plantaris lateralis, N. plantaris medialis und Nn. digitales plantares communes
41 Nn. digitales dorsales, hallucis lateralis et digiti secundi medialis und Nn. digitales plantares proprii	aus N peroneus (fibularis) profundus aus N. tibialis über N. plantaris medialis und Nn digitales plantares communes
42 Rr. calcanei mediales und N. plantaris medialis mit Nn. digitales plantares communes und Nn. digitales plantares proprii	aus N. tibialis
43 N. plantaris	aus N. tibialis
lateralis mit Nn. digitales plantares communes	aus N. tibialis
mit Nn. digitales plantares proprii und R. superficialis	aus N. tibialis, N. plantaris lateralis

◻ **Abb. 1.4a, b** (Fortsetzung)

1

Blasenfunktion

Zu den Blasenmuskeln zählen die glatten Mm. detrusor vesicae (Parasympathikus, S3–4) und sphincter internus (Sympathikus, Th11–L2) sowie der quergestreifte M. sphincter externus (N. pudendus, S2–4). Es lassen sich drei Blasenzentren (◱ Abb. 1.5) unterscheiden: sakral (Conus medullaris), pontin (Formatio reticularis) und kortikal (2. Stirnhirnwindung).

Bei Läsion des sakralen Blasenzentrums oder seiner Verbindungen kommt es zur **Detrusorareflexie** (schlaffe Überlaufblase mit hohem Restharn und akutem Harnverhalten). Die supranukleäre spinale Läsion oberhalb des Conus medullaris führt zur **Detrusor-Sphinkter-Dyssynergie** (kleine spastische Reflexblase mit niedrigem Restharn, häufigem Harndrang mit Drang- oder Reflexinkontinenz und Stakkatomiktion). Die zerebral enthemmte Blase führt zu einer **Detrusorhyperreflexie** mit Pollakisurie, Dranginkontinenz und imperativem Harndrang bereits bei geringer Blasenfüllung; Restharn liegt nicht vor. Lokale Sphinkterfunktionsstörungen können zur Stressinkontinenz führen.

Die genaue Analyse der Blasenfunktion macht im Allgemeinen eine urodynamische Untersuchung (Druck-Flow-EMG) erforderlich.

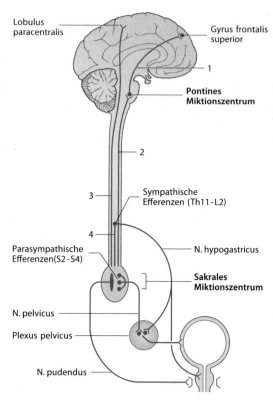

◱ **Abb. 1.5** Innervation der Blase. (Aus Berlit 2011)

1.1.9 Psychischer Befund

Das **Bewusstsein** wird quantitativ (Somnolenz, Sopor, Koma) und qualitativ (Bewusstseinstrübung – Delir, Bewusstseinseinengung – Dämmerzustand) beurteilt.

Die **Orientierung** zu Ort, Zeit und eigener Person wird durch Befragen geprüft. Auffassungsgabe und Konzentrationsfähigkeit sowie die **mnestischen Funktionen** (Merkfähigkeit, Kurzzeit- und Langzeitgedächtnis) werden gezielt untersucht.

Der Gedankengang, das formale **Denken** einschließlich Urteilskraft und Kritikfähigkeit werden beurteilt (umständlich, verlangsamt, perseverierend, inkohärent, Ideenflucht, Gedanken abreißen, eingeengt).

Die **Affektivität** wird unter Berücksichtigung von Grundstimmung und affektivem Reagieren (Affektlabilität, Affektinkontinenz, innere Unruhe, Gespanntheit, hoffnungslos, traurig, ängstlich, ratlos, Selbstwertgefühl, Vitalgefühle) erfasst.

Zu den **psychopathologischen Auffälligkeiten** zählen Dissimulation und Aggravation, Halluzinationen, Wahnideen, Persönlichkeitsstörungen, Suizidgedanken, Phobien und Zwänge.

1.1.10 Neuropsychologische Untersuchung

Die Aphasie muss als Sprachstörung von der Dysarthrie als Sprechstörung abgegrenzt werden. Es handelt sich um eine Läsion im Bereich der übergeordneten Sprachzentren. Aphasien treten bei Läsion der dominanten Hemisphäre auf, wobei es sich in über 80% der Fälle ursächlich um eine zerebrale Ischämie handelt. Bei Polyglotten ist häufig die Muttersprache besser erhalten als eine später dazugelernte Fremdsprache. Zur genauen Einordnung ist die Beurteilung von Spontansprache, Benennen und Nachsprechen erforderlich.

Aphasie

> Die **Aphasie** ist eine Störung der zentralen Sprachverarbeitung bei Läsionen des motorischen (Broca) oder sensorischen (Wernicke) Sprachzentrums und deren Verbindungsbahnen.

Die Untersuchung erfolgt durch Beurteilung der Spontansprache, Verständnisprüfung, Nachsprechenlassen, Benennungsaufgaben sowie durch eine Lese- und Schreibprüfung.

Der **Token-Test** dient dem Nachweis, der **Aachener-Aphasie-Test** der Differenzierung von Sprachstörungen.

Klinik

Bei der motorischen **Broca-Aphasie** ist die Sprachproduktion ebenso wie die Grammatik (Agrammatismus, Telegrammstil) deutlich reduziert, es liegen reichlich phonematische (literale) Paraphasien (Buchstaben-, Silbenverwechslungen) vor. Die Sprachmelodie (Prosodie) ist stark gestört, das Sprachverständnis hingegen nur wenig beeinträchtigt. Der Läsionsort findet sich bei der Broca-Aphasie am Fuß der 3. Stirnwindung der dominanten Hemisphäre.

Bei der sensorischen **Wernicke-Aphasie** steht eine ausgeprägte Störung des Sprachverständnisses im Vordergrund. Die Sprachproduktion ist flüssig oder sogar überschießend (Logorrhoe), es finden sich reichlich semantische (verbale) und phonematische Paraphasien, welche zu Wortneuschöpfungen (Neologismen) und zur Aneinanderreihung unsinniger Worte (Jargon-Aphasie) führen. In der Grammatik werden Fehler gemacht (Paragrammatismus), die Prosodie ist nur wenig gestört. Ort der Läsion ist die 1. Temporalwindung der dominanten Hemisphäre.

Bei der **amnestischen Aphasie** sind Sprachverständnis, Grammatik und Prosodie nicht gestört. Die Sprachproduktion ist flüssig. Leitsymptom sind Wortfindungsstörungen, welche in der Spontansprache durch Umschreibungen

▼

kaschiert werden, sich aber bei Benennungsaufgaben zeigen. Die Läsion liegt temporoparietal in der dominanten Hemisphäre.

Bei der **globalen Aphasie** handelt es sich um eine Kombination von motorischer und sensorischer Aphasie mit deutlich reduzierter Sprachproduktion, erheblich beeinträchtigtem Sprachverständnis, wobei oft nur noch Sprachautomatismen mit repetitiver Wiedergabe einzelner Silben möglich sind. Es handelt sich um ausgedehnte Läsionen frontotemporoparietal der dominanten Hemisphäre.

Bei den **Leitungsaphasien** zeigt sich eine Störung beim Nachsprechen, während Spontansprache und Sprachverständnis intakt sind. Phonematische Paraphasien sind häufig. Läsionsort ist der Fasciculus arcuatus der dominanten Hemisphäre.

Bei den **transkortikalen Aphasien** ist die spontane Sprachproduktion deutlich reduziert, das Nachsprechen hingegen prompt möglich. Es handelt sich um ein Diskonnektionssyndrom, bei dem die Verbindung zwischen Sprachregion und Assoziationskortex unterbrochen ist.

Apraxie

> Unter einer **Apraxie** wird die pathologische Aneinanderreihung von Bewegungselementen zu einem Bewegungsablauf verstanden, wobei dem Krankheitsbild keine motorische Funktionsstörung, sondern eine Läsion übergeordneter kortikaler Zentren zugrunde liegt.

Folgende Formen der Apraxie werden unterschieden:

Klinik

Bei der **ideomotorischen Apraxie** werden im Bereich von Gesicht oder Extremitäten Bewegungselemente falsch ausgewählt oder aneinandergereiht, wobei Ersatzbewegungen,

▼

Überschussbewegungen, Wiederholungen, Auslassungen und Verfälschungen (Parapraxien) häufig sind. Läsionsort sind die Parietalregion oder der prämotorische Kortex der dominanten Hemisphäre, bei isolierter Störung der linken Körperhälfte der vordere Balken (vorderes Diskonnektionssyndrom – **Liepmann-Apraxie**).

Bei der **ideatorischen Apraxie** können an sich richtig ausgeführte Einzelbewegungen nicht mehr zu einem sinnvollen Handlungsablauf zusammengefügt werden; der Gebrauch von Objekten ist gestört. Es handelt sich meist um ausgedehnte Läsionen der Temporoparietalregion der dominanten Hemisphäre.

Agnosie

❯❯ Modalitätsspezifische (meist visuelle) Störung der Objekterkennung, welche nicht durch eine Wahrnehmungsstörung (z. B. Gesichtsfelddefekt) erklärt werden kann. Ursache sind bilaterale okzipitale Läsionen, die Störung wird durch Benennungstests nachgewiesen.

Eine Leitungsstörung liegt der visuellen Objektagnosie zugrunde, bei der visuell dargebotene Gegenstände nicht benannt werden können. Betastet der Patient hingegen den Gegenstand, kann er ihn sofort richtig einordnen. Die modalitätsspezifische Benennungsstörung lässt sich auf eine Leitungsstörung zwischen visuellem Kortex der dominanten Hemisphäre und Balken zurückführen.

Orientierungsstörung

❯❯ Bei Läsionen des rechten Parietallappens kann es zu einer gestörten Wahrnehmung der räumlichen Lokalisation von Objekten oder der räumlichen Beziehung von Objekten zueinander kommen. Die Störung wird durch Orientierungstests (z. B. Lesen einer Analoguhr ohne Ziffern) nachgewiesen.

Bei der **räumlichen Orientierungsstörung** werden die räumlichen Beziehungen zwischen Gegenstän-

den nicht richtig erfasst. Betroffen ist die hintere Parietalregion der nicht dominanten Hemisphäre. Die Patienten haben Probleme, sich in der Umgebung zu orientieren, sie können die Zeiger der Uhr nicht ablesen, haben Schwierigkeiten mit der Orientierung am eigenen Körper. Begleitend kann eine **konstruktive Apraxie** mit Störung der räumlichen Gestaltung bestehen, die sich beispielsweise durch das Aufzeichnenlassen eines Hauses überprüfen lässt.

Alexie

Das **Déjèrine-Syndrom** ist die reine Alexie ohne Schreibstörung, bei der eine Leitungsstörung zwischen rechtem und linkem visuellen Assoziationskortex, hinterem Balken sowie Gyrus angularis links (hinteres Diskonnektionssyndrom) vorliegt. Die Patienten können nicht lesen, schreiben aber völlig unauffällig und können auch auf die Haut geschriebene Buchstaben richtig benennen. Häufig liegen begleitend eine Farbbenennungsstörung und/oder eine homonyme Hemianopsie nach rechts vor.

Anosognosie und Neglect

Der **Neglect** stellt eine Vernachlässigung von Reizen verschiedener Modalitäten dar, die von einer Körperhälfte oder einer Raumhälfte (meist links) ausgehen. Die Störung kann durch Linienhalbieren oder durch Kopieren von Zeichnungen nachgewiesen werden. Die supramodale Verhaltensstörung resultiert vorwiegend bei rechts inferiorparietalen Hirnläsionen.

Wenn ein neurologischer Ausfall vom Patienten nicht beachtet oder wahrgenommen wird, liegt eine **Anosognosie** vor. Betroffen sind häufig eine linksseitige Hemiparese, homonyme Hemianopsien oder eine akute kortikale Blindheit (Anton-Syndrom).

Frontal exekutive Dysfunktionen bedingen Auffälligkeiten in der Initiation von Handlungen, von Antrieb und Umsetzen von Informationen.

Als Suchtests für kognitive Störungen können das Mini Mental State Examen (MMSE), der Uhrentest oder der Syndrom-Kurztest eingesetzt werden.

Neuropsychologische Syndrome

Motorische (Broca) Aphasie
Sprachproduktion reduziert, phonematische (literale) Paraphasien, Agrammatismus, Sprachverständnis nur wenig beeinträchtigt. Läsionsort Fuß der 3. Stirnwindung (dominante Hemisphäre)

Sensorische (Wernicke) Aphasie
Sprachverständnisstörung, Logorrhoe, semantische (verbale) und phonematische Paraphasien, Neologismen und Jargon-Aphasie. Läsionsort erste Temporalwindung (dominante Hemisphäre)

Amnestische Aphasie
Wortfindungsstörungen, Läsionsort temporoparietal (dominante Hemisphäre)

Leitungsaphasien
Störung beim Nachsprechen

Transkortikale Aphasien
Spontane Sprachproduktion reduziert, Nachsprechen möglich

Ideomotorische Apraxie
Bewegungselemente im Bereich von Gesicht oder Extremitäten werden falsch ausgewählt oder aneinandergereiht – Parapraxien

Ideatorische Apraxie
Richtig ausgeführte Einzelbewegungen können nicht mehr zu einem sinnvollen Handlungsablauf zusammengefügt werden, der Gebrauch von Objekten ist gestört

Neglect
Vernachlässigung von Körperteilen oder des Außenraumes nach einer Seite

Anosognosie
Nichtwahrnehmen eines neurologischen Ausfalles

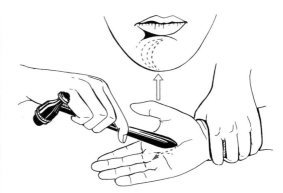

◘ Abb. 1.6 Untersuchung des Palmomentalreflexes

1.1.11 Primitivreflexe und Instinktbewegungen

Bei schweren diffusen Hirnschädigungen (Schädelhirntrauma, zerebrale Abbauprozesse, Hirntumoren) kann es zum Wiederauftreten von im Säuglingsalter physiologischen Reflexen kommen. Hierzu gehören das **Nachgreifen** mit der Hand – oft gesteigert bis zur **Magnetreaktion** (wobei optisch dargebotene Gegenstände mit der Hand verfolgt werden) und das **Gegenhalten** bei passiven Bewegungen. Beim **Saugphänomen** versucht der Kranke, Gegenstände, die an den Mund geführt werden, mit den Lippen zu greifen und festzuhalten. Der physiologischerweise habituierbare **Blinkreflex** (Orbicularis oculi-Reflex) ist enthemmt. Es kommt zum positiven **Palmomentalreflex** mit Kontraktion des ipsilateralen M. triangularis bei Kratzbewegung im Bereich der Palma (◘ Abb. 1.6).

Enthemmungen des sexuellen und aggressiven Verhaltens kommen bei Schädigungen des limbischen Systems (basale Temporallappen, Mittelhirn, Hypothalamus) vor. Die Kombination von sexueller Enthemmung und oraler Tendenz (zwanghaftes Führen von Gegenständen zum Mund) ist für das **Klüver-Bucy-Syndrom** bei bilateraler temporobasaler Hirnläsion typisch.

Von Affektlabilität und -inkontinenz muss das pathologische Lachen und Weinen als Enthemmungsphänomen bei zentralen Bewegungsstörungen (z. B. ALS) abgegrenzt werden. Die motorischen Abläufe treten nach unspezifischen Auslösern regelhaft ohne affektive Beteiligung auf.

1.2   Der bewusstlose Patient

Eine Störung des Bewusstseins wird intra- oder extrakraniell verursacht – es kann sich um eine primäre oder eine sekundäre Hirnfunktionsstörung handeln. Die Reaktion des Kranken auf Außenreize dient der Feststellung des Ausmaßes einer Bewusstseinsstörung (Glasgow-Coma-Scale). Die Beurteilung von Bulbusstellung und Pupillen gibt Hinweise auf die Ätiologie eines Komas und mögliche intrakranielle Läsionen. Der Überprüfung der Okulomotorik beim bewusstlosen Kranken dienen der okulozephale und der okulovestibuläre Reflex. Ist eine Kontaktaufnahme beim scheinbar wachen Patienten nicht möglich, so können ein *Locked-in*-Syndrom, ein apallisches Syndrom oder ein akinetischer Mutismus vorliegen.

Wichtige **intrakranielle Ursachen** einer Bewusstlosigkeit sind:
- Schädel-Hirn-Trauma
- Zerebrale Raumforderung
- Zerebrale Ischämie
- Intrazerebrale Blutung
- Bakterielle Meningitis
- Enzephalitis
- Alkoholfolgeerkrankungen (Wernicke-Enzephalopathie, zentrale pontine Myelinolyse)
- Epilepsien

Wichtige **extrakranielle Ursachen** einer Bewusstlosigkeit sind:
- Elektrolytstörungen
- Nieren- oder Leberversagen
- Hyper- oder Hypoglykämie
- Herzkreislauffunktionsstörungen (Herzrhythmusstörung, Lungenembolie, Anämie, Blutverlust, Blutdruckabfall)
- Toxische Ursachen
- Psychiatrische Ursachen (Katatonie, psychogene Zustände)

Nach Wiederherstellung der vitalen Funktionen (Atmung, Herzkreislauffunktion) kommt der neurologischen Untersuchung zur Beurteilung von Komatiefe und Suche nach möglichen Hinweisen auf die Ätiologie der Bewusstseinsstörung wichtige Bedeutung zu.

Bei der Inspektion muss auf äußere Verletzungsfolgen und Hinweise auf intrakranielle Verletzungen (Blutungen aus Ohr und Nase und im Orbitabereich) geachtet werden.

1.2.1   Ausmaß einer Bewusstseinsstörung

Die **Reaktion des Kranken auf Außenreize** dient der Feststellung des Ausmaßes einer Bewusstseinsstörung.

Klinik

Somnolenz
Reaktion auf laute Ansprache.

Sopor
Reaktion auf (leichte) Schmerzreize.

Koma
Ein Koma darf nur dann diagnostiziert werden, wenn der Patient auf akustische Reize nicht mehr reagiert. Beim leichten Koma erfolgen noch ungezielte Bewegungen bei Schmerzreiz – im tiefen Koma reagiert der Kranke auch auf stärkste Schmerzreize nicht.

Verwirrtheit
Bei einem Verwirrtheitszustand liegt eine Bewusstseinsänderung vor, welche durch fehlende Aufmerksamkeit gekennzeichnet ist.

Delir
Beim Delir handelt es sich um eine exogene organische Psychose mit Bewusstseinsstörung und häufig vegetativen Zeichen.

1.2.2   Okulomotorik und Pupillentests

Die **Beurteilung von Bulbusstellung und Pupillen** gibt Hinweise auf die Ätiologie des Komas und mögliche intrakranielle Läsionen. Bei Hemisphärenschädigungen kommt es zu einer Blickwendung

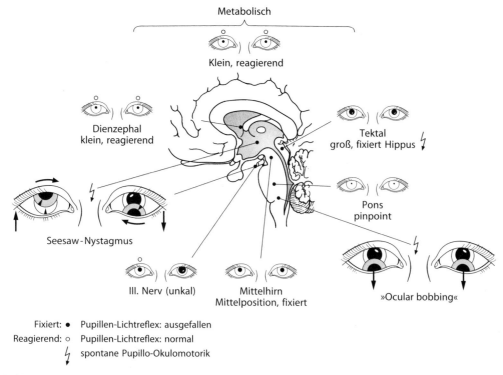

Fixiert: ● Pupillen-Lichtreflex: ausgefallen
Reagierend: ○ Pupillen-Lichtreflex: normal
⚡ spontane Pupillo-Okulomotorik

▣ **Abb. 1.7** Pupillen- und Okulomotorikstörungen beim bewusstlosen Patienten. (Aus Berlit 2011)

in Richtung auf den Herd, bei pontinen Läsionen resultiert eine Blickwendung vom Herd weg (*deviation conjugée*). Physiologischerweise sind die Pupillen isokor und mittelweit (3–5 mm), bei Lichteinfall kommt es zu einer Miose, welche an die Intaktheit des Mittelhirnes geknüpft ist (**Lichtreflex**).

Seitengleiche mittelweite lichtstarre Pupillen sprechen für eine Mittelhirnschädigung. Sind die Pupillen beiderseits eng, reagieren jedoch auf Licht, so kann dies für eine Brückenläsion, aber auch für eine Intoxikation mit Opiaten oder Pilocarpin sprechen. Bei tektalen und Hirnstammläsionen kann es auch zu spontanen Augenbewegungen kommen (▣ Abb. 1.7).

Ist die Pupille nur auf einer Seite erweitert (**Anisokorie**) und lichtstarr, so weist dies auf eine Schädigung des parasympathischen Anteiles des N. oculomotorius hin, wie sie bei der oberen Einklemmung (Temporallappenherniation) gesehen wird.

Schließlich wird beurteilt, ob sich die Pupillen bei Schmerzreiz im Bereich des Nackens erweitern (kräftiges Quetschen des Trapeziusrandes = **Zilio-**spinalreflex). Ist der Ziliospinalreflex erhalten, so spricht dies für die Integrität des unteren Hirnstammes.

Der Überprüfung der Okulomotorik beim bewusstlosen Kranken dienen der **okulozephale** und der **okulovestibuläre** Reflex.

Beim **okulozephalen Reflex** wird der Kopf des Kranken rasch nach seitlich gedreht bzw. in der vertikalen Achse gebeugt. Physiologischerweise kommt es zu einer konjugierten Augenbewegung in entgegengesetzter Richtung (positives **Puppenkopf-Phänomen**). Ein Ausbleiben der Antwort spricht für eine Läsion in Höhe von Brücke-Mittelhirn (▣ Abb. 1.8).

❶ Cave
Der okulozephale Reflex darf nur überprüft werden, wenn die Möglichkeit einer Halswirbelsäulenverletzung ausgeschlossen ist!

Die Überprüfung des **okulovestibulären Reflexes** erfolgt durch die Instillation von Eiswasser in den

R L	Rückdrift in Mittelstellung nach Latenz: Hirnstamm prinzipiell intakt, aber von supratentoriellen Informationen abgekoppelt
	Sehr tiefes Koma, Hirntod?
	Okulomotorius-Parese links
	Blickwendung nach rechts, durch OZR kurz überwindbar, suprapontine Störung
	Blickwendung nach rechts, durch OZR nicht überwindbar, in der Regel Hirnstammläsion

◙ Abb. 1.8 Okulozephaler Reflex (OZR) - Puppenkopf-Phänomen. (Aus Berlit 2011)

äußeren Gehörgang, die lediglich erfolgen darf, wenn das Trommelfell intakt ist. Bei erhaltener Antwort kommt es zu einer tonischen Deviation der Augen (Hirnstamm) zum untersuchten Ohr mit raschem Korrekturnystagmus zur Gegenseite (Hemisphären). Bleibt die Antwort komplett aus, spricht dies für eine Hirnstammläsion, wenn lediglich die raschen Nystagmusphasen fehlen, deutet dies auf eine Hemisphärenläsion.

1.2.3 Reflexe und Pyramidenbahnzeichen

Bei Hemisphärenläsionen kann es zu einer kontralateralen Steigerung der Muskeleigenreflexe und positiven Pyramidenbahnzeichen kommen, die auch beim Bewusstlosen festgestellt werden können. Oft geben bereits Position von Arm und Bein und das Entweichen der Atemluft auf einer Seite des Mundes Hinweise auf eine Halbseitenlähmung. Reagiert der Patient nur auf einer Seite auf Schmerz-

reize, spricht dies ebenfalls für eine Lähmung der kontralateralen Seite. Bei oberen Hirnstammläsionen bewirken Schmerzreize Reflexbewegungen in Form von Streckung und Adduktion der Arme sowie Streckung der Beine. Tiefe Hemisphären- bzw. Mittelhirnläsionen führen zu Beugebewegungen der Arme und Streckbewegungen der Beine auf Schmerzreiz.

1.2.4 Atmung

Beim noch spontan atmenden Patienten kann die Beurteilung der Atmung weiterhelfen (◙ Abb. 1.9):

Klinik

Die **Cheyne-Stokes-Atmung** ist durch im Wechsel auftretende Phasen von Hyperventilation und Apnoe charakterisiert, wobei die

▼

Atmung stufenweise zu- und abnimmt. Sie wird beobachtet bei einer Dysfunktion von Stammganglien und Hemisphären und ist meist Ausdruck einer zerebralen Hypoxie extrakranieller Genese (z. B. Herzerkrankung). Die **Biot-Atmung** ist durch unregelmäßige Atempausen variabler Länge charakterisiert (ataktische Atmung) und Ausdruck einer Schädigung der medullären Atemzentren. Es besteht die Gefahr des Atemstillstandes.

Die zentrale **Tachypnoe** mit mehr als 25 Atemzügen pro Minute ist vor allem dann prognostisch ungünstig, wenn eine regelmäßige Hyperventilation vorliegt. Eine systemische Azidose bzw. Hypoxie müssen ausgeschlossen werden.

Eine **apneustische Atmung** liegt vor, wenn Apnoephasen nach verlängerter Einatmung auftreten. Dieser Typ der Atemstörung spricht für eine Brückenläsion.

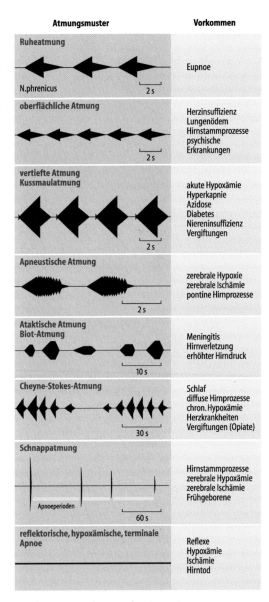

Atmungsmuster	Vorkommen
Ruheatmung	Eupnoe
oberflächliche Atmung	Herzinsuffizienz Lungenödem Hirnstammprozesse psychische Erkrankungen
vertiefte Atmung Kussmaulatmung	akute Hypoxämie Hyperkapnie Azidose Diabetes Niereninsuffizienz Vergiftungen
Apneustische Atmung	zerebrale Hypoxie zerebrale Ischämie pontine Hirnprozesse
Ataktische Atmung Biot-Atmung	Meningitis Hirnverletzung erhöhter Hirndruck
Cheyne-Stokes-Atmung	Schlaf diffuse Hirnprozesse chron. Hypoxämie Herzkrankheiten Vergiftungen (Opiate)
Schnappatmung	Hirnstammprozesse zerebrale Hypoxämie zerebrale Ischämie Frühgeborene
reflektorische, hypoxämische, terminale Apnoe	Reflexe Hypoxämie Ischämie Hirntod

❚ **Abb. 1.9** Typen der zentralen Atemstörung. (Nach Schmidt, Lang u. Thews 2011)

❱ Eine Indikation zur Intubation ist immer dann gegeben, wenn der pO_2 unter 65 mmHg, der pCO_2 über 55 mmHg oder die Atemfrequenz über 35/Min. liegen.

Herzfunktion Wenn bei einem komatösen Patienten Störungen des Herzrhythmus oder der Herzfrequenz vorliegen, so können diese Ursache der Bewusstseinsstörung, aber auch Folge einer zugrunde liegenden zerebralen Erkrankung sein. Der gesteigerte Hirndruck führt zu einer Bradykardie, vor allem bei intrakraniellen Blutungen resultieren Herzleitungs- und Rhythmusstörungen.

1.2.5 Spezielle Syndrome

Ist eine **Kontaktaufnahme** beim scheinbar wachen Patienten nicht möglich, so kann es sich handeln um:

Locked-in-Syndrom Eine zerebrale Ischämie oder intrazerebrale Blutung führen zu einer Unterbrechung der kortikospinalen und kortikobulbären Bahnen, so dass lediglich noch vertikale Augenbe-wegungen für den bewusstseinsklaren Patienten möglich sind. Mit einem Kranken im Locked-in-Syndrom kann man sich über die vertikalen Augenbewegungen verständigen.

Apallisches Syndrom Das apallische Syndrom (**Coma vigile**) ist durch einen Großhirnausfall bei intakter Hirnstammfunktion gekennzeichnet. Die vegetativen Funktionen (Schlaf-Wach-Rhythmus, Atmung, Herz-Kreislauf) sind intakt – die Augenbewegungen sind ziellos, eine Kontaktaufnahme mit dem Kranken ist nicht möglich.

Abulie Bei schweren bilateralen frontalen Hirnschädigungen, aber auch bei bilateralen Thalamusläsionen, kann es zur ausgeprägten Antriebsstörung (Abulie) kommen, durch die der Patient nicht auf Außenreize reagiert. Es wird auch vom **akinetischen Mutismus** gesprochen.

Psychogene Bewusstseinsstörung Sie ist durch den vollkommen regelrechten neurologischen Status und Innervations- sowie Gegenbewegungen bei der Untersuchung (z. B. Augenschluss beim passiven Öffnen) gekennzeichnet.

1.3   Zusatzuntersuchungen in der Neurologie

Zu den Zusatzuntersuchungen in der Neurologie gehören die Liquordiagnostik (Zellzahl, Eiweiß, intrathekale IgG-Produktion, erregerspezifische Diagnostik), neurophysiologische Diagnostik (EEG, EMG, Nervenleitgeschwindigkeitsmessung, multimodale evozierte Potenziale, autonome Testung, apparative Stand- und Ganganalyse) und neurosonologische Methoden (Doppler- und Duplexsonographie extra- und transkraniell). Die neuroradiologische Diagnostik umfasst Nativröntgen, CT, MRT, Myelographie, Angiographie und spezielle Funktionsdiagnostik (SPECT, PET, funktionelles MRT).

1.3.1 Liquordiagnostik

Liquorpunktion

Der Liquor cerebrospinalis wird in der Regel lumbal zwischen LWK 3 und 4 (in Höhe der Beckenkämme) entnommen, die Subokzipitalpunktion ist heute weitgehend verlassen.

❶ **Cave**
Bei intrakranieller Raumforderung, insbesondere bei infratentorieller Lokalisation, darf eine Lumbalpunktion nicht durchgeführt werden!

Die lumbale Liquordruckmessung ist unzuverlässig, dies gilt auch für den **Queckenstedt-Versuch** zur Überprüfung der freien Liquorpassage durch Registrierung des lumbalen Druckanstieges bei Kompression der Jugularvenen.

Liquorbeurteilung

Farbe Physiologischerweise ist der Liquor wasserklar. Ein trüber oder eitriger Liquor sprechen für eine deutliche Zellzahlerhöhung, ein gelblich verfärbter xanthochromer Liquor ist Hinweis auf eine länger zurückliegende Blutung in den Liquorraum, eine Eiweißerhöhung oder einen schweren Ikterus. Wenn der Liquor blutig ist, kann es sich um eine frische Blutung in den Liquorraum handeln oder auch um eine artifizielle Blutung durch die Lumbalpunktion. Bei einer artifiziellen Blutung ist bei dem Abtropfenlassen des Liquors in drei konsekutive Röhrchen mit einer allmählichen Entfärbung zu rechnen (**Dreigläserprobe**). Nach dem Zentrifugieren zeigt sich eine Xanthochromie des Überstandes dann, wenn die Blutung länger als 6 Stunden zurückliegt.

Zellbestandteile Normalerweise sind im Liquor bis zu 5 Zellen/ml enthalten, wobei es sich ausschließlich um lymphomonozytäre Zellen handelt. Das Gesamteiweiß liegt physiologischerweise zwischen 0,15 und 0,45 g/l, der Glucosegehalt mit 48–70 mg/dl ist etwa halb so hoch wie der des Serums. Das Laktat (2,7–4,1 mmol/l) ist bei entzündlichen Prozessen erhöht.

Immunglobuline In der isoelektrischen Fokussierung lassen sich bei intrathekaler IgG-Produktion **oligoklonale Banden** darstellen. Eine bei quantitativer Bestimmung festgestellte Erhöhung von Immunglobulinen im Liquor (IgA: 1–6 mg/l, IgG: 10–40 mg/l, IgM: <1 mg/l) sagt noch nichts darüber aus, ob die erhöhten Werte Folge einer intrathekalen Produktion oder aber einer Blutliquorschrankenstörung sind. Dies gilt auch für erregerspezifische Antikörper. Hier hilft die Bildung des Liquorserumquotienten mit Auftragen in einem entsprechenden Diagramm. Der **Delpech-Lichtblau-Eiweißquotient**

$$\frac{IgG\ (Liquor):\ Albumin\ (Liquor)}{IgG\ (Serum):\ Albumin\ (Serum)}$$

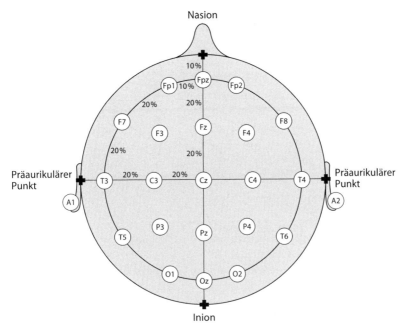

Nasion

Präaurikulärer
Punkt

Präaurikulärer
Punkt

Inion

◘ Abb. 1.10 10/20-Schema zur Ableitung des EEG. (Berlit 2011)

ist physiologischerweise kleiner als 0,7. Der Quotient ist erhöht bei intrathekaler IgG-Produktion. Eine Differenzierung zwischen Schrankenstörung und intrathekaler Ig/Antikörperproduktion ist mit dem **Reiber-Schema** möglich, in dem die Konzentrationen von IgG und Albumin in Liquor und Serum in Relation bewertet werden.

Vor allem virale Erreger können mittels **Polymerasekettenreaktion** (PCR) innerhalb von 24 Stunden nachgewiesen werden. Erregerspezifische Antikörper werden erst im Verlauf einer Infektion gebildet und sind deshalb für die Frühdiagnose nicht geeignet.

Spezifische **Proteinanalysen** tragen zur Diagnose von Demenzerkrankungen (Tau-Protein, Beta-Amyloid, neuronenspezifische Enolase – NSE) oder Prionerkrankungen (Protein 14-3-3) bei.

1.3.2 Elektroenzephalographie (EEG)

Die spontane hirnelektrische Aktivität kann über der Kopfhaut mit einer Amplitude von 10 bis 100 mV abgeleitet werden. Üblicherweise werden zwischen 12 und 21 Elektroden im definierten Abstand von 10 und 20% der Ableitstrecke zwischen

definierten Punkten (10–20-Schema) platziert (◘ Abb. 1.10). Es lassen sich vier verschiedene Frequenzbänder des EEG differenzieren:

- das Alpha-Band mit einer Frequenz von 8 bis 13/sec,
- das Beta-Band mit einer Frequenz von mehr als 13/sec,
- das Theta-Band mit einer Frequenz von 4 bis 7,5/sec und
- das Delta-Band mit einer Frequenz unter 4/sec (◘ Abb. 1.11).

Der **Grundrhythmus** des gesunden Erwachsenen wird von einer rhythmischen Alpha-Aktivität bestimmt, welche über der Okzipitalregion betont ist. Ein deutliches Überwiegen schnellerer Frequenzen kann Ausdruck eines Medikamenteneffektes sein, kommt jedoch auch als Normvariante vor.

Eine Verlangsamung des Grundrhythmus spricht für eine allgemeine zerebrale Funktionsstörung (**Allgemeinveränderung**), wobei sich das Ausmaß der Störung aus der Langsamkeit der vorherrschenden Wellen ergibt. Schwere generalisierte Hirnfunktionsstörungen zeigen sich in einem streckenweisen Amplitudenverlust (Burstsuppression-Muster).

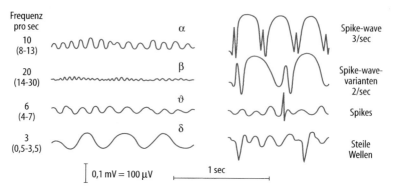

◘ Abb. 1.11 Frequenzbänder des EEG und pathologische Kurvenformen

Eine fokale langsame Aktivität (wesentlich seltener auch eine fokale Frequenzbeschleunigung) ist Ausdruck einer strukturellen lokalisierten Läsion, die sich anhand des Schaltschemas bestimmten Hirnregionen zuordnen lässt (**Herdbefund**).

Epileptiforme Potenziale unterscheiden sich hinsichtlich ihrer Frequenz und Amplitude vom Grundrhythmus, wobei die steilen Graphoelemente als »Spikes« und »Sharp-waves«, die häufig nachfolgend auftretenden langsamen Wellen als »Slow-waves« bezeichnet werden. Epileptiforme Entladungen können lokalisiert oder generalisiert in Erscheinung treten – für bestimmte Anfallsformen gibt es spezifische elektroenzephalographische Veränderungen (z. B. die Hypsarrhythmie bei BNS-Krämpfen oder die 3/sec-Spike-wave-Aktivität bei Absencen). Periodische lateralisierte epileptiforme Entladungen werden nicht nur bei Epilepsien, sondern auch als Ausdruck einer fokalen Schädigung (Ischämie, Blutung, Tumor) gesehen. Generalisierte periodische epileptiforme Entladungen sind typisch für toxische und metabolische Enzephalopathien sowie bestimmte entzündliche Hirnerkrankungen (z. B. Creutzfeldt-Jakob-Krankheit: Radermecker-Komplexe).

> Das EEG ist ein Funktionsdiagramm des Gehirns und unersetzlich in der Diagnostik und Therapie von epileptischen Anfallsleiden und zerebralen Funktionsstörungen im Rahmen von entzündlichen, metabolischen und toxischen Erkrankungen (Enzephalopathien). In der Lokaldiagnose
> ▼

zerebraler Prozesse spielt das EEG heute nur noch eine untergeordnete Rolle. Lediglich in der prächirurgischen Diagnostik der Epilepsie hat das EEG eine größere lokalisatorische Bedeutung als die bildgebenden Verfahren.

1.3.3 Evozierte Potenziale

Unter evozierten Potenzialen versteht man elektrische Antworten auf modalitätsspezifische Stimuli. Die Ableitung der Potenziale dient der Beurteilung der Impulsleitung peripherer und zentraler neuronaler Strukturen. Da die evozierten Potenziale nur eine extrem niedrige Amplitude unter 5 mV haben, muss eine große Zahl von Reizantworten gemittelt werden, um eine verwertbare Antwort zu erhalten (Averaging). Gemäß der zeitlichen Latenz zwischen Reiz und Reizantwort lassen sich evozierte Potenziale als **frühe (<30 ms), mittlere (30–75 ms) oder späte (>75 ms)** Potenziale einordnen (◘ Abb. 1.12).

Visuell evozierte Potenziale (VEP)

VEP werden über der Okzipitalregion abgeleitet. Bei einer Stimulation mit alternierendem Schachbrettmuster lässt sich ein größeres positives Potenzial nach etwa 100 ms ableiten (P100) – eine Verzögerung zeigt eine Leitungsstörung zwischen Retina und Sehrinde an. In Abhängigkeit von der zugrunde liegenden Erkrankung und ihrer Akuität kann es auch zu einem Amplitudenverlust des Antwortpotenzials (z. B. bei der frischen Retrobulbärneuritis)

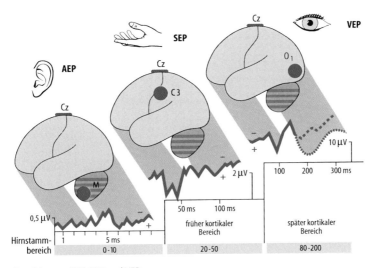

Abb. 1.12 Latenzbereiche von AEP, SEP und VEP

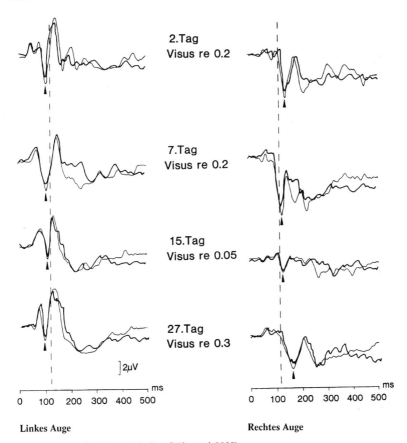

Abb. 1.13 VEP bei akuter Retrobulbärneuritis. (Aus Stöhr et al. 2005)

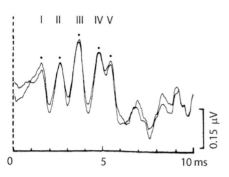

I II III IV V

0.15 µV

0   5   10 ms

Abb. 1.14 AEP. (Aus Stöhr et al. 2005)

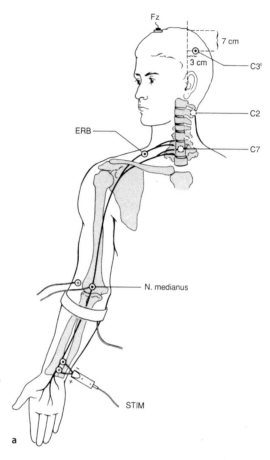

a

kommen (**Abb. 1.13**). Seltener sind Amplituden-erhöhungen wie bei bestimmten Formen der Epilepsie (Myoklonus-Epilepsie).

(Frühe) Akustisch evozierte Potenziale (FAEP)

FAEP bestehen aus einer Kurve mit fünf höheren Wellen (Welle I-V) als Antwort auf einen über Kopfhörer applizierten Klickreiz. Diese Antwortpotenziale treten innerhalb von 6 ms nach dem Reiz mit einem Abstand untereinander von etwa 1 ms auf (**Abb. 1.14**).

Es werden jeweils die Latenzzeiten bis zu den einzelnen Peaks sowie die Zeiten zwischen zwei Peaks (Interpeaklatenzen) bestimmt. Die Peaks werden folgendermaßen zugeordnet:

- Peak 1: Cochlea
- Peak 2: Hirnstamm
- Peak 3: kaudale Brücke
- Peak 4/5: rostrale Brücke und Mittelhirn

AEP zeigen Hirnstammläsionen und retrocochleäre Störungen an. Sie werden zur Hörschwellenbestimmung, zum intraoperativen Monitoring bei bestimmten Hirnoperationen und zur Prognosestellung bzw. Feststellung des Hirntodes eingesetzt.

Die späte kortikale Antwort **P300** spielt als Verarbeitungspotenzial in der Beurteilung dementiver Erkrankungen eine Rolle.

Somatosensibel evozierte Potenziale (SSEP)

Die Aufzeichnung der SSEP ermöglicht die Beurteilung der sensiblen Leitung von Arm- oder Beinnerven über das Rückenmark zum Kortex.

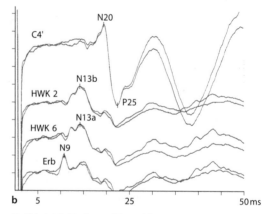

b   5   25   50 ms

Abb. 1.15 Medianus-SEP: **a** Ableitetechnik. (Aus Stöhr et al. 2005), **b** Kurvenbeispiel. (Aus Berlit 2011)

Nach Stimulation des N. medianus am Handgelenk lassen sich Potenziale über dem Erb-Punkt (negatives Potenzial N9), über dem Nacken (positives Potenzial P14) und kontralateral über dem Gyrus postcentralis (N20) ableiten. So lässt sich die Überleitung vom Reizort zum Armplexus, Rückenmark und zur sensiblen Rinde nachvollziehen (■ Abb. 1.15).

Antwortpotenziale nach Stimulation des N. tibialis werden über der Lumbalregion (N22) und parasagittal (P38) abgeleitet. Auch einzelne periphere Nerven (N. cutaneus femoris lateralis) sind bevorzugt mittels SSEP zu beurteilen.

Motorisch evozierte Potenziale (MEP)

Während es sich bei den besprochenen evozierten Potenzialen um Messungen afferenter Leitungsbahnen handelt, lassen sich mittels motorisch evozierter Potenziale (MEP) efferente motorische Bahnen registrieren. Die Magnetstimulation erfolgt über dem Vertex zur Kortexstimulation und über der Wirbelsäule zervikal und lumbal zur Stimulation spinaler motorischer Bahnen (■ Abb. 1.16).

Aus der Differenz der Latenzzeit bei kortikaler und bei spinaler Stimulation lässt sich die zentralmotorische Leitungszeit (ZML bzw. *central motor conduction time* – CMCT) errechnen. So können Störungen der kortikospinalen Impulsleitung festgestellt werden.

Die Magnetstimulation erfolgt praktisch schmerzlos – sie darf bei Herz- oder Hirnschrittmacherträgern oder nach Clipversorgung eines Aneurysmas nicht angewandt werden.

- ■ Evozierte Potenziale sind frühe (<30 ms), mittlere (30–75 ms) oder späte (>75 ms) elektrische Antworten auf modalitätsspezifische Stimuli.
- ■ Mit VEP wird die Sehbahn, mit AEP die Hörbahn von Cochlea über Hirnstamm, Brücke und Mittelhirn untersucht.
- ■ SSEP ermöglichen die fraktionierte Beurteilung der sensiblen Leitung von Arm- oder Beinnerven über das Rückenmark zum Kortex, mittels MEP werden zentrale und peri-
- ▼

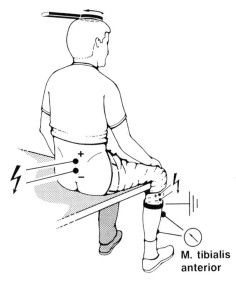

■ Abb. 1.16 MEP-Ableitetechnik. (Aus Stöhr et al. 2005)

phere motorische Bahnen untersucht. Aus der Differenz der Latenzzeit bei kortikaler und bei spinaler Stimulation lässt sich die zentrale Leitzeit bei SEP und MEP errechnen.

1.3.4 Elektromyographie und Elektroneurographie

Die Untersuchung des peripheren Nervensystems erfolgt mittels Elektromyographie (EMG) durch Muskeluntersuchung mit der konzentrischen Nadelelektrode und Elektroneurographie mit Oberflächen- oder Nadelelektroden.

Elektroneurographie

Messtechnik Die Elektroneurographie erfolgt mittels Oberflächen- oder Nadelelektroden. Der zu untersuchende Nerv wird an einer gut zugänglichen Stelle stimuliert, das Antwortpotenzial distal über dem dazugehörigen Muskel abgeleitet. Durch Stimulation an zwei verschiedenen Orten lässt sich aus der Differenz der Latenzzeiten und dem Abstand zwischen proximalem und distalem Reizpunkt die **Nervenleitgeschwindigkeit** in m/s errechnen

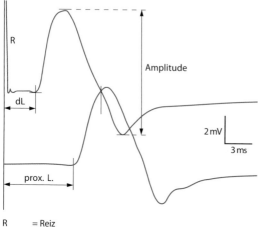

R = Reiz
dL = distale Latenz
prox. L. = proximale Latenz

▢ Abb. 1.17 Elektroneurographie am Beispiel des N. medianus. (Aus Berlit 2011)

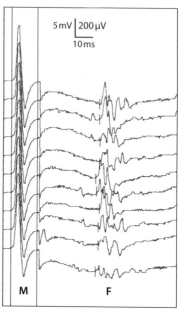

▢ Abb. 1.18 Muskelantwort (**M**) und F-Welle (**F**) nach Tibialis-Stimulation. (Aus Berlit 2011)

(▢ Abb. 1.17). Beim gesunden Erwachsenen liegen die Nervenleitgeschwindigkeiten zwischen 45 und 65 m/s. Die sensible Nervenleitgeschwindigkeit kann in orthodromer (physiologischer Richtung) und antidromer Technik abgeleitet werden. Wegen der oft niedrigen Amplitude der Antwortpotenziale ist hier die Ableitung mit Nadelelektroden sinnvoll. Die Stimulation kann mit Ring- oder Oberflächenelektroden erfolgen. Die Nervenleitgeschwindigkeit hängt von Lebensalter und Körpertemperatur ab, sodass diese Parameter bei der Messung berücksichtigt werden müssen.

F-Welle Proximale Anteile peripherer Nervenleitungsbahnen (Plexus) sind oft der direkten Messung nur schwer zugänglich. Hier ist die Bestimmung der F-Wellenfrequenzen hilfreich: Die F-Welle tritt als inkonstantes spätes Antwortpotenzial niedriger Amplitude bei der peripheren motorischen Elektroneurographie auf und ist Ausdruck der parallel auftretenden Impulsleitung zur Vorderhornzelle und zurück (▢ Abb. 1.18). Das verzögerte Auftreten der F-Welle bzw. der Verlust der F-Welle sprechen für einen proximalen Block in der Nervenleitung (beispielsweise bei Radikulopathien).

– Elektroneurographie zur Messung der Nervenleitgeschwindigkeit (normal 45 bis 65 m/s).
– Nervenleitgeschwindigkeit verlangsamt bei Polyneuropathien und Nervenkompressionssyndromen.
– Proximale Anteile peripherer Nervenleitungsbahnen werden über die Bestimmung der F-Wellenfrequenz erfasst.
– Multilokuläre Ableitungen weisen umschriebene Leitungsblocks nach.

Interpretation Insgesamt weist eine Verlangsamung der Nervenleitung auf eine Markscheidenschädigung hin. Durch multilokuläre Ableitungen lässt sich ein umschriebener Leitungsblock – z. B. bei Drucklähmungen – dokumentieren. In diesen Fällen ist bei Reizung distal der Nervenkompression ein normales Antwortpotenzial zu evozieren (Befund der Neurapraxie), bei einer schwereren Nervenschädigung (Axonotmesis oder Neurotmesis) ist auch das Antwortpotenzial bei Stimulation distal der Läsion gestört.

Einteilung traumatischer Nervenläsionen
- Neurapraxie = Leitungsblock durch Myelinschädigung
- Axonotmesis = Unterbrechung der Achsenzylinder und distale Waller-Degeneration mit zusätzlicher Läsion des Endoneuriums (Grad 2) und Perineuriums (Grad 3)
- Neurotmesis = Komplette Nervendurchtrennung einschließlich des Epineuriums
- Neurotmesis und Axonotmesis Grad 3 stellen eine absolute Operationsindikation dar

Nadelelektromyographie

Die Nadelelektromyographie setzt sich aus **drei** Untersuchungsschritten zusammen:
1. Zunächst wird die Aktivität im untersuchten Muskel nach Einstich und in Ruhe untersucht (sog. **Spontanaktivität**). Liegt eine Denervierung vor, so können Fibrillationen und Faszikulationen sowie weitere Potenziale als Ausdruck pathologischer Erregungsbildung (positive scharfe Wellen, pseudomyotone Entladungen) sicht- und hörbar gemacht werden. Der Nachweis von Spontanaktivität spricht immer für eine relativ floride Läsion der zugehörigen nervalen Struktur. In der Differenzierung einer Wurzelläsion von einer Schädigung peripherer Nerven kann beispielsweise die Ableitung aus der paravertebralen Muskulatur in Höhe der entsprechenden Nervenwurzel den Beweis für die Wurzelläsion in Form pathologischer Spontanaktivität erbringen.
2. Im zweiten Schritt werden die **Muskelaktionspotenziale** bei mäßiger Willkürinnervation registriert und hinsichtlich Dauer, Amplitude und Form beurteilt. Potenziale mit mehr als vier Nulldurchgängen werden als polyphasisch bezeichnet. Muskelerkrankungen sind durch niederamplitudige, kurze polyphasische Potenziale, neurogene Läsionen durch breite, hohe polyphasische Potenziale gekennzeichnet. Durch Zusammenschaltung mehrerer motorischer Einheiten kann es zu extremen Amplitudenüberhöhungen (Riesenpotenzialen) kommen. Repetitive amplituden- und frequenzlabile Entladungen nach Willkürinnervation oder auch Nadeleinstich ergeben ein charakteristisches lautes Decrescendo-Geräusch (Sturz-kampfbombergeräusch), welches für das Krankheitsbild der Myotonien beweisend ist.
3. Schließlich wird bei der Elektromyographie das Potenzialmuster bei maximaler Willkürinnervation beurteilt. Beim Gesunden kommt es zu einem **Interferenzmuster**, bei dem sich einzelne Potenziale nicht mehr voneinander abgrenzen lassen. Auch Muskelkranke zeigen ein Interferenzmuster von allerdings sehr niedriger Amplitude. Bei neurogenen Läsionen kommt es in Abhängigkeit vom Ausmaß der Schädigung zu einem gelichteten Interferenzmuster, einem Übergangsmuster oder einem Einzelentladungsmuster (◻ Tab. 1.1).

Andere elektromyographische Methoden

Spezielle Techniken zur Untersuchung der neuromuskulären Synapse sind die **repetitive Reizung** mit unterschiedlichen Reizfrequenzen und die **Einzelfaserelektromyographie**. Das Oberflächen-EMG wird genutzt zur Tremoranalyse.

Schließlich können Reflexmessungen erfolgen, von denen die elektrische Überprüfung des Achillessehnenreflexes (H-Reflex) und des Blinkreflexes die wichtigsten sind.

1.3.5 Ultraschalldiagnostik in der Neurologie

Für die Ultraschalldiagnostik der hirnversorgenden Gefäße stehen die CW-(continuous-wave)-Dopplersonographie mit kontinuierlicher Schallemission, die transkranielle Dopplersonographie mit

◻ **Tab. 1.1** Elektromyographische Befunde

Muskelerkrankungen	niederamplitudige kurze polyphasische Potenziale, Interferenzmuster
Nervenerkrankungen	verbreiterte, hohe, polyphasische Potenziale, gelichtetes Muster
Kanalkrankheiten (Myotonien)	spontane repetitive Entladungen

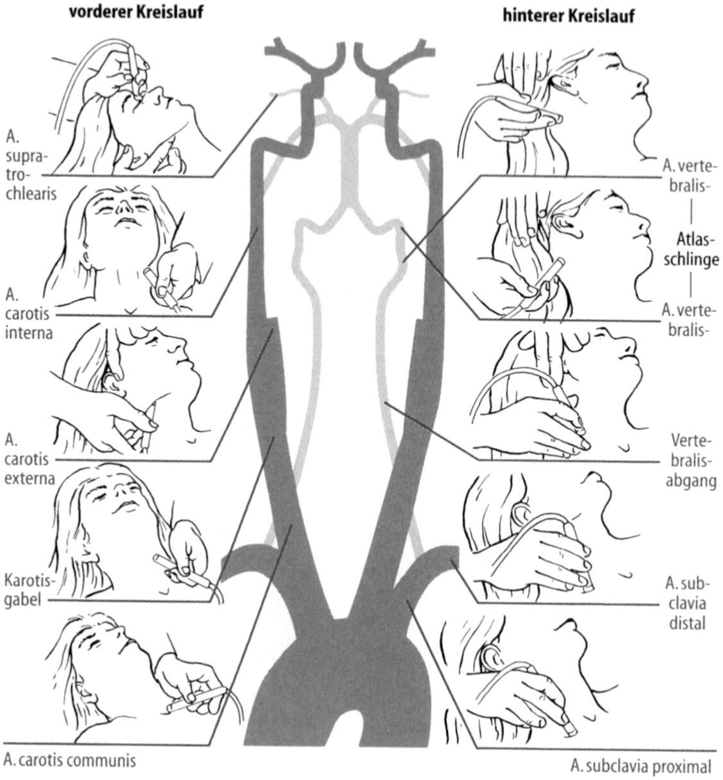

Abb. 1.19 Untersuchungsgang der konventionellen Dopplersonographie der extrakranielle Hirnarterien

gepulster Schallemission und das B-Bildverfahren mit gepulster Schallemission zur Verfügung. Dopplersonographie und B-Bildsonographie werden meist als Duplex-Sonographie kombiniert angewandt. Strömungsrichtung und Änderungen der Flussgeschwindigkeit lassen sich über das Dopplersignal erfassen, strukturelle Läsionen werden mit dem Duplexverfahren dargestellt, welches sich durch eine Farbkodierung verfeinern lässt.

CW-Dopplersonographie

Die dopplersonographische Ultraschalldiagnotik der extrakraniellen Gefäße setzt sich zusammen aus der Beurteilung der Flussrichtung in den Ophthalmicakollateralen am inneren Augenwinkel, der Beschallung von Karotiden, Vertebralarterien und A. subclavia (■ Abb. 1.19). Das Ausmaß eines stenosierenden Prozesses ergibt sich aus den Änderungen der Flussgeschwindigkeit bzw. der Flussrichtung in den Ophthalmicakollateralen (sog. **indirekte Kriterien**) sowie aus den Veränderungen im Ste-

nosebereich und dem poststenotischen Befund (**direkte Kriterien**). Stenosierende Prozesse ab einer Lumeneinengung von 50% sind zuverlässig mit der Dopplersonographie zu erfassen.

Transkranielle Dopplersonographie (TCD)

Mittels der TCD lassen sich über gepulste Schallemission aus einem 2 MHz-Kristall Gefäße in bestimmter Tiefe über Stellen dünner Schädeldichte (Knochenfenster) ableiten (■ Abb. 1.20). Transtemporal sind der Karotissiphon und alle großen Hirnarterien des Circulus arteriosus darzustellen. Transnuchal können die A. basilaris und die Aa. vertebrales beschallt werden. Die A. ophthalmica kann transorbital und die A. carotis interna in ihrem extraduralen Verlauf von submandibulär erreicht werden. Mittels der TCD lassen sich **intrakranielle Stenosen** nachweisen.

Ein wichtiges Anwendungsgebiet ist das Monitoring von Patienten mit einer Subarachnoidalblu-

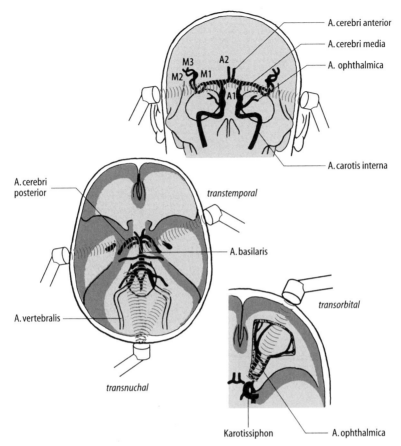

☐ **Abb. 1.20** Mittels der transkraniellen Dopplersonographie werden die großen Gefäße des Circulus arteriosus Wilisii untersucht

tung oder Meningitis, um intrakranielle Gefäßspasmen zu erfassen. Kontinuierliche TCD-Ableitungen werden für **Emboliedetektion** (HITS = *high intensity transient signals*) und Funktionstests (**Vasomotorenreserve**) eingesetzt. Die kontrastmittelgestützte TCD kann indirekt Rechts-Links-Shunts auf Vorhofebene (offenes Foramen ovale) nachweisen (**Bubbles-Test**).

Farbkodierte Duplexsonographie

Die farbkodierte Duplexsonographie ist heute Standardmethode zur differenzierten Untersuchung sowohl der extra- als auch der intrakraniellen Gefäße. Der Intima-Media-Index der A. carotis interna ist ein wesentlicher Marker der Arteriosklerose. Durch die Kombination einer direkten Gefäßdarstellung mit einer dopplersonographischen Flussmessung ist eine sehr genaue Graduierung von Ste-

nosen möglich. Bei schlechter Darstellbarkeit intrakraniell (Knochenfenster!) oder höchstgradigen Stenosen extrakraniell (Pseudo-Okklusion) kann der Einsatz von Ultraschallkontrastverstärkern sinnvoll sein.

1.3.6 Röntgennativdiagnostik

Der Neurologe sollte Grundkenntnisse in der Beurteilung von Röntgenbildern des Schädels, der Wirbelsäule und des kraniozervikalen Überganges haben. Fehlbildungen, Verletzungsfolgen und Tumoren sollten erkannt werden. Die Röntgenaufnahme des Schädels kann durch Sella-Zielaufnahmen, Felsenbeinspezialaufnahmen (Stenvers, Schüller), Dens-Zielaufnahme und Orbitaspezialaufnahmen (Rhese) ergänzt werden. Meist erfolgt heute rasch

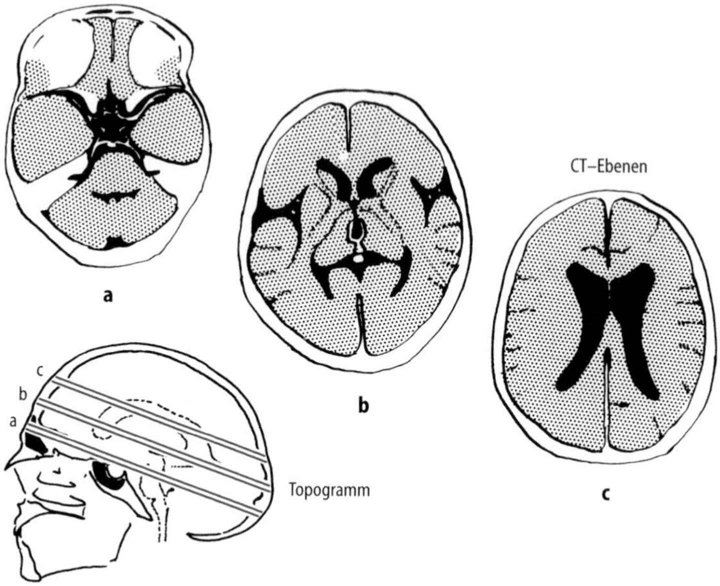

Abb. 1.21 Schnittebenen der normalen kranialen Computertomographie mit Topogramm

eine Computertomographie (CT). Die Beurteilung des kraniozervikalen Überganges kann nativ sowohl in anterior/posterior-Projektion (Bimastoidlinie) als auch in seitlicher Darstellung (Chamberlain-Linie vom Hinterrand des harten Gaumens zum Okziput) erfolgen.

In der Röntgennativdiagnostik werden BWS und LWS in 2 Ebenen, die HWS in 4 Ebenen (anterior-posterior, seitlich und beidseits schräg) dargestellt, um die Foramina intervertebralia ausreichend beurteilen zu können. Eventuell sind zusätzlich Funktionsaufnahmen erforderlich (bei Listhese oder atlantoaxialer Instabilität).

Dichte als das gesunde Hirngewebe darstellen, werden als hypodens, solche mit Dichtezunahme als hyperdens bezeichnet. Bei Läsionen, die isodens im Vergleich zum gesunden Hirngewebe (kein Dichte-Unterschied) sind, helfen indirekte Zeichen wie Verlagerung, Ventrikelkompression und beim akuten Hirninfarkt eine verstrichene Inselregion und verwaschene Mark-Rinden-Grenze weiter (■ Tab. 1.3).

Kontrastmittelgabe Eine genauere Zuordnung von computertomographisch nachgewiesenen Läsionen lässt sich durch das Kontrastmittel (KM)-Verhalten erzielen. So zeigen der frische Hirninfarkt, Entzün-

1.3.7 Computertomographie (CT)

Die räumliche Auflösung der CT liegt bei 1 bis 2 mm. Im CT lassen sich Knochen, Nervengewebe und Liquorraum gut voneinander abgrenzen; die Dichtewerte für die Computertomographie werden in Hounsfield-Einheiten (HE) angegeben, wobei Wasser eine Dichte von 0 HE besitzt (■ Tab. 1.2).

Kraniales CT (CCT)

Die Schnittebenen der CT stellt ■ Abb. 1.21 dar. Läsionen, die sich in der CCT mit geringerer

■ Tab. 1.2 Hounsfield-Einheiten (HE)	
Wasser	0 HE
Liquor	10 HE
Hirngewebe	30–40 HE
Blut	40 (flüssig) bis 90 (geronnen) HE
Knochen	über 500 HE
Fett	Dichte < der Dichte von Wasser – 50 HE

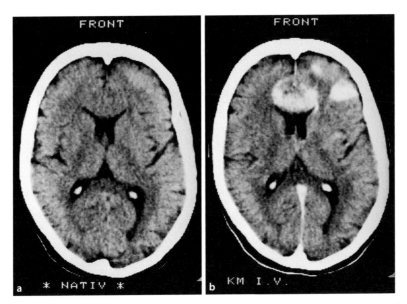

Abb. 1.22a, b Kraniale Computertomographie ohne **a** und mit **b** Kontrastmittel bei zerebralem Lymphom. Der isodense Tumor stellt sich erst nach KM-Gabe dar. (Aus Berlit 2011)

Tab. 1.3 Befunde in der nativen CCT

Hyperdense Läsionen	Kalkablagerungen, Knochen, frische Blutungen oder bestimmte Tumoren (Melanommetastasen, Meningeome)
Hypodense Läsionen	Hirninfarkte, Demyelinisierungsherde, Entzündungsherde, Fett- oder Lufteinschlüsse, in Resorption begriffene oder unter Defekt abgeheilte Blutungen, Traumafolgen, Hirnödem und Tumoren
Isodense Läsionen	Frischer Hirninfarkt, subakutes Hämatom, Lymphom, Astrozytom

Tab. 1.4 Kontrastmittelenhancement in der CCT

Homogen	Medulloblastom, **M**eningeom, **M**eningoenzephalitis
Ringförmig	Glioblastom, Hirnmetastase, Abszess, Parasitose

❯ Bei alten vaskulären Läsionen (Hirninfarkt, intrazerebrale Blutung), Demyelinisierungsherden, Leukenzephalopathien und dem Astrozytom fehlt ein Kontrastmittel-Enhancement.
Ein ringförmiges Enhancement ist typisch für den Hirnabszess, das Glioblastom, die Metastase, bestimmte Formen des intrazerebralen Hämatoms im subakuten Stadium und Parasitosen (**Tab. 1.4**).

Verkalkungen Bei Verkalkungen in der CCT sollte an die tuberöse Hirnsklerose, die Toxoplasmose, Gefäßmalformationen (Angiom, Aneurysma), das Oligodendrogliom, das verkalkende Meningeom und das seltene Fahr-Syndrom gedacht werden.

❯ Merkhilfe intrazerebrale Verkalkungen:
THEMA OK so far
Toxoplasmose, tuberöse **H**irnsklerose, **E**piphyse, **M**eningeom, **A**ngiom, **O**ligodendrogliom, **K**raniopharyngeom, **Fahr**-Syndrom

Die CCT dient in der Akutdiagnostik dem Nachweis bzw. Ausschluss fokaler Läsionen. Besonders bewährt hat sie sich in der Abklärung von Schädelhirntrauma und Schlaganfall (vor allem Nachweis

dungsherde, Gefäßmalformationen und die meisten Tumoren (insbesondere Metastasen, Glioblastom, Meningeom, Lymphom) ein Enhancement nach Gabe von KM (**Abb. 1.22**).

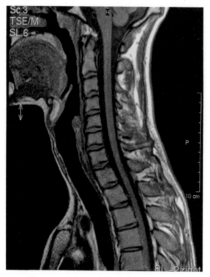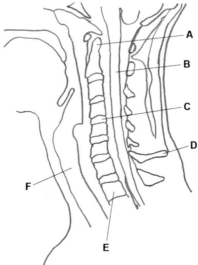

☐ Abb. 1.23 Zervikales MRT (sagittal, T1-Wichtung) **A** Dens axis **B** Myelon **C** Bandscheibe$_{4/5}$ **D** Dornfortsatz **E** Wirbelkörper Th$_1$ **F** Trachea. (Aus Weyenreuther et al. 2006)

bzw. Ausschluss einer intrakraniellen Blutung). Die CT-Angiographie (CTA) nach KM-Gabe ermöglicht die nichtinvasive Darstellung intrakranieller Gefäße, welche von großer Relevanz in der Schlaganfall-Akutdiagnostik ist.

CT-Diagnostik spinaler Prozesse

Die Computertomographie der Wirbelsäule wird heute vor allem zum Nachweis von degenerativen Wirbelsäulenveränderungen eingesetzt. Es lassen sich sehr gut knöcherne und Bandscheibenveränderungen voneinander abgrenzen. Die spinale CT sollte immer gezielt eingesetzt werden – d. h. die Höhenlokalisation eines spinalen Prozesses sollte vor Einsatz der CT bekannt sein. Bei Überlagerung durch umgebende Strukturen (zervikothorakaler Übergang in Höhe der Schultern) kommt ergänzend die Kontrastmittelgabe in den Lumbalraum (Myelographie mit Myelo-CT) in Frage. Bei Prozessen mit einer Längsausdehnung über mehrere Segmente, bei intramedullären Läsionen und bei Tumoren allgemein ist die MRT der CT überlegen (☐ Abb. 1.23).

1.3.8 Magnetresonanztomographie

Die Kernspintomographie oder Magnetresonanztomographie (MRT) hat ein wesentlich besseres Auflösungsvermögen als die CT, sie ermöglicht die Darstellung in drei Schnittebenen (koronar, axial und sagittal) und arbeitet ohne Strahlenbelastung (☐ Abb. 1.24). Eine funktionelle Bildgebung ist möglich (fMRT).

Nachteile der Methode gegenüber der CT sind die höheren Kosten und die relativ enge Untersuchungsröhre, die dem Patienten oft Platzangst macht.

Eine MRT-Untersuchung kommt nicht in Frage bei Schrittmacherträgern und bei magnetsensitiven Metallteilen im Kopf-Halsbereich. Als Kontrastmittel wird die paramagnetische Substanz Gadolinium eingesetzt. Bei der MRT gibt es gewebsspezifische Relaxationszeiten, welche die Signalintensität bestimmen.

> **MR-Sequenzen**
> **T1-Wichtung**
> In der T1-Wichtung hat Liquor im Verhältnis zum Hirngewebe eine herabgesetzte Signal-
> ▼

intensität – diese Einstellung ist vor allem zum Nachweis von anatomischen Veränderungen, Liquorzirkulationsstörungen, Kontusionsherden und Blutungen geeignet (◨ Abb. 1.25a).

T2-Wichtung

In der T2-Wichtung hat Liquor eine vermehrte Signalintensität im Vergleich zum Hirngewebe. Mit dieser Methode lassen sich vor allem Hirninfarkte, Demyelinisierungsherde, Entzündungsherde und Tumoren dokumentieren (◨ Abb. 1.25b).

T2*-Wichtung

Mit dieser Technik werden Blutungen zuverlässig erfasst. Durch den paramagnetischen Effekt von natürlichem Methämoglobin und Hämosiderin lassen sich Hämatome auch hinsichtlich ihres Entstehungszeitpunktes ausgezeichnet visualisieren.

FLAIR-Wichtung

Die FLAIR-Wichtung verbessert die Darstellung demyelinisierender Läsionen (z. B. bei MS) (◨ Abb. 1.25c). Hier hat Liquor im Verhältnis zum Hirngewebe eine herabgesetzte Signalintensität, obwohl es sich um eine T2-Variante handelt.

Diffusionswichtung

Die Brown-Molekularbewegung ermöglicht den Nachweis von zerebralen Ischämien bereits in den ersten Stunden nach Symptombeginn. Diffusionsgestörtes Gewebe ist irreversibel ischämisch geschädigt (◨ Abb. 1.25d).

Perfusionsmessung

Mittels Perfusionsmessung wird die Anflutung von Kontrastmittel über definierten Hirnabschnitten erfasst. Wenn die Perfusionsstörung deutlich über eine nachgewiesene Diffusionsstörung hinausgeht, zeigt die Differenz (Mismatch) potentiell noch zu rettendes Gewebe (tissue at risk of infarction, Penumbra) an (◨ Abb. 1.25e).

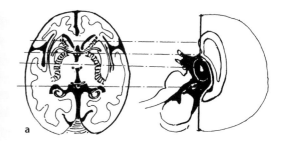

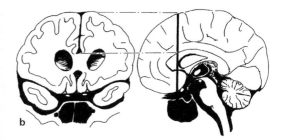

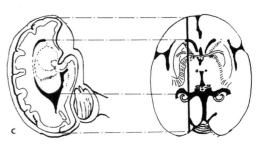

◨ **Abb. 1.24a–c** Die drei Schnittebenen der kranialen Magnetresonanztomographie: **a** axial, **b** koronar, **c** sagittal (mit Topogramm)

Magnetresonanzangiographie (MRT)

Die **TOF-MRA** (Time-of-flight-Magnetresonanzangiographie) basiert auf der Darstellung von Bewegung (Blutströmung). Mit dieser Methode können nichtinvasiv und ohne KM-Gabe intrakranielle Gefäße beurteilt werden, was die Darstellung des Circulus arteriosus Willisii ermöglicht (◨ Abb. 1.26a). Die **Phasenkontrasttechnik** ist heute auch Methode der Wahl bei der Erkennung von Sinusthrombosen. Die extrakraniellen Gefäße werden in der **MRA nach KM-Gabe** mittels Subtraktion beurteilt (◨ Abb. 1.26b).

Wertung der MRT

Die MRT ist derzeit die neuroradiologische Methode mit dem besten Auflösungsvermögen. Absolute

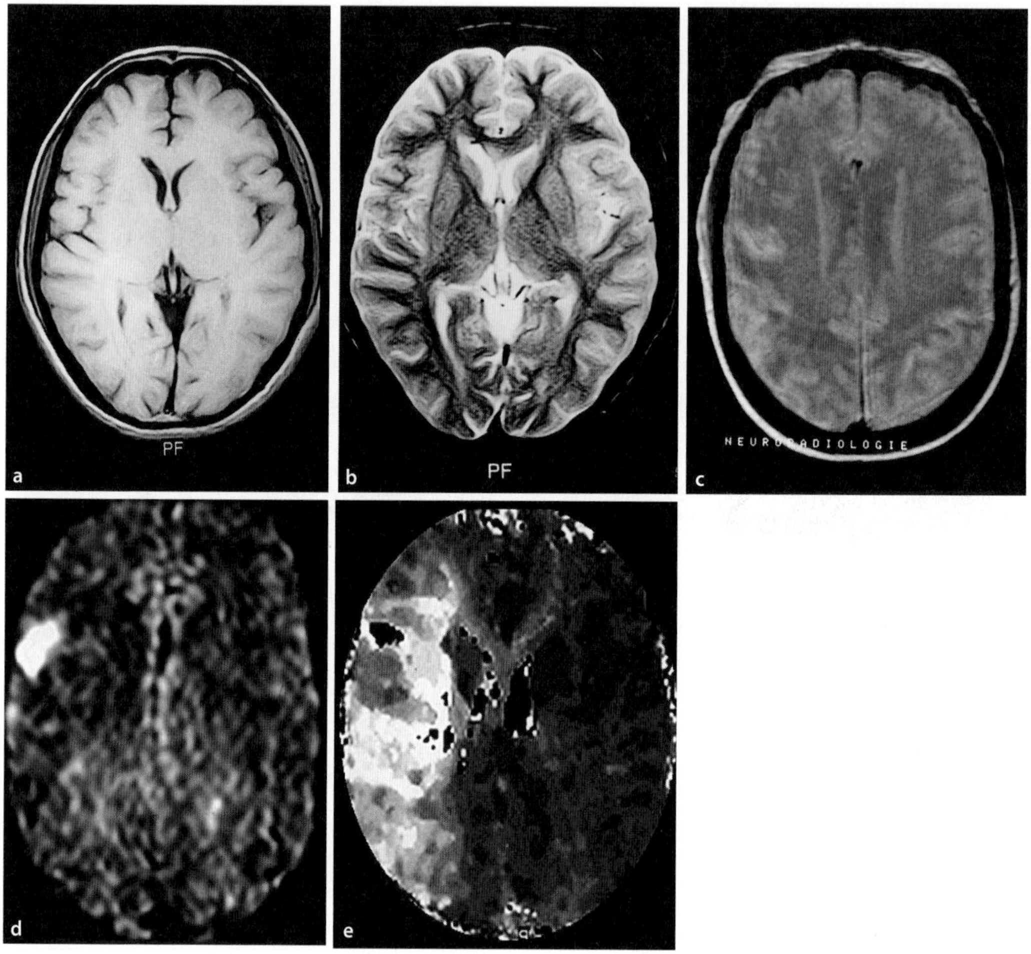

◘ Abb. 1.25a–e Die Wichtungen der kranialen MRT (axiale Schnittführung): **a** T1 **b** T2 **c** PD **d** Diffusion **e** Perfusion. (Aus Berlit 2011)

Domäne der MRT ist sicher die Diagnostik von spinalen Läsionen wie Tumoren, Entzündungsherden oder Ischämien, Veränderungen im Bereich des kraniozervikalen Überganges sowie zerebraler Tumore, Entzündungen oder vaskulärer Veränderungen (Angiom, Sinusvenenthrombose).Das Schlaganfall-MRT mit Diffusions- und Perfusionsmessung (Mismatch-Diagnostik) hat Bedeutung für therapeutische Entscheidungen in der Schlaganfallakutversorgung. Bei nahezu allen Fragestellungen ist die kraniale MRT der CCT überlegen, Ausnahmen sind der Nachweis von Knochenläsionen, Kalk oder Fettgewebe.Mittels der MRA können nichtinvasiv extra- und intrakranielle Gefäße beurteilt werden, wobei diese Methode die Duplexsono-graphie sinnvoll ergänzt. Die axiale Darstellung der hirnversorgenden Gefäße mittels fettsupprimierten MRT-Sequenzen ermöglicht den Nachweis des intramuralen Hämatoms bei Dissektionen. Die MR-Spektroskopie erlaubt durch Gewebsanalyse die Abgrenzung von Tumoren gegenüber anderen Läsionen.

1.3.9 Sonstige bildgebende Verfahren

Myelographie

Die Myelographie lässt sich i. d. R. durch die spinale MRT ersetzen. Wenn eine MRT nicht zur Verfügung steht, wird bei spinalen Notfällen (akute Quer-

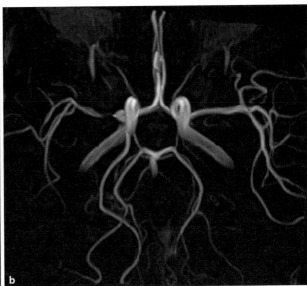
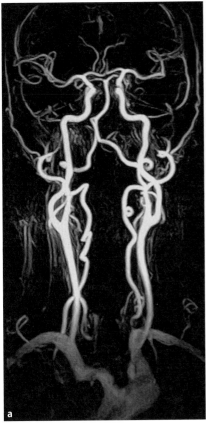

■ **Abb. 1.26a, b** MR-Angiographie -Techniken. (Aus Berlit 2011)

schnittslähmung) die Myelographie wegen der besseren Zugänglichkeit noch eingesetzt (■ Abb. 1.27). Sie ist weiterhin sinnvoll zur Abgrenzung von knöchernen und Bandscheibenprozessen.

Wenn die Höhenlokalisation eines spinalen Prozesses unklar ist, sollte möglichst primär eine Whole-spine-Untersuchung mittels MRT erfolgen.

Single-photon-emissions-Computertomographie (SPECT)

Die SPECT ist eine szintigraphische Methode, bei der Technetium-Hexamethylpropylenaminoxin (HMPAO), Jod, Amphetamin und Xenon eingesetzt werden. Es lassen sich mit dieser Methode zerebrale Perfusionsstörungen dokumentieren. Die SPECT kann in der Diagnostik von Hirninfarkten, epileptogenen Herden und in der Feststellung des Hirntodes hilfreich sein . Beim **DAT-Scan** werden Veränderungen der striatalen Dopaminrezeptoren mittels

verschiedener Tracer (Iodo-Benzamid, Beta-CIT) untersucht, um das idiopathische Parkinson-Syndrom von anderen extrapyramidalen Erkrankungen abzugrenzen. Weitere szintigraphische Methoden, die in der Neurologie zur Anwendung kommen, sind die Isotopendarstellung der Liquorräume in der Hydrozephalusdiagnostik mit Technetium oder Indium und der Nachweis knöcherner Läsionen mittels der Knochenszintigraphie.

Positronenemissionstomographie (PET)

Die PET erlaubt die Untersuchung von Stoffwechselvorgängen. Es können Rezeptorendichte und Aktivität festgelegt werden. Die PET kommt bei degenerativen Hirnerkrankungen (Alzheimer, Parkinson), Stoffwechselerkrankungen sowie zur (Primär-)Tumorsuche zur Anwendung.

1

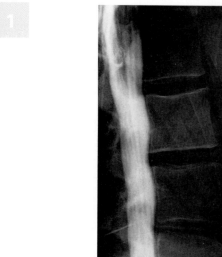

Malformationen möglich (zerebrale und spinale Durafisteln, zerebrale Angiome oder Aneurysmata).

Bei zerebralen Ischämien kommt der interventionellen Behandlung zunehmende Bedeutung zu. So können proximale Gefäßverschlüsse (intrakranielle Interna, M1- und M2-Segment der A. cerebri media sowie A. basilaris) mittels Stent-Retrievern rekanalisiert und Stenosen mittels Stent-PTA behandelt werden. Auch die lokale Gabe eines Fibrinolytikums ist möglich (intraarterielle Lysetherapie).

◘ Abb. 1.27 Lumbale Myelographie. (Aus Berlit 2011)

Arterielle digitale Subtraktionsangiographie (DSA) – interventionelle neuroradiologische Therapie

Bei nur geringer benötigter Kontrastmittelmenge bietet die DSA ein sehr gutes Auflösungsvermögen. Über einen in die A. femoralis eingebrachten Katheter werden die hirnversorgenden Gefäße sondiert und selektiv die zu untersuchenden Regionen dargestellt. Domäne der arteriellen DSA sind der Nachweis bzw. Ausschluss sowie Behandlung vaskulärer Malformationen.

Durch **interventionelle Techniken** mit Einbringung von elektrolytisch ablösbaren Coils oder Partikeln ist die interventionelle Therapie vaskulärer

Erkrankungen der Muskulatur (Myopathien) und der neuro-muskulären Synapse

Peter Berlit

2.1   Diagnose   – 36
2.1.1   Klinische Untersuchung   – 36
2.1.2   Labortests   – 37
2.1.3   Elektrophysiologie   – 37
2.1.4   Bildgebende Untersuchungen   – 38
2.1.5   Muskelbiopsie   – 38
2.1.6   Molekulargenetik   – 39

2.2   Muskeldystrophien (MD)   – 40
2.2.1   X-chromosomal vererbte Muskeldystrophien   – 40
2.2.2   Muskeldystrophien vom Gliedergürteltyp   – 43
2.2.3   Sonstige Muskeldystrophien   – 43

2.3   Myotonien und muskuläre Ionenkanalkrankheiten   – 44
2.3.1   Myotone Dystrophien   – 44
2.3.2   Nichtdystrophische Myotonien   – 46

2.4   Metabolische Myopathien   – 49
2.4.1   Mitochondriale Myopathien   – 49

2.5   Myositis   – 52
2.5.1   Diagnostik   – 54
2.5.2   Sonderformen   – 55

2.6   Sonstige erworbene Myopathien   – 55

2.7   Polymyalgia rheumatica (arteriitica)   – 55

2.8   Myasthenia gravis (MG) und Lambert-Eaton-Myasthenie-Syndrom (LEMS)   – 56
2.8.1   Myasthenia gravis (MG)   – 57
2.8.2   Lambert-Eaton-Myasthenie-Syndrom (LEMS)   – 63

P. Berlit, *Basiswissen Neurologie*,
DOI 10.1007/978-3-642-37784-6_2, © Springer-Verlag Berlin Heidelberg 2013

2.1   Diagnose

Symmetrische, proximale Paresen ohne Sensibilitätsstörung sind verdächtig auf das Vorliegen einer Myopathie, Muskelschmerzen ohne Paresen sprechen eher gegen diese Diagnose. Eine Erhöhung der Kreatinkinase (CK) auf mehr als das 5-fache des Normalwerts macht eine Myopathie höchstwahrscheinlich, ein normaler CK-Wert schließt eine Myopathie jedoch nicht aus. Myopathien sind selten. Belastungsabhängige Paresen sind Leitsymptom der myasthenen Syndrome, kommen aber auch bei metabolischen Myopathien vor. Paroxysmale und myotone Symptome weisen auf Ionenkanalerkrankungen hin. Die meisten Myopathien im Kindesalter sind genetisch determiniert.

Die myotonen Dystrophien Typ 1 und 2 sind die häufigsten Muskelerkrankungen des Erwachsenenalters. Die Einschlusskörperchenmyositis (*inclusion body myositis*; IBM) ist die häufigste erworbene Myopathie bei Erwachsenen über 50 Jahren. Vor allem bei der Dermatomyositis muss eine paraneoplastische Genese bedacht werden. Die exakte Diagnosestellung von Myopathien ist von großer Bedeutung für Therapie und Prognose.

Der 44-jährige Apotheker stellt sich wegen einer zunehmenden Gangstörung vor. Bei der Begrüßung im Sprechzimmer hat er nach dem Händedruck Probleme die Hand des Arztes wieder loszulassen. Bei Inspektion fallen eine bilaterale Ptosis und Schwäche der mimischen Muskulatur auf. Es liegt eine distal akzentuierte Paraparese der Beine vor; keine Sensibilitätsstörungen. Anamnestisch Kataraktoperation beidseits vor 1 Jahr. Es wird die klinische Verdachtsdiagnose einer myotonen Dystrophie Typ 1 gestellt und die entsprechende molekulargenetische Diagnostik in die Wege geleitet.

2.1.1   Klinische Untersuchung

Leitsymptom der Myopathien sind schlaffe, mit Muskelatrophien einhergehende Paresen oft vorwiegend proximaler Muskeln des Schulter- und Beckengürtels. Bei Säuglingen ist oft eine allgemeine Muskelhypotonie das führende klinische Symptom (*floppy infant syndrome*). Muskelschmerzen ohne

◨ Tab. 2.1   Übersicht über Myopathien
Genetisch determinierte Myopathien
1.   Progressive Muskeldystrophien
2.   Kongenitale Myopathien mit Strukturbesonderheiten (z. B. *central core disease*)
3.   Metabolische Myopathien
a. mit progredienter Muskelschwäche und -atrophie (z. B. Morbus Pompe)
b. mit belastungsabhängigen, schmerzhaften Kontrakturen (z. B. McArdle-Krankheit)
c. mit rezidivierenden Rhabdomyolysen (z. B. Carnitinpalmityltransferasemangel)
4.   Ionenkanalmyopathien
Erworbene Myopathien
1.   Myositiden
a. erregerbedingt (z. B. Coxsackie, Influenza, Epstein-Barr, Echoviren)
b. immunogen (z. B. Polymyositis, Dermatomyositis, Einschlußkörperchenmyositis, Overlapsyndrome)
2.   a. Toxische Myopathien
b. Medikamentös-toxisch: z. B. Steroide, Statine, Amiodaron, Serotonergika
c. Exogene Toxine: Alkohol, Heroin, Kokain
3.   Critical illness Myopathien
4.   Endokrine Myopathien bei Erkrankungen der Schilddrüse, Nebennieren, Nebenschilddrüse

Paresen sprechen eher gegen eine primäre Myopathie, kommen aber bei Begleitmyositiden von Kollagenosen (Overlap-Syndromen) und der Dermatomyositis vor. Belastungsabhängige Paresen sind das Leitsymptom der myasthenen Syndrome, kommen aber auch bei metabolischen Myopathien vor. Paroxysmale und myotone Symptome weisen auf Ionenkanalerkrankungen hin (◨ Tab. 2.1).

Die Verteilung der Paresen kann die klinische Differenzialdiagnose erleichtern (◨ Tab. 2.2):

Tab. 2.2 Betroffene Muskelgruppen bei verschiedenen Formen der Myopathie	
Mimische Muskulatur (Facies myopathica)	Fazioskapulohumerale Muskeldystrophie; myotone Dystrophie Typ 1 (Curschmann-Steinert)
Augenmuskeln (Ptosis, Doppelbilder)	Myotone Myopathien, mitochondriale Myopathien
Oropharyngeale Muskulatur	Okulopharyngeale Muskeldystrophie, Myositiden, Myasthenia gravis
Nackenmuskulatur	Myositiden
Axiale Muskulatur	Progressive Muskeldystrophien
Atemmuskulatur	Progressive Muskeldystrophien, Myasthenia gravis
Herzmuskel	Mitochondropathien
Distale Muskeln	Distale hereditäre Myopathien, IBM

- Herzmuskelerkrankungen (Myokardinfarkt, kardiogener Schock, Myokarditis)
- Hyper-/Hypothyreose
- Leber-, Pankreas-, Magen-Darm-Erkrankungen
- Gravidität

Die Bestimmung von **Autoantikörpern** (Jo1-AK, Mi 2-AK bei der Dermatomyositis, *Signal recognition particle*=SRP-AK bei nekrotisierender Myositis und SM-Scl-AK und U1-RNP-AK bei Overlap-Syndromen) spielt bei Myositiden eine Rolle; die Sensitivität liegt allerdings nur bei etwa 60%.

Belastungstests (z. B. Ergometertest) dienen der Diagnose metabolischer Myopathien. Ein fehlender Laktatanstieg weist auf einen Defekt im Glykogen- oder Glukosestoffwechsel, ein fehlender Ammoniakanstieg auf einen Myoadenylatdesaminase-Mangel hin. Der Laktat-Ischämietest ist bei mitochondrialen Erkrankungen pathologisch (**Tab. 2.3**).

2.1.2 Labortests

Eine wiederholt erhöhte **Kreatinkinase (CK)** über 1000 U/l (normal <180 U/l) weist auf eine Myopathie hin und zeigt das Ausmaß eines Muskelfaseruntergangs an. Ein normaler CK-Wert schließt eine Myopathie jedoch nicht aus.

 Cave
Die Untersuchung sollte nach körperlicher Schonung erfolgen: ein Trauma, intramuskuläre Injektionen oder eine EMG-Untersuchung (!) vor der Blutentnahme verfälschen das Ergebnis.

Mögliche Ursachen einer CK-Erhöhung im Serum sind:
- Muskelarbeit vor der Blutabnahme
- Muskelverletzungen (Unfall, Sturz, Operation, Entbindung)
- Epileptische Anfälle
- Neuronale Muskelatrophien
- EMG-Untersuchungen
- Intramuskuläre Injektionen
- Muskeltoxische Drogen oder Medikamente (Statine!)

2.1.3 Elektrophysiologie

Die **Elektromyographie (EMG)** dokumentiert bei Muskelerkrankungen die pathologische Rekrutierung der Muskelfasern mit einem sehr dichten Interferenzmuster bei geringer Anspannung, kleinen, verkürzten Muskelpotenzialen und einer vermehrten Polyphasierate. In Ruhe findet sich pathologische Spontanaktivität. Durch Einstich oder Beklopfen ausgelöste serielle Entladungen sind typisch für Myotonien.

Die EMG-Untersuchung erlaubt keine Unterscheidung der verschiedenen Muskelerkrankungen. Myotone Serienentladungen weisen allerdings auf Ionenkanalerkrankungen hin. Die repetitive Stimulation dient dem Nachweis myasthener Syndrome.

> EMG bei Myopathien: dichtes Interferenzmuster bei geringer Anspannung, kleine, verkürzte Muskelpotenziale, vermehrte Polyphasierate, pathologische Spontanaktivität. Myotone Serienentladungen bei Ionenkanalerkrankungen.

■ Tab. 2.3 Wichtige Laborparameter bei Muskelerkrankungen

Parameter	Fragestellung	Diagnostische Wertigkeit
CK (mit Isoenzymen)	CK-Erhöhung	Ausmaß des Muskelzerfalls
CRP, kleines Blutbild, BSG	Leukozytose, BSG-, CRP-Erhöhung	Entzündliche Muskelerkrankung, rheumatologische Erkrankung
TSH, T3, T4	Schilddrüsenüber- oder -unterfunktion	Hyper- oder hypothyreotische Myopathie
Elektrolyte	Elektrolytverschiebungen	Ionenkanalerkrankung
Laktat, Ergometertest, Laktat-Ischämietest	Laktat-, Ammoniakerhöhung bzw. -erniedrigung	Metabolische Myopathie, Mitochondropathie
Acetylcholinrezeptor Antikörper, Anti-MuSK	Antikörpernachweis	Myasthenie
Autoimmundiagnostik	RF, ANA, ENA, ANCA, SMA, Muskel-Antikörper (Anti-Pm-Scl, Jo1, Mi2, SRP, U1-RNP)	Autoimmunerkrankung, Kollagenose, paraneoplastisches Syndrom

2.1.4 Bildgebende Untersuchungen

Die Ultraschalluntersuchung (**Myosonographie**) und die **Magnetresonanztomographie (MRT)** erlauben den Nachweis der Beteiligung bestimmter Muskeln, die Suche nach einer für die Biopsie besonders geeigneten Stelle und sind wichtig zur Verlaufsbeobachtung von Myopathien. Bei Myositiden kann in der akuten Phase ein Muskelödem mittels fett-unterdrückten STIR-Sequenzen in der MRT dokumentiert werden. Im chronischen Stadium helfen T1-Sequenzen mit und ohne KM bei der Differenzierung von noch aktiv entzündeter und schon bindegewebig transformierter Muskulatur. Die **Computertomographie (CT)** wird heute nur noch zum Nachweis von Muskelverkalkungen eingesetzt.

2.1.5 Muskelbiopsie

Die **Biopsie** sollte aus einem bildgebend aktiv betroffenen, aber klinisch nicht zu massiv geschädigten Extremitätenmuskel erfolgen. Grundsätzlich sollte kein Muskel biopsiert werden, der zuvor elektromyographisch untersucht wurde. Das Biopsat wird histologisch, histochemisch, immunhistochemisch und elektronenmikroskopisch untersucht. Wichtig ist das Tieffrieren des unfixierten Muskels in flüssigem Stickstoff für biochemische Untersuchungen.

Bei den **progressiven Muskeldystrophien** werden die Zytoskelettdefekte über den Nachweis des fehlenden Genproduktes mit morphologischen Techniken (Immunhistochemie, Immunoblot) belegt.

Kongenitale Myopathien haben oft Strukturbesonderheiten, die eine Diagnosestellung mittels Muskelbiopsie erlauben. Dabei ist die Elektronenmikroskopie entscheidend.

Bei **Myositiden** ist die Muskelbiopsie mit immunhistologischer und elektronenmikroskopischer Beurteilung Standard.

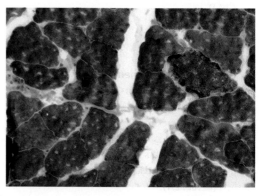

■ Abb. 2.1 Ragged red fibers in der Muskelbiopsie

◻ **Tab. 2.4** Diagnostische Wertigkeit von Einzeluntersuchungen einer Muskelbiopsie

Methode	Ergebnis	Bedeutung
Histologie	Myopathisches Gewebssyndrom (Kaliberschwankungen, zentral gelegene Kerne, Fettvermehrung, Fasernekrosen)	Diagnose und Ausmaß der Myopathie
	Entzündliche Infiltrate, Immunhistologie	Myositis, Vaskulitis
	Strukturanomalien	Kongenitale Myopathien
	Ragged red fibres	Mitochondriale Myopathie
	Tubuläre Filamente	Okulopharyngeale Muskeldystrophie
	Einschlusskörperchen	Einschlusskörpermyositis
Elektronenmikroskopie	Fetteinlagerungen, Glykogenablagerungen	Metabolische Myopathie
Biochemische Untersuchung	Enzymdiagnostik (Saure Maltase, Carnitin, Muskelphosphorylase)	Metabolische Myopathie
	Strukturproteine (Dystrophin, Emerin, Sarkoglykan)	Dystrophinopathie, Muskeldystrophie Emery-Dreifuss, Sarkoglykanopathie

◻ **Tab. 2.5** Molekulardiagnostik der wichtigsten Muskeldystrophien

Myopathie	Erbgang	Locus	Mutation	Verf.
Muskeldystrophie Duchenne	XR	Xp21.2 (Dystrophin-Gen)	Del, Dup, Pm	A
Muskeldystrophie Becker	XR	Xp21.2 (Dystrophin-Gen)	Del, Dup, Pm	A
Muskeldystrophie Emery-Dreifuss	XR	Xq28 (Emerin-Gen)	Del, Dup, Pm	B
Muskeldystrophie Hauptmann-Thannhauser	AD	1q21.2	Pm	B
Autosomal-rezessive Muskeldystrophie Emery-Dreifuss	AR	1q21.2	Pm	B
Fazioscapulohumerale Muskeldystrophie	AD	4q 35	Del, Dup, Pm	A
Okulopharyngeale Muskeldystrophie	AD	14q11.2-q13	Tri	A
Myotone Dystrophie Curschmann-Steinert (DM 1)	AD	19-q13.3	Tri	A
PROMM (DM 2)	AD	3q21.3	Tetra	A

Bei den **metabolischen Myopathien** zeigt die Histologie eine Glykogen- oder Fettspeicherung, bei den **mitochondrialen Myopathien häufig** eine abnorme Mitochondrienvermehrung in einzelnen Muskelfasern (*ragged red fibers*; ◻ Abb. 2.1). Zur Bestimmung des Defekts sind jeweils zusätzliche biochemische und genetische Untersuchungen erforderlich (◻ Tab. 2.4).

2.1.6 Molekulargenetik

Humangenetische Untersuchungen erlauben die definitive Diagnosestellung bei 50% aller Myopathien. Meist erfolgt zunächst die Muskelbiopsie, dann schließt sich die Molekulargenetik an. Für die Familienberatung, die Prognose und für therapeutische Entscheidungen ist die Molekulargenetik zunehmend ausschlaggebend (◻ Tab. 2.5).

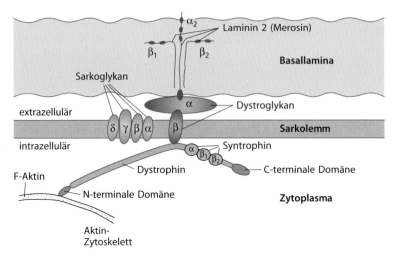

Abb. 2.2 Dystrophin-Komplex. (Aus Berlit 2011)

2.2   Muskeldystrophien (MD)

Als Muskeldystrophien werden hereditäre degenerative Erkrankungen des Skelettmuskels durch molekulargenetisch definierte Gendefekte definiert. Die Prävalenz liegt bei etwa 5 auf 100.000 Einwohner. Durch die häufig X-chromosomale Vererbung der Erkrankungen ist das männliche Geschlecht häufiger betroffen ist als das weibliche. Leitsymptom ist die chronische progrediente Muskelschwäche mit Muskelatrophien und Erlöschen der Muskeleigenreflexe. Der Ersatz erkrankter Muskulatur durch Fett- und Bindegewebe kann zu Pseudohypertrophien führen. Die Kenntnis der verantwortlichen Genprodukte ermöglicht eine spezifische, auch quantifizierende Analyse der resultierenden Stoffwechselstörung. Etwa 50% aller erblichen Myopathien können bei adäquater Diagnostik mittlerweile einem molekularen Defekt – auch pränatal – zugeordnet werden. Die exakte Diagnosestellung ist von großer Bedeutung für Therapie, Prognose, das Vermeiden von Komplikationen und die genetische Beratung.

2.2.1   X-chromosomal vererbte Muskeldystrophien

Duchenne- und Becker-Muskeldystrophie (DMD und BMD)

Definition Hierunter werden X-chromosomal vererbte Erkrankungen der Skelettmuskulatur mit Dystrophindefekt gefasst. Betroffen sind ausschließlich Knaben. Manifestation im Kindesalter mit Beckengürtelparesen. Die Duchenne-Verlaufsform führt meist vor dem 20. LJ zum Tode. Bei Konduktorinnen sind milde Symptome möglich.

Epidemiologie Die DMD ist die häufigste X-chromosomal vererbte Erkrankung mit einer Inzidenz von 1 auf 3500 männliche Geburten.

Ätiopathogenese Dystrophin ist Teil des Dystrophin-Glykoproteinkomplexes der Muskelzelle und hat einen muskelmembranstabilisierenden Effekt (**Abb. 2.2**). Dystrophin kommt in Skelett-, glatter und Herzmuskulatur vor.

DMD und BMD kommen durch Mutationen (in 60% Deletionen) des Dystrophingens auf dem kurzen Arm des X-Chromosoms (Xp21) zustande, wobei bei DMD kein oder nur sehr wenig Dystrophin im Muskel nachweisbar ist, während bei BMD Dystrophin veränderter Größe und Stabilität gefunden wird (Dystrophinopathien). Die unterschiedlichen Verlaufsformen kommen also durch das Aus-

⬛ Tab. 2.6 Muskelbeteiligung bei den wichtigsten Muskeldystrophien

Proximal betont	Muskeldystrophie Duchenne (DMD) und Becker-Kiener (BMD)	erst Beckengürtel, dann Schultergürtel
	Fazioskapulohumerale Muskeldystrophie (Landouzy-Dejerine)	Schultergürtel-, Gesichts- und Oberarmmuskulatur; Pseudohypertrophien
	Muskeldystrophie Emery-Dreifuss, Hauptmann-Thannhauser	Schultergürtel, Gesicht, im Verlauf auch tibioperonäale Muskulatur; Frühkontrakturen
	Okulopharyngeale Muskeldystrophie	Gesichts-, äußere Augenmuskeln und Schlundmuskeln
Distal betont	Myotone Dystrophie	periphere Extremitätenmuskulatur (Fußheber) und Gesicht
	Distale Myopathie Typ Welander	Hand- und Unterschenkelmuskulatur

maß der genetisch determinierten Störung zustande (⬛ Tab. 2.6).

Verlauf DMD und BMD manifestieren sich bereits im Kindesalter. Rollstuhlpflicht resultiert bei DMD im Alter von 12 Jahren, bei BMD zwischen dem 25. und 30. LJ. DMD-erkrankte Jungen versterben meist vor dem 20. LJ an den Folgen der Ateminsuffizienz. BMD-Kranke haben eine verkürzte Lebenserwartung von 40–50 Jahren.

Bei den Dystrophinopathien leiden 90% aller Erkrankten unter einer subklinischen oder klinischen Kardiomyopathie, woran etwa 20% der Patienten mit einer DMD und 50% der Kranken mit BMD versterben. Auch bei Konduktorinnen kommen Kardiomyopathien vor. Etwa 2/3 der Patienten mit DMD versterben an einer Ateminsuffizienz.

 Cave
Zu beachten ist darüber hinaus das erhöhte Narkoserisiko bei DMD und BMD (maligne Hyperthermie!).

Diagnostik Im **Serum** ist die **Kreatinkinase (CK)** deutlich erhöht, oft auch Aldolase, Laktatdehydrogenase (LDH) und Transaminasen (GOT, GPT). Im Urin liegt eine Erhöhung des Myoglobins vor. In der **EMG** zeigt sich ein myopathisches Muster mit **vorzeitiger Rekrutierung kleiner kurzer polyphasischer Potenziale und pathologischer Spontanaktivität**. Erste Hinweise auf eine kardiale Mitbeteiligung sind im **EKG** eine **QT-Zeit-Verlängerung, Sinustachykardien, AV-Blöcke oder ventrikuläre Rhythmusstörungen**, in der **Echokardiographie** strukturelle Veränderungen wie **Hypertrophien** oder eine **Herzdilatation**. Bei Verdacht auf eine Dystrophinopathie sollte zunächst die **MLPA (Multiplex-Ligation-Probe-Amplifikation)-Analyse** erfolgen. Nur wenn die molekulargenetische Testung nicht zur Diagnose führt, erfolgt die Dystrophinanalyse einer **Muskelbiopsie** zur Diagnosestellung. Die Molekulargenetik ist entscheidend für die humangenetische Beratung, die pränatale Diagnostik und den Nachweis eines Carrierstatus.

Klinik

Bei beiden Verlaufsformen ist der Beckengürtel schwerpunktmäßig betroffen. Die erkrankten Kinder und Jugendlichen zeigen eine Schwäche der Hüftmuskeln mit Watschelgang und positivem Trendelenburg-Zeichen, der Rückenstrecker mit Hyperlordosierung, der Bauchdecken (Wespentaille) und der Beinstrecker (Probleme beim Treppensteigen). Der M. gastrocnemius erscheint durch Einlagerung von Fett und Bindegewebe hypertrophiert (Pseudohypertrophien, **Gnomenwaden**). Der Patient kann sich aus dem Liegen nur durch schrittweises Abstützen am eigenen Körper aufrichten: er klettert an sich selbst empor (**Gowers-Zeichen**, ⬛ Abb. 2.3). Hormonelle Störungen und eine Beteiligung des Herzmuskels sind häufig, Intelligenzminderung bei 20% aller DMD-Patienten.

2

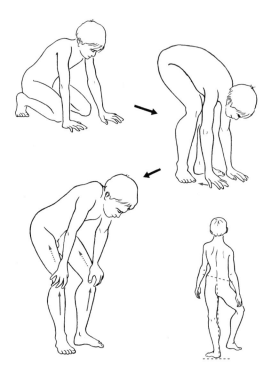

Abb. 2.3 Gowers-Zeichen bei Muskeldystrophie vom Beckengürteltyp. (Aus Berlit 2011)

Therapie Prednison (0,75 mg/kg und Tag) kann durch muskelmembranstabilisierende und antientzündliche Effekte sowie eine Vermeidung der Bindegewebsentstehung zumindest vorübergehend die Muskelleistung verbessern. Deflazacort ist dabei mit weniger Nebenwirkungen vergesellschaftet als Prednison.

Die Wirksamkeit von Präparaten zur Muskelkräftigung wie Kreatin oder Vitamin E ist nicht gesichert. Entscheidend sind eine gezielte Krankengymnastik, die psychotherapeutische und soziale Betreuung des Patienten und seiner Familie sowie die Vermeidung von Komplikationen. Im Einzelfall kommen orthopädische Hilfsapparate zum Einsatz.

Wichtig ist der gezielte Einsatz von kardial wirksamen Präparaten, um **Herzrhythmusstörungen** vorzubeugen (**Tab. 2.7**). Die Kardiomyopathie lässt sich i. d. R. mit einer konventionellen medikamentösen Therapie (ACE-Hemmer oder AT_1-Antagonisten und ß-Blocker) behandeln. Beim Nachweis höhergradiger Herzrhythmusstörungen kann eine Kardioversion, eine Hochfrequenz-Katheterablation, die Implantation eines Herzschrittmachers oder eines Defibrillators eine deutliche Lebenszeitverlängerung bewirken.

Bei **respiratorischer Insuffizienz** kommen neben einer regelmäßigen Atemtherapie und Infektprophylaxe verschiedene Formen der intermittierenden Heimbeatmung zur Anwendung. Die typischen Symptome einer alveolären Hypoventilation sind Gewichtsverlust, Tagesmüdigkeit, häufiges Erwachen in der Nacht, sowie Kopfschmerzen und Abgeschlagenheit in den Morgenstunden. Es werden Geräte mit positivem Beatmungsdruck eingesetzt, die über eine nasale Sonde bzw. Maske arbeiten.

Tab. 2.7 Komplikationen bei Muskeldystrophien und ihre Behandlung

Komplikation	Therapie
Herzrhythmusstörungen	β-Blocker, Glykoside, Kardioversion, Hochfrequenz-Katheterablation, Herzschrittmacher, Defibrillator, Antikoagulation
Kardiomyopathie	β-Blocker, ACE-Hemmer, Sartane, Diuretika
Gelenkkontrakturen	Physiotherapie, Schienen für die Nacht, operative Therapie mit Sehnenplastik, Muskel- und Faszienresektion
Kyphoskoliosen	Wirbelsäulenoperation
Respiratorische Insuffizienz	nächtliche Heimbeatmung über Gesichts-/Mundmaske (CPAP)
Erhöhtes Narkoserisiko (maligne Hyperthermie)	Verzicht auf Succinylcholin und volative Anästhetika, stattdessen intravenöse Narkotika sowie nichtdepolarisierende Muskelrelaxantien, postoperative Überwachung (mindestens 24 Stunden)

Emery-Dreifuss-Typ

Bei der Emery-Dreifuss-MD (EDMD) handelt es sich um eine X-chromosomale rezessive MD mit Defekt bei Xq28 (Emerin-Gen).

Die progressive Myopathie betrifft schwerpunktmäßig humerale und peroneale Muskelgruppen, der Erkrankungsbeginn liegt in der späten Kindheit. Früh kommt es zu Kontrakturen (Ellbogengelenke, Spitzfuß).

Entscheidend für die Prognose der Erkrankung sind Herzrhythmusstörungen. Eine Kardiomyopathie mit Reizleitungsstörungen kann das einzige klinische Symptom der Erkrankung sein und stellt die häufigste Todesursache dar. Typisch sind Bradykardien, die durch die Implantation eines Herzschrittmachers behandelt werden können. Plötzliche Todesfälle kommen auch bei Konduktorinnen vor. Merkmalsträger(innen) können molekulargenetisch diagnostiziert werden.

2.2.2 Muskeldystrophien vom Gliedergürteltyp

Paresen und Atrophien der Becken- und Schultergürtelmuskulatur mit Manifestation in der Kindheit oder Adoleszenz bestimmen das klinische Bild dieser heterogenen Krankheitsgruppe. Mindestens 15 Formen mit sporadischem Auftreten (40%), autosomal-rezessivem (40%) oder autosomal-dominantem (20%) Erbgang sind bekannt. Folge des Gendefekts ist bei einem Teil der Fälle eine **Sarkoglykanopathie** (Membranprotein der Muskelfaser). Bei der autosomal-dominant vererbten Muskeldystrophie **Hauptmann-Thannhauser** ist das Genprodukt Lamin A/C betroffen. Bei den Gliedergürteldystrophien ist die Lebenserwartung meist nicht verkürzt. Der klinische Schweregrad der Verläufe kann stark schwanken.

> **Klinik** ▮
>
> Klinisch zeigen alle Formen Paresen und Atrophien der Becken- oder Schultergürtelmuskulatur. Eine Hyperlordose, Schwierigkeiten beim Rennen und Treppensteigen, sowie ein
> ▼

watschelnder Gang sind typische Symptome. Auch diese Kranken können ein Gowers-Zeichen bieten. Ein Teil der Patienten zeigt Herzrhythmusstörungen oder eine Kardiomyopathie.

2.2.3 Sonstige Muskeldystrophien

Fazioskapulohumerale Muskeldystrophie

Beginnt im Gesicht (Mundpartie zuerst) und an der proximalen Schulter/Arm-Muskulatur. Der autosomal-dominant vererbte Gendefekt betrifft Chromosom 4q35, das Genprodukt ist nicht bekannt. Die Inzidenz der Erkrankung ist mit 0,4 auf 10.000 Geburten relativ hoch. Die Lebenserwartung ist nicht verkürzt.

Distale Myopathien

Es handelt sich um eine heterogene Krankheitsgruppe, bei der häufiger isoliert die Unterschenkel-, seltener nur Unterarmmuskeln betroffen sind. Sowohl ein autosomal-rezessiver als auch ein autosomal-dominanter Erbgang kommen vor. Das Genprodukt ist überwiegend nicht bekannt.

Beim Typ Welander beginnt die Symptomatik an den Händen und greift dann auf die Füße über.

> **Klinik** ▮
>
> Durch Atrophien von Trapezius, Pectoralis, Serratus und den anderen Schultermuskeln entstehen abnorm bewegliche »lose Schultern«, es imponieren Scapulae alatae. Beim Hochheben unter den Achseln entsteht das »Durchschlüpfphänomen«. Bei einer Facies myopathica führt die Hypertrophie des M. orbicularis oris zum Tapir- oder Schmollmund mit Unfähigkeit zu Pfeifen oder durch einen Strohhalm zu trinken. Im Verlauf der Erkrankung wird das Heben von Lasten unmöglich, eine Schwäche der Beinmuskulatur kann hinzutreten.

Okulopharyngeale Muskeldystrophie

Bei dieser autosomal-dominant vererbten Trinukleotid-Repeat-Expansionserkrankung zeigt sich jenseits des 40. LJ eine langsam progrediente bilaterale Ptosis und Dysphagie.

Klinik

Typisch ist die **Hutchinson-Trias** mit Ptosis, kompensatorischem Überstrecken des Nackens und Anspannung der Stirnmuskeln. Besonders beeinträchtigend sind die im Verlauf auftretenden Sprech- und Schluckstörungen mit der Gefahr von Kachexie und Aspirationspneumonie.

Histologisch zeigen sich typische Einschlusskörperchen (*rimmed vacuoles*) und tubuläre Filamente. Der Gendefekt liegt auf Chromosom 14q11.2-q13.

2.3 Myotonien und muskuläre Ionenkanalkrankheiten

Bei den dystrophischen Myotonien werden der Typ 1, die Curschmann-Steinert-Erkrankung (DM1) und der Typ 2, die proximale myotone Muskeldystrophie (PROMM) unterschieden. Beide Krankheitsbilder gehen mit einer Muskelschwäche, Myotonie und systemischen Symptomen (Katarakt, Hypogonadismus) einher. Die nichtdystrophischen Myotonien und die primären periodischen Paralysen sind genetisch determinierte Störungen der muskulären Chlorid- und Natriumkanäle oder Kalziumkanäle (der hierbei gestörte Dihydropyridin-Rezeptor funktioniert als spannungsabhängiger Kalziumkanal). Die Diagnosestellung erfolgt mittels DNA-Analyse, wobei diese anhand der Klinik gezielt eingesetzt werden sollte.

2.3.1 Myotone Dystrophien

Myotone Dystrophie Typ 1 Curschmann-Steinert (DM1)

Diese autosomal-dominant vererbte multisystemische Erkrankung ist durch eine CTG-Repeat-Expansion auf Chromosom 19q13.3 des Gens für die DM-Proteinkinase bedingt. Die DM1 ist die häu-

☐ Tab. 2.8 Leitsymptome der DM1

Muskuläre Symptome	Extramuskuläre Symptome
Myotonie	Katarakt
Distale Muskelschwäche und Muskelatrophie	Primärer Hypogonadismus und Stirnglatze (vor allem bei Männern)
Beteiligung der Kopfbeuger, Dysphagie	Diabetes mellitus (insulinresistent)
Beteiligung der fazialen Muskulatur (Facies myopathica)	Kognitive Einschränkungen, Persönlichkeitsveränderung, Tagesmüdigkeit

figste Muskeldystrophie des Erwachsenenalters in Europa mit einer Inzidenz von 5,5 auf 100.000 Einwohner. Der genetische Defekt beruht auf einer Expansion von Trinukleotidsequenzen auf Chromosom 19. I. d. R. nimmt die Länge der Trinukleotidsequenzen in den Folgegenerationen zu, was mit einem früheren Manifestationsalter (Antizipation) korreliert. Auch die Ausprägung der Symptome hängt von der Länge der CTG-Repeat-Expansion ab. Je länger die Repeat-Expansion ist, umso schwerer sind i. d. R. das klinische Bild und der Grad der multisystemischen Beteiligung.

Klinik Leitsymptome sind eine distal betonte Muskelschwäche, die Myotonie, eine Katarakt, eine Innenohrschwerhörigkeit und eine Gonadeninsuffizienz (☐ Tab. 2.8).

Bei einem Kranken mit Stirnglatze, Atrophie des M. temporalis mit eingefallenen Schläfen, offenem Mund und bilateraler Ptose ist die Myotonie beim ersten Händedruck pathognomonisch: Es fällt dem Patienten schwer, nach einem kräftigen Faustschluss die Hand wieder zu öffnen. Bei der Untersuchung kann man durch Perkussion eines Muskels eine als Delle sichtbare Muskelkontraktion hervorrufen (☐ Abb. 2.4). Von prognostischer Bedeutung ist die Mitbeteiligung der kardialen Muskulatur mit gefährlichen Herzrhythmusstörungen. Durch die Beteiligung der glatten Muskulatur kommt es zu Motilitätsstörungen von Ösophagus und Magen mit Dysphagie und Schluckstörungen.

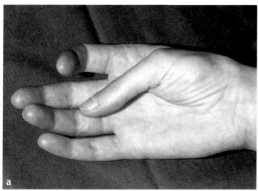
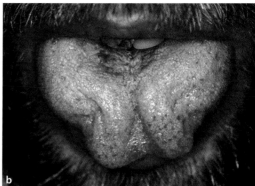

◘ Abb. 2.4a, b Myotone Reaktion. Nach Perkussion des Thenar (**a**) und der Zunge (**b**). (Aus Berlit 2011)

Klinik

Ab der Pubertät treten myotone Symptome der Handmuskulatur und der Zunge auf. Im 20. bis 30. LJ entwickelt sich dann die Muskeldystrophie mit Facies myopathica (bds. Ptosis, atrophische Kau- und Gesichtsmuskulatur, hängender Kiefer mit geöffnetem Mund) und distalen Paresen. Im Verlauf können Schluckstörungen sowie Atrophien und Paresen der Nacken- und distalen Extremitätenmuskulatur (Steppergang) hinzutreten. Bei Männern entstehen Stirnglatze und Hodenatrophie, bei Frauen eine Ovarialinsuffizienz. Die Katarakt ist mit 80% das häufigste extramuskuläre Symptom. Es handelt sich um eine hintere Linsenkapsel-Katarakt mit polychromatischen Einschlüssen (Christbaumschmuck-Katarakt). Weitere systemische Symptome sind die Innenohrschwerhörigkeit, Leitungsstörungen am Herzen (die Verordnung eines Schrittmachers kann erforderlich werden!), Atemstörungen und ein intellektueller Abbau. Eine Hypersomnie kann Folge eines Schlaf-Apnoe-Syndromes sein. Hormonelle Störungen, Augen- und Ohrensymptome können den Muskelveränderungen vorausgehen. Die Erkrankung schreitet langsam über >20 Jahre fort.

Diagnostik Laborchemisch ist die CK oft erhöht. Daneben ist die Untersuchung von Transaminasen, Blutzucker (mit HbA$_{1C}$-Bestimmung), Schilddrüsen- und Hormonwerten sinnvoll. Bei etwa 50% der Patienten zeigt sich eine Erniedrigung von IgG und/oder IgM in der Immunelektrophorese (◘ Tab. 2.9).

Die **EMG** zeigt neben einem myopathischen Muster spontane und durch Beklopfen auslösbare frequente Entladungsserien (myotone Entladungen). Die **EKG** dokumentiert häufig Störungen der Erregungsüberleitung und -ausbreitung; eine echokardiographisch nachweisbare Kardiomyopathie kommt in 1–2% vor.

Die **DNA-Diagnostik** ermöglicht die sichere Diagnose durch Nachweis der CTG-Repeat-Expansion auf Chromosom 19q13.3. Merkmalsträgerinnen werden oft erst durch die Geburt eines Kindes mit kongenitaler myotoner Dystrophie diagnostiziert.

◘ Tab. 2.9 Diagnostik der DM1

EMG-Untersuchung	myotone Entladungsserien, Myopathiemuster
Augenärztliche Untersuchung	(myotone) Katarakt
Molekulargenetik	CTG-Repeat-Expansion Chromosom 19q13.3
EKG	Herzleitungsstörungen
Echokardiographie	Kardiomyopathie
MRT (Muskulatur, Gehirn)	Ausmaß der Muskelbeteiligung, zerebrale Beteiligung

2

Kongenitale Form

Schwere, oft schon vor der Geburt symptomatische Sonderform der DM1. Diese Form der DM1 tritt fast ausschließlich bei Vererbung durch symptomatische Mütter auf. Genetisch liegen Repeatexpansionen >1000 Repeats zugrunde.

Postpartal *floppy infant syndrome*, Trinkschwäche, zeltförmig offenstehender Mund, hoher Gaumen und psychomotorische Entwicklungsretardierung.

Therapie Die Muskelschwäche muss regelmäßig und lebenslang krankengymnastisch und ergotherapeutisch behandelt werden. Bei Sprech- und Schluckstörungen Logopädie.

In der medikamentösen Therapie können Membranstabilisatoren wie Carbamazepin zur Besserung der myotonen Komponente eingesetzt werden.

> ⊘ **Cave**
> Auf den Einsatz von Mexiletin oder Phenytoin sollte aufgrund der häufigen Herzrhythmusstörungen nach Möglichkeit verzichtet werden.

Eine Katarakt wird operiert. Die Einstellung eines Diabetes mellitus sowie eine Hormonsubstitution (Sexualhormone) sind bei entsprechenden Manifestationen indiziert. Bei Erregungsausbreitungs- oder -überleitungsstörungen ist die prophylaktische Versorgung mit einem Herzschrittmacher erforderlich. Bei einer Hypersomnie können Modafinil oder Methylphenidat helfen.

Myotone Dystrophie Typ 2 (DM2, PROMM)

Wichtigste Differentialdiagnose der DM1 ist die proximale myotone Muskeldystrophie (PROMM). Bei dieser multisystemischen Erkrankung kommt es ebenfalls zu Muskelschwäche, Myotonie und Katarakt. Allerdings ist die Muskelschwäche proximal betont meist mit Beginn im Bereich der Hüftmuskeln und Kopfbeuger. Begleitende Myalgien sind häufig (◻ Tab. 2.10).

Der Krankheitsverlauf ist milder als bei der DM1. Mentale und kognitive Einschränkungen sind bei der DM2 mit 1% sehr selten. Während eine Hypersomnie nicht vorkommt, sind körperliche Erschöpfungszustände typisch.

◻ **Tab. 2.10** Leitsymptome der DM2 (PROMM)

Muskuläre Symptome	Extramuskuläre Symptome
Myotonie	Katarakt der hinteren Linsenkapsel
Proximale Muskelschwäche	Hypogonadismus
Myalgien	Diabetes mellitus

Eine kongenitale Form wurde bisher nicht beschrieben.

Zugrunde liegt eine CTG-Repeat Expansion am ZNF9-Gen (Chromosom 3q21.3).

Die **Diagnostik** erfolgt auch wegen der Differenzierung beider Krankheitsbilder wie bei der DM1.

Zur **Therapie** der Myalgien können Gabapentin und Diclofenac versucht werden.

2.3.2 Nichtdystrophische Myotonien

Erkrankungen des muskulären Chlorid- oder Natriumkanals gehen mit einer Über- oder Untererregbarkeit der muskulären Zellmembranen einher. Übererregbarkeit führt zu einer Störung der Muskelerschlaffung und damit zur Myotonie, Untererregbarkeit zu einer Störung der Muskelkontraktion mit resultierender Muskelschwäche. Die Funktionsstörung betrifft dabei ausschließlich die Skelettmuskulatur. Die zugrunde liegenden Defekte sind Punktmutationen oder Deletionen in den Genen der muskulären Chlorid- oder Natriumkanäle.

> **Klinik**
>
> Bei der verzögerten Erschlaffung nach Kontraktion lässt die Muskelsteifigkeit bei kontinuierlicher Innervation wieder nach; dieses »Warm-up-Phänomen« ist charakteristisch für die Chloridkanalmyotonien. Nicht nur nach Innervation, sondern auch nach elektrischer Reizung oder mechanischer Irritation (Be-
> ▼

klopfen) kommt es zu den in der EMG fassbaren repetitiven Muskelfaserkontraktionen. Die myotone Reaktion zeigt sich klinisch durch ein »Nicht-loslassen-können« beim Umgreifen eines Gegenstandes oder beim Händedruck sowie beim Beklopfen (z. B. mit dem Reflexhammer) durch tonisches Verkrampfen der betroffenen Muskeln. Kälte verstärkt die myotone Reaktion, bei mehrmaliger Wiederholung lässt sie nach (»Warm-up-Phänomen«). Zunge und Handmuskeln sollten stets untersucht werden: Faustschlussmyotonie, Perkussionsmyotonie der Zungenmuskulatur, Lidlag beim Öffnen der Augen nach forciertem Augenschluss (◨ Abb. 2.4b).

Chloridkanal

Bei den Chloridkanalmyotonien ist die Aktivität der Chloridkanäle vermindert und die Leitfähigkeit reduziert. Klinisches Leitsymptom ist vor allem die Störung der Muskelrelaxation (Myotonie), z. T. auch eine passagere Störung der Muskelkontraktion mit transienter Schwäche (Paramyotonie). Ursächlich sind Punktmutationen oder Deletionen im muskulären Chloridkanal1-Gen auf Chromosom 7q.

Myotonia congenita Thomsen Autosomal-dominant vererbtes Krankheitsbild mit Beginn im Kleinkindesalter. Eine Muskelschwäche tritt nicht auf, durch Hypertrophien resultiert sogar oft ein besonders athletischer Habitus. Es entwickeln sich Kontrakturen der Wadenmuskulatur mit Spitzfußneigung. Typisch sind Stürze und Greifschwierigkeiten im Kleinkindalter. Zur akuten Myotonie mit Sturzgefahr kommt es bei Erschrecken oder plötzlichen Bewegungen. Die myotone Symptomatik nimmt mit zunehmender Anzahl der Bewegungen ab (»Warm-up-Phänomen«). Frauen sind meist leichter betroffen als Männer. Die Inzidenz liegt bei ca. 1 auf 400.000. Gute Langzeitprognose.

Myotonia congenita Becker Die autosomal-rezessiv vererbte Myotonia congenita Becker geht mit Muskelhypertrophien, im Verlauf auch mit Paresen einher. Inzidenz etwa 1 auf 25.000. Erstmanifestation meist 10. bis 14. LJ. Die myotone Symptomatik ist in den Armmuskeln etwas ausgeprägter als in den Beinmuskeln. Kontrakturen kommen allerdings nicht nur im Bereich der Ellbogen- und Schultergelenke, sondern gelegentlich auch an den Achillessehnen vor. Die eher schmächtigen Hals-, Schulter- und Armmuskeln führen bei Hypertrophie der Bein- und Glutealmuskulatur zu einer disproportionierten Figur mit Lordose der Wirbelsäule. Eine Perkussionsmyotonie ist an Zunge und Extremitäten auslösbar. Transiente Paresen mit sukzessiver Abnahme der Kraft treten bei wiederholten Muskelkontraktionen auf und sind meist bei der zweiten und dritten Kontraktion am ausgeprägtesten; die Kraft erholt sich nach 20 bis 60 sec.

Therapie In der Therapie werden kardiale Antiarrhythmika wie Flecainid oder Propafenon, in zweiter Linie Antikonvulsiva wie Carbamazepin eingesetzt. Physikalisch hilft Wärme zur Prophylaxe der Myotonie und Schwäche bei Paramyotonie. Mexiletin ist nicht mehr zugelassen.

> ❶ **Cave**
> Succinylcholin bei Narkosen und Feneterol zur Wehenhemmung in der Schwangerschaft sind strikt kontraindiziert, da beide Substanzen die myotone Symptomatik deutlich verstärken können.
> Unter Flecainid oder Propafenon können Herzleitungsstörungen auftreten! Kontrolle der QT-Zeit!

Natriumkanal

Der autosomal-dominant vererbte Defekt für die Natriumkanalkrankheiten betrifft den langen Arm von Chromosom 17 mit unterschiedlichen Punktmutationen im muskulären Natriumkanal-Gen. Es kommt zu einer gestörten Inaktivierung der Natriumkanäle. Dabei kann ein leicht vermehrter Natriumeinstrom in die Muskelzelle zur kaliumsensitiven Myotonie führen. Eine Verlangsamung der Inaktivierung führt zur Paramyotonia congenita. Wenn der Natriumeinstrom sehr stark vermehrt ist, bedingt die Membrandepolarisation eine vorübergehende Unerregbarkeit der Muskelzellen – es kommt zur hyperkaliämischen periodischen Paralyse.

Paramyotonia congenita Eulenburg

Autosomal-dominant vererbte Erkrankung durch Punktmutationen im SCN4 A Gen auf Chromosom 17q23 mit starker Verlangsamung der Inaktivierung des Natriumkanals.

Die Symptomatik besteht von Geburt an und bleibt im Laufe des Lebens konstant. Leitsymptom sind anfallsweise Muskelkontraktionen und Paresen, die durch Kälte und wiederholte Innervation (paradoxe Myotonie) ausgelöst werden. Bei Wärme oft nur geringe oder keine Symptome.

Klinik

Von der Myotonie sind vornehmlich Augenmuskeln, Gesicht und Hände betroffen (das Gesicht wird maskenhaft steif, schmerzlose Beugestellung der Finger). Schwäche tritt nach ausdauernder körperlicher Tätigkeit und Kälteexposition auf und hält über Stunden an. Beim Baden in kaltem Wasser kann sich eine generalisierte Schwäche entwickeln. Als paradoxe Myotonie wird die Zunahme der Myotonie durch repetitive Bewegungen bezeichnet. Bei mehrfachem forcierten Augenschluss resultiert dabei eine Verlangsamung der Lidöffnung (paradoxe Myotonie), vor allem, wenn vorher ein kaltes Tuch aufgelegt wurde.

Prophylaktisch kommt die Gabe von Flecainid oder Propafenon vor Kälteexposition in Frage.

Kaliumsensitive Myotonien

Der Begriff fasst eine Reihe atypischer Myotonien zusammen, die eine unterschiedliche Klinik und Auslösung zeigen. I. d. R. besteht keine Muskelschwäche und kaum Kälteempfindlichkeit, jedoch lässt sich eine Provokation oder Verstärkung durch die Gabe von Kalium erzielen.

Bei der **Myotonia fluctuans** zeigt sich eine wechselnde Muskelsteife nach anhaltender Muskelarbeit in Wärme, aber keine Schwäche. Eine erfolgreiche Therapie kann mit Azetazolamid durchgeführt werden.

Bei der **Myotonia permanens** ist die Muskelsteife ständig vorhanden. Durch eine schwere myotone Verkrampfung der Thoraxmuskeln können die Kranken ateminsuffizient werden. Eine Auslösung

ist durch Erschrecken und plötzliche Bewegungen möglich. Bei beeinträchtigender myotoner Symptomatik oder Atemnotattacken erfolgt eine Therapie mit Mexiletin oder Carbamazepin.

Hyperkaliämische periodische Lähmung

Autosomal-dominant vererbte Natriumkanalkrankheit mit Manifestation in der ersten und zweiten Lebensdekade. Leitsymptom sind vorübergehende subakute schlaffe Lähmungen bei erhöhtem Kalium-Serumspiegel. Manifestation oft schon im Kleinkind- oder Schulalter, gelegentlich auch erst im jungen Erwachsenenalter.

Klinik

Die Attacken dauern 1 Stunde bis zu 2 Tagen und treten in Ruhe nach körperlicher Belastung und fehlender Kohlenhydrataufnahme auf. Das Atemvolumen kann lebensbedrohlich eingeschränkt sein. Leichte Parästhesien und faszikulationsartige Zuckungen der Extremitäten sind Ausdruck einer hyperkaliämisch bedingten Übererregbarkeit peripherer Nerven. Im Verlauf kann sich eine proximale Myopathie mit leichter fluktuierender Schwäche entwickeln.

Eine Variante stellt die normokaliämische Lähmung dar.

Therapie der Lähmungsattacke mit Kohlenhydratzufuhr (2 g Glukose/kgKG), leichter körperlicher Betätigung, Kalziumglukonat, Thiazid-Diuretika zur Senkung des Kaliumspiegels oder Salbutamol-Inhalation (Aktivierung der Na^+/K^+-Pumpe).

Die Prophylaxe erfolgt mit Acetazolamid oder Thiazid-Diuretika (unter Kontrolle des Kaliumspiegels).

Kalziumkanal

Die genetisch determinierten Veränderungen des Dihydropyridin (DHP)-Rezeptors (Chromosom 1q31–32) führen zur autosomal-dominant vererbten hypokaliämischen periodischen Lähmung.

Hypokaliämische periodische Lähmung

Beginn im Kindes- und Jugendalter mit der Gefahr des Herzstillstandes und des Atemversagens.

❗ Cave

Exitus letalis in bis zu 10%!

Die Attacken ausgeprägter Muskelschwäche dauern Stunden bis Tage und treten oft aus dem Schlaf heraus auf. Im Verlauf oft vakuoläre proximale Myopathie mit persistierenden Paresen.

Prophylaktisch kochsalzarme Diät und viel Bewegung; medikamentös werden DHP-Rezeptor-Antagonisten (Acetazolamid, Eplerenon oder Spironolacton) eingesetzt, die Attacken werden mit Kalium oral (Brausetabletten) oder parenteral behandelt.

2.4 Metabolische Myopathien

Mitochondriale Myopathien führen zu Schwäche und Schmerzen der Muskulatur, zu Myoglobinurie oder zur chronischen progressiven externen Ophthalmoplegie (CPEO). Im Serum Laktaterhöhung mit pathologischem Ischämie- und Ergometertest, Diagnose über Muskelbiopsie (*ragged red fibres*) und Molekulargenetik. Häufigere mitochondriale Multisystemerkrankungen (Myoenzephalopathien) sind das MELAS-Syndrom (mitochondriale Myopathie, Enzephalopathie, Lactazidose, Schlaganfälle), das Kearns-Sayre-Syndrom (KSS), MERRF (Myoklonusepilepsie mit *ragged red fibres*), und Lebers hereditäre Optikusneuropathie (LHON).

Praktisch relevante Glykogenosen sind der Typ II (Pompe) mit progredienter proximaler Muskelschwäche und der Muskelphosphorylase-Mangel (McArdle; Typ V) mit schmerzhaften Muskelkontraktionen nach Belastung. Der Lipidstoffwechsel ist beim Carnitinmangel und beim Carnitinpalmityltransferasemangel mit rezidivierenden Rhabdomyolysen betroffen.

Klinik

Bei der **chronisch progressiven externen Ophthalmoplegie (CPEO)** finden sich eine bilaterale Ptosis und progrediente Lähmung der äußeren Augenmuskeln (oft ohne Angabe von Doppelbildern). Bei der **CPEO plus** bestehen

▼

weitere Symptome, wie muskuläre Belastungsintoleranz, Extremitätenparesen, Dysphagie, kardiale Reizleitungsstörungen, endokrine Störungen, sensorineurale Schwerhörigkeit, Polyneuropathie, neuropsychologische Auffälligkeiten und Retinopathie.

Beim **Kearns-Sayre-Syndrom (KSS)** kombinieren sich eine externe Ophthalmoplegie und Ptosis mit einer Pigmentdegeneration der Retina. Beginn der Symptomatik vor dem 20. LJ. Zusätzliche Symptome sind kardiale Reizleitungsstörungen, zerebelläre Ataxie, sensorineurale Schwerhörigkeit, dementielle Entwicklung, endokrine Störungen (Diabetes mellitus, Hypothyreose, verzögerte Pubertät), Dysphagie und axonale Polyneuropathie.

2.4.1 Mitochondriale Myopathien

Mitochondriale Erkrankungen haben eine Prävalenz von 12 auf 100.000 Einwohner. Sie werden maternal, selten auch autosomal vererbt, durch mitochondriale Punktmutationen oder Deletionen. Der verantwortliche Gendefekt ist oft unklar. Es handelt sich um Multisystemerkrankungen, bei denen Gewebe mit Abhängigkeit von der mitochondrialen Energieproduktion besonders betroffen sind (Herz- und Skelettmuskulatur, visuelles System, Innenohr, zentrales und peripheres Nervensystem, Pankreas, Niere, Leber). Erwachsene zeigen meist eine Myopathie. Vor allem bei Ausdauerleistungen kommt es zu Schwäche und Schmerzen der Muskulatur mit muskelkaterähnlichem Gefühl und zu Myoglobinurie. Im Serum besteht eine Laktazidose. Im Kindesalter zeigen sich eine generalisierte Muskelhypotonie (*floppy infant syndrome*) sowie eine psychomotorische Entwicklungsverzögerung.

Bei den **Mitochondropathien** handelt es sich meist um Multisystemerkrankungen (Myoenzephalopathien). Die mitochondrialen Enzymdefekte führen nicht nur zu einer Myopathie, sondern auch zu sonstigen Symptomen (◻ Abb. 2.5). Mögliche Begleitsymptome aller Mitochondropathien sind sensorineurale Schwerhörigkeit, Pigmentdegeneration

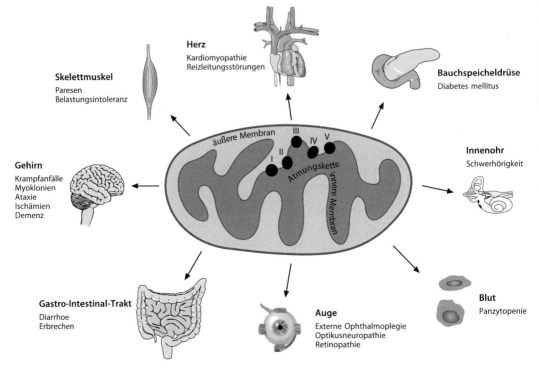

Herz
Kardiomyopathie
Reizleitungsstörungen

Skelettmuskel
Paresen
Belastungsintoleranz

Bauchspeicheldrüse
Diabetes mellitus

äußere Membran   III IV V
I II
Atmungskette
innere Membran

Innenohr
Schwerhörigkeit

Gehirn
Krampfanfälle
Myoklonien
Ataxie
Ischämien
Demenz

Gastro-Intestinal-Trakt
Diarrhoe
Erbrechen

Auge
Externe Ophthalmoplegie
Optikusneuropathie
Retinopathie

Blut
Panzytopenie

◘ **Abb. 2.5** Multiorganbeteiligung bei Mitochondropathien. (Aus Berlit 2011)

der Retina, Kardiomyopathie, Kleinwuchs und Diabetes mellitus.

Das MRT des Schädels zeigt häufig Signalanhebungen im subkortikalen Marklager und Hirnstamm; im Liquor findet sich eine Eiweißerhöhung.

Zum **MELAS-Syndrom** gehören mitochondriale Enzephalomyopathie, Laktatazidose und schlaganfallähnliche Episoden (MELAS).

> **Klinik**
>
> Die schlaganfallähnlichen Episoden treten meist in Form von kortikalen Sehstörungen vor dem 40. LJ auf. Weitere Symptome sind migräneartige Kopfschmerzen mit Erbrechen, Bewusstseinsstörungen, epileptische Anfälle und eine Demenzentwicklung.

Das MRT zeigt fokale Substanzdefekte parietookzipital, bioptisch findet sich eine mitochondriale Myopathie mit RRF, laborchemisch eine Laktatazidose.

> **Klinik**
>
> Bei der **Myoklonusepilepsie mit RRF (MERRF)** kombinieren sich in der zweiten bis dritten Lebensdekade Myoklonien, fokale und generalisierte Anfälle mit zerebellärer Ataxie, sensorineuraler Schwerhörigkeit, Polyneuropathie, Kleinwuchs, Optikusatrophie, Demenz und kutanen Lipomen. Nachweis der RRF in der Muskelbiopsie.
>
> **Leber's hereditäre Optikusneuropathie (LHON)** ist charakterisiert durch eine einseitig beginnende, im Verlauf von Monaten bilaterale, schmerzlose, zentrale Visusminderung bei jungen Männern im frühen Erwachsenenalter. Im Verlauf meist permanente Visusminderung, Teilremissionen sind in bis zu 40% möglich. Selten finden sich weitere Symptome wie zentrale Bewegungsstörungen oder kardiale Arrhythmien.
>
> ▼

Zum **NARP-Syndrom** gehören eine axonale Neuropathie, Ataxie und Retinitis pigmentosa sowie variabel epileptische Anfälle, kognitive Einbußen und eine proximale Muskelschwäche mit Manifestation im frühen Erwachsenenalter.

Bei einer heteroplasmischen mtDNA Punktmutation mit einer Mutationslast von >90% resultiert ein **Leigh-Syndrom** (maternally inherited Leigh syndrome; MILS) mit Entwicklungsverzögerung, respiratorischer Dysfunktion, Ataxie und *floppy infant syndrome* im frühen Kindesalter. Im MRT bilaterale Läsionen von Hirnstamm, Stammganglien und Kleinhirn.

Klinik

Zur **mitochondrialen Neurogastrointestinalen Enzephalomyopathie (MNGIE)** gehören die viszerale Neuropathie mit gastrointestinaler Motilitätsstörung, eine externe Ophthalmoplegie mit Ptosis und eine Leukenzephalopathie. Klinisch kommt es zu wechselnden Phasen von Diarrhöe, Obstipation, intestinaler Pseudoobstruktion und Gastroparese mit Kachexie; typische Begleitsymptome sind eine sensomotorische Polyneuropathie und Myopathie. Manifestation in der ersten und zweiten Lebensdekade.

Diagnostik Im Serum findet sich eine CK- und Laktaterhöhung, der Ischämietest und der Ergometertest fallen pathologisch aus. Die Diagnose wird über die Untersuchung einer Muskelbiopsie gestellt. In der Elektronenmikroskopie lassen sich RRF nachweisen. Mittels biochemischer Analyse des Muskelgewebes wird der zugrunde liegende Enzymdefekt, molekulargenetisch der Chromosomendefekt diagnostiziert (◘ Tab. 2.11).

Therapeutisch können Coenzym Q, Vitamin C und K versucht werden. Bei schwerer Laktatazidose Korrektur mit Bikarbonat, Dialyse, Dichloroazetat.

Ein Notfallpass für Muskelkranke sollte ausgestellt werden. Beratung im Hinblick auf Ernährung, Reisen, Sport- und Freizeitverhalten sowie Vermeidung von Komplikationen (Medikamente, Narkosen, Infekte).

Basismaßnahmen bei mitochondrialen Myopathien:

- Kalorienreiche Kost mit vielen kleinen, kohlenhydratreichen Mahlzeiten pro Tag
- Regelmäßiges, leichtes aerobes Ausdauertraining
- Bei Infekten rasche Fiebersenkung mit Paracetamol, früh antibiotische Behandlung, Flüssigkeitszufuhr
- Bei Narkosen besondere Überwachung
- Frühzeitige Herzschrittmacherimplantation
- Bei Malnutrition und Dysphagie PEG-Anlage
- Korrektur eines Diabetes mellitus
- Gezielte Hormonersatztherapie (Thyroxin, GH)
- Bei ophthalmologischen Komplikationen Prismenbrillen, Lidoperationen, Kataraktchirurgie
- Bei Innenohrschwerhörigkeit Hörgeräte, ggf. Cochlearimplantat
- Bei epileptischen Anfällen Carbamazepin, Lamotrigin, Gabapentin; möglichst kein Valproat wegen sekundärer L-Carnitindefizienz
- Zu vermeidende Medikamente: Statine, Resochin, Triptane, Barbiturate, Valproat, Aminoglykoside, Chloramphenicol, Tetracycline

Fettsäurestoffwechselstörungen

Eine Lipidspeichermyopathie kann Folge eines muskulären oder systemischen **Carnitinmangels** sein, welcher auch sekundär bei Mitochondropathien oder Dialyse vorkommt. Der **Carnitinpalmityltransferasemangel** äußert sich durch Attacken mit Myalgien, Schwäche, Crampi und Myoglobinurien im Kindes- und Jugendalter.

Diagnostisch entscheidend ist die biochemische Muskeldiagnostik, therapeutisch eine kohlenhydratreiche Diät.

Glykogenosen

Bei 3 der 11 Glykogenspeichererkrankungen kommt es schwerpunktmäßig zu Muskelbeteiligung (Typ II, V, VII). Diagnostisch entscheidend ist die Muskelbiopsie mit biochemischer Analyse.

Praktisch relevant ist der Typ II (**Pompe**) mit progredienter proximaler Muskelschwäche im Erwachsenenalter. Zwei Defekte glykolytischer Enzyme bedingen Belastungsintoleranz mit Muskelschmerzen und -steifigkeit sowie Myoglobinurien. Der Muskelphosphorylase-Mangel (**McArdle**; Gly-

◻ Tab. 2.11 Diagnostik bei Verdacht auf Mitochondropathie

Basisuntersuchungen	
Anamnese	Familienanamnese (maternaler Erbgang)
Labor	CK, CKMB, LDH, Laktat und Pyruvat im Serum
Neurophysiologie (EMG, NLG, SSEP, VEP, MEP)	Myopathie, Neuropathie, Optikopathie
Fahrradbelastungstest	Pathologischer Laktatanstieg
Liquor	Erhöhtes Gesamteiweiß, Laktat
cMRT	Ischämien, *white matter lesions*, Hirnatrophie
Muskelbiopsie	
Histologie	ragged red fibres (RRF)
Enzymhistochemie	COX-negative Fasern, Succinatdehydrogenase-positive Fasern
Immunhistochemie	Atmungskettenkomplexe
Biochemie	Coenzym Q10
Molekulargenetik	
DNA-Analyse aus Muskel	Deletionen der mtDNA
	Sequenzierung des mitochondrialen Genoms
Zusatzdiagnostik	
Langzeit-EKG	Reizleitungsstörung
Herzultraschall	Kardiomyopathie
Ophthalmologische Diagnostik	Retina-Pigmentdegeneration, Optikusatrophie
HNO-ärztliche Untersuchung	sensorineurale Schwerhörigkeit
Endokrinologie	Diabetes mellitus

kogenose Typ V) und der seltene Phosphofruktokinase-Mangel (**Tarui**; Glykogenose Typ VII) zeigen klinisch schmerzhafte Muskelkontraktionen nach Belastung im Erwachsenenalter.

Maligne Hyperthermie

Bei der malignen Hyperthermie handelt es sich um die lebensgefährliche Kombination von Herzrhythmusstörung, Myoglobinurie und Hyperthermie, die bei einer Narkose mit Inhalationsnarkotika, Muskelrelaxantien oder durch Medikamente (Neuroleptika) ausgelöst werden kann. Bei familiärem Auftretenliegen autosomal-dominant vererbte Defekte des Ryanodin-Rezeptors (Kalzium-Release-Kanal der Muskulatur) mit vermehrter Kalzium-Ausschüttung aus dem sarkoplasmatischen Retikulum bei Einwir-

kung der Triggersubstanzen zugrunde. Diagnose durch den In-vitro-Muskelfaser-Kontrakturtest und die DNA-Analyse, Therapie mit Dantamacrin.

2.5   Myositis

Weltweit sind erregerbedingte Myositiden die häufigsten entzündlichen Erkrankungen der Muskulatur, in Europa handelt es sich zumeist um virale Myositiden (verursacht z. B. durch Influenza-, Coxsackie- und Adenoviren). Die immunogenen Myositiden zeigen eine Inzidenz von 1/100.000 für Dermatomyositis (DM), Polymyositis (PM), nekrotisierende Myopathie (NM) und Einschlusskörperchenmyositis (*inclusion*

▼

body myositis; IBM) zusammen. Die sporadische IBM ist die häufigste erworbene Myopathie bei Erwachsenen über 50 Jahren; es gibt auch eine hereditäre Variante. Vor allem die DM tritt häufig paraneoplastisch auf. Die Diagnose wird mittels EMG, Muskelenzymen und Biopsie gestellt. Die Therapie von PM und DM mit Immunsuppressiva und Biologika ist erfolgreich, bei der IBM Versuch mit Immunglobulinen. Differenzialdiagnostisch ist an Muskeldystrophien, Kollagenosen und erregerbedingte Erkrankungen zu denken.

Virale Myositiden treten bei Infektion mit Coxsackieviren Typ B (epidemische Pleurodynie, **Bornholm-Krankheit**, vor allem bei Kindern), HIV, Influenza- und Parainfluenzaviren, Adenoviren, Echoviren, Herpes-simplex-Viren, Epstein-Barr-Viren (benigne akute Myositis, akute Rhabdomyolyse oder postinfektiöse Myopathie) auf.

 Cave

An sonstige **erregerbedingte Myositiden** muss bei Auslandsaufenthalten (Tropen!) gedacht werden. Dann sind Bakteriologie, Mykologie, Parasitologie und Röntgen-Weichteilaufnahmen der Muskulatur (intramuskuläre Verkalkungen bei Trichinose) wichtig.

Immunogene Myositiden lassen sich nach dem klinischen und morphologischen Bild in vier Formen unterteilen:

1. Polymyositis (PM) mit primärer Muskelentzündung durch T-Zell-Zytotoxität am Sarkolemm
2. Dermatomyositis (DM) mit komplementmediierter Mikroangiopathie der endomysialen Kapillaren und sekundärer Myopathie
3. Nekrotisierende Myopathie (NM) mit Fasernekrosen und Makrophagenaktivierung; mögliche Assoziation mit myotoxischen Medikamenten und Signal recognition particle-(SRP)-Antikörpern
4. Einschlusskörperchenmyositis (IBM), primär T-Zell-vermittelt, mit charakteristischer Histologie

Ätiologisch können Dermatomyositis und Polymyositis in folgende Hauptgruppen eingeteilt werden:

- Idiopathische Formen
- Myositis bei Kollagenose
- Myositis bei Graft-versus-Host-Reaktion
- Paraneoplastische Myositis: Tumorassoziation in 15% (PM) bis 32% (DM), Tumordiagnose meist innerhalb der ersten drei Jahre
- Medikamentös bedingte Myositis
- Immunmyositis bei HIV-Infektion

Bei der Einschlusskörpermyositis werden eine sporadische und eine familiäre Form (Einschlusskörpermyopathie) unterschieden.

Die DM tritt in jedem Alter, die PM ab der zweiten Lebensdekade, die IBM nach dem 50. Lebensjahr auf. Die DM ist bei Frauen, die IBM bei Männern deutlich häufiger. Die jährliche Inzidenz von DM/PM beträgt 5 bis 10 pro 1 Million Einwohner. Der Verlauf von PM und DM ist progredient über Wochen und Monate, bei IBM über Jahre.

Hautsymptome der Dermatomyositis:
- Exantheme der Augenlider (heliotropes Exanthem)
- Schmetterlingsförmiges Exanthem im Gesicht und in oberer Thoraxapertur (Schalzeichen)
- Exantheme der Achsel und der Streckseite des Ellbogens
- Subkutane Verkalkungen mit Bewegungseinschränkung (bei Kindern)
- Druckdolente Teleangiektasien der Nagelfalz (Keinig-Zeichen)
- Papeln über den Fingergelenken (Gottron-Zeichen)

Begleitmyositiden bei Kollagenosen finden sich häufig bei Lupus erythematodes, Sjögren-Syndrom und Sklerodermie. Bei **Mischkollagenosen** (Sharp-Syndrom, CREST-Syndrom) und **Antisynthetase-Syndromen** finden sich oft auch eine Raynaud-Symptomatik, Arthralgien, Mechanikerhände, eine Lungenbeteiligung (interstitielle Pneumonitis) und Fieber.

Granulomatöse Myositiden treten bei der Boeck-Sarkoidose, der Hyperthyreose und bei bestimmten Vaskulitiden (Churg-Strauss-Syndrom) auf.

2.5.1 Diagnostik

Laborbefunde Creatinkinase (CK) bei 80% erhöht (besonders bei DM und NM; nicht bei IBM, nach langjähriger PM und bei kindlicher DM). Daneben Untersuchung auf Aldolase, LDH und Myoglobin im Serum sinnvoll. CRP-Erhöhung bei 35%, Autoantikörper bei 60% aller Patienten mit immunogener Myositis (◘ Tab. 2.12).

Paraneoplastisch Bei DM ist stets eine **Tumorsuche** erforderlich. Tumoren sind bei DM 5-mal häufiger als in der Normalbevölkerung. Vor allem bei älteren Patienten Tumorsuche in jährlichem Abstand erforderlich. Die wichtigsten Malignome sind Ovarial-, Mamma-, Bronchialkarzinom, Lymphom, und gastrointestinale Tumoren.

Faktoren, die ein Malignom wahrscheinlich machen, sind:
- Alter >45 Jahre
- DM
- Schlechtes Ansprechen auf Therapie
- Fehlen myositisspezifischer Antikörper

Elektromyographie Bei >80% (DM und PM) treten pathologische Spontanaktivität (Fibrillationen, positive scharfe Wellen) und bei Willkürinnervation kurze, niedrige Potenziale mit Frührekrutierung motorischer Einheiten (»myopathisches Muster«) auf. Im Verlauf zeigen sich auch neurogen erscheinende Potenziale und pseudomyotone Entladungen. Bei der IBM ist das Nebeneinander myopathischer und neurogener Veränderungen typisch.

◘ Tab. 2.12 Autoantikörper bei Myositiden

ANA in 50% (unspezifisch)
Myositis-assoziierte Antikörper in 18–48%:
Anti-Synthetase Antikörper (Jo1): Myalgien, Fieber, Lungenbeteiligung, Mechanikerhände und Raynaud
Anti-Mi2-Antikörper: DM
Anti-SRP-Antikörper: akute Myositis mit Schluckstörungen und Myalgien, NM
Bei (Misch)-Kollagenosen:
Sjögren-Syndrom: SSA/SSB
Sharp-Syndrom: U1-RNP
Lupus erythematodes: ds-DNA
Sklerodermie-Overlap-Gruppe: Ku, Pm-Scl, Scl-70

Magnetresonanztomographie (MRT) T1-Sequenzen zur Darstellung der Trophik und STIR-Sequenzen (Fettunterdrückung) zum Nachweis eines entzündlichen Ödems:
- DM: normale Trophik (T1), ausgedehntes Ödem (STIR)
- PM: Atrophie und lipomatöser Umbau (T1), wenig Ödem (STIR)
- IBM: Atrophien der Muskulatur (T1), kein Ödem (STIR)

Biopsie (bei Verdacht auf immunogene Myositis aus Muskeln, die klinisch, im EMG oder MR-tomographisch betroffen sind; ◘ Abb. 2.6):

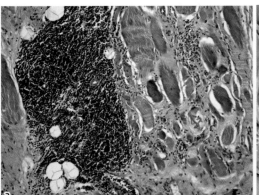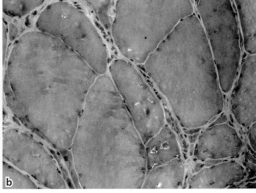

◘ Abb. 2.6a, b Histologische Befunde bei Myositiden: Entzündliche Infiltrate (**a**), rimmed vacuoles (**b**)

- **DM**: perifaszikuläre Atrophie, entzündliche Infiltrate im Bereich der kleinen Gefäße, immunhistochemisch CD4-positive Zellen, Makrophagen und B-Zellen
- **PM**: diffuse Infiltrate aus Makrophagen und CD8-positiven Zellen. Invasion nicht-nekrotischer Muskelfasern durch zytotoxische T-Zellen. Im Verlauf lipomatös-myosklerotischer Umbau
- **NM**: deutliche Nekrose zahlreicher Muskelfasern mit Makrophagen-Abräumreaktion, aber ohne eigentliche Entzündung
- **IBM**: Nebeneinander entzündlicher Infiltrate, neurogen erscheinender Fasern sowie *rimmed vacuoles* (ultrastrukturell filamentäre Strukturen wie Amyloid)
- **Granulomatöse Myositis**: herdförmige Granulome aus Lymphozyten und histiozytären Elementen

Therapie　Virale Myositiden werden mit nichtsteroidalen Antiphlogistika behandelt, bei HIV antiretrovirale Therapie.

DM, NM und PM: Prednison 1–2 mg/kg Körpergewicht. Reduktion in Abhängigkeit von Klinik, CK-Wert und Elektromyographie. Kombination mit Azathioprin (1-2 mg/kg Körpergewicht), Methotrexat (7,5–25 mg/Woche) oder Mykophenolat (2g/d). Ciclosporin A vor allem bei der kindlichen DM. In refraktären Fällen von DM und PM wird der CD 20-Antikörper Rituximab eingesetzt.

Bei der IBM Versuch mit intravenösen Immunglobulinen (Ansprechrate 30%).

Prognose　Bei 70–80% vollständige oder teilweise Remission, bei 60% Rezidive.

Faktoren für eine schlechte Prognose sind:
- höheres Lebensalter
- langsamer Beginn
- begleitendes Malignom
- anti-Synthetase-Antikörper, anti-SRP-Antikörper
- IBM
- Manifestationen an Lunge, Herz

2.5.2 Sonderformen

Okuläre Myositis mit Doppelbildern, retroorbitalen Schmerzen, und Exophthalmus. Muskelschwellung in der Orbita-CT. Immunpathogenetisch, parainfektiös oder bei Malignomen auftretend.

Eosinophile Myositis mit schmerzhaften Muskelschwellungen beim Hypereosinophilie-Syndrom.

Myositis ossificans tritt generalisiert im Kindesalter, lokalisiert nach Trauma auf.

2.6 Sonstige erworbene Myopathien

Toxische Myopathien treten bei chronischem Alkoholabusus (akut oder chronisch, ggf. in Kombination mit Polyneuropathie) oder nach Medikamenteneinnahme (Kortikosteroide, Lipidsenker – insbesondere Statine –, Betablocker, Chloroquin, Emetin, D-Penicillamin, Epsilon-Aminokapronsäure, Zidovudin) auf. Eine akute Rhabdomyolyse kommt nach Drogen (Heroin, Kokain) oder anderen Substanzen (z. B. Barbiturate, Isoniacid, Lovastatin) vor.

Endokrin　Bei Hyperthyreose (lebhafte Muskeleigenreflexe), Hypothyreose (mit Pseudomyotonie), Hyperparathyreoidismus (mit Atrophien, Faszikulationen, Reflexabschwächung), Akromegalie, Cushing- oder Addison-Syndrom.

Periodische Paralyse　Ursachen der erworbenen periodischen Paralyse sind Medikamente sowie Hypokaliämien bei Diarrhöen, Erbrechen, Nierenerkrankungen, Conn-Syndrom und Hyperkaliämien bei Addison-Syndrom, Niereninsuffizienz und Myoglobinurien sowie eine Thyreotoxikose.

2.7 Polymyalgia rheumatica (arteriitica)

Die Polymyalgia rheumatica ist ein nichtmyositisches Krankheitsbild älterer Menschen, dem pathogenetisch eine Riesenzellarteriitis im Aortenbogen und den proximalen Extremitätenarterien zugrunde liegt.

▼

◩ Tab. 2.13 Differenzialdiagnose der Muskelschwäche mit oder ohne Muskelschmerzen

Entzündlich	Myositis:deutliche Paresen, **keine** Schmerzen	CK und Entzündungsparameter erhöht
	Polymyalgia rheumatica: **starke** Schmerzen, schmerzbedingte Schwäche	**keine** CK-Erhöhung, aber Entzündungs-parameter (CRP, BSG) erhöht
Nicht entzündlich	Muskeldystrophie: deutliche Paresen, **keine** Schmerzen	CK erhöht, **normale** Entzündungsparameter
	Metabolische Myopathie, neuromuskuläre Übertragungsstörung: wechselnde Paresen, **keine** Schmerzen	Entzündungsparameter und CK normal, ggf. Autoantikörper, Laktat nachweisbar

In 40–50% Koinzidenz mit einer Arteriitis cranialis. Leitsymptom sind Muskelschmerzen, Steifheit und Bewegungseinschränkung im Bereich von Nacken, Schulter und Beckengürtel, verbunden mit Allgemeinsymptomen wie Gewichtsverlust, subfebrilen Temperaturen und Appetitlosigkeit. Laborchemisch erhöhte CRP und BSG. Promptes Ansprechen auf Kortikoide.

Klinische Diagnosekriterien
- Bilateraler Muskelschmerz (vor allem Schultergürtel)
- Krankheitsbeginn in weniger als 2 Wochen
- BSG-Beschleunigung über 40 mm in der 1. Stunde
- Morgensteifigkeit von mehr als 1 Stunde
- Alter über 60 Jahre
- Depression und/oder Gewichtsverlust
- Bilaterale Druckschmerzempfindlichkeit der Oberarme

Eine Polymyalgia rheumatica gilt als wahrscheinlich, wenn 3 Kriterien positiv sind oder 1 Kriterium zusammen mit einer Arteriitis cranialis auftritt.

Kopfschmerzen bzw. Augensymptome sind Warnhinweise für das Vorliegen einer assoziierten Temporalarteriitis.

Typischerweise findet sich im EMG im Unterschied zur Polymyositis ein Normalbefund. Auch die Muskelbiopsie ist bei der Polymyalgia rheumatica normal und sollte deshalb nicht durchgeführt werden. Bei einer Biopsie der A. temporalis findet sich in bis zu 80% eine Riesenzellarteriitis. Laborchemisch zeigen sich ein erhöhtes C-reaktives Pro-

tein (CRP) und eine beschleunigte BSG. Die CK im Serum ist normal (◩ Tab. 2.13).

Ähnliche Schmerzen finden sich bei der **Fibromyalgie** und dem polytopen **myofaszialen Schmerzsyndrom**. Bei beiden Krankheitsbildern fehlen wie bei der Polymyalgie Paresen und Atrophien, i. d. R. ist aber auch die Labordiagnostik unauffällig. Charakteristisch sind sog. Trigger- und Tender points – lokale schmerzhafte Druckempfindlichkeiten, bei Trigger points mit Verhärtungen und fortgeleitetem Schmerz. Ob das nach Virusinfektionen auftretende **Chronic-fatigue-Syndrom** mit Müdigkeit und Myalgien organischer Genese ist, ist umstritten.

2.8   Myasthenia gravis (MG) und Lambert-Eaton-Myasthenie-Syndrom (LEMS)

Hierbei handelt es sich um eine immunologische Erkrankungen der neuromuskulären Synapse. Bei der MG mit Antikörpern gegen die Azetylcholinrezeptoren der postsynaptischen Membran (AChR-AK), was zu pathologischer Ermüdbarkeit der Muskulatur führt. Thymushyperplasie bei 70% der jungen MG-Patienten, Thymome vor allem bei älteren Kranken. AChR-AK sind in über 80% der generalisierten MG-Formen nachweisbar. Ein Teil der AChR-AK-negativen Patienten hat Antikörper gegen die muskelspezifische Tyrosinkinase (Musk-AK). Nur wenn weder AChR-AK noch Musk-AK vorhanden sind, sollte von einer seronegativen Mg gesprochen werden. Es
▼

kommt zu einer klinisch pathologischen Ermüdbarkeit der Muskulatur mit Dekrement im EMG bei repetitiver Stimulation. Die Cholinesteraseinhibitoren Pyridostigmin und Neostigmin wirken an der neuromuskulären Synapse und bessern die Symptome. Durch immunsuppressive Therapie wird die Autantikörperbildung unterdrückt, Kortikosteroide und Azathioprin sind Mittel der ersten Wahl. Eine Thymektomie erfolgt bei Patienten mit generalisierter Myasthenia gravis im Alter bis zu 65 Jahren und immer bei Nachweis eines Thymoms. Das LEMS ist eine Autoimmunerkrankung mit Antikörpern gegen die Kalziumkanäle der präsynaptischen Membran der neuromuskulären Synapse. Auftreten in 50 bis 70% paraneoplastisch beim kleinzelligen Bronchialkarzinom.

2.8.1 Myasthenia gravis (MG)

Definition Chronische immunologische Erkrankung der neuromuskulären Synapse durch Autoantikörper gegen postsynaptische Azetylcholinrezeptoren oder die muskelspezifische Tyrosinkinase; klinisch tritt eine belastungsabhängige bzw. belastungsabhängig verstärkte Muskelschwäche mit gelegentlichen krisenhaften Verschlechterungen bis hin zur respiratorischen Insuffizienz auf.

Pathogenese Im Thymus werden aus Stammzellen antigenspezifische T-Helfer-Zellen gebildet, die B-Lymphozyten zur Produktion von AChR-Antikörpern stimulieren. Myoide Zellen in der Medulla des Thymus exprimieren Oberflächenstrukturen, die mit dem AChR identisch sind. Die zirkulierenden Autoantikörper gegen nikotinerge Acetylcholin-Rezeptoren (AChR) beeinträchtigen die Funktion der Endplattenmembran durch Bindung und Blockade der Bindungsstellen für ACh. Lokale Komplementaktivierung führt zu einer Destruktion der postsynaptischen Membran. Die hieraus resultierende Störung der neuromuskulären Übertragung bedingt eine belastungsabhängige Muskelschwäche (◘ Abb. 2.7a).

Bei einigen der früher als »seronegativ« klassifizierten Patienten können Autoantikörper gegen eine Muskel-Rezeptor-Tyrosinkinase (MuSK) der postsynaptischen Membran nachgewiesen werden,

bei einem geringen Teil auch AK gegen LRP4 (low density lipoprotein receptor related protein4) (◘ Abb. 2.7b).

Bei 70% der Patienten mit autoimmuner Myasthenia gravis findet sich eine Thymushyperplasie. Thymome oder Thymuskarzinome werden bei etwa 10% der vor allem älteren Kranken festgestellt, wobei die Bildgebung (Thorax-CT oder -MRT) wegweisend ist. Anti-Titinantikörper sind bei Patienten, die jünger als 40 Jahre sind, laborchemischer Hinweis auf das Vorliegen eines Thymoms.

Andere Autoimmunerkrankungen kommen bei MG häufiger vor: Rheumatoide Arthritis, Schilddrüsenerkrankungen, perniziöse Anämie, systemischer Lupus erythematodes. Eine medikamentös induzierte Myasthenia gravis ist unter D-Penicillamintherapie beschrieben worden.

Bei Kindern muss die neonatale Myasthenie mit transitorischer Symptomatik, die durch passiven Antikörper-Transfer von der myasthenischen Mutter entsteht (tritt in 15% auf), von der kongenitalen Myasthenie durch Anomalien der Transmittersynthese oder des Rezeptors abgegrenzt werden (◘ Tab. 2.14).

 Cave
Bei der kongenitalen Myasthenie spielen Antikörper keine Rolle!

Epidemiologie Die jährliche Inzidenz liegt bei 0,5 bis 2 Neuerkrankungen auf 100.000, die Prävalenz bei 70 auf 100.000. Die Myasthenie kann sich in jedem Lebensalter manifestieren, wobei Häufigkeitsgipfel zwischen dem 20. und 40. LJ (Frauen häufiger als Männer betroffen) und dem 60. – 70. LJ (Männer häufiger als Frauen betroffen) liegen. Das Verhältnis von Frauen zu Männern insgesamt beträgt 3:2.

Klinik Im Laufe des Tages zunehmende und belastungsabhängige Muskelschwäche – vor allem der okulären (Ptose und Doppelbilder in 60% Erstsymptom) und der Gesichtsmuskeln (Fazialisschwäche), der bulbären Muskulatur (Dysarthrie, Schluckbeschwerden) und der proximalen Extremitätenmuskeln. Typisch ist die belastungsabhängige Zunahme der Paresen und das gleichzeitige Betroffensein antagonistisch wirkender Muskelgruppen. Muskelatrophien kommen nur selten im Endstadium einer

2

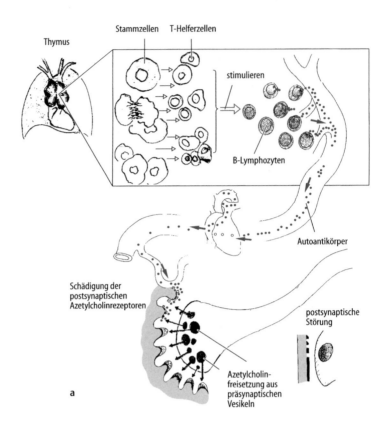

a

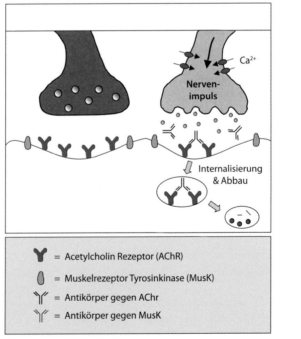

b

◘ **Abb. 2.7a, b   a** Pathogenese der Mysthenia gravis **b** Autoantikörper bei myasthenen Syndromen

◻ Tab. 2.14 Störungen der neuromuskulären Erregungsübertragung

Ätiologie	Lokalisation	Erkrankung/Bemerkung
Autoimmun	Postsynaptisch	Myasthenia gravis; 80% positive AChR-Ak
	Postsynaptisch	»Seronegative« Myasthenia gravis; 40 bis 50% positive Anti-MuSK-Ak (Ak gegen muskelspezifische Rezeptor-Tyrosinkinase)
	präsynaptisch	Myasthenes Syndrom Lambert-Eaton (LEMS); 80 bis 90% positive Anti-VGCC-Ak (Ak gegen spannungsabhängige Kalzium-Kanäle; VGCC = *voltage gated calcium channels*)
Kongenital	Präsynaptisch	Störung der ACh-Transmitter-Synthese, Vesikelverpackung oder -freisetzung
	Synaptisch	Defizit der Azetylcholinesterase an der Endplatte
	Postsynaptisch	Mutationen des AChR
Toxisch	Präsynaptisch	Botulismus, Therapie mit Botulinumtoxin
	Synaptisch	Vergiftungen mit Cholinesterase-Inhibitoren (z. B. Insektizide)
	Variabel	Medikamenteninduzierte myasthene Syndrome (Penicillamin)

◻ Tab. 2.15 Klinische Klassifikation der Myasthenia gravis

Klasse I	Okuläre Myasthenie, beschränkt auf äußere Augenmuskeln und Lidschluss
Klasse II	Leichtgradige generalisierte Myasthenie
IIa	Vor allem Extremitätenmuskeln, geringe Beteiligung oropharyngealer Muskeln
IIb	Vor allem oropharyngeale und Atemmuskulatur, geringere Beteiligung der Extremitäten
Klasse III	Mässiggradige generalisierte Myasthenie
IIIa	Vor allem Extremitätenmuskeln, geringe Beteiligung oropharyngealer Muskeln
IIIb	Vor allem oropharyngeale und Atemmuskulatur, geringere Beteiligung der Extremitäten
Klasse IV	Schwere generalisierte Myasthenie
IVa	Vor allem Extremitätenmuskeln, geringe Beteiligung oropharyngealer Muskeln
IVb	Vor allem oropharyngeale und Atemmuskulatur, geringere Beteiligung der Extremitäten
Klasse V	Intubationsbedürftigkeit mit und ohne Beatmung
Sonderform: Myasthenie mit Muskelatrophien (in bis zu 15%).	

schweren chronischen, unzureichend behandelten Myasthenie vor (◻ Tab. 2.15).

Vor allem bei interkurrenten Infekten, Operationen oder der Einnahme falscher Medikamente (z. B. Muskelrelaxantien, Aminoglykoside) kann eine myasthene Krise mit akutem respiratorischem Versagen und der Notwendigkeit einer künstlichen Beatmung auftreten. Dies passiert meist in den ersten zwei Jahren der Erkrankung. Klinisch bestehen eine ausgeprägte allgemeine Schwäche, Schluckstörungen und Kurzatmigkeit. Die Kraft der Nackenmuskulatur korreliert gut mit der des Zwerchfells, bei einer forcierten Vitalkapazität (VK) <1 l (15 ml/kgKG) besteht die Indikation zur künstlichen Beatmung.

Klinik

Bei der neurologischen Untersuchung wird die Ermüdung der Augenlider bzw. der extraokulären Muskeln im **Simpsontest** (okulärer Belastungstest) mit Aufwärtsblick über mindestens eine Minute geprüft. Dabei kann eine Ptose, das Auftreten von Doppelbildern oder die Vergrößerung des Doppelbildabstandes zu beobachten sein. Durch ein rotes Glas, welches vor das rechte Auge gehalten wird, und eine Lichtquelle, die vor das linke Auge gehalten wird, können der Abstand und die Stellung der Doppelbilder erfasst und von nervalen Paresen abgegrenzt werden (**Rotglastest**). Durch eine Eispackung auf die Augen lässt sich eine Ptosis vorübergehend verbessern (**Icepack-Test**). Das **Cogan-Zeichen** (*lid twitch*) wird ausgelöst, indem der Patient nach längerem Aufwärtsblick kurz abwärts und dann wieder nach oben blickt. Durch Entlastung des M. tarsalis superior wird das Lid kurzzeitig maximal geöffnet ▼

und senkt sich nach 1 bis 2 sec. wieder. Das »**Wimpern-Zeichen**« (*signe de cils*) bedeutet, dass auch bei maximalem Augenschluss noch Wimpern zu sehen sind. Dieses klinische Zeichen ist allerdings auch bei nicht-myasthenen Paresen des Lidschlusses positiv. Die Ermüdung der Handmuskeln kann durch wiederholtes Drücken eines **Ballondynamometers** erfasst werden. Zur semiquantitativen Erfassung der generalisierten Myasthenie dient der **Myasthenie-Score**, der alle relevanten Muskelgruppen berücksichtigt (◘ Tab. 2.16).

Diagnostik Das Ausmaß der neuromuskulären Übertragungsstörung durch die verminderte Anzahl funktionsfähiger postsynaptischer AChR kann durch eine repetitive Reizung mit einer Frequenz von 3 Hz (**Nervenserienreizung**) z. B. des N. accessorius oder N. axillaris mit Ableitung der Reizantworten von den entsprechenden Muskeln (M. trapezius, M. deltoideus) erfasst werden. Ein pathologisches Dekrement der Summenaktionspotenziale

◘ **Tab. 2.16** Myasthenie-Score

	Keine Schwäche	Milde Schwäche	Mäßige Schwäche	Starke Schwäche
Armhaltezeit	>180 sek.	60–180 sek.	10–60	<10
Beinhaltezeit	>45 sek.	30–45	5–30	<5
Kopfhaltezeit	>90 sek.	30–90	5–30	<5
Vitalkapazität	>4,0 l (m) >3,0 l (w)	2,5–4 2,0–3,0	1,5–2,5 1,2–2	<1,5 <1,2
Kauen / Schlucken	Normal	Ermüdung bei fester Nahrung	Nur weiche Nahrung möglich	Magensonde
Mimik	Normal	Herabgesetzter Lidschluss	Inkompletter Lidschluss	Keine Mimik
Doppelbilder Auftreten nach	>60 sek.	10–60 sek.	0–10 sek.	Spontane Doppelbilder
Ptose Auftreten nach	>60 sek.	10–60 sek.	0–10 sek.	Spontane Ptose

(Nach Besinger UA, Toyka KV, Hömberg M, Heininger K, Hohlfeld R, Fateh-Moghadam (1983) A Myasthenia gravis long term correlation of binding and blocking antibodies against acetylcholine receptors with changes in disease severity. Neurology 33:1316–21)

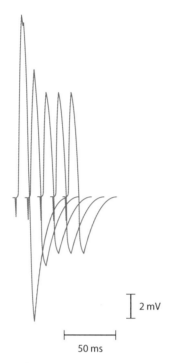

$\mathbf{I}$ 2 mV

$\vdash\!\!\!-\!\!\!\dashv$ 50 ms

⊡ Abb. 2.8 Dekrement bei MG. (Aus Berlit 2011)

Die **pharmakologische Testung** erfolgt durch den »**Tensilon-Test**«. Es wird ein kurzwirksamer ACh-Esterasehemmer intravenös (unter Bereithaltung von Atropinsulfat zur Antagonisierung von möglichen muskarinergen Nebenwirkungen wie Asthma oder Bradykardie) verabreicht. Zuvor bestehende myasthene Symptome und ein Dekrement bessern sich deutlich (⊡ Abb. 2.9a, b). Wegen der schlechten Verfügbarkeit von Edrophoniumchlorid (Tensilon®) wird die Testung heute meist mit Pyridostigmin (Mestinon® oder Kalymin®) durchgeführt.

Der Nachweis von **AChR-Antikörpern** im Serum erfolgt mittels Immunpräzipitationstest mit an radioaktiv markiertes (Jod 125) Bungarotoxin (Schlangengift) gebundenem AChR (aus menschlichem Amputatmuskel). Bei vorhandenen AK bilden sich Komplexe, die präzipitiert werden und deren Bungarotoxin-Gehalt gemessen wird. Der Test führt bei 50 (okuläre Form) bis 80% (generalisierte Form) der MG-Patienten zum Nachweis eines erhöhten AchR-Antikörpertiters (meist angegeben als >0,4x10-9 Bungarotoxin-Bindungsstellen/l Serum). Titeränderungen von >30% zeigen intraindividuell den klinischen Verlauf voraus. Interindividuell sind die Werte nicht vergleichbar.

Bei seronegativen Patienten sollte die Testung von Antikörpern gegen Muskel Rezeptor-Tyrosinkinase (**Anti-MuSK**) erfolgen. **Anti-Titin-Antikörper** sind bei Kranken < 60 Jahre Hinweis auf das Vorliegen eines Thymoms.

Bei jedem MG-Patienten muss eine Bildgebung des Thorax mittels CT oder MRT zur Darstellung

besteht bei einer Reduktion der Amplitude um mehr als 15% bzw. der unter der Kurve befindlichen Fläche um mehr als 10%. Ein positives Dekrement findet sich in 80% bei generalisierter Myasthenie und in bis zu 50% bei okulärer Myasthenie (⊡ Abb. 2.8). Die **Elektromyographie** dient der Abgrenzung einer Myopathie oder Myositis.

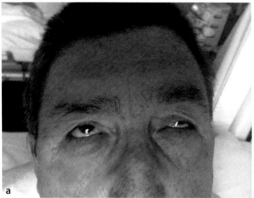
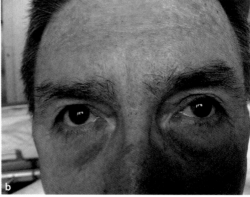

⊡ Abb. 2.9a, b Tensilontest: Deutliche Besserung von Ptose und Doppelbildern (a) nach Injektion von Edrophoniumchlorid (b)

des Thymus erfolgen. In zweifelhaften Fällen kommt ergänzend eine szintigraphische Untersuchung mit Indium-111-DTPA-D-Phe-Octreotid zum Nachweis eines Thymoms in Frage (Darstellung an der Oberfläche exprimierter Somatostatinrezeptoren).

Therapie Die Myasthenia gravis ist eine der am besten behandelbaren Autoimmunerkrankungen mit einer nur sehr geringen Mortalität. Eine **Thymektomie** als transsternaler oder minimal-invasiver endoskopisch-transthorakaler Eingriff sollte bei AchR-AK-positiven Patienten mit generalisierter Myasthenia gravis im Alter zwischen 15 und 50 Jahren möglichst frühzeitig erfolgen (Gefahr der Entwicklung extrathymischer Keimzentren). Postoperativ zeigt sich im Verlauf von 5 Jahren eine Besserung in 50%, eine Vollremission in 20%); eine absolute Indikation liegt beim Nachweis eines Thymoms vor (maligne Entartung möglich). Die obere Altersgrenze für eine Thymektomie liegt zwischen 60 und 65 Jahren. Ältere und multimorbide Patienten können alternativ strahlentherapiert werden. Musk-AK-positive und seronegative Patienten profitieren nicht von der Thymektomie.

Die **immunsuppressive Therapie** soll die Autoantikörperbildung unterdrücken und klinisch zur Remission führen; sie muss über viele Jahre, meist lebenslang, beibehalten werden. **Kortikosteroide** und Azathioprin sind Mittel der ersten Wahl; andere **Immunsuppressiva** (Ciclosporin A, Mykophenolatmofetil, Methotrexat) werden bei Versagen oder Unverträglichkeit eingesetzt. Kortikosteroide (2 mg/kg Körpergewicht täglich) sollten in den ersten 2 Wochen nur unter stationären Bedingungen (wegen möglicher Verschlechterung der Symptomatik) gegeben werden; nachfolgend alternierende Langzeittherapie. Bei der Behandlung mit **Azathioprin** (2–3 mg/kg Körpergewicht täglich) dient das um 10% erhöhte mittlere korpuskuläre Volumen der Erythrozyten (MCV) als Complianceparameter; die absolute Lymphozytenzahl sollte bei 1000 liegen. Die Therapie sollte mindestens über 2–3 Jahre durchgeführt und darf bei Remission nur langsam wieder reduziert werden. Bei plötzlichem Absetzen von Azathioprin werden Rezidive provoziert (◘ Tab. 2.17)! Eskalierend können Cyclophosphamid oder Rituximab gegeben werden.

◘ Tab. 2.17 Medikamentöse Behandlung der Myasthenia gravis

1. ACh-Esterase-Hemmer
Pyridostigmin 60 mg alle 4 Stunden und 90–180 mg retard zur Nacht

2. Kortikosteroide
60–100 mg Methylprednisolon per os (Überwachung (!), nach Erreichen der Remission stufenweise Reduktion)

3. Immunsuppression
Azathioprin 2–4-mal 50 mg pro Tag (2–3 mg/kgKG)
Ciclosporin A 100–200 mg pro Tag
Mykofenolat Mofetil 1000–2000 mg pro Tag
Methotrexat 7,5–15 mg pro Woche
Cyclophosphamid 500 mg/m2 alle 4–12 Wochen i. v. oder 1–2 mg/kgKG pro Tag oral

Die **Cholinesterasehemmer** Pyridostigmin und Neostigmin wirken an der neuromuskulären Synapse und bessern die Symptome der Myasthenie; sie werden symptomatisch eingesetzt: Neostigmin zeigt einen raschen Wirkungseintritt und kann i. v., i. m. oder per os gegeben werden. Pyridostigmin wirkt langsamer (bis zu 4 Stunden; Retardform bis zu 6 Stunden) und wird oral in einer Dosis bis zu 500 mg täglich gegeben.

Die **Plasmaaustauschtherapie** oder Immunabsorption sowie **intravenöse Immunglobuline** (IVIG) sind bei myasthener Krise, therapieresistentem Verlauf und bei neonataler Myasthenie indiziert (◘ Tab. 2.18). Die myasthene Krise erfordert die rasche Aufnahme, Überwachung und Behandlung auf einer Intensivstation. Autoantikörper lassen sich bei myasthener Krise rasch mit Hilfe der Plasmapherese oder der Immunadsorption entfernen. IVIG verkürzen die Beatmungszeit bei myasthener Krise. Insbesondere bei Schluckstörungen oder beatmeten Patienten können 8–24 mg Physostigmin täglich über Perfusor verabreicht werden. Bei der Therapie mit Cholinesterasehemmern muss die generalisierte Muskelschwäche einer cholinergen Krise (mit Faszikulieren, Miose, Speichelsekretion, Bauchkrämpfen, Schwitzen und Ateminsuffizienz) von der myasthenen Krise abgegrenzt werden.

Es gibt Medikamente, welche myasthenische Symptome auslösen können (Penicillamin, Phenytoin, Chloroquin), andere verschlechtern eine

◘ Tab. 2.18 Behandlung der myasthenen Krise

1. Cholinesterasehemmer: Physostigmin 8–24 mg pro Tag i. v.

1. Kortikosteroide: bis zu 500 mg Methylprednisolon i. v. oder 100 mg per os

2. Plasmapherese oder Immunadsorption: Austausch von 1–2 Plasmavolumina 2 bis 3-mal wöchentlich über 2 Wochen

3. Immunglobuline i. v.: 0,4 g/kgKG an 5 aufeinander folgenden Tagen

bestehende Myasthenie. Patienten müssen die Möglichkeit einer Verschlechterung ihrer Myasthenie durch Medikamente kennen. Im Einzelfall muss der behandelnde Arzt Ausweichpräparate benennen können (◘ Tab. 2.19).

2.8.2 Lambert-Eaton-Myasthenie-Syndrom (LEMS)

Das LEMS ist eine immunologische Erkrankung der neuromuskulären Synapse mit Autoantikörpern gegen die Kalziumkanäle der präsynaptischen Membran. Dies führt zu einer verminderten ACh-Freisetzung. Es tritt als paraneoplastisches Syndrom gehäuft beim kleinzelligen Bronchialkarzinom auf.

Pathogenese und Vorkommen Das LEMS ist eine Autoimmunerkrankung der präsynaptischen Membran an der neuromuskulären Synapse, die in 60% paraneoplastisch beim kleinzelligen Bronchialkarzinom auftritt. Weitere assoziierte Erkrankungen sind Ovarial-, Magen- und Mamma-Karzinom, ein SLE oder eine rheumatoide Arthritis.

Pathogenetisch ursächlich sind humorale Antikörper gegen die spannungsgesteuerten **Kalzium-**

◘ Tab. 2.19 Medikamente, die eine Myasthenie verschlechtern können

	Substanzen	Ausweichpräparate
Analgetika, Antirheumatika	Flupirtin, Morphinderivate, D-Penicillamin, Chloroquin, Chinin	ASS, Indometacin, Pentazocin, Phenylbutazon
Antiarrhythmika	Chinidin, Ajmalin, Mexitil, Procainamid	Digitalis
Antibiotika	Aminoglykoside (v.a. Streptomycin, Neomycin), Makrolide (z. B. Erythromycin), Ketolide (Telithromycin), Lincomycine, Polymyxine, Gyrasehemmer (z. B. Ciprofloxacin), Sulfonamide, Tetrazykline, Penicilline in hoher Dosierung	Cephalosporine, Erythromycin, Chloramphenicol, Cotrimoxazol, Nitrofurane, Ampicillin, Tuberkulostatika, Penicillin (niedrig dosiert)
Antidepressiva	Trizyklika	SSRI
Antikonvulsiva	Benzodiazepine, Carbamazepin, Phenytoin, Ethosuccimid	Valproinsäure, Primidon
Betablocker	Oxprenolol, Pindolol, Practolol, Propranolol, Timolol; auch bei topischer Anwendung in Augentropfen	Digitalis, Spironolacton, Triamteren
Kalziumantagonisten	Verapamil, Diltiazem, Nifedipin	
Diuretika	Azetazolamid, Benzothiadiazine, Schleifendiuretika	Spironolacton, Triamteren
Kortikoide	Verschlechterung bei hohen Dosen	Niedrig dosiert, Überwachung!
Interferone	Interferon-alpha	
Lithium	Langzeitbehandlung überwachen	
Magnesium	hohe Dosen als Laxanzien	
Muskelrelaxanzien	Curare-Derivate, Succhinylcholin	Nur unter Monitoring!
Psychopharmaka	Chlorpromazin, Promazin, alle Benzodiazepine und Strukturverwandte wie Zolpidem, Zopiclon	Atosil, Thioridazin

kanäle der das Acetylcholin enthaltenden Vesikel der präsynaptischen Membran, welche die ACh-Freisetzung beeinträchtigen. Diese Anti-VGCC-Antikörper sind bei 75% aller LEMS-Kranken mit Bronchialkarzinom, bei 40% aller Kranken mit kleinzelligem Bronchialkarzinom aber ohne LEMS, und in 10% der idiopathischen Formen nachweisbar. Beim paraneoplastischen LEMS finden sich oft auch Anti-Hu-Antikörper.

Die genaue **Inzidenz** des LEMS ist nicht bekannt; es tritt bei bis zu 40% aller Kranken mit kleinzelligem Bronchialkarzinom auf. Haupterkrankungsalter ist das 30. bis 60. LJ.

Diagnostik Im **EMG** deutlich verkleinerte Potenziale mit myasthenem Abfall bei repetitiver Reizung mit niedrigen Frequenzen (1–5 Hz). Bei hochfrequenter Reizung (20–50 Hz) Amplitudenanstieg um >100%. Eine Amplitudenzunahme zeigt sich auch nach wiederholter Willkürinnervation.

Pharmakologisch zeigt sich eine abnorme Curareempfindlichkeit, das LEMS spricht nicht oder nur gering auf Cholinesterasehemmer an. Entscheidend ist bei Diagnosestellung die Tumorsuche.

Klinik

Klinisch steht die abnorme Ermüdbarkeit vornehmlich der Beckengürtelmuskulatur, die sich bei wiederholter Innervation vorübergehend bessert (Fazilitation), im Vordergrund. Auch die häufige Abschwächung der Beineigenreflexe kann sich nach Innervation oder bei wiederholter Auslösung zurückbilden. Begleitende autonome Störungen umfassen Xerostomie, hypotone Dysregulation, Obstipation und Impotenz. Parästhesien, Ptose, Doppelbilder und bulbäre Symptome in bis zu 50% der Fälle. Die klinische Symptomatik kann dem Tumornachweis um zwei Jahre vorausgehen.

Therapie Therapeutisch werden Aminopyridine eingesetzt, welche die ACh-Freisetzung an der motorischen Endplatte verbessern (Amifampridin-3,4-Diaminopyridin). Zusätzlich werden Kortikosteroide und Azathioprin als Immuntherapeutika gegeben; in Akutsituationen Plasmapherese oder intravenöse Immunglobuline. Bei Tumornachweis kann eine Besserung nach Entfernung des Neoplasmas auftreten.

In Kürze

Muskeldystrophien
- X-chromosomal vererbt
  - Duchenne (DMD): Manifestation im Kindesalter mit Beckengürtelparesen, nur Jungen betroffen, CK-Erhöhung, Gnomen-Wade, Gowers-Zeichen, Therapie symptomatisch mit Prednison, Vitamin K, Kreatin, Herzprotektiva, führt meist vor dem 20. LJ zum Tode
  - Becker (BMD): siehe DMD, Lebenserwartung bei ca. 40-50 Jahren
  - Emery-Dreyfuss: Manifestation im späten Kindesalter, Kontrakturen der humeralen und peronealen Muskelgruppen, Herzrhythmusstörungen als häufige letale Komplikation
- Gliedergürteltyp:
  - Vor allem Becken-und Schultermuskulatur betroffen, z.B. Hauptmann-Thannhauser
- Sonstige Formen:
  - Faszioskapulohumerale, distale und okulopharyngeangeale (Hutchinson-Trias) Muskeldystrophie

Myotonien
- Myotone Dystrophien (DM)
  - DM 1 Curschmann-Steinert : autosomaldominant, distal betonte Muskelschwäche, Myotonie, Katarakt, Innenohrschwerhörigkeit, Gonadeninsuffizienz
  - Kongenitale: Sonderform der DM1, floppy infant syndrome
  - DM 2 (PROMM): wie Typ 1, nur proximal betont und milder
- Nichtdystrophische Myotonien:
  - Chlorid-Kanal: Myotonie mit Warm-up-Phänomen
  - Myotonia congenita Thomson
  - Myotonia congenita Becker

▼

- Natrium-Kanal: Paramyotonie oder
  periodische Paralyse
  - Paramyotonia congenita Eulenburg:
    durch Kälte/erneute Innervation
    ausgelöst
  - Kaliumsensitive Myotonie oder
    Paralyse: Provokation durch Kalium
- Kalzium-Kanal: Hypokaliämische perio-
  dische Lähmung

Metabolische Myopathien

- Mitochondriale Myopathien:
  - MELAS: schlaganfallähnliche Episoden,
    migräneartige Kopfschmerzen,
    Demenzentwicklung
  - Chronisch progressive externe Ophthal-
    moplegie (CPEO): bilaterale Ptosis,
    progrediente Lähmung der äußeren
    Augenmuskeln
  - Kearns-Sayre-Syndrom (KSS): externe
    Ophthalmoplegie, Ptosis, Pigment-
    degeneration der Retina
  - Myoklonusepilepsie mit RRF (MERRF):
    Myoklonie, fokale/generalisierte
    Anfälle, Ataxie, Schwerhörigkeit, Klein-
    wuchs
  - Lebers hereditäre Optikusneuropathie
    (LHON): einseitig beginnende Erkran-
    kung, im Verlauf bilaterale Visusmin-
    derung bei jungen Männern
  - Fettsäurestoffwechselstörungen:
    Carnitin-, Carnitinpalmytiltransferase-
    mangel
  - Glykogenosen: Pompe, McArdle, Tarui

Myositis

- Leitsymptom der **entzündlichen Myo-**
  pathien ist die Muskelschwäche, meist
  ohne Schmerzen.
- Bei Kontrakturen an eine granulomatöse
  Myositis denken!

▼

DM (Dermato-myositis)	PM (Polymyositis)	IBM (inclusion body myositis)
Hauterschei-nungen, Myo-karditis		An den Armen vor allem Beteiligung der Flexoren, Frühsymptom: Stürze
Proximal betont		Distal betont
Parese der Nackenmuskeln, Schluckstörungen		

Myalgien sind kein obligates Symptom!

Polymyalgia rheumatica (arteriitica)

- Variante der Riesenzellarteriitis mit
  Muskelschmerzen, Steifheit von Nacken-,
  Schulter-, Beckengürtelmuskeln

Myasthenia gravis (MG)

- Neuromuskuläre Übertragungsstörung
  durch AChR-AK, Musk-AK, pathologische
  Ermüdbarkeit mit Ptose, Doppelbildern,
  Dysarthrie und Dysphagie, Dekrement bei
  der repetitiven Stimulation, Simpson-Test.
  Thymushyperplasie (70% der jungen Pa-
  tienten), Thymom (bei älteren Kranken),
  Behandlung mit Cholinesterasehemmern,
  Thymektomie, Immunsuppression

Lambert-Eaton-Myasthenie-Syndrom (LEMS)

- AK gegen Kalziumkanäle führen zu einer
  geringeren ACh-Freisetzung, abnorme Ermüdbarkeit der Beckengürtelmuskulatur,
  gehäuft paraneoplastisch beim kleinzelligen Bronchialkarzinom

Erkrankungen der Nervenwurzeln und peripheren Nerven

Peter Berlit

3.1   Grundlagen   – 68

3.1.1   Motorik   – 68

3.1.2   Sensibilität   – 68

3.1.3   Schmerzen   – 69

3.1.4   Vegetative Funktionen   – 69

3.1.5   Ätiologie   – 70

3.1.6   Diagnostik   – 70

3.2   Nervenwurzelläsionen   – 70

3.2.1   Ätiologie   – 70

3.2.2   Klinik der wichtigsten Wurzelläsionen   – 73

3.2.3   Diagnostik   – 75

3.2.4   Therapie   – 77

3.3   Läsionen peripherer Nerven   – 78

3.3.1   N. medianus   – 78

3.3.2   N. ulnaris   – 81

3.3.3   N. radialis   – 82

3.3.4   Nerven des Schultergürtels   – 83

3.3.5   Armplexusparesen   – 83

3.3.6   Beinnervenläsionen   – 85

P. Berlit, *Basiswissen Neurologie*,
DOI 10.1007/978-3-642-37784-6_3, © Springer-Verlag Berlin Heidelberg 2013

3.1 Grundlagen

Unter den Erkrankungen des peripheren Nervensystems werden Läsionen der Nervenwurzeln, der Plexus und der peripheren Nerven subsummiert. Je nachdem, ob ein motorischer, ein sensibler oder ein gemischter Nerv betroffen ist, liegen motorische Ausfalls- oder Reizerscheinungen, sensible Ausfalls- oder Reizerscheinungen sowie Schmerzen vor. Eine Schädigung des zweiten Motoneurons führt zu einer Lähmung vom peripheren Typ mit Herabsetzung des Muskeltonus, Abschwächung des Muskeleigenreflexes, Muskelatrophie und Faszikulationen. Verantwortlich für eine derartige Lähmung vom peripheren Typ kann eine Läsion aller Abschnitte des zweiten Motoneurons sein: Die Vorderhornzelle (nukleäre Parese), die Nervenwurzel (radikuläre Parese), der Plexus (Plexuslähmung) und der periphere Nerv (periphere Nervenlähmung). Nervenwurzelläsionen führen zu sensiblen Störungen und Schmerzen in Dermatomen mit positiven Dehnungszeichen, periphere Nervenläsionen bedingen fleckförmige Sensibilitätsstörungen im autonomen Innervationsgebiet des betroffenen Nervs mit positivem Hoffmann-Tinel-Zeichen.

Der 43-jährige LKW-Fahrer stellt sich wegen heftiger Rückenschmerzen, die er seit 4 Tagen hat, vor. Die Schmerzen waren während des Entladens aufgetreten. Vor einem Tag war es zusätzlich zu einer Schmerzausstrahlung ins rechte Bein gekommen, vom Gesäß über die Beinrückseite zum Fußaußenrand ziehend.
Bei der neurologischen Untersuchung ist das Lasègue-Zeichen rechts bei 60 Grad positiv, der Achillessehnenreflex ist rechts herabgesetzt. Es besteht ebenfalls rechts eine Hypästhesie an der Fußsohle und Fußaußenseite sowie Probleme beim Einbeinzehenspitzenstand.
Schmerzausstrahlung, sensible und motorische Symptome sprechen für eine Wurzelkompression S1. Die lumbale MRT zeigt hierzu passend einen lateralen Bandscheibenvorfall zwischen dem 5. LWK und dem ersten SWK. Die Schmerzen klingen unter analgetischer Therapie ab. Die neurologischen Herdsymptome bessern sich unter gezielter Krankengymnastik und physikalischer Therapie.

3.1.1 Motorik

Eine Schädigung des zweiten Motoneurons führt zu einer **Lähmung vom peripheren Typ** mit Herabsetzung des Muskeltonus, Abschwächung oder Aufhebung des Muskeleigenreflexes und konsekutiver Muskelatrophie. Ausdruck einer ektopischen Impulsentstehung sind Aktionspotenziale des entsprechenden Muskels (**Faszikulationen**), es kann ein Muskelwogen (**Myokymien**) resultieren. Seltener sind schmerzhafte Verkrampfungen des gesamten Muskels (**Crampi**).

Kraftgrade Der **Schweregrad einer Parese** wird in fünf MRC-Kraftgraden (MRC = medical research council) erfasst:

0. = fehlende Muskelkontraktion
1. = sichtbare Muskelanspannung ohne Bewegungseffekt
2. = Muskelbewegung bei Ausschaltung der Schwerkraft
3. = aktive Bewegung gegen die Schwerkraft
4. = Bewegung gegen Widerstand
5. = normale Kraft

3.1.2 Sensibilität

Ausfallserscheinungen Hypästhesie und Hypalgesie sind die sensiblen Ausfallserscheinungen im Versorgungsgebiet des betroffenen Nervs bzw. der betroffenen Nervenwurzel. Wegen der Überlappung sensibler Innervationsgebiete ist bei einer Nervenwurzelläsion die hypalgetische Zone größer als die hypästhetische – das Umgekehrte gilt für periphere Nervenläsionen.

> Nervenwurzelläsionen führen zu bandförmigen sensiblen Störungen in Dermatomen, periphere Nervenläsionen bedingen fleckförmige Sensibilitätsstörungen in den autonomen Innervationsgebieten des betroffenen Nervs, wobei die Hypästhesie und Hypalgesie meist einen kleineren Bereich betreffen als die sensible Reizsymptomatik.

Reizerscheinungen Zu den sensiblen Reizerscheinungen zählen Schmerzen, welche in das Dermatom einer Hinterwurzel ausstrahlen (radikulärer Schmerz) oder im fleckförmigen Versorgungsgebiet eines peripheren Nervs lokalisiert sind (nervaler Schmerz). Hinzukommen können Kribbelmissempfindungen (Parästhesien), eine Überempfindlichkeit des betreffenden Hautareales (Hyperpathie) und eine veränderte Wahrnehmung von Außenreizen (Dysästhesie) oder ein Andersempfinden, z. B. Kälte wird als Schmerz empfunden (Allästhesie).

Die Dehnung einer Nervenwurzel kann die entsprechenden radikulären Schmerzen auslösen bzw. verstärken – dies macht man sich bei der Überprüfung von Lasègue- und Bragard-Zeichen zunutze. Bei peripheren Nervenläsionen führt die Kompression oder das Beklopfen des Läsionsortes zu schmerzhaften Parästhesien im abhängigen Bereich (Hoffmann-Tinel-Zeichen).

3.1.3 Schmerzen

Schmerzen können spontan aufteten, bei Neuropathien häufig als brennender Dauerschmerz. Bei Polyneuropathien werden ein Engegefühl, Kribbelmissempfindungen und Juckreiz schmerzhaft empfunden. Einschießende stechende Schmerzattacken sind typisch für Neuralgien, z. B. Zosterneuralgie.

Bei der **Allodynie** wird ein nicht-schmerzhafter Reiz (Berührung, Wärme, Kälte) als Schmerz empfunden (z. B. mechanische Allodynie bei postzosterischer Neuralgie, Kälteallodynie bei posttraumatischer Nervenläsion – **evozierter Schmerz**). Die Läsion einzelner großer gemischter peripherer Nerven kann zu brennenden Dauerschmerzen (**Kausalgie**) oder zur sympathischen Reflexdystrophie mit autonomer Begleitsymptomatik führen.

Diagnostik Zur Quantifizierung der Schmerzstärke bieten sich die visuelle Analogskala (10 cm lange, horizontale Linie mit den Endpunkten »kein Schmerz« und »maximal vorstellbarer Schmerz«) oder die numerische Ratingskala (Zahlenreihe von 0 »kein Schmerz« bis 10 »maximal vorstellbarer Schmerz«) an. Schmerztagebücher helfen bei der Analyse des Therapieverlaufes.

3.1.4 Vegetative Funktionen

Schweißsekretion Ein wichtiges vegetatives Symptom ist die **Herabsetzung der Schweißsekretion** (**Hyp- bzw. Anhidrose**) bei einer Läsion postganglionärer sympathischer Neurone innerhalb des Grenzstranges oder distal davon. Die sudorisekretorischen Fasern entspringen im Seitenhorn des Rückenmarkes zwischen Th3 und L3:

a. Th3–Th4 = Kopf und Hals
b. Th5–Th7 = Arme
c. Th10–L3 = Beine

Die Wurzeln C1–Th2 und L4–S5 enthalten keine schweißsekretorischen Fasern. Die Läsion einzelner Nervenwurzeln führt **nicht** zu einer Schweißsekretionsstörung, während eine schwere Schädigung von Nervenplexus oder peripherem Nerv **stets** von einer Schweißsekretionsstörung im entsprechenden Hautareal sowohl nach Wärmereiz (thermoregulatorisches Schwitzen) als auch nach Pilocarpingabe (pharmakogenes Schwitzen) – **Hyphidrose vom peripheren Typ** – begleitet ist.

Bei einer **zentralen Schweißsekretionsstörung** bleibt das pharmakogene Schwitzen erhalten. Halbseitige Anhidrosen deuten auf eine zerebrale Läsion, Schweißsekretionsstörungen der oberen oder unteren Körperhälfte auf eine Rückenmarksläsion hin. Bei Läsionen des Grenzstranges zeigt sich die Störung in einem Körperquadranten.

> ❯ – Schweißsekretionsstörungen treten bei einer Läsion postganglionärer sympathischer Neurone innerhalb des Grenzstranges oder distal davon auf.
> – Bei radikulären Läsionen tritt keine Schweißsekretionsstörung auf.
> – Bei Nervenplexus- oder peripheren Nervenschäden Störung sowohl des thermoregulatorischen als auch des pharmakogenen Schwitzens (Hyphidrose vom peripheren Typ)
> – Bei einer zentralen Schweißsekretionsstörung bleibt das pharmakogene Schwitzen erhalten (Hyperhidrose vom zentralen Typ).

3

> ■ Halbseitige Anhidrose – zerebrale
>   Läsion
> ■ Anhidrose obere oder untere Körper-
>   hälfte – Rückenmarksläsion
> ■ Körperquadrantenanhidrose
>   – Grenzstrang

3.1.5 Ätiologie

Ursachen für Läsionen des peripheren Nervensystems sind Nervenkompression, scharfe Gewalteinwirkung, Zerrung, Ischämie sowie physikalische
Einflüsse wie Kälte, Hitze oder Strahleneinwirkung.
Entzündungen, toxische Substanzen, Stoffwechselstörungen und hereditäre Erkrankungen können
sowohl den einzelnen Nerv als auch gleichzeitig
mehrere Nerven (Polyneuropathie) betreffen.

3.1.6 Diagnostik

Die Untersuchung von Mononeuropathien beinhaltet die genaue Erfassung von Motorik, Sensibilität,
vegetativen Funktionen und Reizerscheinungen.
Hierzu ist die Kenntnis der Innervation einzelner
Muskeln (peripher und radikulär) erforderlich – bestimmte Muskeln sollten routinemäßig untersucht
werden. Die Sensibilitätsprüfung muss sowohl mittels Berührungsreizen und Schmerzreizen als auch
mittels Temperaturreizen erfolgen – die Untersuchung der Tiefensensibilität umfasst die Prüfung
von Vibrationssinn (Pallästhesie) und Lageempfinden. Sie ist vor allem bei den Polyneuropathien
wichtig. Die Diagnostik von Schweißsekretionsstörungen erfolgt mit dem **Ninhydrintest nach
Moberg** oder der **Minor-Jod-Stärkemethode**. Der
Ausfall bzw. die Abschwächung von Muskeleigenreflexen helfen in der topodiagnostischen Zuordnung.

Wichtigste apparative Hilfsmethode bei peripheren Nervenläsionen sind **Elektromyographie**
und **Elektroneurographie**. Zwei bis drei Wochen
nach einer peripheren Nervenläsion können in der
abhängigen Muskulatur in Ruhe Denervierungs-
potenziale (Faszikulations- und Fibrillationspoten-
ziale, positive scharfe Wellen) abgeleitet werden. Bei
mäßiger Willkürinnervation zeigt sich elektromyo-

graphisch ein neurogener Umbau mit vermehrtem
Auftreten polyphasischer Muskelaktionspotenziale,
einer Amplitudenvermehrung und Potenzialver-
breiterung. Die Messung motorischer oder sensibler Leitgeschwindigkeiten mit der Elektroneurographie dient zum einen dem Nachweis einer lokalen
Nervenkompression, zum anderen können Leitungsblocks (Neurapraxie) mit erhaltener distaler Reizantwort und die Axonotmesis mit Fehlen einer
peripheren Reizantwort unterschieden werden. Bei
einer Neurotmesis liegt eine komplette Durchtrennung des Nervs einschließlich der Hüllstrukturen
vor. Die sensible Neurographie hilft auch bei der
Differenzierung radikulärer und infraganglionärer
Läsionen: Bei peripherer Nervenläsion ist das sensible Nervenaktionspotenzial amplitudenreduziert
oder ausgefallen.

3.2 Nervenwurzelläsionen

75 % aller radikulären Syndrome betreffen die
Lendenwirbelsäule (LWS). Nervenwurzeln werden
lumbal meist durch Bandscheibenvorfälle komprimiert. Am häufigsten sind mediolaterale Vorfälle,
welche diejenige Wurzel komprimieren, die den
Spinalraum eine Etage tiefer verlässt, in 90 % sind die
Wurzeln L5 oder/und S1 betroffen. Der mediale
Bandscheibenvorfall bedingt ein Kauda-Syndrom
mit Blasen-Mastdarm-Lähmung und Reithosenanästhesie. Leitsymptom des mediolateralen Bandscheibenvorfalles ist die Lumbago mit Zunahme
bei Husten und Pressen sowie ein radikuläres
Schmerzsyndrom, welches der betroffenen Wurzel
entspricht (Ischialgie). Zervikale Nervenwurzelläsionen werden i. d. R. durch degenerative Wirbelsäulenveränderungen wie Osteochondrose und
Spondylarthrose hervorgerufen und betreffen meist
die Wurzeln C6 bis C8.

3.2.1 Ätiologie

Lumbaler Bereich Nervenwurzeln werden lumbal
am häufigsten durch **Bandscheibenvorfälle** komprimiert. Hierbei müssen eine Protrusio, ein Prolaps
und der freie (epidurale) Sequester bei Ruptur
des hinteren Längsbandes unterschieden werden

| Normal | Protrusio (Vorwölbung des Gallertkerns mit beginnender Rissbildung im Faserring) | Prolaps (Faserring zerrissen, beginnende Abhebung des Längsbandes) | Prolaps mit Sequester (Gewebsteile abgetrennt, Längsband abgehoben) | Prolaps mit verlagertem Sequester (Längsband perforiert) |

a

dorsolaterale Diskushernie   intraforaminale Diskushernie

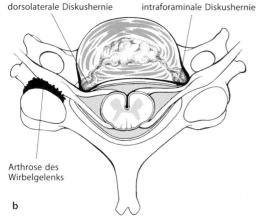

Arthrose des
Wirbelgelenks

b

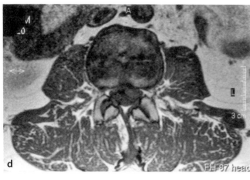 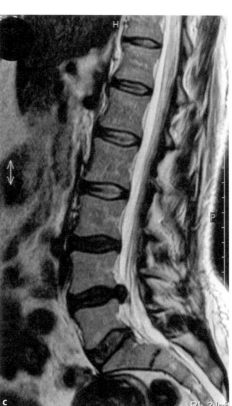

d

c

❏ **Abb. 3.1a-d a** Schweregrad der Bandscheibenschädigung **b** Mechanismen bei zervikaler Wurzelkompression. (Aus Berlit 2011) **c, d** MRT-Befund bei Bandscheibenvorfall L4/L5. (Aus Weyreuther et al 2006)

(❏ Abb. 3.1). Bandscheibengewebe kann nach lateral, mediolateral oder medial verlagert sein. Am häufigsten sind **mediolaterale Vorfälle**, welche lumbal diejenige Wurzel komprimieren, die den Spinalraum eine Etage tiefer verlässt. Am häufigsten sind die **Wurzeln L5 und S1** betroffen. Eine weit lateral gelegene Hernie kann isoliert oder zusätzlich die in gleicher Etage austretende Wurzel betreffen. Der mediale Bandscheibenvorfall bedingt die Kompression aller Nervenwurzeln der Cauda equina in der entsprechenden Höhe – es resultiert ein Kauda-Syndrom mit Blasen-Mastdarm-Funktionsstörung.

3

Klinik

Leitsymptom des mediolateralen Bandscheibenvorfalles sind Rückenschmerzen
(Lumbago) mit Zunahme bei Husten und Pressen sowie ein radikuläres Schmerzsyndrom,
welches der (den) betroffenen Wurzel(n)
entspricht (Ischialgie). Oft bestehen ein paravertebraler Hartspann, ein Klopf- oder Druckschmerz über der Wirbelsäule und positive
Nervendehnungszeichen (Lasègue- und
umgekehrtes Lasègue-Zeichen, Zeichen nach
Bragard). Kribbelmissempfindungen im Ausbreitungsgebiet der betroffenen Nervenwurzel
mit Sensibilitätsstörungen im entsprechenden
Dermatom, motorische Ausfälle der Kennmuskeln und Reflexausfälle treten nach
Schweregrad hinzu.

Klinik

Bei zervikalen Radikulopathien kommt es zu
einer Steilstellung der Halswirbelsäule, einem
paravertebralen muskulären Hartspann mit
lokalem Klopf- oder Druckschmerz und zu
einer Beschwerdezunahme bei Drehung oder
Neigung des Kopfes nach hinten oder zur
betroffenen Seite. Parästhesien und Sensibilitätsstörungen halten sich an das Dermatom
der betroffenen Nervenwurzel, wobei die
Schmerzempfindung mehr als die Berührungsempfindung betroffen ist. Paresen sind oft
nur inkomplett mit Abschwächung des zugehörigen Kennreflexes. Gelegentlich ist das
Lhermitte-Zeichen positiv. Die Kompression
des Rückenmarkes kann zu einer zervikalen
Myelopathie mit Paraspastik der Beine mit
Reflexsteigerung und Pyramidenbahnzeichen
sowie Blasenentleerungsstörungen
führen.

Neben Bandscheibenvorfällen können degenerative
Veränderungen wie Spondylarthrose, Spondylolisthese, Hypertrophie der Wirbelbogengelenke oder
der Ligamenta flava ursächlich sein. Eine Wurzelkompression wird auch bei Wirbeltumoren beobachtet.

Zervikaler Bereich Im zervikalen Bereich erfolgt die
Irritation oder Kompression einer Nervenwurzel
meist durch degenerative Wirbelsäulenveränderungen, wie Osteochondrose, Spondylarthrose, Unco-
vertebralgelenkarthrose oder Spondylolisthese mit
Einengung der Foramina intervertrebralia. Besonders häufig sind die **Wurzeln C6 bis C8** betroffen.
Zervikale Bandscheibenvorfälle sind selten, thorakale Bandscheibenvorfälle wegen der Stabilisierung
der Wirbelsäule durch den knöchernen Thorax in
diesem Bereich extrem selten.

Daneben kommen Tumoren (Knochenmetastasen, Ependymome, Meningeome), Hämatome und
entzündliche Veränderungen (Abszesse, Spondylodiszitis) ursächlich in Frage. Pseudoradikuläre
Syndrome bei Schultergelenksaffektionen führen
nicht zu neurologischen Defiziten.

Andere Ursachen Weitere Ursachen radikulärer
Läsionen in allen Höhenlokalisationen sind ent-
zündliche Erkrankungen des Knochens, Wirbelfrak-
turen (bei Tumorleiden, Trauma oder Entzündung),
Tumoren von Nervenwurzeln oder angrenzenden
Strukturen, angeborene Fehlbildungen (Fixierung
des Filum terminale an der Wirbelsäule – **Tethered-
Cord-Syndrom**), Arachnopathien, Folgen ärztlicher
Eingriffe (Punktion, Injektion, Bestrahlung) oder
Wurzelentzündungen (Polyradikulitis). Radikuläre
sensomotorische Störungen kommen mit und ohne
Schmerzen bei spinalen Durafisteln vor.

Bei **entzündlichen Prozessen** (Borreliose,
Zoster, epiduraler Abszess) und im Rahmen einer
Meningeosis carcinomatosa sind meist mehrere
Wurzeln betroffen.

Eine **Spondylodiszitis** kann iatrogen nach Eingriffen an der Wirbelsäule auftreten. Das häufigere
Postnukleotomie-Syndrom nach operativen Eingriffen ist auf Segmentinstabilitäten oder die Bildung von Narbengewebe zurückzuführen.

Differenzialdiagnostisch abzugrenzen sind stets
pseudoradikuläre Syndrome, bei denen eine radikulär anmutende Schmerzsymptomatik besteht, der
neurologische Untersuchungsbefund jedoch un-

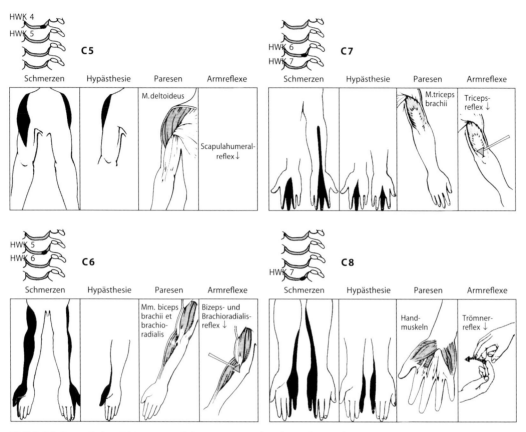

Abb. 3.2 Synopsis der wichtigsten zervikalen Nervenwurzelsyndrome. (Aus Berlit 2011)

auffällig ist. Typische Ursachen sind Coxarthrose, Ileosakralgelenksblockade, Kokzygodynie, Periarthropathia humeroscapularis oder Tendomyopathien.

3.2.2 Klinik der wichtigsten Wurzelläsionen

C5-Syndrom Schmerzen an der Schulter- und Oberarmaußenseite mit Hypalgesie über dem M. deltoideus in einem handtellergroßen Bezirk. Parese des M. deltoideus; Abschwächung des Skapulohumeralreflexes (■ Abb. 3.2).

C6-Syndrom Schmerzausstrahlung zum Daumen mit Sensibilitätsstörung von 1. und 2. Finger. Parese der Armbeugung (Mm. biceps brachii und brachioradialis) mit Abschwächung von BSR und RPR.

C7-Syndrom Schmerzausstrahlung zum Mittelfinger mit Hypalgesie in diesem Bereich, Parese des M. triceps brachii mit Abschwächung des TSR. Thenaratrophie.

C8-Syndrom Schmerzen zum Klein- und Ringfinger mit Hypalgesie im Bereich von Kleinfinger und anschließender Hand-/Unterarmpartie, Paresen des Hypothenar und der Fingerbeuger mit Abschwächung des Trömner-Reflexes.

Thorakale Wurzeln Die Läsion einzelner thorakaler Wurzeln führt lediglich zu radikulären Schmerzen. Erst wenn mehrere benachbarte Wurzeln betroffen sind, resultiert eine radikuläre Sensibilitätsstörung. Sind die Wurzeln Th5 bis Th12 betroffen, sind die entsprechenden Bauchhautreflexe abgeschwächt. Paresen der Bauchdeckenmuskulatur können hinzutreten (tastbare Parese beim Husten, Pressen –

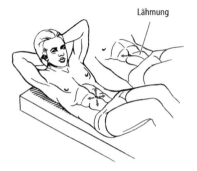

Lähmung

◘ Abb. 3.3 Beevor-Zeichen: Bei einer Parese der Bauch-deckenmuskulatur verzieht sich der Nabel zur gesunden Seite

sichtbares Verziehen der Bauchdeckenmuskulatur beim Aufrichten aus liegender Stellung ohne Zu-hilfenahme der Arme (**Beevor-Zeichen**: Verzie-hung des Bauchnabels zur gesunden Seite – ◘ Abb. 3.3). Thorakoabdominelle Radikulopathien werden vor allem bei Diabetes mellitus und infolge eines Zoster segmentalis gesehen.

L3-Syndrom Über die Oberschenkelvorderseite zum Knie ziehende Schmerzen, Hypalgesie an der Oberschenkelstreckseite oberhalb des Knies,

Paresen von Hüftbeugern und Adduktoren mit Abschwächung des Adduktorenreflexes. Das umge-kehrte Lasègue-Zeichen (in Bauchlage passives Anheben des gestreckten Beines) ist positiv.

L4-Syndrom Schmerzausstrahlung zur Unterschen-kelvorderseite medial der Tibiakante mit Sensibili-tätsstörung an der vorderen Unterschenkelinnen-seite. Parese der Kniestrecker mit Abschwächung des PSR. Sowohl das Lasègue- als auch das umge-kehrte Lasègue-Zeichen sind positiv.

L5-Syndrom Schmerzausstrahlung über die Unter-schenkelaußenseite zum großen Zeh mit Sensibili-tätsstörung am lateralen Unterschenkel und media-len Fußrücken. Parese des M. extensor hallucis longus mit Abschwächung des Tibialis-Posterior-Reflexes (◘ Abb. 3.4). Das Lasègue-Zeichen ist positiv, das umgekehrte Lasègue-Zeichen negativ. Bei ausgeprägter Wurzelkompression positives ge-kreuztes Lasègue-Zeichen (Schmerzen im betroffe-nen Bein bei Anheben des kontralateralen Beines).

S1-Syndrom Schmerzausstrahlung an der äußeren Rückseite des Beines zum kleinen Zeh mit Sensibi-litätsstörung am Fußaußenrand, der Planta und im

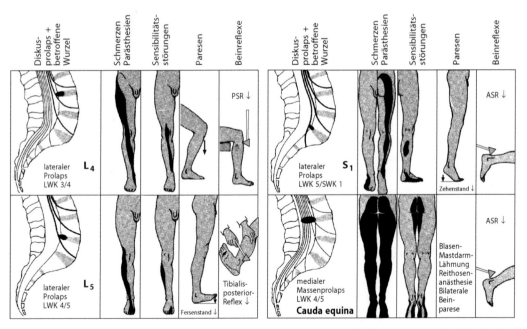

◘ Abb. 3.4 Synopsis der wichtigsten lumbosakralen Nervenwurzelsyndrome sowie des Kaudasyndroms. (Aus Berlit 2011)

Generalstreifen. Parese der Plantarflexion und Abschwächung des ASR. Das Lasègue-Zeichen und ggf. das gekreuzte Lasègue-Zeichen sind positiv.

Pluriradikuläre Syndrom Die einzelnen monoradikulären Symptome können sich bei kombinierten Wurzelläsionen addieren – besonders häufig kombinieren sich die Läsionen der Wurzeln C6 und C7, L4 und L5 sowie L5 und S1.

Kaudasyndrom Werden beim medialen Bandscheibenvorfall lumbale Wurzeln bilateral geschädigt, resultiert neben den entsprechenden motorischen und sensiblen radikulären Ausfällen eine Blasen-Mastdarm-Lähmung mit Harn- und Stuhlverhalt sowie Überlaufblase – der Analreflex und beim Mann der Kremasterreflex sind ausgefallen. Sensibilitätsstörungen betreffen oft alle sakralen Dermatome mit Hypalgesie und Hypästhesie im sog. Reithosenareal (Perinealregion mit angrenzender Oberschenkelinnenseite).

Konussyndrom Differenzialdiagnostisch muss vom Kaudasyndrom das Konussyndrom abgegrenzt werden, bei dem die Läsion in Höhe des ersten Lendenwirbelkörpers liegt: Hier führt die Kompression des Conus medullaris zu einer Blasen- und Mastdarmlähmung. Klinisch sind variabel die Wurzeln L3–S1 mitbetroffen.

 Cave
Kauda- und Konussyndrom stellen neurologische Notfälle dar! Innerhalb von längstens 24 Stunden muss die operative Dekompression erfolgen, damit auf Dauer keine Blasen-Mastdarm-Funktionsstörung verbleibt.

Lumbaler enger Spinalkanal Eine primäre oder sekundäre Enge des lumbalen Spinalkanales bedingt haltungs- und belastungsabhängig beidseitige Beinschmerzen beim Stehen und Gehen (**neurogene Claudicatio**) vorwiegend in den Segmenten L4 bis S1, wobei jede Entlordosierung zum Nachlassen der Schmerzen führt. Wenn die Beschwerden beim Gehen auftreten, hilft das Stehenbleiben alleine nicht, der Patient muss sich vornüberbeugen oder hinsetzen. Die gehstreckenabhängigen Schmerzen und sensomotorischen Ausfälle klingen beim Hinsetzen, jedoch im Gegensatz zur vaskulären Claudicatio intermittens nicht beim aufrechten Stehenbleiben ab. Das Stehen mit nach vorne geneigtem Oberkörper führt zu Schmerzlinderung durch LWS-Kyphosierung. In typischer Weise hat der Patient die Beschwerden beim Stehen oder Gehen, hingegen nicht beim Radfahren (Differenzialdiagnose zur ischämischen Claudicatio intermittens!). Beim Bergaufgehen treten die Schmerzen später auf als beim Bergabgehen. Bei der neurologischen Untersuchung können sich diskrete pluriradikuläre Zeichen finden, oft ist der Befund völlig regelrecht.

▸ **Die haltungsabhängigen Beinschmerzen bei lumbaler Spinalstenose bessern sich bei Entlordosierung (Vornüberbeugen oder Hinsetzen). Bei längerem Stehen oder Gehen muss der Patient pausieren (neurogene Claudicatio). Ein Sagittaldurchmesser des lumbalen Spinalkanals in der CT von <10 mm entspricht einer absoluten Spinalkanalstenose.**

3.2.3 Diagnostik

Radiologisch Bei einer radikulären Schmerzsymptomatik wird die Wirbelsäule im betroffenen Abschnitt geröntgt – lumbal in zwei Ebenen, zervikal in vier Ebenen (mit Schrägaufnahmen zur Beurteilung der Foramina intervertebralia). Ergänzend können Funktionsaufnahmen durchgeführt werden. Liegen radikuläre, sensible oder motorische Ausfälle vor, welche eine klinische Höhendiagnose ermöglichen, erfolgt die **Computertomographie (CT)**, welche ggf. nach einer Kontrastmittelfüllung des Spinalkanales (lumbale oder zervikale **Myelographie** – ◻ Abb. 1.27) wiederholt werden muss (Myelo-CT). Eine **Myelo-CT** ist vor allem bei der Diagnostik tief gelegener zervikaler Wurzelsyndrome erforderlich (C6–Th1), weil hier die Schultern störend überlagern. In der CT lassen sich knöcherne Veränderungen und Bandscheibenverlagerungen gut voneinander abgrenzen; ergänzend wird die Weite des Spinalkanales gemessen. Lumbal darf der Sagittaldurchmesser in der CT nicht 10 mm unterschreiten (absolute Spinalkanalstenose); bei Werten zwischen 10 und 12 mm liegt eine relative lumbale Spinalstenose vor.

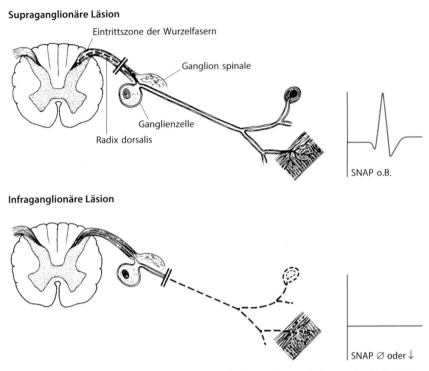

Supraganglionäre Läsion

Eintrittszone der Wurzelfasern

Ganglion spinale

Ganglienzelle

Radix dorsalis

SNAP o.B.

Infraganglionäre Läsion

SNAP ∅ oder ↓

◻ Abb. 3.5 Sensible Neurographie zur Differenzierung supra- und infraganglionärer Läsionen. (Aus Berlit 2011) SNAP = sensibles Nervenaktionspotential

In der **MRT** lassen sich Bandscheibenvorfälle sehr gut visualisieren, allerdings sind knöcherne degenerative Veränderungen oft weniger gut abzugrenzen. Der Vorteil der spinalen MRT liegt vor allem in der Möglichkeit einer sagittalen Schnittbildgebung über mehrere Segmente, sodass die Höhenausdehnung spinaler Prozesse festgestellt werden kann (◻ Abb. 3.1c). Auch bei klinisch nicht eindeutig zu bestimmender Läsionshöhe sollte bevorzugt die MRT eingesetzt werden, ggf. sogar als Whole-Spine-Untersuchung. Die MRT ist vor allem bei nicht degenerativen Wurzelkompressionen (etwa durch Tumoren) hilfreich. Auch eine Funktionsdiagnostik der Halswirbelsäule mit Untersuchung in Retro- und Anteflexion ist möglich (Nachweis einer Listhesis oder einer rheumatisch bedingten atlanto-axialen Instabilität).

❶ Cave
Stets muss bedacht werden, dass bei Erwachsenen in bis zu 25 % deutliche radiologische Befunde in der Schnittbilddiagnostik (CT, MRT) gefunden werden können, ohne dass klinische Befunde oder Beschwerden korrelieren.

Neurophysiologie Neurophysiologische Untersuchungen (EMG, Magnetstimulation, SEP) dienen der Objektivierung klinischer Ausfälle bzw. dem Nachweis subklinischer Wurzelläsionen. Das paraspinale EMG hilft in der Differenzierung Wurzelläsion – periphere Nervenläsion (Denervierungszeichen bei Wurzelläsion). Die sensible Neurographie peripherer Nerven zeigt eine Abnahme der Amplitude des sensiblen Nervenaktionspotenzials bei Plexusaffektionen oder peripheren Nervenkompressionen, während sie bei Wurzelschädigungen trotz eines sensiblen Defizits unauffällig ist (◻ Abb. 3.5). Daneben sind fraktionierte SEP-Untersuchungen hilfreich.

3.2.4 Therapie

Die **Indikationen zur operativen Therapie** sind:

- Absolute Indikation zur Operation bei Kauda-Syndrom mit akuter Paraparese (Massenvorfall oder pathologische Wirbelkörperfraktur) oder bei Vorliegen einer Blasen-Mastdarm-Funktionsstörung.

> ❶ **Cave**
> In diesem Fall ist eine OP innerhalb 24 Stunden erforderlich!

- Sichere Indikation bei persistierenden oder progredienten motorischen Ausfällen (schlechter als MRC 3 – ▶ Abschn. 3.1.1).
- Relative Indikation zur Operation bei sensiblen monoradikulären Ausfällen und/oder persistierenden Schmerzen trotz suffizienter konservativer Therapie über 4 Wochen bei gesicherter Wurzelkompression.

Folgende **operative Maßnahmen** kommen **lumbal** in Frage:
- Offene Nukleotomie in mikrochirurgischer Technik (perioperative Diszitis bei 0–0,2 %)
- Perkutane endoskopische Nukleotomie: nur bei nicht sequestrierten Vorfällen
- Perkutane Laserdiskektomie: keine validen Langzeitergebnisse
- Stabilisierungsoperation mit Dekompression bei Wirbelkörperdestruktionen und Spondylolisthesis. Eine Wirbelfusion kann bei Spondylolisthesis erforderlich werden
- Laminektomie oder Hemilaminektomie mit und ohne Stabilisierung bei lumbaler Spinalkanalstenose (neurogener Claudicatio)

Zervikal sind das Ausmaß und die Therapieresistenz für die OP-Indikation entscheidend. Vor allem die zervikale Myelopathie mit Symptomen seitens der langen Bahnen und der Nachweis der Myelonläsion in der MRT stellt eine sichere Indikation dar. Folgende Verfahren werden eingesetzt:
- Offene Diskektomie in mikrochirurgischer Technik über einen anterioren Zugang (Standardverfahren)
- Interkorporelle Spondylodese mit autologem Knochenspan, Knochenzement, Titan oder

Kunststoff (Fusion nach Cloward mit rundem Dübel oder nach Smith-Robinson mit quaderförmigem Dübel)
- Sequestrektomie über eine dorsale Foraminotomie (nach Frykholm)
- Perkutane Nukleotomie (nur bei nicht sequestrierten Vorfällen!)

Konservativ Die konservative Therapie umfasst eine adäquate Lagerung, krankengymnastische Übungsbehandlungen, Wärmeanwendungen und Massagen. Die medikamentöse Schmerzausschaltung erfolgt mit Diclofenac, Acetylsalicylsäure oder anderen Analgetika, ggf. kurzer Kortikosteroidstoß. Physikalische Therapie begleitender Myogelosen.

> ❶ **Cave**
> Eine längerfristige Ruhigstellung ist **nicht** indiziert, entscheidend ist die aktive Übungstherapie.

Konservative Maßnahmen:
- Entlastung und Ruhigstellung (nur für wenige Tage!)
- Physiotherapie mit Bewegungstherapie, Entspannungsübungen, Lockerungsübungen
- Rückenschule zur Kräftigung der Rücken- und Bauchmuskulatur (nach Abklingen der akuten Symptomatik
- Lokale Wärmeanwendungen (alternativ Kryotherapie)
- In therapieresistenten Fällen CT-gesteuerte Wurzelblockade (periradikuläre Injektion) unter sterilen Kautelen (cave Abszess!) oder Facetteninfiltration
- Trizyklische Antidepressiva bei chronischen Schmerzen (Amitriptylin, Doxepin)
- Vorübergehend Myotonolytika
- Orale Kortikoidgabe (z. B. Prednisolon 500 mg parenteral pro Tag für 3 – 5 Tage, dann orales Ausschleichen)
- Nicht steroidale Antiphlogistika (Diclofenac, Ibuprofen)

3.3   Läsionen peripherer Nerven

3/4 aller Nervenkompressionssyndrome finden sich an der oberen Extremität – weitaus am häufigsten sind das Karpaltunnelsyndrom und das Sulcus-ulnaris-Syndrom. Bei Kompressionssyndromen lässt sich neurophysiologisch an der Stelle der Druckeinwirkung ein umschriebener Leitungsblock dokumentieren. Nerven mit sensiblen Anteilen zeigen bei Irritation im Schädigungsbereich das Hoffmann-Tinel-Zeichen mit elektrisierenden Parästhesien und Schmerzen im zugehörigen sensiblen Versorgungsgebiet. Primär traumatische Nervenschädigungen betreffen bevorzugt N. ulnaris, N. peronaeus und N. radialis. Eine häufige Ursache peripherer Nervenläsionen sind iatrogene Schäden, die bei operativen Eingriffen am Knochen, durch Injektionen, Punktionen oder indirekt durch Lagerung während einer Narkose, bei Gipsverbänden und Schienen entstehen.

Läsionen durch Traumata:
Bei der **traumatischen Nervenschädigung** werden unterschieden:
- Die umschriebene Leitungsstörung (**Neurapraxie**)
- Die axonale Läsion bei Quetschung des Nerven ohne Kontinuitätsunterbrechung der Hüllstrukturen (**Axonotmesis**)
- Die Kontinuitätsunterbrechung von Axon und Hüllstrukturen (**Neurotmesis**)

Bei peripheren (infraganglionären) Nervenläsionen kommt es zu einer Abnahme der Erregbarkeit peripher der Läsion gelegener nervaler Strukturen. Diese fehlt bei radikulären (supraganglionären) Läsionen (◘ Abb. 3.5).

Therapieprinzipien: Bei atraumatischen Läsionen:
- Bei spontan aufgetretener Parese (Druckläsion) mit oder ohne Leitungsblock sollte die Behandlung mit Krankengymnastik, Druckentlastung und ggf. orthopädischen Hilfen (z. B. Peronäus-Schiene) durchgeführt werden.
- Operative Dekompression mit Neurolyse bei progredienter Parese oder bei Verdacht auf einen lokalen Tumor (z. B. Neurinom oder Ganglion)

- Zeigt sich neurophysiologisch ein kompletter Leitungsblock mit ausbleibender klinischer Besserung und elektromyographisch bestätigter kompletter Denervierung ohne Reinnervation nach 3 Monaten, ist die Indikation zur operativen Revision gegeben.

Bei traumatischen Läsionen:
- Bei glatter Durchtrennung primäre Rekonstruktion des Nerven (End-zu-End-Naht) innerhalb von 3 Wochen nach dem Trauma
- Bei geschlossener Dehnungs- oder Zerrungsverletzung mit erhaltener Nervenkontinuität Verlauf abwarten mit elektrophysiologischer Kontrolle nach 4 – 6 Wochen zur Frage der Reinnervation. Eine Neurolyse eventuell mit autologem Interponat ist bei fehlender Verbesserung 3 Monate nach dem Trauma indiziert.
- Bei offener Quetschung oder Zerreißung Sekundärversorgung 2 – 3 Wochen nach dem Trauma mit Entfernung des Neuroms und End-zu-End-Naht oder autologem Transplantat (N. suralis)

3.3.1   N. medianus

Karpaltunnelsyndrom (CTS)

Definition Es handelt sich um eine Kompression des distalen N. medianus im Karpaltunnel unter dem Retinaculum flexorum (Ligamentum carpi transversum, ◘ Abb. 3.6).

Epidemiologie Das Karpaltunnelsyndrom stellt nahezu die Hälfte aller Nervenkompressionssyndrome dar. Frauen sind doppelt so häufig betroffen wie Männer. Das Haupterkrankungsalter ist das 40. bis 60. LJ, die dominante Hand wird bevorzugt betroffen, eine bilaterale Läsion besteht bei 40 % der Fälle.

> **Klinik**
>
> Klinisch ist die **Brachialgia paraesthetica nocturna** typisch: Brennende Schmerzen und Parästhesien der ersten drei Finger treten bevorzugt nachts auf, aber auch bei Tätigkeiten
> ▼

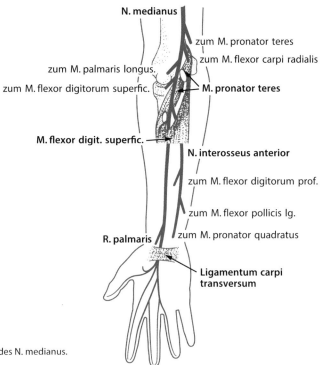

N. medianus

zum M. pronator teres

zum M. flexor carpi radialis

zum M. palmaris longus

zum M. flexor digitorum superfic.

M. pronator teres

M. flexor digit. superfic.

N. interosseus anterior

zum M. flexor digitorum prof.

zum M. flexor pollicis lg.

R. palmaris

zum M. pronator quadratus

Ligamentum carpi transversum

◻ Abb. 3.6 Anatomie des N. medianus. (Aus Berlit 2011)

mit den Händen. Die Schmerzen werden oft im ganzen Arm empfunden. Im Verlauf tritt eine Hypästhesie im Versorgungsgebiet des N. medianus unter Aussparung des Ramus palmaris auf, es entwickelt sich eine Thenaratrophie bei Parese von Daumenabduktion und -opposition (◻ Abb. 3.7a-b). Das **Flaschenzeichen** ist als Hinweis auf die gestörte Abduktion positiv (◻ Abb. 3.7c). Das Beklopfen des N. medianus in Höhe des Karpaltunnels führt zu elektrisierenden Parästhesien in die ersten drei Finger (positives **Hoffmann-Tinel-Zeichen**). Mit dem **Phalen-Test** (Beugung im Handgelenk) lassen sich die Beschwerden provozieren.

Ursachen Meist tritt das Karpaltunnelsyndrom spontan auf.

Es ist häufig assoziiert mit Gravidität, rheumatoider Arthritis, Diabetes mellitus, Myxödem, Akromegalie, distaler Radiusfraktur, Hämodialyse, Gicht.

Eine familiäre Häufung wird bei Stoffwechselerkrankungen (Mukolipidosen, Amyloidose) und bestimmten Formen hereditärer Polyneuropathien (tomakulöse Neuropathie) beschrieben.

Ganglien und Lipome sind die häufigsten tumorösen, die Tuberkulose die häufigste entzündliche Ursache.

Ein akutes Karpaltunnelsyndrom kann bei Blutungen oder der Thrombose einer persistierenden A. mediana auftreten.

Die **Diagnose** wird mittels Elektroneurographie gesichert, wobei eine distale motorische Latenz von 5 ms bei einer Distanz von 6,5 cm als sicher pathologisch gilt. Auch eine Seitendifferenz von mehr als 1 ms ist pathologisch.

Therapie Therapeutisch wird zunächst die nächtliche Ruhigstellung des Handgelenkes bei 180 Grad mittels einer volaren Unterarmschiene in Kombination mit abschwellenden medikamentösen Maßnahmen (Kortikosteroide per os oder lokal) versucht. Bei anhaltenden Schmerzen oder neurologischen Ausfällen erfolgt die **operative Dekompression**.

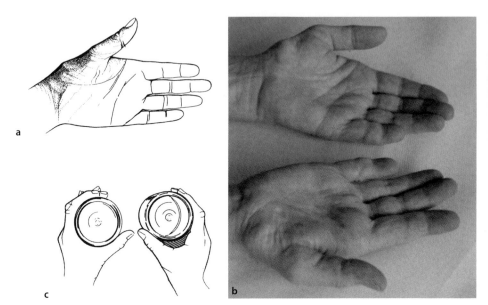

Abb. 3.7a-c a Thenaratrophie bei Karpaltunnelsyndrom **b** Bilaterale Thenaratrophie **c** Flaschenzeichen durch Parese des M. abductor pollicis

Paralysie des amants

Im Bereich von Axilla und Oberarm kann der N. medianus traumatisch geschädigt werden. Kompressionssyndrome kommen nach falscher Lagerung oder z. B. durch den Druck des länger auf dem Oberarm liegenden Kopfes des Partners zustande (*paralysie des amants*). Wenn der M. flexor pollicis longus (Beugung des Daumenendgliedes) mitbetroffen ist, handelt es sich nicht um eine Kompression im Karpaltunnel, da dieser Muskel proximal des Handgelenkes liegt.

Interosseus-anterior-Syndrom

Bei diesem motorischen Kompressionssyndrom wird der Nerv am proximalen Unterarm geschädigt. Der rein motorische N. interosseus anterior versorgt die Mm. flexor pollicis longus, flexor digitorum profundus und pronator quadratus.

Klinik		

Schmerzen am proximalen volaren Unterarm begleiten beim Interosseus-anterior-Syndrom (**Kiloh-Nevin-Syndrom**) Paresen der Daumenendglied- und Zeigefingerendgliedbeugung.

Ursächlich können Frakturen, Injektionen und penetrierende Verletzungen sein. Spontan kommt das Syndrom bei Berufen vor, die eine häufige Pronation und Beugung im Ellbogengelenk erfordern. Die Diagnose wird durch elektromyographische Untersuchung der betroffenen Muskeln belegt, therapeutisch werden Ruhigstellung und Kortikosteroidinjektionen eingesetzt.

■ **Pronator-teres-Syndrom**

Der N. medianus ist vor dem Abgang des N. interosseus anterior betroffen – auch hier sind Tätigkeiten mit wechselnder Pronation und Supination (Schlosser, Schreiner) häufig ursächlich. Die motorischen Symptome sind von Parästhesien in den radialen 3 1/2 Fingern begleitet. Eine Schmerzverstärkung bei lokaler Kompression (Hoffmann-Tinel-Zeichen) ist häufig. Die Therapie erfolgt mittels Ruhigstellung und lokalen Kortikosteroidinjektionen.

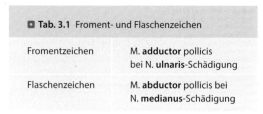

◼ Tab. 3.1 Froment- und Flaschenzeichen	
Fromentzeichen	M. **adductor** pollicis bei N. **ulnaris**-Schädigung
Flaschenzeichen	M. **abductor** pollicis bei N. **medianus**-Schädigung

3.3.2 N. ulnaris

Sulcus-ulnaris-Syndrom

Definition Kompression des N. ulnaris im Kubital-tunnel oder Sulcus ulnaris am Ellenbogen nach länger zurückliegenden knöchernen Verletzungen, bei habitueller Luxation des Nervs oder Druckexposition in diesem Bereich. Der Nachweis erfolgt mittels fraktionierter Elektroneurographie.

Pathogenese Der N. ulnaris wird am häufigsten im Sulcus ulnaris oder Kubitaltunnel komprimiert. Ursächlich sind
— vorausgegangene knöcherne Verletzungen im Ellbogenbereich (**Ulnarisspätlähmung** nach Jahren oder Jahrzehnten),
— Subluxation bzw. **Luxation** des Nervs (oft beidseitig),
— arthrotische Veränderungen,
— **Druckläsionen** (Lagerung, Gipsverband, längeres Abstützen auf dem Ellbogen),
— Aponeurose unterhalb des Epicondylus medialis (Kubitaltunnelsyndrom),
— Tumoren, Ganglien.

Klinik

Es resultieren zum 4. und 5. Finger ziehende Schmerzen, Sensibilitätsstörungen dieser zwei Finger volar und dorsal sowie Paresen des Hypothenar, der Interossei und des Musculus adductor pollicis. Das **Froment-Zeichen** ist positiv (◼ Abb. 3.8b, ◼ Tab. 3.1). Atrophien sind vor allem im Spatium interosseum I zu sehen.

Diagnose Röntgenaufnahmen des Ellenbogens a. p. und seitlich sowie Tangentialaufnahmen des Sulcus (knöcherne Veränderungen?) sind indiziert.

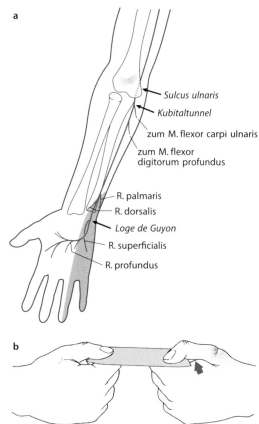

◼ **Abb. 3.8a-b a** Anatomie des N. ulnaris (Aus Berlit 2011) **b** Positives Froment-Zeichen bei Ulnarisparese: Anstelle des gelähmten M. adductor pollicis wird der M. flexor pollicis longus (N. medianus) eingesetzt

Elektroneurographisch findet sich eine umschriebene Verlangsamung der Nervenleitgeschwindigkeit im Bereich der Sulcusstrecke um mehr als 10 m/s.

Therapie Führt die Ruhigstellung nicht zu einer Befundbesserung, erfolgt die mikrochirurgische Operation in Form der Dekompression im Kubitaltunnel oder der Ventralverlagerung des Nervs.

Sonstige Ulnarisläsionen

Im Bereich des Handgelenkes sind Ulnarisläsionen durch Schnittverletzungen und Frakturen häufig. Eine Kompression des Nervs in der *loge de Guyon*, etwa bei Radfahrern, kann isoliert den Ramus profundus mit rein motorischen Ausfällen betreffen.

3

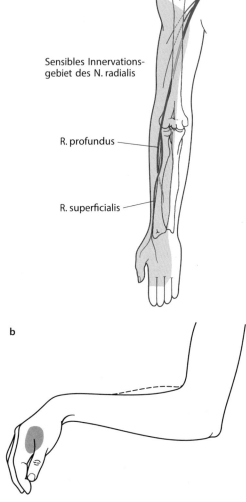

a

Sensibles Innervations-
gebiet des N. radialis

R. profundus

R. superficialis

b

◻ Abb. 3.9a-b a Anatomie des N. radialis **b** Fallhand bei Radialisläsion und Kerngebiet des sensiblen Innervationsareals des R. superficialis nervi radialis. (Aus Berlit 2011)

Bei allen Läsionen im Handgelenksbereich sind die Mm. flexor carpi ulnaris und flexor digitorum profundus IV und V ausgespart. Die Diagnose wird elektrophysiologisch abgesichert. Bei Kompressionssyndromen ist eine konservative Therapie mit Ruhigstellung und abschwellenden Maßnahmen gerechtfertigt.

3.3.3 N. radialis

Der N. radialis wird am häufigsten am Oberarm lädiert – etwa 5 % aller Nervenkompressionssyndrome. Es resultiert eine **Fallhand** durch Extensorenparese (◻ Abb. 3.9a-b).

Druckläsion in der Axilla

Bei einer Läsion des Nervs in der Axilla (durch Krücken) ist der M. triceps brachii mitbetroffen.

Druckläsion am Oberarm

Die häufigste Druckläsion am Oberarm entsteht durch Humerusfrakturen am Übergang vom mittleren zum unteren Drittel sowie bei Operationen in diesem Bereich. Häufig sind auch Druckschädigungen, insbesondere bei Alkoholikern, die auf harten Unterlagen schlafen (**Parkbanklähmung**). Neben der **Fallhand** kommt es zur Parese des M. brachioradialis und es finden sich Sensibilitätsstörungen an Handrücken (Ramus superficialis) und dorsalem Vorderarm (N. cutaneus antebrachii dorsalis).

Interosseus-posterior- oder Supinatorlogen-Syndrom

Der rein motorische Endast des N. radialis ist meist am Gebrauchsarm betroffen. Klinisch resultieren Paresen der Fingerstreckung und des M. extensor carpi ulnaris. Die Mm. brachioradialis und extensor carpi radialis sind nicht betroffen. Begleitend können Schmerzen im Bereich der Unterarmstrecker auftreten. Ursächlich sind häufig anatomische Besonderheiten wie Verlaufsvarianten des N. interosseus posterior, Veränderungen des Supinatorkopfes, Gefäßanomalien und Veränderungen in der Nähe des Humeroradialgelenkes. Entscheidend ist die neurophysiologische Diagnostik. Die Therapie erfolgt zunächst konservativ mit Antiphlogistika, ggf. ist eine operative Freilegung erforderlich.

Cheiralgia paraesthetica

Im Bereich des distalen Unterarmes und Handgelenkes wird gelegentlich isoliert der rein sensible Ramus superficialis nervi radialis geschädigt – es kommt zur Cheiralgia paraesthetica mit Parästhesien und Schmerzen an Handrücken und Daumen. Die Beschwerden verschwinden durch die lokale

Blockade mit einem Lokalanästhetikum. Ursächlich sind zu enge Armbänder, Handschellen, Verbände; eine isolierte Läsion des Daumenastes kommt bei längerfristigem Arbeiten mit der Schere oder Palette vor. Entscheidend ist die Ruhigstellung mit Druckentlastung.

3.3.4 Nerven des Schultergürtels

Läsionen nach Schultertraumen

Nach Schultertraumen sind pseudoradikuläre Schmerzsyndrome orthopädischer Ursache deutlich häufiger als nervale Läsionen. Selten ist die Läsion des **N. dorsalis scapulae** mit Schmerzen medial des medialen Schulterblattrandes sowie Parese der Mm. levator scapulae und romboidei. Etwas häufiger kommt die Läsion des **N. suprascapularis** vor mit Paresen der Mm. supra- und infraspinati. Diese Patienten geben einen dumpfen Schmerz in der seitlichen Schulterregion an mit Zunahme, wenn der Arm der betroffenen Seite vor dem Körper zur Gegenseite geführt wird. Abduktion und Außenrotation sind paretisch, es besteht eine Atrophie der Muskeln. Röntgenaufnahmen der Schulter sollten zum Ausschluss von posttraumatischen oder degenerativen Veränderungen angefertigt werden; die Diagnose wird neurophysiologisch abgesichert. Wenn die lokale Injektion von Kortikosteroiden und Lokalanästhetika nicht ausreichend hilft, ist die operative Freilegung indiziert.

N. axillaris

Der N. axillaris versorgt die Mm. deltoideus und teres minor und ist sensibel für die Oberarmaußenseite zuständig. Die meist traumatische Läsion des Nervs macht eine operative Revision erforderlich. Bei Schulterluxationen sollte stets eine Sensibilitätsprüfung an der Oberarmaußenseite vor Reposition erfolgen, um eine begleitende Axillarisläsion nicht zu übersehen, und um sich gegen den Vorwurf wehren zu können die Reposition habe zur Nervenschädigung geführt.

N. thoracicus longus

Der N. thoracicus longus versorgt den M. serratus anterior, welcher durch den Seitenvergleich der tastbaren Kontraktion beim Husten untersucht wird.

Beim Ausfall kommt es zu einer Fehlstellung der Scapula nach oben innen mit Scapula alata. Eine Druckschädigung kommt bei Verbänden, Gipskorsett oder bei Operationen im Bereich der Axilla zustande. Wenn eine Besserung unter krankengymnastischer Therapie ausbleibt, kommt eine Ersatzoperation in Frage.

N. musculocutaneus

Der N. musculocutaneus ist für die Innervation der Mm. biceps brachii, brachialis und coracobrachialis zuständig, sensibel gibt er den Ramus cutaneus antebrachii lateralis ab. Neben traumatischen Schädigungen kann eine Musculocutaneusparese beim Tragen schwerer Lasten oder lagerungsbedingt in Narkose auftreten.

3.3.5 Armplexusparesen

Bei Läsionen des Plexus brachialis lassen sich die obere, mittlere und untere Plexusläsion sowie drei faszikuläre Lähmungstypen unterscheiden, je nachdem in welcher Höhe die Schädigung liegt (◘ Abb. 3.10).

Obere Armplexusparese

Bei der häufigen oberen Armplexusläsion sind die Abduktion und Außenrotation der Schulter, die Ellenbeuger und der M. supinator motorisch betroffen. Es findet sich eine umschriebene Sensibilitätsstörung an der Oberarmaußenseite; der Arm hängt mit einwärts rotierter Hand herab (◘ Abb. 3.11a). Diese **Erb-Lähmung** kommt vor allem bei Motorrad- und Reitunfällen durch Schulterprellung oder Zerrung am Arm zustande.

Untere Armplexusparese

Die untere Armplexusläsion (**Klumpke**) führt zu einer Parese der kleinen Handmuskeln und der langen Fingerbeuger mit Sensibilitätsstörung der ulnaren Handseite und Vorderarmkante; begleitend tritt häufig ein Horner-Syndrom auf (◘ Abb. 3.11b). Sie wird gesehen bei raumfordernden Prozessen im Bereich der Lungenspitze (Pancoast-Tumor).

Beide klassische Formen der Armplexuslähmung werden auch als geburtshilfliche Schädigungen beim Neugeborenen beobachtet.

3

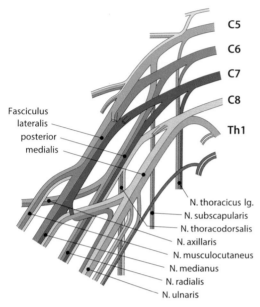

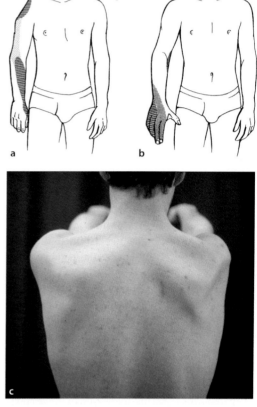

◻ Abb. 3.10 Anatomie des Armplexus. (Aus Berlit 2011)

Mittlerer Armplexus Die mittlere Armplexusläsion betrifft den M. triceps brachii und den M. pectoralis, entspricht mit der Sensibilitätsstörung einer C7-Läsion und tritt meist in Kombination mit einer unteren Armplexusläsion auf.

Faszikuläre Lähmungen

Die Läsion des **dorsalen Faszikels** führt zu einer Parese von M. deltoideus und M. triceps sowie der Hand- und Fingerstrecker.

Die Läsion des **lateralen Faszikels** bedingt Paresen von M. biceps brachii und M. pronator teres.

Die Läsion des **medialen Faszikels** bedingt Paresen der Mm. interossei, der ulnaren Lumbricales und des Thenar.

Thoracic-outlet-Syndrom (TOS)

Das TOS ist sehr selten. Neben einer Kompression von außen durch Tragen eines schweren Rucksackes oder lagerungsbedingt in Narkose können Plexusanteile in anatomischen Engen der oberen Thoraxapertur geschädigt werden. Meist ist der mediale Faszikel betroffen.

Neben Paresen und Atrophien der kleinen Handmuskeln finden sich sensible Ausfälle am ul-

◻ Abb. 3.11a-c Klinik der oberen (**a**) und unteren (**b**) Armplexusparese, (**c**) Scapula alata (rechts)

naren Unterarm mit begleitenden Parästhesien und Schmerzen; typisch sind vaskuläre Begleitsymptome durch Perfusionsstörung der A. subclavia.

Ursachen können eine Halsrippe oder ein verlängerter Querfortsatz des 7. HWK sein, eine Kompression in der Scalenuslücke kommt vor.

Das Verschwinden des Radialispulses bei Kopfwendung zur betroffenen Seite mit Anheben des Kinns und tiefer Inspiration (**Adson-Manöver**) ist nur ein unsicherer Provokationstest, der auch bei Gesunden pathologisch ausfallen kann (◻ Abb. 3.12). Nur bei eindeutigen röntgenologischen, angiographischen und neurophysiologischen Befunden ist ein operatives Vorgehen indiziert.

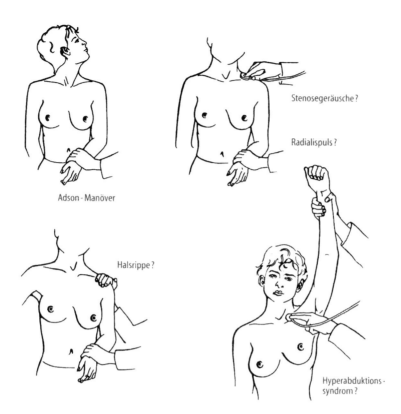

Stenosegeräusche?

Radialispuls?

Adson-Manöver

Halsrippe?

Hyperabduktions-syndrom?

◻ Abb. 3.12 Untersuchungsgang bei Verdacht auf Thoracic-outlet-Syndrom

Weitere Ursachen

Läsionen der verschiedenen Anteile des Plexus brachialis werden nicht nur bei direktem Trauma und Kompression durch Tumoren, sondern auch als **Bestrahlungsfolge** Jahre und Jahrzehnte nach einer Strahlentherapie der Axillaregion (bei Mammakarzinom) gesehen.

Die **neuralgische Schulteramyotrophie** ist eine immunologisch bedingte Entzündung des Plexus brachialis nach Infekten oder Impfungen.

3.3.6 Beinnervenläsionen

N. peroneus

An der unteren Extremität wird der N. peroneus am häufigsten geschädigt – er stellt etwa 10 % der nicht-traumatischen Nervenkompressionssyndrome.

Klinik

Die **Peroneusparese** führt zu einem **Stepper-gang** aufgrund einer **Parese** der Zehen- und Fußextensoren sowie der Mm. peronei (◻ Abb. 3.13). Die Läsion des N. peroneus profundus bedingt ausschließlich an den aneinander zugewandten Flächen von erster und zweiter Zehe eine Sensibilitätsstörung, bei einer zusätzlichen Superfizialisschädigung betrifft die Hypästhesie den Fußrücken; bei Läsion des N. cutaneus surae lateralis auch den lateralen distalen Unterschenkel – dann besteht die Ver-wechselungsgefahr mit einer L5-Kompression (◻ Abb. 3.14).

Wichtigster Läsionsort ist das Caput fibulae, wo der N. peroneus communis in direktem Kontakt zum Knochen steht. An dieser Stelle lässt sich auch in typischer Weise ein Hoffmann-Tinel-Zeichen aus-lösen. Die **wichtigsten Ursachen** sind:

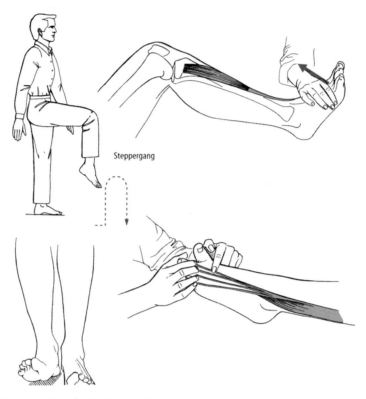

Abb. 3.13 Klinik und motorische Kraftprüfung bei Peroneusparese

- lagerungsbedingte (in Narkose, Sitzen mit übereinandergeschlagenen Beinen) und druckbedingte (Gipsverbände) Schädigung
- direkte Traumafolgen
- intraoperative Läsionen
- anatomische Veränderungen (sehnige Arkade zwischen den Köpfen des M. peroneus longus, Ganglien, Muskelhernien)

Im Bereich des Unterschenkels kann der N. peroneus superficialis bei übereinandergeschlagenen gestreckten Beinen geschädigt werden.

Durch enge Schuhe wird der N. peroneus profundus am proximalen Fußrücken irritiert (**vorderes Tarsaltunnelsyndrom** mit Schmerzen zwischen 1. und 2. Zehe).

Diagnose Neurophysiologisch lässt sich bei der häufigsten Druckparese im Bereich des Fibulaköpfchens ein umschriebener Leitungsblock dokumentieren. Wichtig ist die Differenzialdiagnose zur Kompression der Wurzel L5. Hierbei hilft die Unter-

suchung des Tibialis-posterior-Reflexes (TPR). Dieser ist bei einer Läsion der Wurzel L5 abgeschwächt oder ausgefallen, hingegen bei der Peroneusdruckparese seitengleich vorhanden.

Therapie Während die unterhalb des Fibulaköpfchens gelegenen Kompressionssyndrome zunächst konservativ mittels Entlastung und abschwellenden Maßnahmen behandelt werden, machen motorische Ausfälle bei traumatischer Läsion des Peroneus communis am Fibulaköpfchen eine operative Revision erforderlich. Um Sprunggelenksdistorsionen vorzubeugen, sollte bei Vorliegen von Paresen mit Steppergang eine Peroneusschiene verordnet werden.

> **Klinik**
>
> Die Peroneusparese führt zu einem Steppergang bei Parese der Zehen- und Fußextensoren sowie der Mm. peronei. Oft nur Sensi-
> ▼

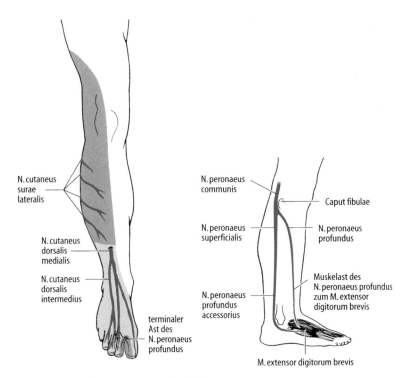

N. cutaneus
surae
lateralis

N. cutaneus
dorsalis
medialis

N. cutaneus
dorsalis
intermedius

terminaler
Ast des
N. peronaeus
profundus

N. peronaeus
communis

Caput fibulae

N. peronaeus
superficialis

N. peronaeus
profundus

N. peronaeus
profundus
accessorius

Muskelast des
N. peronaeus profundus
zum M. extensor
digitorum brevis

M. extensor digitorum brevis

Abb. 3.14 Anatomie und sensibles Innervationsgebiet des N. peroneus

bilitätsstörung der einander zugewandten Flächen von erster und zweiter Zehe (N. peroneus profundus). Läsionsort Caput fibulae durch Druckschädigung bei falscher Lagerung in Narkose, Sitzen mit übereinandergeschlagenen Beinen oder Gipsverbänden. Neurophysiologisch umschriebener Leitungsblock. Differenzialdiagnose zur Wurzelläsion L5 klinisch durch Tibialis-posterior-Reflex.

N. tibialis

Klinik

Die Tibialisläsion führt zu einer Parese der Plantarflexion mit Sensibilitätsstörung und Missempfindungen im Bereich der Fußsohle.

Verletzungen des Nervs im Bereich der Kniekehle kommen bei Frakturen, operativen Eingriffen und Schussverletzungen vor.

Im Bereich des Malleolus medialis kann der Nerv unter dem Retinaculum flexorum komprimiert werden (**mediales Tarsaltunnelsyndrom**). In diesem Falle resultieren brennende Parästhesien an der Fußsohle, welche nachts akzentuiert sein können und gelegentlich auch beim Gehen und Stehen zunehmen. Ein positives Hoffmann-Tinel-Zeichen ist häufig, Paresen der kleinen Fußmuskeln treten ggf. hinzu. Veränderungen der Sprunggelenke, Tendosynovitiden und länger zurückliegende Traumen können eine Rolle spielen. Neben der Messung der Nervenleitgeschwindigkeit ist vor allem die Installation eines Lokalanästhetikums in den Tarsaltunnel diagnostisch wegweisend; bei Versagen einer konservativen Therapie ist die operative Revision angezeigt.

Differenzialdiagnostisch muss die **Morton-Metatarsalgie** – ein Engpass-Syndrom des Plantarnerven zur 3. und 4. Zehe – abgegrenzt werden. Es findet sich ein lokaler Druckschmerz mit Ausstrahlung zur 3. und 4. Zehe – auch hier hilft die Injektion eines Lokalanästhetikums prompt. Bei ungenügendem Effekt einer konservativen Therapie ist die Neurektomie indiziert.

N. ischiadicus

> **Klinik**
>
> Die Läsion des N. ischiadicus führt zur Kombi-
> nation einer Peroneus- und Tibialisparese,
> sowie zur Lähmung der Hüftaußenrotation.

Spritzenlähmung Der N. ischiadicus wird am häufigsten in der Gesäßgegend lädiert. Zum Glück
selten geworden ist die Spritzenlähmung durch un-
sachgemäße intramuskuläre Injektion unterhalb
des oberen äußeren Quadranten der Glutealmuskulatur. Meist tritt eine Parese direkt nach der Injektion ohne Schmerzen auf – ein freies Zeitintervall
von Stunden bis Tagen ist jedoch möglich. Im Verlauf von einigen Stunden resultiert meist begleitend
ein kausalgiformes Schmerzsyndrom. Oft ist der
Peroneusanteil des N. ischiadicus schwerpunktmäßig betroffen. Entscheidend in der akuten Situation ist die Einspritzung von physiologischer
Kochsalzlösung unter den M. gluteus maximus zur
Verdünnung des injizierten Medikamentes.

    Traumatisch wird der N. ischiadicus bei Schuss-
verletzungen des Gesäßes geschädigt.

Piriformis-Syndrom Beim Piriformis-Syndrom
kommt es zu einer Irritation des N. ischiadicus
durch diesen Muskel vor allem bei Verlaufsvarianten – Leitsymptom sind heftige Gesäßschmerzen
mit Ausstrahlung zur Fußsohle und gelegentlichen
Parästhesien. Es findet sich ein druckdolenter Aus-
trittspunkt des N. ischiadicus. Sofern eine lokale
Injektionstherapie nicht hilft, ist die operative
Durchtrennung des M. piriformis indiziert.

N. femoralis

Der N. femoralis ist für die Innervation des M. quad-
riceps femoris sowie der Mm. psoas, iliacus und
pectineus zuständig. Die Vorderinnenseite des
Oberschenkels wird sensibel über die Rami cutanei
anteriores versorgt, sensibler Endast ist der N. saphenus für die Innervation der Unterschenkel-
innenseite. Während bei einer Läsion des Nervs in
Höhe des Leistenbandes nur die Beinstreckung
paretisch ist, findet sich bei einer intrapelvinen
Schädigung zusätzlich eine Iliopsoasschwäche. Das
Treppensteigen ist hochgradig beeinträchtigt.

Pathogenese Ursache einer Femoralisläsion sind
retroperitoneale Hämatome, etwa unter Antikoagulanzien, bei operativen Eingriffen oder traumatisch.
Aneurysmen der Aorta abdominalis oder der A. iliaca und entzündliche Hüftgelenksprozesse sowie
vergrößerte Leistenlymphknoten sind weitere mögliche Ursachen.

Therapie Bei retroperitonealen Hämatomen müssen die Gerinnungsverhältnisse normalisiert werden – die notfallmäßige operative Ausräumung ist
indiziert bei sehr großen Hämatomen und Paralyse
der vom N. femoralis versorgten Muskulatur.

N. saphenus

Die häufige Läsion im Adduktorenkanal (Hunter-
Kanal) führt zu Schmerzen, Parästhesien und
sensiblen Ausfallserscheinungen distal der Schä-
digungsstelle am medialen Unterschenkel. Der
Hauptstamm des N. saphenus ist vor allem bei
Varizenoperationen gefährdet. Die Läsion des
Ramus infrapatellaris im Bereich der Kniescheibe
(z. B. bei längeren Tätigkeiten im Knien) bedingt
schmerzhafte Missempfindungen unterhalb des
Knies (**Gonyalgia paraesthetica**). Therapeutisch
erfolgt zunächst die lokale Injektionstherapie mit
Kortikosteroiden und Lokalanästhetika. Eventuell
ist eine operative Freilegung mit Neurektomie
erforderlich.

N. suralis

Der N. suralis ist ein rein sensibler Nerv – er inner-
viert den Fußaußenrand und die laterale und dorsale Seite des distalen Unterschenkeldrittels. Der Nerv
kann von außen durch zu enge Stiefel oder sonstige
Druckeinwirkung lädiert werden, gutartige Tumoren können ursächlich beteiligt sein. Der N. suralis
wird bei Nervenbiopsien zu diagnostischen Zwe-
cken teilweise entnommen. Auch hierbei können
sensible Ausfälle an der Fußaußenseite persistieren.

N. obturatorius

Wegen seiner anatomischen Nähe zu Ureter und
Ovarien ist der N. obturatorius vor allem bei raumfordernden Prozessen in diesem Bereich gefährdet.
Daneben können Hämatome, Obturatoriushernien
und knöcherne Veränderungen des Os pubis verantwortlich sein. Gelegentlich treten die Beschwerden

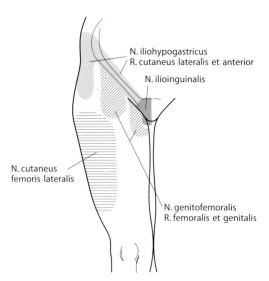

N. iliohypogastricus
R. cutaneus lateralis et anterior

N. ilioinguinalis

N. cutaneus
femoris lateralis

N. genitofemoralis
R. femoralis et genitalis

◘ Abb. 3.15 Sensible Innervationsareale im Bereich der Leiste. (Aus Berlit 2011)

während einer Gravidität oder nach gynäkologischen und geburtshilflichen Eingriffen auf. Leitsymptom sind Parästhesien und Schmerzen an der distalen medialen Seite des Oberschenkels mit Schwäche der Adduktorengruppe und einer umschriebenen handtellergroßen Gefühlsstörung an der distalen Oberschenkelinnenseite (**Romberg-Howship-Syndrom**). Der Adduktorenreflex ist abgeschwächt.

Meralgia paraesthetica

Die Läsion des rein sensiblen **N. cutaneus femoris lateralis** führt zu kribbelnden oder brennenden Parästhesien an der distalen Oberschenkelaußenseite (**◘** Abb. 3.15). Im Versorgungsareal des Nervs besteht eine Hypästhesie und Hypalgesie, oft lässt sich ein lokaler Druckschmerz in Höhe des Leistenbandes nachweisen. Ursächlich kommen zu enge Kleidungsstücke (Jeans, Schlüpfer, Korsett, Bruchband) in Frage. Desweiteren können Leistenhernien, knöcherne Beckenveränderungen, Leistenlymphome und regionale ärztliche Eingriffe (Kathetereingriffe über die A. femoralis!) verantwortlich sein. Intraabdominal kommen peritoneale Tumoren und operative Eingriffe am Darm in Frage.

Die SSEP sind im Seitenvergleich latenzverzögert. Die lokale Infiltration unterhalb des Leistenbandes mit einem Lokalanästhetikum führt zu

Beschwerdefreiheit, ein Therapieversuch kann mit Kortikosteroidinjektionen oder anästhesierenden Externa erfolgen. Bei Versagen operative Durchtrennung des Nervs.

Sonstige Nerven der Beckenregion

Nervi glutei Die Nn. glutei sind nur selten isoliert betroffen; der Ausfall der Mm. glutei führt zu einem Watschelgang mit positivem **Trendelenburg-Zeichen**. Ursächlich kommen Hämatome in der Tiefe des Gesäßes und vor allem bei mageren Patienten Druckeinwirkungen im Bereich des Gesäßes in Frage.

Nn. iliohypogastricus und ilioinguinalis Sie versorgen motorisch die Mm. transversus und obliquus internus abdominis, sensibel die Leisten- und Perinealregion. Im Falle einer Kompression kommt es zu einer Bauchdeckenparese mit hernienartiger Vorwölbung oberhalb des Leistenbandes und zu Schmerzen im sensiblen Innervationsgebiet. Das **Beevor-Zeichen** (**◘** Abb. 3.3) ist positiv. Ursächlich können retroperitoneale Tumoren und Blutungen sowie entzündliche Raumforderungen sein. Iatrogene Läsionen sind häufig. Rein sensibel können Schmerzen und Gefühlsstörungen unterhalb des Leistenbandes auftreten (**◘** Abb. 3.15).

N. genitofemoralis Eine Affektion des N. genitofemoralis führt zu Schmerzen im Bereich von Skrotum bzw. großen Schamlippen sowie an der Innenseite des Oberschenkels und unterhalb des Leistenbandes – Streck- und Rotationsbewegungen im Hüftgelenk führen zu einer Schmerzzunahme. Es findet sich eine lokale Sensibilitätsstörung, der Kremaster-Reflex kann fehlen. Die Läsion des Nervs wird bei Herniotomien gesehen. Versagen lokale Infiltrationen therapeutisch, kommt die operative Durchtrennung infrage.

Plexus lumbosacralis

Läsionen des Plexus lumbosacralis sind seltener als Schädigungen des Armplexus. Ursächlich können Tumoren des Urogenitaltraktes, des Kolons sowie Lymphome sein. Blutungen in den M. iliopsoas bzw. Retroperitonealraum sowie Aneurysmen von Aorta abdominalis und A. iliaca sind weitere mögliche Ursachen. Intermittierende Symptome sind für eine

Endometriose typisch. Bei der idiopathischen Plexusneuritis wird eine immunologische Genese in Analogie zur neuralgischen Schulteramyotrophie diskutiert – stets sollte eine LP zum Ausschluss einer spezifischen Entzündung erfolgen.

Klinik

Leitsymptom sind ischialgiforme Schmerzen, Sensibilitätsstörungen am Oberschenkel und wechselnd ausgeprägte Paresen der Ober- oder Unterschenkelmuskulatur.

Wie beim Plexus brachialis sind Strahlenspätfolgen noch Jahre und Jahrzehnte nach einer Strahlentherapie im Leisten-Becken-Bereich möglich. Sie müssen von einer radiogenen Kaudaschädigung abgegrenzt weden.

Der Plexus lumbalis ist bei der asymmetrischen proximalen Oligoneuropathie des Diabetikers (**diabetische Amyotrophie**) betroffen.

Kompartmentsyndrome

Es handelt sich um Kompressionssyndrome von Strukturen, die von Knochen und Faszien in so genannten Muskelkompartments zusammengehalten sind. Bei Überlastung resultierende Schwellungen der in der Loge befindlichen Muskeln, ggf. mit Muskelnekrose, führen zur Druckschädigung von in der Loge verlaufenden Gefäßen und Nerven. Am häufigsten ist die Extensorenloge des Unterschenkels betroffen mit Rötung, Schwellung des Unterschenkels und Fußzehenheberparese durch Peroneusschädigung bei Nekrose des M. tibialis anterior (**Tibialis-anterior-Syndrom**). Vorkommen nach Operationen (Umstellungsosteotomien) oder nach Extrembelastungen und Trauma (Fußballspielen, Kegeln). Die Unterarmloge ist bei der Volkmann-Kontraktur betroffen.

Klinik

- Die Läsion des rein sensiblen N. cutaneus femoris lateralis führt zur Meralgia paraesthetica mit kribbelnden oder brennenden Parästhesien an der distalen Oberschenkel-

▼

außenseite bei Druckschädigung in Höhe des Leistenbandes. SEP im Seitenvergleich und die lokale Infiltration mit einem Lokalanästhetikum sichern die Diagnose. Therapie mit Kortikosteroidinjektionen, ggf. operative Durchtrennung des Nervs.
- Bei einer Läsion des N. femoralis in Höhe des Leistenbandes Lähmung der Beinstreckung (entzündliche Hüftgelenksprozesse, vergrößerte Leistenlymphknoten), bei einer intrapelvinen Schädigung zusätzlich Iliopsoasschwäche (retroperitoneales Hämatom unter Antikoagulanzien).
- Der N. saphenus wird im Adduktorenkanal bei Varizenoperationen geschädigt (Sensibilitätsstörungen am medialen Unterschenkel), der Ramus infrapatellaris isoliert im Bereich der Kniescheibe (Gonyalgia paraesthetica).

In Kürze
- **Radikuläre Syndrome**
  - Am häufigsten sind die Wurzeln L5 (Fuß/Zehenhebung, TPR) und S1 (Plantarflexion, ASR) betroffen. Lumbal sind Bandscheibenvorfälle, zervikal knöcherne degenerative Veränderungen verantwortlich.
  - Diagnostik mittels MRT oder CT und Myelographie (Myelo-CT). Klinischer und bildgebender Befund müssen übereinstimmen!
  - Indikation zur Operation bei Vorliegen einer Blasen-Mastdarm-Funktionsstörung (innerhalb 24 Stunden!), einer Myelopathie (zervikal) und bei deutlichen Paresen oder therapieresistenten Schmerzen (lumbal)
  - Konservativ Therapie mit Krankengymnastik, Fango, Massagen und medikamentöser Schmerzausschaltung. Nur kurze Ruhigstellung!

▼

- **Karpaltunnelsyndrom**
  - Häufigstes Nervenkompressions-
    syndrom, Kompression des distalen
    N. medianus unter dem Retinaculum
    flexorum
  - Klinisch: Brachialgia paraesthetica
    nocturna mit nächtlichen Schmerzen,
    Parästhesien der ersten drei Finger,
    im Verlauf Thenaratrophie bei Parese
    von Daumenabduktion und -opposi-
    tion
  - Positives Flaschenzeichen und
    Hoffmann-Tinel-Zeichen
  - Vorkommen spontan oder: bei Gra-
    vidität, rheumatoider Arthritis, Diabe-
    tes mellitus, Myxödem, Akromegalie,
    Gicht
  - Diagnose mittels Elektroneurographie
    (distale motorische Latenz >5 ms)
  - Therapie: nächtliche Ruhigstellung,
    Kortikosteroide, OP
- **Sulcus-ulnaris-Syndrom**
  - Jahre nach knöchernen Verletzungen
    im Ellbogenbereich, bei habitueller
    Luxation und Druckläsion
  - Schmerzen und Sensibilitätsstörungen
    des 4. und 5. Fingers sowie Paresen
    des Hypothenar, der Interossei und
    des M. adductor pollicis (Froment-
    Zeichen)
  - Elektroneurographie: Verlangsamung
    der Nervenleitgeschwindigkeit, thera-
    peutisch lokale Dekompression oder
    Ventralverlagerung des Nervs
- **Schädigung des N. radialis**
  - Bei Humerusfrakturen/Operationen
    am Übergang vom mittleren zum
    unteren Drittel oder durch Druck
    (Parkbanklähmung)
  - Klinisch: Fallhand, Lähmung des
    M. brachioradialis und Sensibilitäts-
    störung am Handrücken
  - Therapie: operativ (Trauma) oder
    konservativ mit Ruhigstellung
    (Druckläsionen)

- **Armplexuslähmung**
  - **Obere** (**Erb**-Lähmung) bei Motorrad-
    und Reitunfällen betrifft Abduktion und
    Außenrotation der Schulter sowie die
    Armbeuger mit Sensibilitätsstörung an
    der Oberarmaußenseite
  - **Untere** (**Klumpke**-Lähmung) bei
    Pancoast-Tumor, als Bestrahlungsfolge
    oder Infiltration bei Mamma-Karzinom
    mit Parese der kleinen Handmuskeln
    und Sensibilitätsstörung der ulnaren
    Handseite/Vorderarmkante, begleitend
    Horner-Syndrom

▼

Polyneuropathien

Peter Berlit

4.1   Symptome und Beschwerden   – 95

4.1.1   Hirnnerven   – 96

4.1.2   Manifestationstypen   – 96

4.2   Diagnostik   – 96

4.2.1   Klinische Untersuchung   – 96

4.2.2   Neurophysiologische Diagnostik   – 96

4.2.3   Biopsie   – 97

4.2.4   Genetische Diagnostik   – 98

4.2.5   Ursachenklärung   – 98

4.3   Alkoholische Polyneuropathie   – 98

4.4   Diabetische Polyneuropathie   – 98

4.5   Akute inflammatorische demyelinisierende Polyneuritis
          (AIDP, Guillain-Barré-Syndrom – GBS)   – 99

4.5.1   Sonderformen der AIDP   – 101

4.6   Chronische inflammatorische demyelinisierende Polyneuritis (CIDP)   – 101

4.7   Multifokale motorische
          Neuropathie (MMN)   – 102

4.8   Polyneuritis bei monoklonaler Gammopathie unklarer
          Signifikanz (MGUS)   – 103

4.9   Borreliose (Garin-Bujadoux-Bannwarth-Syndrom,
          Zecken-Polyradikuloneuritis)   – 103

P. Berlit, *Basiswissen Neurologie*,
DOI 10.1007/978-3-642-37784-6_4, © Springer-Verlag Berlin Heidelberg 2013

4.10   Hereditäre Polyneuropathien   – 105

4.10.1   Hereditäre motorisch sensible Neuropathien (HMSN)   – 105
4.10.2   Hereditäre sensible Polyneuropathien (HSN) oder
         hereditäre sensibel-autonome Neuropathien (HSAN)   – 106
4.10.3   Amyloidneuropathie   – 106
4.10.4   Hereditäre Stoffwechselerkrankungen   – 106
4.10.5   Porphyrie   – 106

4.11   Vaskulitiden   – 107

4.12   Toxische Polyneuropathien   – 107

4.13   Sonstige Polyneuropathien   – 107

4.13.1   Nephrogene Polyneuropathie   – 107
4.13.2   Andere Stoffwechselstörungen   – 107
4.13.3   Infektiöse Ursachen   – 107

4.14   Therapie   – 108

Unter einer Polyneuropathie wird die Erkrankung mehrerer peripherer Nerven verstanden, wobei je nach Art der betroffenen Nerven motorische, sensible oder vegetative Ausfälle vorliegen können. Die Symptome betreffen häufig vor allem die Beine und sind oft distal akzentuiert. Parästhesien, Tiefensensibilitätsstörungen mit sensibler Ataxie, strumpf- bzw. handschuhförmige Oberflächensensibilitätsstörungen, distale Paresen und Reflexabschwächung sind charakteristisch. Wichtige Ursachen sind chronischer Alkoholismus, Diabetes mellitus, akute oder chronische Polyneuritiden (Guillain-Barré-Syndrom, CIDP), Borreliose, toxische und hereditäre Genese.

Der 61-jährige Facharbeiter stellt sich wegen Missempfindungen der Füße vor. Beklagt werden ein schmerzhaftes Kribbeln der Zehen und ein Taubheitsgefühl bis Unterschenkelmitte. Das Gehen sei auch unsicherer geworden, vor allem im Dunkeln. Die Beschwerden haben über einen Zeitraum von 4 Monaten allmählich zugenommen. Etwa seit dieser Zeit bestehen auch eine vermehrte Müdigkeit, ein häufiger Harndrang und ein gesteigertes Trinkbedürfnis.
Bei der neurologischen Untersuchung findet sich eine Pallanästhesie der unteren Extremitäten. Strumpfförmige Hypästhesie und Hypalgesie ab Unterschenkelmitte. Keine Paresen, die ASR sind bilateral herabgesetzt. Es fällt die sehr trockene Haut der Füße auf.
Elektroneurographisch zeigen sich verlangsamte Leitgeschwindigkeiten, elektromyographisch ein neurogenes Muster mit großen polyphasischen Potentialen.
Die Labordiagnostik führt bei erhöhten Glukosewerten und einem HbA$_{1c}$-Wert von 8,6 zur Erstdiagnose eines Diabetes mellitus. Der Patient wird auf orale Antidiabetika eingestellt; symptomatisch wird Gabapentin gegeben.

4.1 Symptome und Beschwerden

Sensibilität Sensible Reizerscheinungen sind Parästhesien mit Kribbeln, Brennen, Ameisenlaufen, Pelzigkeits- und Schwellungsgefühl (großkalibrige Fasern) bzw. Kälte- und Wärmemissempfindungen (*burning feet* – kleinkalibrige Fasern). In typischer Weise ist derjenige Nervenabschnitt am meisten betroffen, der am weitesten von der Vorderhornzelle entfernt ist (*dying-back*-Neuropathie). Dies bedeutet, dass die Symptome häufig im distalen Bereich der Beine akzentuiert sind.

Sind großkalibrige Fasern betroffen, liegen frühzeitig Tiefensensibilitätsstörungen (Lageempfindung, Vibrationsempfindung) vor, Läsionen kleiner Fasern führen zu strumpf- bzw. handschuhförmigen Oberflächensensibilitätsstörungen. Wenn schwerpunktmäßig Schmerz- und Temperaturempfinden betroffen sind, wird dies auch als Pseudosyringomyelie bezeichnet.

Sensible Reiz- und Ausfallerscheinungen
- Kribbeln, Ameisenlaufen, Taubheit
- Wärme- und Kälteparästhesien
- Stechende Schmerzen
- Elektrisieren
- Pelzigkeitsgefühl
- Gefühl des Eingeschnürtseins
- Schwellungsgefühl, Druckgefühl
- Gefühl, wie auf Watte zu gehen

Motorik Motorische Reizerscheinungen sind Muskelkrämpfe, Muskelzucken und Faszikulationen. Nach distal akzentuiert kommt es zur Abschwächung der Muskeleigenreflexe sowie zu Paresen und Atrophien der kleinen Fuß- und Handmuskeln.

Vegetativum Durch Miteinbeziehung der mit dem peripheren Nerv laufenden vegetativen Fasern resultieren Schweißsekretionsstörung, trophische Auffälligkeiten und Störungen der Vasoregulation. Das trophische Ödem, das schmerzlose Ulcus an atypischer Stelle (**Mal perforans**) und eine orthostatische Dysregulation sind die Folge. Die Beteiligung autonomer Fasern führt auch zu kardiovaskulären Störungen (stummer Herzinfarkt), gastrointestinalen Problemen (Obstipation mit nächtlichen Durchfällen, Sodbrennen, Völlegefühl), Blasenstörungen und Impotenz (autonome Neuropathie) (◘ Tab. 4.1).

◻ Tab. 4.1 Symptome der autonomen Neuropathie

Augen	Pupillenstörungen
Trophik	schmerzloses Ulkus, Osteoarthropathie, Hypohidrose
Kardio-vaskulär	Ruhetachykardie, Frequenzstarre, fehlender Schmerz bei Koronarischämie (stummer Herzinfarkt), orthostatische Hypotonie
Gastro-intestinal	Ösophagusdystonie, Gastroparese, nächtliche Diarrhoe, Obstipation tagsüber, Ausfall der reflektorischen Pankreassekretion
Urogenital	Blasenentleerungsstörung, erektile Dysfunktion, retrograde Ejakulation, fehlender Blasenfüllungsdruck, fehlender Hodendruckschmerz
Stoffwechsel	fehlende vegetative Reaktion bei Hypoglykämie

4.1.1 Hirnnerven

Bei einer Mitbeteiligung von Hirnnerven im Rahmen von Polyneuropathien sind die Nn. facialis, oculomotorius, abducens, glossopharyngeus und vagus am häufigsten betroffen.

4.1.2 Manifestationstypen

Aufgrund des klinischen Erscheinungsbildes lassen sich verschiedene Manifestationsformen der Polyneuropathie abgrenzen:

Distal symmetrischer Manifestationstyp Beginn meist an der unteren Extremität mit vorwiegend sensiblen und/oder motorischen Symptomen (häufigste Form).

Asymmetrischer Manifestationstyp Hier sind – häufig mit vorherrschenden motorischen Ausfällen – multilokulär einzelne Nerven(-bündel) betroffen (**Mononeuritis multiplex**, Schwerpunktpolyneuritis).

Autonome Neuropathie Diese kann isoliert (*pure autonomic failure*-Pandysautonomie) oder in Kombination mit anderen Symptomen auftreten.

4.2 Diagnostik

4.2.1 Klinische Untersuchung

Neben der Überprüfung des Reflexstatus, der Inspektion im Hinblick auf Atrophien und der Kraftprüfung ist die Sensibilitätsprüfung entscheidend. Berührungsempfinden, Schmerzempfinden, Spitz-Stumpf-Diskrimination und das Erkennen von auf die Haut geschriebenen Zahlen (2-Punkte-Diskrimination) dienen der Überprüfung der Oberflächensensibilität. Zur Tiefensensibilitätsprüfung ist die Untersuchung geführter Bewegungen (Lageempfinden) sowie die Anwendung einer skalierten Stimmgabel (Vibrationsempfinden) erforderlich. Der Schellong-Test, die Untersuchung der Herzfrequenzvariabilität bei Hyperventilation, Schweißsekretionstests und Überprüfungen der Blasenfunktion (Restharnmessung) dienen der Aufdeckung einer autonomen Mitbeteiligung (◻ Tab. 4.2)

4.2.2 Neurophysiologische Diagnostik

Die Messung der Nervenleitgeschwindigkeiten (Elektroneurographie) erlaubt eine Aussage über den Zustand der Markscheiden großkalibriger Fasern, die F-Wellen-Bestimmung dient der Überprüfung proximaler peripherer Nervenabschnitte. Mittels der Nadelelektromyographie werden neurogene Schädigungszeichen in der abhängigen Muskulatur bei Axonschädigungen erfasst. Die mit

◘ Tab. 4.2 Untersuchungsbefunde	
Reflexe	Abschwächung/Ausfall der MER von distal nach proximal
Motorische Störungen	Schlaffe, atrophische Paresen, früh Fuß-/Zehenheberschwäche
Sensibilitäts-störungen (*large fiber neuropathy*)	Strumpf- bzw. handschuhförmige Hypästhesie, gestörte 2-Punkte-Diskrimination, Pallhypästhesie, Störung des Lageempfindens
Sensibilitäts-störungen (*small fiber neuropathy*)	Thermhypästhesie, Hypalgesie
Hirnnerven-beteiligung	N. VII (bei GBS, CIDP, Sarkoidose, Borreliose), Nn. IX, X (bei GBS, Diphtherie), Nn. III, IV, VI (bei diabetischer PNP, Miller Fisher-Syndrom)

◘ Tab. 4.3 Neurophysiologische Befunde bei Poly-neuropathien	
Axonale Schädigung	Neurographisch Reduktion der Amplituden motorischer Summenaktionspotenziale (MSAP) und sensibler Nerven-aktionspotenziale (SNAP). Myographisch erhöhte Poten-zialdauer und -amplitude, Polyphasierate↑; pathologische Spontanaktivität bei akuter Läsion (positive scharfe Wellen, Fibrillationen)
Demyelinisierende Schädigung	Neurographisch distale Latenz↑, Nervenleitgeschwin-digkeit↓, F-Wellen-Latenz↑
Autonome Schädigung	Ausfall der sympathischen Hautantwort, Herzfrequenz-variation↓

Oberflächenelektroden zu registrierende sympathische Hautantwort bei überraschenden Außenreizen ist bei autonomen Neuropathien ausgefallen. Funktionsstörungen dünnkalibriger Schmerz- und Temperaturfasern lassen sich über die Thermotestung und semiquantitative Schmerztestung (Pin-Prick) erfassen.

Vereinfacht dargestellt sprechen verlangsamte Nervenleitgeschwindigkeiten bei weitgehend unauffälligem Muster in der Elektromyographie für eine schwerpunktmäßige Myelin-scheidenschädigung – demyelinisierende Polyneuropathie. Der pathologische elektro-myographische Befund mit niedrigen Amplituden in der Elektroneurographie bei weitgehend regelrechten Leitgeschwindig-keiten deutet hingegen auf eine vorwiegend axonale Schädigung hin – axonale Polyneuro-pathie (◘ Tab. 4.3).

4.2.3 Biopsie

Einzelne autoimmun entzündliche, hereditäre und Stoffwechselerkrankungen des peripheren Nerven machen zur sicheren Diagnosestellung die pathomorphologische und histochemische Untersuchung eines Nervenbiopsates erforderlich, wobei i. d. R. der N. suralis zur Biopsie herangezogen wird. Histologisch lassen sich Demyelinisierung und axonale Schädigung differenzieren (◘ Abb. 4.1a-b und 4.3)

Indikationen für eine Nervenbiopsie
- Isolierte Vaskulitis des peripheren Nervensystems
- Sarkoidose
- V. a. hereditäre Neuropathie bei negativer oder nicht verfügbarer genetischer Untersuchung
- Lepra
- Amyloidneuropathie
- Tumorinfiltration
- Speicherkrankheiten mit neuropathischer Beteiligung (z. B. Metachromatische Leukodystrophie)

Bei *small fiber* Neuropathie Stanzbiopsie der Haut mit Immunhistochemie

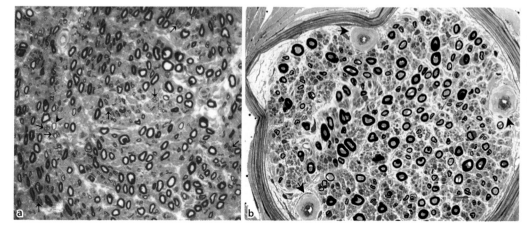

◨ **Abb. 4.1a, b** Histologischer Befund bei axonaler Polyneuropathie (**a:** Regeneratcluster – Pfeile; Remyelinisierung – Pfeilkopf) im Rahmen einer Mikroangiopathie (**b:** verbreiterte hyalinisierte Gefäßwände – Pfeile)

4.2.4 Genetische Diagnostik

Eine genetische Untersuchung ist indiziert bei positiver Familienanamnese für Neuropathien oder bei typischen klinischen Hinweisen auf eine HMSN (Hohlfuß, Krallenzehen, verdickte Nerven). Bei der demyelinisierenden Form der HMSN (CMT 1A) liegt eine Duplikation in Chromosom 17p11.2 vor, welche das periphere Myelin Protein-22 (PMP22) Gen enthält. Bei der hereditären Neuropathie mit Neigung zu Druckparesen (*hereditary neuropathy with liability to pressure palsies* – HNPP, tomakulöse Neuropathie) liegt eine Deletion des PMP22 Gens vor.

4.2.5 Ursachenklärung

Drei Viertel aller Polyneuropathien werden durch chronischen Alkoholismus oder Diabetes mellitus bedingt. Es folgen in der Reihenfolge der Häufigkeit die akute inflammatorische demyelinisierende Polyneuritis (AIDP, Guillain-Barré-Syndrom), die chronische inflammatorische demyelinisierende Polyneuritis (CIDP), die Polyradikulitis nach Zeckenbiss (Borreliose, Garin-Bujadoux-Bannwarth-Syndrom) und die nephrogene Polyneuropathie. Seltene Ursachen sind die paraneoplastische Genese, das Auftreten bei isolierter oder systemischer Vaskulitis (Panarteriitis nodosa, eosinophile Granulomatose mit Polyangiitis Churg-Strauss, rheumatoide Arthritis), toxische Ursachen (Medikamente, Industriegifte) und hereditäre Neuropathien.

4.3 Alkoholische Polyneuropathie

Es handelt sich um einen symmetrischen beinbetonten, initial vorwiegend sensiblen Manifestationstyp – eine chronische *dying-back*-Neuropathie. Dies bedeutet, dass zunächst die am weitesten distal gelegenen Axonabschnitte durch die toxische Schädigung betroffen sind, und die Degeneration zentralwärts langsam fortschreitet. Neurophysiologisch findet sich ein vorwiegend axonales Schädigungsmuster. Bei der klinischen Untersuchung bestehen oft eine Druckschmerzhaftigkeit der großen Nervenstämme und eine Hyperhidrose. Wenn eine Markscheidenschädigung nachweisbar ist, sollte stets eine Malnutrition mit einem Mangel von B-Vitaminen ausgeschlossen werden. In diesen Fällen ist eine Substitution mit Vitaminpräparaten angezeigt, ansonsten steht die Ausschaltung der Noxe im Vordergrund.

4.4 Diabetische Polyneuropathie

Bei der diabetischen Polyneuropathie wird eine *dying-back*-Schädigung von einer Markscheiden-

▣ **Tab. 4.4** Häufigkeit der diabetischen Polyneuro-pathie-Manifestationen (% aller Diabetiker)	
50	Distal symmetrische sensomotorische Polyneuropathie
30	Autonome Neuropathie
5	Oligoneuropathie des Plexus lumbosacralis (diabetische Amyotrophie)
1	Rumpfradikulopathie
0,5	Schmerzhafte externe Ophthalmoplegie (N. oculomotorius)

schädigung begleitet, sodass neurophysiologisch häufig ein Mischbild vorliegt. Jeder zweite Diabetiker entwickelt im Laufe der Erkrankung eine Polyneuropathie vom distal symmetrischen sensomotorischen Manifestationstyp, 30% eine autonome Neuropathie. Seltener sind die asymmetrischen Manifestationsformen – hierunter die schmerzhafte Oligoneuropathie des Plexus lumbosacralis (diabetische Amyotrophie), die diabetische Hirnnervenschädigung (schmerzhafte externe Ophthalmoplegie mit Schädigung des N. oculomotorius unter Aussparung der Pupille) oder die schmerzhaften Rumpfradikulopathien (▣ Tab. 4.4).

Die häufigen symmetrischen Manifestationsformen sind Folge der metabolischen Störung und hängen ab von Dauer und Einstellung des Diabetes mellitus. Es zeigt sich eine direkte Beziehung zwischen Höhe des glykolisierten Hämoglobins (HbA_{1c}) und dem Ausmaß der Polyneuropathie. Für die Behandlung ist die gute Einstellung der Stoffwechsellage entscheidend, bei sensiblen Reizerscheinungen kann Alpha-Liponsäure helfen. Bei der Mehrzahl der Patienten müssen Antikonvulsiva oder Trizyklika zur Schmerztherapie eingesetzt werden (▣ Tab. 4.8).

Die asymmetrischen Manifestationsformen treten subakut, oft mit Schmerzen auf. Sie sind vaskulärer Genese (Schädigung der Vasa nervorum) und zeigen keinen festen Zusammenhang mit der Einstellung des Diabetes mellitus. Die Therapie erfolgt symptomatisch, die Prognose ist günstig.

4.5 Akute inflammatorische demyelinisierende Polyneuritis (AIDP, Guillain-Barré-Syndrom – GBS)

Die 35 jährige Sekretärin wird wegen subakut aufgetretener Lähmungserscheinungen der Beine und Hände aufgenommen. Vor 2 Tagen war zunächst die Schwäche der Beine, seit dem Vortag auch eine Ungeschicklichkeit der Hände aufgetreten. Anamnestisch wird ein Magen-Darm-Infekt vor 3 Wochen berichtet.

Bei der neurologisch-klinischen Untersuchung findet sich eine bein- und distal betonte Tetraparese, die Muskeleigenreflexe sind nicht erhältlich. Das Babinski-Zeichen ist beidseits negativ. Im Bereich der Hirnnerven leichte Fazialisschwäche vom peripheren Typ rechts. Der Lidschluss ist komplett.

Im Liquor zeigt sich eine Eiweisserhöhung bei normaler Zellzahl. Elektroneurographisch lassen sich multiple Leitungsblocks auch proximaler Nervenanteile nachweisen.

Die Patientin wird unter der Diagnose einer akuten Polyneuritis (Guillain-Barré-Syndrom) zur Überwachung auf die Intensivstation aufgenommen. Die Behandlung erfolgt mit intravenösen Immunglobulinen. Trotzdem nehmen die Lähmungen bis zur hochgradigen Tetraparese zu - es wird bei zunehmender Ateminsuffizienz eine Beatmung über 4 Tage erforderlich. Nach 3 Wochen erfolgt die Verlegung in die neurologische Rehabilitation. Innerhalb von 4 Monaten kommt es zu einer vollständige Rückbildung der Lähmungserscheinungen. Im Verlauf Nachweis von Campylobacter jejuni- und Gangliosidantikörpern.

Definition und Ätiopathogenese Das GBS ist eine akute demyelinisierende Neuropathie, meist in Folge eines Infektes der oberen Luftwege oder des Magen-Darm-Traktes. In der Autoimmunpathogenese spielen Antikörper gegen Ganglioside (Baubestandteil der Myelinscheiden) eine Rolle. Zu den Erregern im Vorfeld eines GBS zählen insbesondere das gramnegative Bakterium Campylobacter jejuni (Magen-Darm-Infekte) und das Zytomegalievirus (Infekt obere Luftwege) (▣ Tab. 4.5). Die jährliche Inzidenz der Erkrankung beträgt 2,5 pro 100.000 Einwohner/Jahr; bis zum 40. Lebensjahr erkranken 1,9 pro 100.000 Einwohner/Jahr. Ein zweiter Altersgipfel besteht jenseits des 70 LJ.

◻ Tab. 4.5 Erreger im Vorfeld der AIDP

%	Erreger	Infekt	Gangliosid-Antikörper	Klinische Varianten
20 – 40	Campylobacter jejuni	Gastroenteritis	Gm 1 GD1b GD1a G_{Q1b}	motorisches GBS AMAN Miller Fisher-Syndrom
10 – 20	Zytomegalie	Broncho-pneumonie	Gm 2	GBS mit sensiblen Symptomen
10	Epstein-Barr-Virus	Obere Luftwege		
5	Mycoplasma pneumoniae	Pneumonie		
< 5	Varicella-Zoster-Virus	Zoster, Varizellen		
< 5	Hämophilus	Luftwege	G_{Q1b}	Miller Fisher-Syndrom

Das Tiermodell des GBS ist die experimentell allergische Neuritis (EAN), die sich durch Ganglioside oder Myelinextrakte auslösen lässt.

Die axonale Variante des Krankheitsbildes wird auch als akute motorische axonale Neuropathie (AMAN), die chronische Verlaufsform als chronische inflammatorische demyelinisierende Polyneuritis (CIDP) bezeichnet.

Die Klinik des GBS ist durch innerhalb weniger Tage rasch aufsteigende, distal beginnende, weitgehend symmetrische Paresen gekennzeichnet, welche bis zur Tetraparalyse mit Atemlähmung (Landry-Paralyse) fortschreiten können. Es kommt zum Verlust der Muskeleigenreflexe (Areflexie). Das Maximum der neurologischen Ausfälle wird innerhalb von 4 Wochen erreicht. Fakultativ können sensible Störungen (Parästhesien), Hirnnervenausfälle (N. facialis in 50%) und autonome Symptome auftreten. Die Einbeziehung des N. facialis geht oft der Atemlähmung voraus. Zu den vegetativen Symptomen zählen neben der Störung von Blasenfunktion und Blutdruckregulation lebensgefährliche Herzrhythmusstörungen (◻ Tab. 4.6).

Diagnose Typischer Liquorbefund ist die **zytoalbuminäre Dissoziation** mit deutlich erhöhtem Gesamteiweiß bei normaler Zellzahl. Eine Verlangsamung der Nervenleitgeschwindigkeiten auf weniger als 70% mit Leitungsblocks und frühzeitigem Verlust der F-Wellen oder eine Amplitudenreduktion auf weniger als 80% sind charakteristische neurophysiologische Befunde. Autoantikörperbefunde im Serum (Gangliosid-Antikörper, erregerspezifisch) stützen die Diagnose und können auf den ursächlichen Infekt hinweisen.

◻ Tab. 4.6 Komplikationen der AIDP (GBS)

Komplikation	Maßnahme
Ateminsuffizienz (35% der Patienten)	Frühzeitige Respiratorversorgung
Autonome Beteiligung mit lebensgefährlichen Herzrhythmusstörungen	temporärer externer Herzschrittmacher
Thrombose mit Emboliegefahr	Antikoagulation mit Heparin
Sekundärinfektionen (Aspirationspneumonie, Blaseninfektion)	Frühzeitige Antibiose

- **Diagnose der AIDP (GBS)**
- Progrediente symmetrische, vorwiegend motorische Symptome des peripheren Nervensystems
- Maximum innerhalb 4 Wochen
- Areflexie
- Zytoalbuminäre Dissoziation im Liquor
- NLG-Verlangsamung, Leitungsblocks, Amplitudenreduktion

— Antikörper im Serum
(Gangliosid, erregerspezifisch)

Prognose In mehr als der Hälfte aller Patienten mit GBS ist das Krankheitsbild über zwei Wochen progredient, nach einem Monat haben mehr als 90% aller Fälle das Maximum der neurologischen Ausfälle erreicht. Im Einzelfall lässt sich nicht vorhersagen, bis wann und bis zu welchem Schweregrad die Lähmungserscheinungen fortschreiten. Eine axonale Schädigung mit Reduktion des bei elektrischer Reizung evozierten Muskelaktionspotenzials auf weniger als 20% der Norm spricht für einen ungünstigen Verlauf. Die Mortalität beträgt 5–8%. In 30% hinterlässt die Erkrankung Residualsymptome. Eine vollkommene Remission stellt sich in 70% innerhalb spätestens eines Jahres ein. Rezidive treten in 2–5% auf.

Therapie Bei rasch fortschreitenden Lähmungen ist die Gabe von **intravenösen Immunglobulinen (IVIG)** oder eine **Plasmaseparation** Therapie der Wahl. Es erfolgen 4 Plasmaaustauschbehandlungen innerhalb einer Woche oder es werden IVIG in einer Dosierung von 0,4 g/kg Körpergewicht/Tag über 5 Tage gegeben. Durch diese gleichwertigen Behandlungsmaßnahmen lassen sich sowohl der gesamte Krankheitsverlauf als auch die Respiratorpflicht verkürzen. Je früher die Therapie begonnen wird, desto günstiger ist ihr Effekt, sodass der frühzeitigen neurophysiologischen Diagnostik zur Abschätzung der Prognose große Bedeutung zukommt. Spätestens 14 Tage nach Beginn der Symptomatik sollte die Behandlung eingeleitet sein. Koritkoide helfen bei der AIDP nicht.

4.5.1 Sonderformen der AIDP

Miller Fisher-Syndrom Das MFS zeigt eine akut auftretende Ophthalmoplegie, Ataxie und Areflexie und hat eine gute Prognose. Auftreten nach Campylobacter- oder Haemophilus-Infektion; hochspezifische Assoziation mit IgG-Antikörpern gegen GQ 1b (in 96%).

Akute motorisch sensible axonale Neuropathie (AMSAN) Diese axonale Variante wird klinisch auffällig mit motorischen und sensiblen Symptomen, Atrophien, oft Respiratorpflicht. Periphere Nerven häufig nicht elektrisch erregbar. Schlechte Prognose.

Akute motorisch axonale Neuropathie (AMAN) Die AMAN zeigt sich vor allem bei Kindern in China nach Campylobacter-Infektion mit IgG-Antikörpern gegen Gm1 oder GD1a. Distal motorische Latenzen verzögert, Amplituden reduziert, NLG normal, sensible Nerven unauffällig. Gute Prognose.

Rein sensibles GBS Diese Variante ist sehr selten.

Polyneuritis cranialis Die Hirnnervenpolyneuritis kann autoimmun oder erregerbedingt (Borreliose) auftreten.

Akute Pandysautonomie Hier handelt es sich um eine rein autonome akute Polyneuritis.

Elsberg-Syndrom Diese Erkrankung ist auch als entzündliches Konus-Kauda-Syndrom bekannt.

Die **serogenetische Polyneuritis** nach Gabe von Fremdeiweiß führt zu einer asymmetrischen motorischen Neuropathie mit schwerpunktmäßiger Beteiligung des Armplexus, seltener des Plexus lumbosacralis. Eine derartige, mit heftigen Schmerzen und Muskelatrophien einhergehende **neuralgische Schulteramyotrophie** wird auch als Autoimmunreaktion nach (Virus-)Infekten gesehen (idiopathische Plexusneuritis). Die Therapie erfolgt mit IVIG und Analgetika.

4.6 Chronische inflammatorische demyelinisierende Polyneuritis (CIDP)

Die CIDP ist die chronische Variante des GBS mit sich über mehr als zwei Monate entwickelnden progredienten, symmetrischen, distal lokalisierten Paresen und Muskelatrophien, abgeschwächten Muskeleigenreflexen sowie handschuh- bzw. strumpfförmig begrenzten sensiblen Reiz- und Ausfallsymptomen. Zum elektrophysiologischen Nachweis demyelinisierender Veränderungen gehören pathologische distale motorische Latenzen, verlangsamte motorische und sensible Nervenleitgeschwindigkeiten, partielle Leitungsblockierungen und fehlende F-Wellen oder verlängerte F-Wellen-Latenzen. Liquordiagnostisch zeigt sich in 95% eine Blut-Liquor-Schrankenstörung bei normaler Zellzahl oder leichtgradiger lymphozytärer Pleozytose (zytoalbuminäre Dissoziation). Ein schubförmiger Verlauf ist vor allem bei jüngeren Patienten häufiger. Die CIDP ist im Gegensatz zum GBS nur selten infektassoziiert. Bei der Pathogenese spielen wahrscheinlich sowohl zelluläre Faktoren als auch humorale Immunfaktoren eine Rolle.

Die Prävalenz liegt bei 7,7 auf 100.000 Einwohner, wobei Männer häufiger betroffen sind als Frauen. Die CIDP schreitet mit überwiegend motorischen Defiziten in 40% bis zur Gehunfähigkeit fort, dabei ist ein schubförmiger, remittierender Verlauf häufig.

Im Gegensatz zum akuten GBS kommen bei der CIDP neben der Gabe von IVIG und der Plasmaseparation auch die hochdosierte Gabe von Kortikosteroiden sowie eine immunsuppressive Therapie in Frage. Zwei Drittel der Patienten mit einer CIDP sprechen auf eine Steroidtherapie an. Zur Rezidivprophylaxe können Azathioprin, Ciclosporin A oder Mycophenolat gegeben werden. Bei chronisch progredienter und schubförmig verlaufender CIDP tritt unter Plasmapherese in 80% der Fälle eine Besserung ein, nach Beendigung der Therapie allerdings in zwei Dritteln eine Verschlechterung innerhalb von ein bis zwei Wochen. Die Wirksamkeit einer Therapie mit IVIG bei der CIDP ist wahrscheinlich, wenn die Krankheitsdauer kürzer als ein Jahr ist, die Symptomatik beim Beginn der Behandlung noch progredient ist und sowohl Arme als auch Beine von Paresen betroffen sind. Eine intermittierende IVIG-Gabe ist oft über Jahre erforderlich. Bei nicht ausreichendem Ansprechen auf die Standardtherapien kann der CD20-Antikörper Rituximab helfen.

Charakteristika der CIDP:
- GBS mit Progression >2 Monate nach Beginn (50%) und/oder Rezidiven (30%)
- Zunahme der Häufigkeit bis zum 60. Lebensjahr
- Männer sind doppelt so häufig wie Frauen betroffen
- Sensible Ausfälle häufiger

- Keine Beteiligung von Hirnnerven oder Atemmuskulatur
- Nur in 10 bis 30% Infektionen vor Erstmanifestation
- 60% im Langzeitverlauf gute Prognose
- Progredienter Verlauf in 40%
- Axonale Schädigung Kriterium für ungünstigen Verlauf
- Mortalität 9%, Behinderung 25% (oft Rollstuhl)
- Besserung durch Immunglobuline in zwei Drittel der Fälle
- Alternativ Plasmapherese, Kortikoide, Immunsuppressiva, Rituximab

Das **Lewis-Sumner-Syndrom** ist eine CIDP-Variante mit armbetonter asymmetrischer sensomotorischer (65%) oder sensibler (35%) Polyneuritis, eine Hirnnervenbeteiligung liegt bei einem Viertel der Kranken vor.

4.7 Multifokale motorische Neuropathie (MMN)

Es handelt sich um eine langsam progrediente, asymmetrische, distal und armbetonte, rein motorische Neuropathie mit Muskelatrophien, Crampi, Faszikulationen und abgeschwächten Muskeleigenreflexen. Männer (65%) sind häufiger betroffen, Auftreten im 30. bis 50. LJ. Für die Abgrenzung gegenüber der ALS ist der elektroneurographische Nachweis persistierender, multifokaler, motorischer Leitungsblocks außerhalb physiologischer nervaler Engpässe entscheidend. Die sensible Nervenleitgeschwindigkeit und der Liquorbefund sind i. d. R. normal. Typisch ist der Nachweis hoher IgM-Antikörper-Titer gegen das Gangliosid GM1 im Serum, wobei die pathogenetische Rolle der Anti-GM1-AK unklar ist. Bei MMN sind IVIG die einzige Therapie, deren Wirksamkeit durch kontrollierte klinische Studien belegt ist. Alternativ wird Cyclophosphamid eingesetzt.

4.8 Polyneuritis bei monoklonaler Gammopathie unklarer Signifikanz (MGUS)

Etwa 10% aller Polyneuropathien sind auf eine MGUS zurückzuführen. Es handelt sich um vorwiegend sensible Polyneuropathien bei benigner monoklonaler Gammopathie oder seltener bei maligner lymphoproliferativer Erkrankung (Plasmozytom, Morbus Waldenström, B-Zell-Lymphom, chronische lymphatische Leukämie). Die Prävalenz der MGUS ist mit 3% jenseits des 60. Lebensjahres am höchsten.

Pathogenetisch können monoklonale Serumproteine vom IgA-, IgG- oder IgM-Typ eine Rolle spielen. Bei der vorwiegend sensiblen Form sind die im Serum nachweisbaren IgM-Autoantikörper gegen das myelinassoziierte Glykoprotein (MAG) gerichtet und führen zur Myelinscheidenschädigung (Anti-MAG-Neuropathie). Die monoklonale Gammopathie zeigt sich in der Eiweiß- und Immunelektrophorese.

Klinik

Klinisch kommt es zu distal betonten, symmetrischen, vorwiegend sensiblen Symptomen mit schleichendem Beginn und chronisch progredientem Verlauf in 70%. Schubförmige Verläufe kommen in 20%, chronisch rezidivierende in 10% vor.

Elektroneurographisch überwiegen die Zeichen der Demyelinisierung, eine schwerpunktmäßig axonale Läsion findet sich bei IgG-MGUS. Das Liquorprotein kann erhöht sein. Die Symptomatik ist bei IgM-MGUS ausgeprägter als bei IgA- und IgG-MGUS, in 30% mit posturalem Tremor der oberen Extremitäten sowie Ataxie.

Therapie der Wahl ist die Gabe von IVIG. Bei therapieresistenter Anti-MAG-Neuropathie kann auch Rituximab eingesetzt werden.

Mit einer malignen Transformation ist in 10% der Fälle zu rechnen. Deshalb müssen – auch im Verlauf – eine Makroglobulinämie Waldenström, ein Plasmozytom und ein POEMS-Syndrom (Polyneuropathie, Organomegalie, Endokrinopathie, M-Protein und skin changes) ausgeschlossen werden.

In 25% aller monoklonalen Gammopathien vom Ig-Leichtketten-Typ mit Polyneuropathie liegt eine primäre Amyloidose vor. Die distal symmetrische axonale Neuropathie geht mit Hyperpathie und autonomer Dysfunktion einher. Eine Biopsie von Rektumschleimhaut oder peripherem Nerv sichert die Diagnose. Eine Chemotherapie, ggf. mit peripherer Blutstammzelltransplantation, ist indiziert.

Klinik

Das GBS ist eine akute, meist demyelinisierende Neuropathie in Folge eines Infektes (Campylobacter jejuni, Zytomegalie) mit Autoimmunpathogenese (Antikörper gegen Ganglioside). Klinisch distal beginnende symmetrische Paresen und Areflexie mit Maximum innerhalb von 4 Wochen. Im Liquor zytoalbuminäre Dissoziation, neurophysiologisch Verlangsamung der Nervenleitgeschwindigkeiten oder Amplitudenreduktion. IVIG oder Plasmaseparation sind Therapie der Wahl. Bei der CIDP treten die Ausfälle progressiv oder chronisch rezidivierend im Verlauf von > 2 Monaten auf. Etwa 10% aller Polyneuropathien sind auf eine MGUS zurückzuführen.

4.9 Borreliose (Garin-Bujadoux-Bannwarth-Syndrom, Zecken-Polyradikuloneuritis)

Infektionsweg und Prophylaxe Es handelt sich um eine bakteriell bedingte Polyradikuloneuritis, welche durch die **Spirochäte Borrelia burgdorferi**, übertragen durch den Biss der Ixodes-ricinus-Zecke, hervorgerufen wird. Untersuchungen zur Durchseuchungsrate von Zecken zeigen gebietsabhängig Infektionsraten zwischen 10 und 30%. In Deutschland ist nach einem Zeckenbiss bei 2 bis 6% der Betroffenen mit einer Serokonversion und bei 0,5 bis 1,5% mit einer manifesten Erkrankung zu rechnen. Das frühzeitige Absuchen des Körpers und der Kleidung nach Zecken während oder direkt nach der Exposition ist wichtig; Zecken sollten möglichst rasch entfernt werden, da die Übertragungswahr-

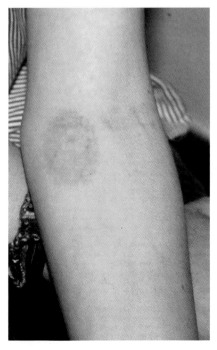

◻ Abb. 4.2 Erythema chronicum migrans

Klinik Das **Garin-Bujadoux-Bannwarth-Syndrom** (Radikulopolyneuritis) ist nach dem Erythema chronicum migrans die häufigste Manifestation einer akuten Borreliose bei Erwachsenen in Europa.

> **Klinik**
>
> Klinisch handelt es sich um eine asymmetrische motorische Polyradikuloneuritis mit Hirnnervenbeteiligung, die mit einem Intervall von 6 bis 8 Wochen nach dem Zeckenbiss auftritt. Nur in 50% der Fälle einer Neuroborreliose wird im Vorfeld ein Erythema chronicum migrans beobachtet. Die Polyradikuloneuritis geht mit reißenden Schmerzen einher. Zu Beginn können die Schmerzen fehlinterpretiert werden, da die neurologischen Ausfälle (Paresen, Sensibilitätsausfälle) oft erst einige Tage später auftreten. Eine Fazialisparese (auch beidseitig) ist bei der Neuroborreliose sehr häufig (>80%). Mit Ausnahme des N. olfactorius können alle Hirnnerven beteiligt sein.

scheinlichkeit von Borrelien mit der Dauer des Saugaktes zunimmt. Eine Prophylaxe mit Doxycyclin 200 mg p.o. innerhalb von 72 Stunden nach Zeckenstich scheint die Inzidenz einer Infektion zu reduzieren. Eine Impfung steht nicht zur Verfügung.

Stadien der Borreliose Die frühe Borrelieninfektion manifestiert sich in 80–90% als Erythema chronicum migrans (Stadium 1; ◻ Abb. 4.2). Wochen bis Monate nach dem Zeckenstich kann sich eine disseminierte Infektion mit Beteiligung des Nervensystems (Polyradikuloneuritis), der Gelenke (Lyme-Arthritis) und des Herzens (Karditis) auftreten (Stadium 2). In seltenen Fällen kommt es nach Monaten bis Jahren zu einer chronischen Manifestation mit Beteiligung der Haut (Acrodermatitis chronica atrophicans), des Nervensystems (Myelitis, Enzephalitis, Vaskulitis) und der Gelenke (Stadium 3). Chronische unspezifische Beschwerden, wie ein Fatigue- oder Fibromyalgiesyndrom in Assoziation mit einer positiven Borrelienserologie, sind Ausdruck einer Borrelienneurose, nicht einer Neuroborreliose.

Diagnose Die Serodiagnostik der systemischen Borrelieninfektion erfolgt in zwei Stufen mittels Suchtest (Enzym-Immuno-Assay) und Bestätigungstest (Western-Blot). Entzündliche Liquorveränderungen sind bei jeder Neuroborreliose zu erwarten. Im Liquor findet sich eine geringgradige lymphomonozytäre Pleozytose; in 80–90% der Patienten mit Neuroborreliose kann die klinische Verdachtsdiagnose durch den Nachweis einer borrelienspezifischen, intrathekalen Antikörpersynthese mit Bestimmung der Antikörper in Liquor und Serum (Antikörper-Spezifitäts-Index: ASI) bestätigt werden. Die Sensitivität des Erregernachweises mittels Kultur oder PCR beträgt auch bei der akuten Neuroborreliose im Liquor nur 10–30%, sodass diese Methode nicht zu empfehlen ist.

Der alleinige Nachweis borrelienspezifischer Antikörper beweist **keine** aktive Infektion mit Borrelia burgdorferi, da Borrelieninfektionen mit asymptomatischer Serokonversion vorkommen und über Jahre anhaltende erhöhte IgG- und IgM-Antikörpertiter (im Serum oder Liquor) nach ausreichend behandelter Borreliose bei gesunden Personen eine anamnestische Reaktion darstellen.

Therapie Die Behandlung erfolgt mit Cephalosporinen der 3. Generation parenteral (alternativ Tetrazykline, Penizillin). Ceftriaxon erfordert nur eine intravenöse Verabreichung pro Tag, Cefotaxim muss drei mal täglich i. v. verabreicht werden. Doxycyclin kann per os gegeben werden. Bei der akuten Neuroborreliose wird eine Therapiedauer von 2 Wochen, bei der chronischen Verlaufsform von 3 Wochen empfohlen.

4.10 Hereditäre Polyneuropathien

4.10.1 Hereditäre motorisch sensible Neuropathien (HMSN)

HMSN I Die meist autosomal-dominant vererbte HMSN Typ I (**Charcot-Marie-Tooth 1**) ist eine hypertrophe demyelinisierende, vorwiegend motorische Neuropathie (histologisch Zwiebelschalenformation; ◘ Abb. 4.3) mit Beginn in der dritten Dekade. Fußdeformitäten, Gangstörungen und trophische Störungen sind typisch. Chromosomendefekte betreffen den Genort für das periphere Myelinprotein 22 (PMP 22) auf Chromosom 17 (Duplikation).

HMSN II Bei der sehr viel selteneren axonalen sensomotorischen HMSN Typ II (**Charcot-Marie-Tooth 2**) kann auf Punktmutationen im CJBI/Cx32-Gen oder im P0-Gen untersucht werden.

HMSN III Die demyelinisierende HMSN Typ III (**Déjérine Sottas**) tritt bereits im Kindesalter mit massiv verlangsamter NLG auf bei Defekten des PMP22 oder P0-Gens auf Chromosom 17.

HNPP Die **hereditäre Neuropathie mit Neigung zu Druckparesen (HNPP)** ist eine autosomal-dominant vererbte, episodische demyelinisierende Neuropathie des jungen Erwachsenenalters mit Deletion auf Chromosom 17. Die histologisch nachweisbaren Tomakula (◘ Abb. 4.4) haben auch zur Bezeichnung tomakulöse Neuropathie geführt. Bei rezidivierenden Kompressionssyndromen peripherer Nerven (N. medianus/N. peroneus) sollte an diese Neuropathie gedacht werden; elektroneurographisch zeigt sich eine deutliche Verlangsamung

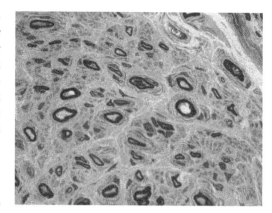

◘ **Abb. 4.3** Zwiebelschalenformation in der Suralisbiopsie bei Demyelinisierung (HMSN Typ 1)

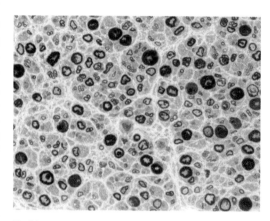

◘ **Abb. 4.4** Tomakulöse Neuropathie – histologische Charakteristika

der Nervenleitgeschwindigkeit auch in klinisch nicht betroffenen Nerven. Molekulargenetisch liegt eine Deletion des PMP 22-Gens vor.

HMSN IV Wichtig ist es, die HMSN Typ IV, die **Heredopathia atactica polyneuritiformis Refsum** mit Beginn im juvenilen Alter zu erkennen, weil hier den Kranken mit Oxidationsstörung der Phytansäure durch eine Diät und im Akutfall durch die Plasmaseparation geholfen werden kann. Eine auf mehr als 0,3 mg/100 ml erhöhte Phytansäurekonzentration im Serum ist beweisend, neben der Polyneuropathie liegen eine Retinopathie und Hypakusis vor (◘ Tab. 4.7).

◪ Tab. 4.7 Tab. Manifestationsformen hereditärer Neuropathien

Demyelinisierend	Axonal		
sensomotorisch	sensomotorisch	sensibel	Autonom
HMSN I, III und IV	HMSN II	HSAN I bis IV	HSAN III und IV

4.10.2 Hereditäre sensible Polyneuropathien (HSN) oder hereditäre sensibel-autonome Neuropathien (HSAN)

Hierzu zählen die
- juvenile akrodystrophische Form
- die infantile armbetonte HSN
- hereditäre sensibel-autonome Neuropathie (HSAN) Typ III (Familiäre Dysautonomie, Riley-Day-Syndrom)
- das Swanson-Syndrom

4.10.3 Amyloidneuropathie

Die verschiedenen Formen der familiären Amyloidneuropathie werden histologisch aufgrund der Amyloidablagerungen in der Suralisbiopsie diagnostiziert. Charakteristisch ist die vorwiegend sensible Neuropathie mit deutlicher autonomer Beteiligung und Kardiomyopathie. Meist liegen Mutationen des Gens für Transthyretin (TTR) vor, dessen pathologische Varianten zur Amyloidbildung führen. Da TTR vorwiegend in der Leber synthetisiert wird, kommt therapeutisch eine Lebertransplantation bei der sonst fatalen Erkrankung in Frage. Medikamentös kann Tafamidis versucht werden. Die frühzeitige Schrittmacherversorgung verhindert kardiale Komplikationen.

4.10.4 Hereditäre Stoffwechselerkrankungen

Folgende Erkrankungen können mit einer Polyneuropathie einhergehen:
- A-Beta-Lipoproteinämie Bassen-Kornzweig, die mit einer fettarmen Diät und Gabe von Vitamin A, K und E behandelt wird
- An-Alpha-Lipoproteinämie Tangier
- Fabry-Krankheit (x-chromosomal vererbte lysosomale Speicherkrankheit durch alpha-Galaktosidase-Mangel, die zu einer schmerzhaften Neuropathie führt)
- Metachromatische Leukodystrophie
- Roussy-Levy-Syndrom

4.10.5 Porphyrie

Bei der akuten hepatischen Form der Porphyrie kann es begleitend zu einer Polyneuropathie kommen. Die **Porphyrie-Polyneuropathie** zeigt einen proximal betonten, asymmetrischen, paretischen Manifestationstyp mit häufiger Beteiligung von Hirnnerven. Es liegt eine verminderte Aktivität der Uroporphyrinogen-I-Synthetase vor mit vermehrtem Anfall von Deltaaminolävulinsäure und Porphobilinogen. Typisch sind der schubförmige Verlauf, die Dunkelverfärbung des Urins und der pathologische Schwartz-Watson-Test. Die Therapie erfolgt neben forcierter Diurese durch die hochdosierte Gabe von Glukose. Medikamente, die eine Porphyrie auslösen können, müssen vermieden werden (Barbiturate, Östrogene, Sulfonamide und andere).

4.11 Vaskulitiden

Vaskulitiden, die häufig zu einer Polyneuropathie führen, sind die **Panarteriitis nodosa** und die **eosinophile Granulomatose mit Polyangiitis Churg-Strauss**. Charakteristisch für beide Krankheitsbilder ist die klinische Manifestation einer schmerzhaften Mononeuritis multiplex bei bis zu 75% der Kranken. Die vaskulitische Neuropathie als Organmanifestation der systemischen Vaskulitis wird nach den Grundsätzen der systemischen Vaskulitis behandelt, wobei in der Induktionsbehandlung Kortikoide, kombiniert mit Cyclophosphamid oder Rituximab zur Anwendung kommen. Nach Erreichen der Remission werden Azathioprin oder Methotrexat eingesetzt.

Die **isolierte Vaskulitis des peripheren Nervensystems** ist zwar selten, sollte aber differenzialdiagnostisch bedacht werden, da mit Kortikoiden eine wirksame Therapiemöglichkeit gegeben ist. Dabei handelt es sich um asymmetrische oder symmetrische Manifestationsformen. Die Diagnose kann nur über eine Nervenbiopsie gestellt werden. Das mittlere Erkrankungsalter liegt bei 60 Jahren, Frauen sind häufiger betroffen als Männer.

Vor allem bei Hepatitis-C-Infektionen, aber auch isoliert, treten **kryoglobulinämische vaskulitische Polyneuropathien** auf. Purpura, Arthralgien und Abgeschlagenheit (Meltzer-Trias) sind die rheumatologischen Leitsymptome. Die Labordiagnostik ist entscheidend für die Diagnosestellung; die Therapie erfolgt mit Kortikosteroiden und Immunsuppressiva, bei Hepatitis C mit Interferon Alpha.

4.12 Toxische Polyneuropathien

Zu den Auslösern einer toxischen Polyneuropathie zählt eine Reihe von Medikamentengruppen:

Zytostatika (vor allem Cisplatin, Taxane, Thalidomid), Chemotherapeutika (Nitrofurantoin, INH), Antikonvulsiva, Chloroquin, Gold, Hydralazin.

Schwermetalle wie Arsen, Blei und Thallium führen zu einer Polyneuropathie mit vegetativen Begleitsymptomen: Alopezie (Thallium), Zahnfleischveränderungen (Blei) und Mees-Querstreifen der Fingernägel (Arsen und Thallium).

Lösungsmittel (Hexakarbone, Tetrachlorkohlenstoff) können sowohl eine Polyneuropathie als auch Myelo- und Enzephalopathien hervorrufen, dasselbe gilt für Triorthokresylphosphat. Sie werden häufig in der Industrie verwendet.

4.13 Sonstige Polyneuropathien

4.13.1 Nephrogene Polyneuropathie

Die nephrogene Polyneuropathie zeigt einen distal symmetrischen, sensomotorischen Manifestationstyp mit vorwiegender axonaler Schädigung. Besserung unter Dialyse. Die erfolgreiche Nierentransplantation führt zur Rückbildung auch schwerer sensomotorischer Symptome.

4.13.2 Andere Stoffwechselstörungen

Weitere endokrin-metabolische Ursachen einer Polyneuropathie sind:

- Hypo- und Hyperthyreose
- Hypo- und Hyperparathyreoidismus
- Akromegalie
- Leberzirrhose
- Malabsorptionssyndrom

4.13.3 Infektiöse Ursachen

Zu den Infektionen, die mit einer Polyneuropathie einhergehen können, gehören:

- Varizella-Zoster-Infektion (Zosterpolyneuritis)
- Lepra (dissoziierte Sensibilitätsstörung!)
- HIV
- Diphtherie
- Tetanus
- Botulismus (häufig Hirnnervenbeteiligung)

Bei den drei letztgenannten Krankheitsbildern sind Toxine für die (Hirn-)Nervenausfälle verantwortlich.

Zu einer **paraneoplastischen Polyneuropathie** kommt es beim kleinzelligen Bronchialkarzinom (SCLC), dem Mammakarzinom oder dem Neuroblastom. Spezifische Antikörper können auf die Tumorassoziation hinweisen (Anti-Hu-Syndrom).

Tab. 4.8 Therapie neuropathischer Schmerzen

Arzneistoff	NNT (*number needed to treat*) für Schmerzreduktion von 50%	Wirksame Dosis (mg/d)	Nebenwirkungen
Antidepressiva			
Trizyklika (z. B. Amitriptylin, Desipramin, Doxepin, Maprotilin, Nortriptilin)	3,0	50–75	AV-Block, Glaukom, Miktionsstörungen, Hypotension
SSRI (z. B. Citalopram, Paroxetin)	6,7	20–40	Wenig
Antiepileptika	3,3		
Gabapentin		1200–2400	Wenig, keine Interaktionen
Pregabalin		150	Wenig, keine Interaktionen
Carbamazepin		600–1200	Blutbildveränderungen, Leberschäden, Hyponatriämie, Enzyminduktion (Interaktionen)
Lamotrigin		100–200	Exantheme, sehr langsame Aufdosierung
Opioid-Analgetika	3,1		
Tramadol		200–400	Übelkeit, Hypotension
Morphin		Titration	Kumulation (bei Niereninsuffizienz)
Oxycodon		Titration	Verträglichkeit gut
Andere			
Mexiletin	10,0		
Levodopa	3,4	200–300	bei sekundärem Restless legs-Syndrom
Topische Therapie			
Capsaicin-Salbe	5,9	3 bis 4-mal täglich	Anfängliches Hautbrennen

(SSRI – selektive Serotonin-Wiederaufnahmehemmer)

4.14 Therapie

Zur symptomatischen Behandlung von Reizerscheinungen bei Polyneuropathien kommen vor allem Thymoleptika oder Antikonvulsiva in Frage (■ Tab. 4.8).

Bei Wadenkrämpfen helfen Magnesium oder Chinin.

In Kürze

- 3/4 aller Polyneuropathien werden durch chronischen Alkoholismus oder Diabetes mellitus hervorgerufen.
- Bei der alkoholischen Polyneuropathie symmetrische beinbetonte, vorwiegend sensible Ausfälle mit axonalem Schädigungsmuster.

▼

- Bei der diabetischen Polyneuropathie distal symmetrischer sensomotorischer Manifestationstyp mit häufiger autonomer Neuropathie. Selten vaskulär bedingte schmerzhafte Oligoneuropathie des Plexus lumbosacralis (diabetische Amyotrophie), thorakolumbale Radikulopathie oder externe Ophthalmoplegie des N. oculomotorius.
- **Akute inflammatorische demyelinisierende Polyneuritis (AIDP, Guillan-Barré-Syndrom-GBS)**
  - Akut demyelinsierend nach Infekt (Luftwege, GIT)
  - Autoimmunpathogenese mit Gangliosid-Antikörpern
  - Distale, symmetrische, langsam aufsteigende Paresen bis hin zur Atemlähmung
  - Liquor: zytoalbuminäre Dissoziation
  - Therapie: Intravenöse Immunglobine (IVIG), Plasmaseparation
  - Variante: Miller Fisher-Syndrom mit Ataxie, Areflexie, Ophthalmoplegie; GQ1b-Antikörper
  - Chronische inflammatorische demyelinisierende Polyneuritis (CIDP)
  - Chronische oder rezidivierende Verlaufsform
- **Polyneuritis bei monoklonaler Gammopathie unklarer Signifikanz (MGUS)**
  - 10% aller Polyneuropathien
  - Stets Ausschluß eines Malignoms erforderlich (Plasmozytom, Waldenström)
- **Borreliose**
  - Spirochätose durch Zeckenbiss übertragen
  - Asymmetrische, motorische, schmerzhafte Radikulopolyneuritis mit Fazialisbeteiligung 6–8 Wochen nach dem Zeckenbiss mit oder ohne Erythema chronicum migrans

- Liquor entzündlich mit spezifischen Antikörpern
- Behandlung mit Cephalosporinen
- Seltene Spätmanifestationen sind Enzephalomyelitis, Vaskulitis, Arthritis und Myokarditis
- **Genetisch determinierten Polyneuropathien**
  - Verschiedene Formen der HMSN (Charcot-Marie-Tooth 1und 2, HMSN Typ III Déjérine Sottas) und HSAN, hereditäre Neuropathie mit Neigung zu Druckparesen (tomakulöse Neuropathie), familiäre Amyloidneuropathie, Refsum-Krankheit mit Oxidationsstörung der Phytansäure, Porphyrie
  - Diagnosestellung über molekulargenetische Untersuchung, Biopsie bzw. Stoffwechseldiagnostik

▼

Erkrankungen der Hirnnerven

Peter Berlit

5.1   Nervus olfactorius   – 112

5.2   Nervus opticus   – 113

5.3   Augenmuskelnerven
        (Nn. oculomotorius, trochlearis und abducens)   – 115
5.3.1   Nervus oculomotorius   – 115
5.3.2   Nervus trochlearis   – 117
5.3.3   Nervus abducens   – 117
5.3.4   Kombinierte Augenmuskelnervenparesen   – 118

5.4   Pupillenstörungen   – 119

5.5   Nervus trigeminus   – 120
5.5.1   Trigeminusneuropathie   – 121

5.6   Nervus facialis   – 121
5.6.1   Fazialisparese   – 121
5.6.2   Idiopathische Fazialisparese (Bell's palsy)   – 121

5.7   Nervus vestibulocochlearis   – 124
5.7.1   Hörstörungen   – 125
5.7.2   Schwindel (Vertigo)   – 125

5.8   Nervus glossopharyngeus   – 128

5.9   Nervus vagus   – 129

5.10   Nervus accessorius   – 130

5.11   Nervus hypoglossus   – 130

5.12   Kombinierte Hirnnervensyndrome   – 131

P. Berlit, *Basiswissen Neurologie*,
DOI 10.1007/978-3-642-37784-6_5, © Springer-Verlag Berlin Heidelberg 2013

Häufige isolierte Hirnnervenerkrankungen sind die idiopathische Fazialisparese, der benigne paroxysmale Lagerungsschwindel bei Canalolithiasis und die vaskulären oder entzündlichen Augenmuskelnervenparesen. Pupillenstörungen können auf Okulomotorius- oder Sympathikusläsionen (Horner-Syndrom) hinweisen. Kombinierte Hirnnervenerkrankungen treten bei Tumoren im Bereich des knöchernen Schädels, Entzündungen (Meningitis, Meningeose) und vaskulären Läsionen (Karotis-Kavernosus-Fistel, Dissektion) auf.

Der 62-jährige Ingenieur stellt sich wegen des Verdachts auf einen Schlaganfall vor. Morgens beim Aufstehen hatte er ein Hängen des linken Mundwinkels bemerkt. Beim Frühstück sei ihm Tee aus dem Mund gelaufen. Auch das linke Auge sei gereizt. Bereits seit 3 Tagen bestünden linksseitige Ohrschmerzen.
Bei der neurologischen Untersuchung findet sich eine Fazialisparese vom peripheren Typ mit inkomplettem Lidschluss, beeinträchtigtem Stirnrunzeln und Geschmacksstörung der vorderen zwei Zungendrittel. Otoskopisch finden sich im Gehörgang und am Trommelfell vesikuläre Effloreszenzen. Bei regelrechten Serumwerten besteht ein entzündliches Liquorsyndrom mit 56 Zellen, aber normalen Glukose- und Laktatwerten. Es wird die Diagnose eines Zoster oticus gestellt und eine Therapie mit Aciclovir eingeleitet.

5.1   Nervus olfactorius

Anatomie Bei den Nn. olfactorii handelt es sich um marklose Nervenfasern, welche die Riechschleimhaut mit dem Bulbus olfactorius oberhalb der Lamina cribrosa der Schädelbasis verbinden (◘ Abb. 5.1).

Untersuchung Der Geruchsinn wird durch aromatische Geruchsstoffe (Vanille, Kaffee, Teer) und Trigeminusreizstoffe (Formalin, Menthol) untersucht. Bei einer Schädigung der Riechbahn werden nur aromatische Geruchsstoffe, bei einer Läsion der Nasenschleimhäute sowohl aromatische Geruchsstoffe als auch Trigeminusreizstoffe nicht wahrgenommen.

Klinik Eine Minderung des Geruchsinnes wird als **Hyposmie**, ein Ausfall als **Anosmie** bezeichnet. Sowohl Hyp- als auch Anosmie sind Folge einer Schädigung der Riechbahn von Bulbus olfactorius bis zu den Nn. olfactorii.

Geruchshalluzinationen (z. B. Kakosmie – Wahrnehmung eines nicht vorhandenen schlechten Geruchs) sind zumeist Ausdruck einer fokalen Epilepsie bei zentraler Läsion im Bereich von Temporallappen bzw. Ammonshorn (olfaktorische Aura, Uncinatusanfälle), seltener Migräneäquivalent oder Symptom einer psychischen Erkrankung.

Pathogenese Häufigste Ursache einer Riechstörung sind **Virusinfekte**. In bis zu 8 % kommt es bei mittelschweren oder schweren **Schädel-Hirn-Traumata (SHT)** zu einer vorübergehenden oder bleibenden Riechstörung. Ursache ist ein Abriss der Fila olfactoria oder eine Kontusion des Bulbus olfactorius. Begleitend resultiert bei bilateraler Läsion eine **synästhetische Geschmacksstörung**. Bis zu einem Jahr nach dem SHT kommen spontan Besserungen bzw. Rückbildungen der Riechstörung vor, mehr als zwei Jahre nach dem Unfall ist mit einer Besserung nicht mehr zu rechnen. Auch bei Riechstörungen nach Virusinfekten ist nach diesem Zeitraum ein Dauerschaden anzunehmen.

> ❶ **Cave**
> Bei **neurodegenerativen Erkrankungen** ist die aromatische Hyposmie ein Frühsymptom. Dies gilt insbesondere für das idiopathische Parkinsonsyndrom, aber auch für die Alzheimerdemenz.

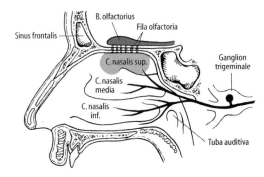

◘ **Abb. 5.1** Sensorische (blau) und sensible Versorgung der Riechschleimhaut

Zu den **Raumforderungen**, die eine Hyp- oder Anosmie hervorrufen, zählen das Olfaktoriusmeningeom, das Esthesioneuroblastom, nasopharyngeale Tumoren und suprasselläre Tumoren (Kraniopharyngeom). Das **Esthesioneuroblastom** geht von der Riechschleimhaut aus und hat die Riechstörung als Leitsymptom; bei den anderen Tumoren führen häufiger epileptische Anfälle oder psychische Symptome zur Diagnose. Auch bei Enzephalozelen in der Region der Olfaktoriusrinne kann eine Riechstörung auftreten; gelegentlich werden Enzephalozelen als Nasenpolypen fehlgedeutet und operiert. Die resultierende Liquorfistel kann zu rezidivierenden bakteriellen Meningitiden führen.

Eine Reihe von **Medikamenten** kann zu Riechstörungen führen. Hierzu zählen Lokalanästhetika, Antibiotika (Tetrazykline, Ampicillin), Immunsuppressiva (Azathioprin), Thyreostatika, Diuretika (Captopril, Etacrynsäure), Antikonvulsiva (Carbamazepin, Phenytoin) und Metronidazol.

5.2 Nervus opticus

Untersuchung Bei der Untersuchung des N. opticus interessieren den Neurologen der Visus, das Gesichtsfeld sowie die Beurteilung des Augenhintergrundes. Wichtige neurophysiologische Hilfsmethode ist die Ableitung visuell evozierter Potenziale (VEP).

Papillenödem Einer Schwellung der Papille können drei unterschiedliche Krankheitsprozesse zugrunde liegen:

1. **Stauungspapille bei gesteigertem Hirndruck:** Der Patient hat keine Sehstörung. Die Papillenränder sind unscharf. Es treten peripapilläre Blutungen und Exsudate auf. Erst im Verlauf von Monaten entwickelt sich eine Papillenatrophie mit dann resultierender Sehstörung. Wenn sich bei einer Augenspiegeluntersuchung auf einer Seite die sekundäre Optikusatrophie und auf der anderen Seite eine Stauungspapille nachweisen lassen, muss die zerebrale Raumforderung auf der Seite der Optikusatrophie gesucht werden (**Foster-Kennedy-Syndrom**). Bei 2/3 aller supratentoriellen und bei 3/4 aller infratentoriellen Tumoren ist mit der Entwicklung einer Stauungspapille zu rechnen.

2. **Papillitis (Optikusneuritis):** Bei der Papillitis ist das Papillenödem von einem akuten Visusverlust und i. d. R. von orbitalen Schmerzen, welche bei Augenbewegungen zunehmen, begleitet. Bei der Untersuchung lässt sich eine afferente Pupillenstörung nachweisen. Die bilaterale Papillitis tritt vor allem im Kindesalter auf. Eine **Retrobulbärneuritis** ist häufiges Frühsymptom der multiplen Sklerose (MS). Sie kommt darüber hinaus bei der Neuromyelitis optica, beim Guillain-Barré-Syndrom, bei einer Reihe infektiöser Erkrankungen (Meningitis, Sinusitis, Orbitainfektion) und nach Impfungen vor. Nach einer Retrobulbärneuritis, die nicht in Verbindung mit einer Infektion oder Impfung aufgetreten ist, muss in bis zu 80 % mit der Entwicklung einer MS gerechnet werden.
Die Therapie erfolgt mit hochdosierter parenteraler Gabe von Prednisolon (1000 mg für drei Tage).

3. **Anteriore ischämische Optikusneuropathie (AION):** Bei der AION kommt es durch eine Durchblutungsstörung der Arteria ophthalmica und ihrer Äste (Aa. ciliares) zu einem (meist schmerzlosen) plötzlichen Visusverlust mit begleitendem Papillenödem. Ursachen sind die Arteriosklerose, die Arteriitis temporalis, sonstige Vaskulitiden (Panarteriitis nodosa, Susac-Syndrom) und Störungen der Blutzusammensetzung (Polyzythämie).

Differenzialdiagnostisch muss an Missbildungen der Papille (Drusenpapille), toxische Schädigungen (Ethambutol, Chloramphenicol, Blei, Methylalkohol, D-Penicillamin, Barbiturate, Sulfonamide) und nutritive Schädigungen (Vitamin-B_{12}-Mangel, Tabak-Alkohol-Amblyopie) gedacht werden. **Lebers hereditäre Optikusatrophie (LHON)** ist eine rezessiv-geschlechtsgebunden vererbte Mitochondropathie, die bei jungen Männern im Verlauf von Monaten zu einem bilateralen Visusverlust führt. Daneben gibt es eine Vielzahl weiterer hereditärer (Stoffwechsel-) Erkrankungen mit Optikusatrophie.

Tumoren des N. opticus treten bevorzugt im Kindesalter auf (Optikusgliom, Spongioblastom).

5

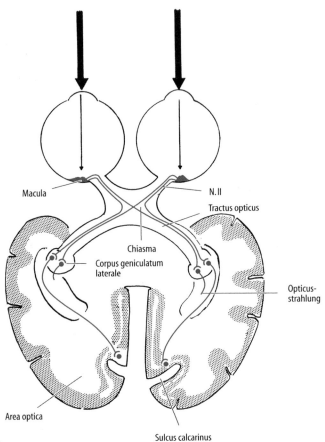

Abb. 5.2 Die Sehbahn

Macula

N. II

Tractus opticus

Chiasma

Corpus geniculatum laterale

Opticus-strahlung

Area optica

Sulcus calcarinus

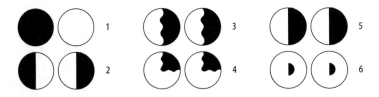

Abb. 5.3 Typische Gesichtsfeldausfälle mit Läsionsort: **1.** Optikusläsion, **2.** bitemporale Hemianopsie bei Chiasmakompression, **3.** und **4.** homonyme Hemi- und Quadrantenanopsie bei Läsion der Sehstrahlung (Radiatio optica), **5.** homonyme Hemianopsie bei Läsion der Sehrinde (Area 17), **6.** homonymer fovealer Gesichtsfelddefekt bei Teilläsion der Area 17

Im Erwachsenenalter können sich hier Meningeome oder Metastasen manifestieren.

Die häufigsten **Gesichtsfeldausfälle** (■ Abb. 5.2 und ■ Abb. 5.3) sind die homonyme Hemianopsie bzw. die homonyme Quadrantenanopsie bei Durchblutungsstörungen im Versorgungsgebiet von hinterer und mittlerer Hirnarterie, die bitemporale Hemianopsie bei Läsionen (meist Tumoren) im Bereich des Chiasma opticum und unilaterale Gesichtsfeldausfälle bei Raumforderungen im Bereich des N. opticus.

Gesichtsfeldausfälle

— unilaterale Gesichtsfeldausfälle – N. opticus,
z. B. AION
— bitemporale (heteronyme) Hemianopsie
– Chiasma opticum, z. B. Hypophysentumoren
— homonyme Gesichtsfeldausfälle – postchiasmal, meist Hirninfarkte:
— homonyme Hemianopsie – A. cerebri posterior
— homonyme obere Quadrantenanopsie
– A. cerebri posterior
— homonyme untere Quadrantenanopsie
– A. cerebri media

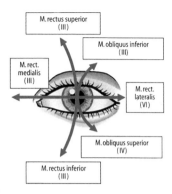

◻ **Abb. 5.4** Funktion und Innervation der Augenmuskeln

5.3 Augenmuskelnerven (Nn. oculomotorius, trochlearis und abducens)

Anatomie Die Hirnnerven III, IV und VI sind für die Willkürbewegungen des Auges zuständig, der N. oculomotorius führt darüber hinaus die parasympathischen Fasern für den M. sphincter pupillae und versorgt den M. levator palpebrae (◻ Abb. 5.4). Der M. dilatator pupillae und der ebenfalls für die Lidhebung zuständige Müller-Muskel (M. tarsalis superior) werden über den Sympathikus versorgt. Zentrale Koordinationsstelle des okulomotorischen Systems ist die paramediane pontine Formatio reticularis zwischen dem IV. und VI. Hirnnervenkern. Das mediale Längsbündel (Fasciculus longitudinalis medialis) verbindet Abduzens- und Okulomotoriuskerngebiet beider Seiten. Das Koordinationsfeld für vertikale Augenbewegungen liegt im Bereich der mesenzephalen Formatio reticularis, für horizontale Bewegungen in Höhe des Pons.

❱ Horizontale Augenbewegungen – Pons
Vertikale Augenbewegungen –
Mesencephalon

Untersuchung Die Untersuchung der Augenmuskelnerven erfolgt durch die Beurteilung der Augenfolgebewegungen. Bei Ausfall eines Augenmuskels kommt es zu einem paralytischen Schielen, und der Patient nimmt eine kompensatorische Kopfhaltung ein, um die resultierenden **Doppelbilder** zu vermeiden. Der Abstand der Doppelbilder ist in der Funktionsrichtung des gelähmten Muskels am

größten – die kompensatorische Kopfhaltung erfolgt stets in Richtung des gelähmten Muskels. Bei Doppelbildern entspricht das weiter peripher gelegene falsche Bild dem paretischen Auge; ergänzend können der Abdecktest und die Untersuchung am Hess-Schirm erfolgen.

❶ **Cave**
Störungen der Blickmotorik führen **nicht** zu Doppelbildern!

5.3.1 Nervus oculomotorius

Bei einer **Kompression des N. oculomotorius** (◻ Abb. 5.5a, ▶ Abb. 11.7) (Tumor, Aneurysma des Ramus communicans posterior, Trauma) ist die Pupillomotorik mitbetroffen. Bei der vaskulären schmerzhaften **diabetischen Okulomotoriusparese** bleibt hingegen die Pupille oft ausgespart. Auch Mikroangiopathien bei Hypertonie oder Nikotinabusus können eine isolierte äußere Okulomotoriusparese mit günstiger Prognose bedingen.

Klinik		

Bei einer kompletten Okulomotoriusparese (◻ Abb. 5.5b; ▶ Abb. 11.7a) hat der Patient keine Doppelbilder, weil durch Ausfall des M. levator palpebrae eine vollständige Ptosis besteht. Wird das gelähmte Lid angehoben, findet sich eine Bulbusabweichung nach außen (durch den intakten M. rectus lateralis
▼

a

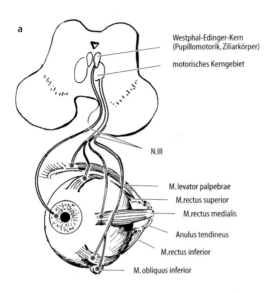

Westphal-Edinger-Kern
(Pupillomotorik, Ziliarkörper)

motorisches Kerngebiet

N.III

M. levator palpebrae

M.rectus superior

M.rectus medialis

Anulus tendineus

M.rectus inferior

M. obliquus inferior

b

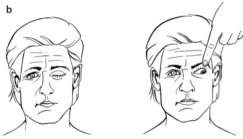

■ **Abb. 5.5a-b a** Anatomie des N. oculomotorius und
b klinischer Befund bei Okulomotoriusparese

[N. abducens]) und unten (M. obliquus superior
[N. trochlearis]). Wenn auch der parasympa-
thische Anteil betroffen ist, liegt gleichzeitig
eine lichtstarre Mydriasis vor (sog. innere
Okulomotoriusparese).

Bei faszikulären Lähmungen im Bereich des Mittelhirnes kombinieren sich **ipsilaterale** Okulomotoriusparese und kontralaterale Hemisymptomatik
(**Weber-Syndrom, Ruber-Syndrome**).

Klinik

Die isolierte Lähmung des M. rectus medialis
bei einer inkompletten Okulomotoriusparese
muss von der **internukleären Ophthalmoplegie** abgegrenzt werden. Bei diesem Krankheitsbild liegt (meist bilateral) bei Willkürbewegungen ein Adduktionsdefizit vor;
dabei zeigt das abduzierende Auge einen
monokulären Nystagmus (dissoziierter
Nystagmus). Die Tatsache, dass die Adduktion
bei Konvergenzprüfung völlig intakt ist,
beweist, dass keine Lähmung des M. rectus
medialis vorliegt. Es handelt sich um eine
Läsion des medialen Längsbündels, welches
die Kerngebiete der Nn. abducens und
oculomotorius miteinander verbindet.

Erläuterung zur internukleären Ophthalmoplegie:

Klinik

Beim Blick zur Seite werden zwei Bewegungen
gleichzeitig ausgeführt:
a. Abduktion des Auges durch den
     M. rectus lateralis (N. abducens)
b. Adduktion des Auges durch den
     M. rectus medialis (N. oculomotorius).

Für die simultane Innervation werden vom
Abduzenskern Signale über das **mediale
Längsbündel (MLB)** an den Okulomotorius-
kern geleitet. Bei der Unterbrechung des
medialen Längsbündels (z. B. bei MS) bleibt
der Kern für den medialen Rektusmuskel
unerregt und es entsteht ein Adduktionsdefizit. Für **Konvergenzbewegungen** werden
beide »Adduktorenkerne« direkt, also nicht
über das mediale Längsbündel, angesteuert.
Daher ist die Bulbusadduktionsbewegung bei
Konvergenz trotz MLB-Läsion intakt.

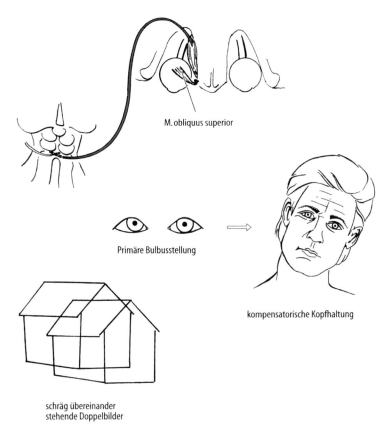

M. obliquus superior

Primäre Bulbusstellung

kompensatorische Kopfhaltung

schräg übereinander
stehende Doppelbilder

◘ **Abb. 5.6** Anatomie und Klinik des N. trochlearis

5.3.2 Nervus trochlearis

Der vierte Hirnnerv (◘ Abb. 5.6) ist am seltensten isoliert betroffen. Trochlearisparesen werden vor allem nach einem Schädel-Hirn-Trauma gesehen.

Klinik

Die Lähmung des M. obliquus superior führt zu einer Einschränkung von Innenrotation und Bulbussenkung. Die Patienten klagen besonders beim Hinabsteigen einer Treppe über Doppelbilder, weil der Abstand der Doppelbilder beim Blick nach unten am größten wird. Durch eine Kopfneigung zur Seite des in Ruhe höherstehenden Auges nimmt der Abstand der Doppelbilder zu (**Bielschowsky-Phänomen**).

Bei nicht traumatischer Genese einer Trochlearisparese ist die Prognose günstig. Einseitige traumatische Läsionen des vierten Hirnnerven bilden sich in 70 %, bilaterale jedoch nur in 30 % zurück.

Bei der **Obliquus-superior-Myokymie** mit Oszillopsien und Doppelbildern wird eine hirnstammnahe Gefäßkompression als Ursache angenommen. Therapeutisch kommt Carbamazepin zum Einsatz.

5.3.3 Nervus abducens

Der sechste Hirnnerv (◘ Abb. 5.7) ist von den Augenmuskelnerven am häufigsten isoliert betroffen.

5

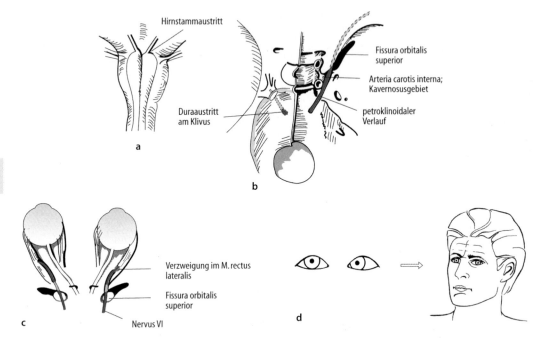

Abb. 5.7a-d Anatomie des Nervus abducens **a** Hirnstammaustritt **b** Beziehungen zur Schädelbasis extradural **c** intraorbitaler Verlauf **d** Klinischer Befund

Klinik

Die Lähmung des M. rectus lateralis führt zu einem paralytischen Strabismus convergens auf der betroffenen Seite mit nebeneinanderstehenden Doppelbildern bei Blick in Richtung des gelähmten Muskels. Der Kopf wird zur Seite der Abduzensparese gedreht, um die Doppelbilder zu vermeiden (**Abb. 5.7d**).

Ursachen einer Abduzensparese:
- **Arteriosklerotische Mikroangiopathie** bei vaskulären Risikofaktoren
- **Entzündliche Prozesse**: Virusinfekte, Borreliose, Tuberkulose, Multiple Sklerose
- **Aneurysma** der supraklinoidalen A. carotis interna oder A. basilaris
- **Liquorunterdruck** nach Lumbalpunktion, Myelographie oder Spinalanästhesie
- **Gesteigerter Hirndruck**: Sinusvenenthrombose, Tumoren, Pseudotumor cerebri
- **Angeboren**: in Verbindung mit einer Lidretraktion beim **Duane-Syndrom**,

kombiniert mit einer Fazialisparese beim **Möbius-Syndrom**
- **Zentrale Abduzensparese**: Ischämien im Bereich der Brücke (**Gasperini- oder Millard-Gubler-Syndrom**)
- **Tumoren** im Bereich der Felsenbeinspitze: kombinierter Ausfall der Hirnnerven V und VI (**Gradenigo-Syndrom**)

5.3.4 Kombinierte Augenmuskelnervenparesen

Bei Tumoren, vaskulären und entzündlichen Prozessen im Bereich des Sinus cavernosus und der Orbita sind häufig alle drei Augenmuskelnerven betroffen. Tumoren im Bereich von Orbita und Sinus cavernosus sind die wichtigste Ursache. Daneben ist an entzündliche Prozesse im Bereich des Sinus cavernosus und an vaskuläre Veränderungen (Karotisaneurysma, Karotis-Kavernosus-Fistel) zu denken.

Differenzialdiagnostisch müssen von multiplen Augenmuskelnervenparesen myogene Symptome abgegrenzt werden: zu denken ist an die Myasthenia gravis, die CPEO, die okuläre Myositis und die endokrine Orbitopathie. Ein Exophthalmus jedweder Ursache führt auch zu Doppelbildern (◨ Abb. 5.8).

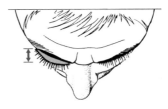

◨ **Abb. 5.8** Exophthalmus rechts

Klinik

- **Fissura-orbitalis-superior-Syndrom:** Paresen der drei Augenmuskelnerven sind mit einer Läsion des 1. Trigeminusastes kombiniert.
- **Sinus-cavernosus-Syndrom:** Alle drei Trigeminusäste sind neben den Paresen der drei Augenmuskelnerven betroffen.
- **Tolosa-Hunt-Syndrom:** Es handelt sich um eine unspezifische Entzündung des Sinus cavernosus mit orbitalen Schmerzen, wobei der Prozess auf die Gabe von Kortikosteroiden anspricht.
- **Guillain-Barré-Syndrom (GBS):** Hierbei können Augenmuskelparesen in variabler Kombination begleitend auftreten.
- **Miller Fisher-Syndrom:** Zu dieser Variante des GBS gehören die komplette beidseitige Ophthalmolplegie, eine Ataxie und eine Areflexie.
- Bei der **Wernicke-Enzephalopathie** sind Paresen der drei Augenmuskelnerven (vor allem N. abducens) mit Pupillenstörungen und Störungen der Blickmotorik kombiniert.

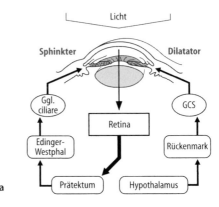

a

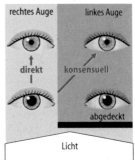

b

◨ **Abb. 5.9** Lichtreaktion der Pupille. **a** Anatomie **b** Klinik GCS = Ganglion cervicale superius

5.4 Pupillenstörungen

Innervation Die Pupilleninnervation erfolgt über den N. oculomotorius (parasympathischer Anteil für den M. sphincter pupillae) und den Sympathikus (M. dilatator pupillae). Die Afferenzen gehen über N. opticus, Corpus geniculatum laterale und prätektales Mittelhirn gekreuzt und ungekreuzt (**konsensuelle Lichtreaktion**) zu den parasympathischen Westphal-Edinger-Kernen (◨ Abb. 5.9).

Klinik

Eine **Anisokorie** kann eine Vielzahl von Ursachen haben:

- Bei einer **Okulomotoriusparese** reagiert die mydriatische Pupille weder auf Lichteinfall noch auf Konvergenz (**efferente Läsion – absolute Pupillenstarre**).
- Eine **Läsion des N. opticus** führt zur **amaurotischen Pupillenstarre** mit fehlen-

▼

der direkter und erhaltener konsensueller Lichtreaktion am betroffenen Auge, aber fehlender konsensueller Reaktion kontralateral (**afferente Läsion**).

- Die **Argyll-Robertson-Pupille** bei Neurolues zeigt eine fehlende oder verzögerte Lichtreaktion der engeren Pupille bei prompter Reaktion auf Konvergenz (**reflektorische Pupillenstarre**).
- Eine solche light-near Dissoziation zeigt auch die **Pupillotonie**, wobei die weitere Pupille eine verzögerte Reaktion auf Lichteinfall aufweist.
- Beim anlagebedingten **Adie-Syndrom** fehlen gleichzeitig die Achillessehnenreflexe.
- Bei einer **Sympathikusschädigung** treten neben der Miosis auch eine Ptosis und eine Parese des M. tarsalis inferior (*upside down*-Ptose, Enophthalmus) auf (**Horner-Syndrom**). Assoziierte Schweißsekretionsstörungen erlauben eine Höhenlokalisation (◘ Tab. 5.1).
- **Ziliarkörpererkrankungen** gehen häufig mit einer Entrundung der Pupille einher.
- Beim **Parinaud-Syndrom** sind eine Anisokorie, eine vertikale Blickparese und eine Konvergenzlähmung kombiniert. Die weitere Pupille reagiert nicht auf Licht, beide Pupillen verengen sich bei der Konvergenzprüfung. Ursächlich ist eine Läsion im Bereich der Mittelhirnhaube. Liegt gleichzeitig ein Retraktionsnystagmus vor, spricht man vom Körber-Salus-Elschnig-Syndrom.

Die Läsionshöhe beim Horner-Syndrom (▶ Abb. 17.3.) lässt sich auch mittels der pharmakologischen Testung mit Kokain- und Adrenalin-Augentropfen feststellen.

5.5   Nervus trigeminus

Innervation Die periphere sensible Innervation des Gesichtes erfolgt über die drei Äste Nn. ophthalmicus, maxillaris und mandibularis. Die zentrale

◘ **Tab. 5.1** Schweißsekretionsstörungen beim Horner-Syndrom

Schweiß-sekretions-störung	Läsionsort	Ursachen
Anhidrose gleichseitiger oberer Quadrant	Ganglion stellatum	Pancoast-Tumor
Anhidrose ipsilaterale Körperhälfte	Erstes sympathisches Neuron (Zwischenhirn – Hirnstamm – Rückenmark)	Wallenberg-Syndrom, Syringobulbie
Keine Anhidrose	Drittes sympathisches Neuron zwischen Ganglion cervicale superius und Orbita	Läsionen der Arteria carotis (Dissektion!), Cluster-Kopfschmerz, paraselläre Tumoren, Raeder-Syndrom (mit Schmerzen im ersten Trigeminusast)

Repräsentation ist zwiebelschalenförmig um den Mund herum angeordnet.

Klinik

Neben der Überprüfung der sensiblen Qualitäten im Bereich des Gesichtes umfasst die Untersuchung des N. trigeminus die Überprüfung der Kaumuskulatur. Bei einer motorischen Trigeminusparese weicht der Unterkiefer bei Mundöffnung zur gelähmten Seite durch das Überwiegen des M. pterygoideus lateralis der Gegenseite ab (◘ Abb. 5.10). Die Mm. masseter und temporalis lassen sich beim Kauen beobachten und tasten. Zu den Trigeminusreflexen gehören der Kornealreflex, der Orbicularis-oculi-Reflex (Blinkreflex) und der Masseter-Reflex.

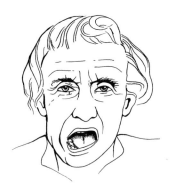

Abb. 5.10 Motorischer Trigeminusausfall re. mit Abweichen des Unterkiefers zur paretischen Seite durch Funktionsstörung des M. pterygoideus lateralis

5.5.1 Trigeminusneuropathie

Eine Trigeminusneuropathie mit Sensibilitätsstörung im Bereich des Gesichtes wird nach zahnärztlichen Eingriffen (Ramus mentalis mit Hypästhesie am Kinn), bei Kleinhirnbrückenwinkel- und Schädelbasistumoren sowie bei Hirnstammischämien gesehen. Schwannome (Neurinome) und Meningeome des N. trigeminus sind selten, sie führen begleitend zu motorischen Ausfällen. Auch bei Trigeminusläsionen im Rahmen von Mittelgesichtsfrakturen ist meist der motorische Anteil mitbetroffen. Die idiopathische Trigeminusneuropathie kann zu unangenehmen Missempfindungen führen. Eine wichtige Ursache der Läsion einzelner peripherer Äste des N. trigeminus ist der **Zoster segmentalis**, wobei beim Zoster ophthalmicus mit einer Einbeziehung der Cornea gerechnet werden muss. Bei einer Vielzahl von kombinierten Hirnnerven-Syndromen ist der N. trigeminus mitbetroffen.

Auf die **Trigeminusneuralgie** wird im ▶ Abschn. 17.4.1 eingegangen.

5.6 Nervus facialis

Untersuchung Der siebte Hirnnerv ist der am häufigsten isoliert betroffene kraniale Nerv überhaupt. Die Untersuchung der Fazialisfunktion erfolgt mittels der Überprüfung von Willkürbewegungen (Zähne zeigen, Mund spitzen, Nase rümpfen, Auge schließen, Stirn in Falten legen).

5.6.1 Fazialisparese

Zentraler Typ Da lediglich die Stirn-Augen-Partie zentral bilateral repräsentiert ist, bleibt bei einer Fazialisparese vom zentralen Typ diese Partie ausgespart.

Peripherer Typ Bei einer peripheren Fazialisparese (□ Abb. 5.11) ist der Lidschluss inkomplett, es zeigt sich beim intendierten Augenschluss die physiologische Aufwärtsbewegung des Bulbus (**Bell-Phänomen**). In seinem Verlauf vom inneren Gehörgang durch den Fallop-Kanal bis zum Foramen stylomastoideum zieht eine Reihe nervaler Strukturen mit dem N. facialis, die eine genaue Topodiagnostik von Fazialisläsionen ermöglichen. Von proximal nach distal gehen folgende Nerven ab (□ Abb. 5.12):

- **N. petrosus superficialis major** mit den efferenten parasympathischen Fasern für die Tränen- und Speicheldrüsen (Untersuchung mittels **Schirmer-Test**)
- **N. stapedius** zur Innervation des M. stapedius – es resultiert ein verzerrtes Hören (Hyperakusis); der **Stapedius-Reflex** kann messtechnisch untersucht werden
- **Chorda tympani:** Geschmacksleitung (□ Abb. 5.13) für die ipsilateralen vorderen zwei Zungendrittel (**Geschmacksprüfung**)

Eine Läsion des N. facialis distal des Foramen stylomastoideum führt zu einer rein motorischen Parese ohne Begleitsymptome.

Nukleärer Typ Dasselbe gilt für die nukleäre Fazialisparese bei Läsion im Bereich von Brücke oder intraduralem Fazialisabschnitt, wobei hierbei jedoch häufig weitere Hirnnerven – oder sonstige neurologische Ausfälle vorliegen.

5.6.2 Idiopathische Fazialisparese (Bell's palsy)

Die idiopathische Fazialisparese tritt vor allem im jungen Erwachsenenalter auf, ihre **Inzidenz** wird mit 20 auf 100.000 Einwohner angegeben. Häufig lässt sich anamnestisch eine Verkühlung im Ge-

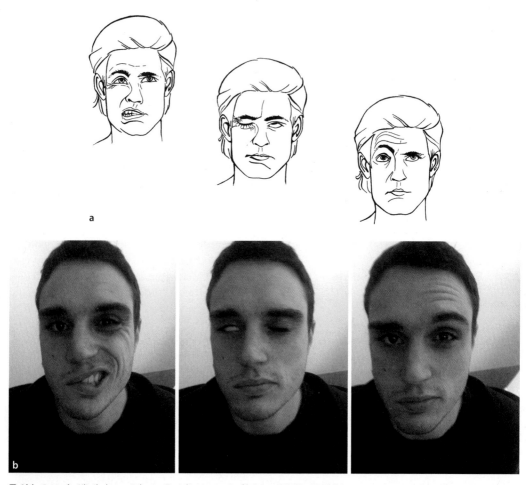

◘ Abb. 5.11a-b Klinik der peripheren Fazialisparese: Grafik (**a**) und Fallbeispiel (**b**)

sichtsbereich eruieren, ursächlich sind oftmals Infektionen mit Herpesviren. Jeder zweite Kranke gibt begleitende Schmerzen im Ohrbereich an. Zumeist ist der Lidschluss inkomplett mit **Bell-Phänomen** (*Bell's palsy*). Bei etwa einem Drittel der Patienten ist mit einer Geschmacksstörung der vorderen zwei Zungendrittel zu rechnen. Läsionsort ist meist der Eintritt des Nervs in den Fallop-Kanal, wo es durch entzündlich bedingte Anschwellung zu einer Druckschädigung und ischämischen Läsion kommt. In über 90 % ist die **Prognose** der idiopathischen Fazialisparese günstig mit einer Vollremission innerhalb von 10 Wochen bei 3/4 aller Kranken. Der Krankheitsverlauf lässt sich durch die frühzeitige **Gabe von Kortikosteroiden** verkürzen; die zusätzliche Gabe eines Virustatikums (Valacic-

lovir) hat keinen sicheren Zusatznutzen. Wegen des begleitenden inkompletten Lidschlusses ist eine **Abdeckbehandlung des Auges** mit Applikation einer Augensalbe erforderlich; der Patient soll regelmäßige mimische Übungen durchführen. Unangenehme Folgen einer Fazialisparese können Kontrakturen und Mitbewegungen durch Fehlsprossungen sein. Die operative Dekompression des Nervs und die Elektrotherapie sind heute obsolet.

Stets sollte beim Auftreten einer peripheren Fazialisparese eine **symptomatische Genese** ausgeschlossen werden (◘ Tab. 5.2). Die Ohrenspiegeluntersuchung dient dem Ausschluss von Bläschen im Bereich von Trommelfell und Gehörgang bei **Zoster oticus**, der in 60 % mit einer Fazialisparese einhergeht; bei begleitenden neuralgiformen Schmerzen

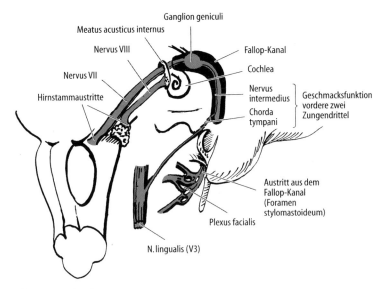

Abb. 5.12 Verlauf des Nervus facialis

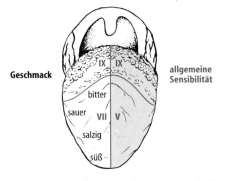

Abb. 5.13 Sensible und sensorische Versorgung der Zunge

Tab. 5.2 Ursachen der peripheren Fazialisparese

Infektionen	Zoster oticus, Neuroborreliose, Otitis media, Cholesteatom, Mastoiditis
Granulomatöse Entzündungen	Sarkoidose, Granulomatose mit Polyangiitis (Wegener), Melkersson-Rosenthal-Syndrom
Tumoren	Vestibularisschwannom und andere Tumoren im Kleinhirnbrückenwinkel, Glomustumoren
Polyneuropathien	Polyneuritiden (Guillain-Barré-Syndrom), diabetische Polyneuropathie
Schädel-Hirn-Trauma	Felsenbeinfraktur
Kongenital	Möbius-Syndrom: Fazialislähmung und Abduzensparese

wird vom **Ramsay-Hunt-Syndrom** gesprochen. Bei der **Neuroborreliose** kommt es typischerweise zu einer oft bilateralen Fazialisparese. Für die Diagnose ist die Lumbalpunktion maßgeblich. **Bakterielle Infektionen im Ohrbereich** können zu einer Fazialisparese führen (Otitis media, Cholesteatom, Mastoiditis). Auch granulomatöse Entzündungen (Sarkoidose, Granulomatose mit Polyangiitis Wegener) sind differenzialdiagnostisch zu bedenken. Bildgebende Methode der Wahl ist die MRT.

Während das Fazialisschwannom sehr selten ist, tritt eine Fazialisparese häufiger bei HNO-ärztlichen Tumoren, bei **Tumoren** des Kleinhirnbrückenwinkels und bei Glomustumoren auf. Bei Operationen im Bereich des Kleinhirnbrückenwinkels, vor allem der Resektion von Vestibularisschwannomen, ist die iatrogene Läsion des Nervs möglich.

Periphere Fazialisparesen sind auch Begleitsymptom von **Polyneuropathien** und Polyneuritiden (Guillain-Barré-Syndrom, diabetische Polyneuropathie).

Beim **Schädel-Hirn-Trauma** mit Felsenbein-fraktur sind Fazialisparesen möglich.

Das **Melkersson-Rosenthal-Syndrom** ist eine immunologisch bedingte granulomatöse Entzün-dung von Lippen und Zunge. Typisch sind bereits im jungen Erwachsenenalter auftretende, oft bilaterale und seitenwechselnde Fazialisparesen vom periphe-ren Typ mit begleitenden Gesichtsschwellungen. Im Verlauf entwickeln sich eine Makrocheilie und eine Makroglossie.

Beim **Möbius-Syndrom** kombinieren sich kon-genital eine Fazialislähmung und Abduzensparese.

Die angeborene **Aplasie des M. depressor an-guli oris** muss von der geburtstraumatischen Lä-sion des Ramus marginalis mandibulae abgegrenzt werden.

Der **Hemispasmus facialis** (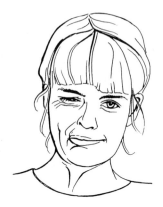 Abb. 5.14) ist durch unwillkürliche Zuckungen im Bereich der fazialisinnervierten Muskulatur einer Seite ge-kennzeichnet und kann idiopathisch, als Folge einer Hirnstammischämie (**Brissaud-Syndrom**) und durch Kompression des extrazerebralen Fazialisstammes (Gefäßschlingen) auftreten. Die Behandlung erfolgt konservativ mit Carbamazepin oder Botulinumtoxin, operativ durch die mikro-vaskuläre Dekompression nach Jannetta.

Fazialismyokymien führen zu einem geringen Bewegungseffekt mit mimischem Beben und blei-ben oft nicht auf die fazialisinnervierte Gesichts-muskulatur beschränkt. Sie werden am häufigsten bei Multipler Sklerose und Hirnstammtumoren, aber auch bei der spinobulbären Muskelatrophie Kennedy gesehen.

5.7   Nervus vestibulocochlearis

Untersuchung Zur Untersuchung des achten Hirn-nervs gehören die orientierende Hörprüfung ein-schließlich der Stimmgabelversuche nach Weber und Rinne (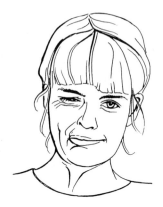 Abb. 5.15) sowie die Nystagmus-prüfung.

Weber-Versuch Der Ton der beim Weber-Versuch in der Scheitelmitte aufgesetzten Stimmgabel wird bei einer Schallleitungsschwerhörigkeit auf der Seite des kranken Ohres, bei einer Innenohrschädi-gung auf der gesunden Seite wahrgenommen.

Abb. 5.14 Hemispasmus facialis rechts

Rinne-Versuch Beim Rinne-Versuch wird der Ton bei Schallleitungsschwerhörigkeit über Knochen-leitung länger als über Luftleitung gehört – der Rinne-Versuch ist negativ.

Nystagmus Der Nystagmus lässt sich am besten mittels Ausschaltung der Fixation durch die **Frenzel-brille** untersuchen. Lediglich der kongenitale Nys-tagmus nimmt bei Fixation zu, während alle anderen Nystagmusformen durch Fixation geringer werden oder verschwinden. Wenn kein Spontannystagmus vorliegt, wird überprüft, ob sich in den vier Haupt-blickrichtungen ein Nystagmus zeigt (**Blickrich-tungsnystagmus**). Schließlich werden mittels Lage-rungsversuchen und thermischer Labyrinthprüfung Nystagmen provoziert. Die Suppression des **vesti-bulookulären Reflexes (VOR)** kann untersucht werden, indem der Patient einen sich mit ihm dre-henden Punkt fixiert. Die Untersuchung mit der rotierenden Trommel dient der Beurteilung des **optokinetischen Nystagmus**. Beim **Halmagyi-Kopfimpulstest** wird der Kopf des Patienten rasch in der Horizontalen gedreht, wobei der Untersuchte die Nase des Untersuchers fixieren soll. Eine Ein-stellbewegung (**Korrektursakkaden**) zeigt eine Ves-tibularisläsion auf der Seite, zu der gedreht wurde, an. Apparativ wird die Untererregbarkeit eines Ves-tibularorganes mittels der kalorischen Testung in der Elektronystagmographie nachgewiesen.

Reflexe Der Untersuchung vestibulospinaler Reflexe dienen der Romberg-Standversuch und der Unter-berger-Tretversuch.

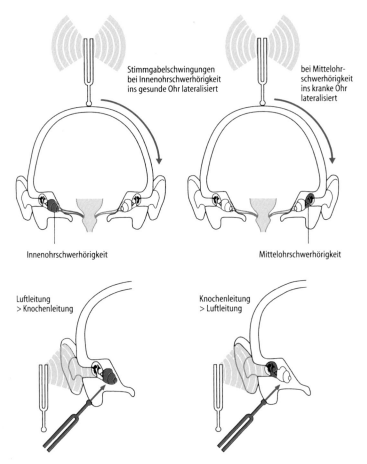

Stimmgabelschwingungen
bei Innenohrschwerhörigkeit
ins gesunde Ohr lateralisiert

bei Mittelohr-
schwerhörigkeit
ins kranke Ohr
lateralisiert

Innenohrschwerhörigkeit

Mittelohrschwerhörigkeit

Luftleitung
> Knochenleitung

Knochenleitung
> Luftleitung

◘ Abb. 5.15 Weber- und Rinne-Versuch zur Differenzierung von Innenohr- und Mittelohrschwerhörigkeit

5.7.1 Hörstörungen

Leitungsschwerhörigkeit Wichtige Ursachen einer Leitungsschwerhörigkeit sind das Cerumen obturans, entzündliche Prozesse (Otitis, Cholesteatom), Trauma (Trommelfellruptur, Gehörknöchelchenluxation), Tumoren (Glomus jugulare, Karzinome) und Otosklerose.

Innenohrschwerhörigkeit Bei einer Innenohrschwerhörigkeit kann die Ursache **kochleär** (Presbyakusis, Hörsturz, Morbus Menière, Knalltrauma, toxische Ursachen, Tumoren, Entzündungen) oder **retrokochleär** (Kleinhirnbrückenwinkeltumor, Hirnstammprozesse, Zoster oticus) liegen.

Beim **Susac-Syndrom** kombinieren sich eine Hypakusis mit Tinnitus, eine Enzephalopathie und Gesichtsfeldausfälle. MR-tomographisch zeigen sich multifokale Herdläsionen mit Balkenbeteiligung. Die zugrunde liegende Vaskulitis wird mit Kortikoiden und Immunsuppressiva behandelt.

5.7.2 Schwindel (Vertigo)

Benigner peripherer paroxysmaler Lagerungsschwindel (BPPV)

Häufigste Schwindelursache ist der BPPV mit einem bei Lagewechsel auftretenden, gerichteten Drehschwindel. Ursächlich sind degenerativ abgelöste Partikel des Utrikulusotolithen der Cupula in der darunter liegenden Ampulle des hinteren Bogengangs. Die Teilchen bilden im Bogengang einen beweglichen Pfropf (Canalolithiasis), der bei

Verlagerung zur Irritation der Sinneshärchen und Schwindelwahrnehmung führt. Die Canalolithiasis ist in mehr als 90 % aller Fälle degenerativ ausgelöst (meist 60. bis 70. Lebensjahr), wobei Frauen doppelt so häufig wie Männer betroffen sind. Symptomatisches Auftreten nach Schädeltrauma oder bei Neuritis vestibularis. Begünstigend wirkt längere Bettruhe.

Klinik

Beim BPPV handelt es sich um einen episodischen lagerungsabhängigen Schwindel mit rezidivierenden, durch Kopflagerungswechsel auslösbaren, kurz dauernden Drehschwindelattacken mit oder ohne Übelkeit und Oszillopsien. Typische Auslöser sind Hinlegen, Aufrichten oder Herumdrehen im Bett mit Lagerung auf das betroffene Ohr, Bücken oder Kopfreklination. Bei der Lagerungsprüfung kommt es zu einem nach kurzer Latenz auftretenden, sekundenlang schlagenden rotatorischen Nystagmus. Die Schlagrichtung des Nystagmus hängt dabei von der Blickrichtung ab: vorwiegend rotierend beim Blick zum unten liegenden Ohr und vorwiegend vertikal zur Stirn schlagend beim Blick zum oben liegenden Ohr. Der Lagerungsnystagmus und der Schwindel treten nach der Lageänderung mit einer kurzen Latenz von Sekunden für ca. 30 sek. crescendo-decrescendo-artig auf.

Schwindel und Nystagmus sind habituierbar, was man sich in der Therapie durch ein **Lagerungstraining** zunutze macht. In über 90 % kann die Irritation durch die zugrunde liegende Canalolithiasis mittels eines **Deliberationsmanövers** mit Entfernung des Detritus aus dem meist betroffenen hinteren Bogengang schlagartig beseitigt werden. Die gleichwertigen **Manöver nach Epley und Semont** kann der Patient anhand von Lehrvideos (z. B. bei youtube) erlernen.

Deliberationsmanöver nach Semont bei benignem paroxysmalen Lagerungsschwindel (BPPV):

- In sitzender Ausgangsposition wird der Kopf um 45° zum nicht betroffenen (»gesunden«) Ohr gedreht. Die Teilchen befinden sich am Boden des posterioren Bogengangs.
- Lagerung des Patienten zum betroffenen Ohr unter Beibehaltung der Kopfposition: Dies löst eine Bewegung der Teilchen im Bogengang entsprechend der Schwerkraft aus und führt zu einem rotierenden, erschöpflichen Nystagmus zum unten liegenden Ohr; Position für eine Minute beibehalten.
- Mit derselben Kopfdrehung wird der Patient nun im raschen Schwung zum nicht betroffenen Ohr gekippt, wobei die Nase nach unten zeigt. Die Teilchen bewegen sich zum Ausgang des Bogengangs; Position für eine Minute beibehalten.
- Der Patient richtet sich auf; die Teilchen gelangen in den Utrikulus, wo sie keinen Drehschwindel mehr auslösen.

Neuritis vestibularis

Mit einer Inzidenz von 3,5 pro 100.000 Einwohner ist der Vestibularisausfall die zweithäufigste Ursache peripheren vestibulären Schwindels. Auftreten bei Erwachsenen im Alter zwischen 30 und 60 Jahren.

Klinik

Klinisch kommt es zu einem meist akut einsetzenden, anhaltenden Drehschwindel zur Gegenseite mit Übelkeit und Erbrechen. Kürzere Drehschwindelattacken können dem akuten Ausfall um Tage vorausgehen. Die subjektive visuelle Vertikale ist gekippt mit Gangabweichung und Fallneigung zur betroffenen Seite. Hinzu treten Oszillopsien bei horizontal-rotierendem Spontannystagmus zur Gegenseite. Der Nystagmus nimmt beim

▼

Blick in die Richtung des Nystagmus zu, kann aber durch visuelle Fixation unterdrückt sein; deshalb muss die Untersuchung mit Frenzel-Brille erfolgen. Die einseitige periphere vestibuläre Funktionsstörung ist beim raschen Kopfdrehtest (Halmagyi) zur Seite des betroffenen N. vestibularis (Einstellsakkade durch gestörten vestibulo-okulären Reflex) und in der kalorischen Prüfung (Unter- oder Unerregbarkeit) nachweisbar. Beim Romberg-Versuch Fallneigung zur betroffenen Seite.

einseitiges Ohrdruckgefühl, Blässe, Schweißneigung und Erbrechen. Die Attacken treten meist ohne Auslöser oder tageszeitliche Bindung auf und dauern mehrere Stunden. Nach einseitigem Beginn im Verlauf von 20 Jahren in bis zu 60 % bilaterale Erkrankung. Spontane Remission der Attacken in etwa 80 % innerhalb von 10 Jahren, vermutlich durch Einriss der Trennmembran zwischen Endo- und Perilymphe mit permanenter Fistel und kontinuierlichem Abfluss der überschüssigen Endolymphe. Bei der Hörprüfung gleicht sich eine zunächst bestehende Hypakusis mit zunehmender Lautstärke aus (Lautheitsausgleich, Recruitment).

Differenzialdiagnose Kleinhirninfarkte oder MS-Plaques können zu einer Pseudoneurits vestibularis führen. I. d. R. finden sich hierbei allerdings weitere okulomotorische Auffälligkeiten. Bei der Apoplexia labyrinthi kommt es wie bei der Neuritis vestibularis zu einem andauernden Drehschwindel mit richtungsbestimmtem Spontannystagmus, gleichzeitig aber zu einer Hyp- oder Anakusis.

Die Therapie erfolgt symptomatisch mit Antivertiginosa; eine kurzdauernde Behandlung mit Kortikoiden (Methylprednisolon, beginnend mit 100 mg pro Tag) beschleunigt die Erholung der peripheren vestibulären Funktion.

Morbus Menière

Durch eine Resorptionsstörung infolge einer Immunreaktion oder Zirkulationsstörung entsteht ein endolymphatischer Labyrinthhydrops; periodische Rupturen der Trennmembran zwischen Endolymph- und Perilymphraum lösen die Minuten bis Stunden dauernden Menière-Attacken aus. Inzidenz 46 auf 100.000 Einwohner, Erkrankungsalter 40. bis 60. Lebensjahr.

> **Klinik**
>
> Die rezidivierenden Drehschwindelattacken des Morbus Menière sind von einem horizontalen, rotierenden, richtungsbestimmten Spontannystagmus, einer Hypakusis und einem Tinnitus begleitet. Häufig bestehen ein
> ▼

Während der Attacke können Schwindel und Nausea durch Antivertiginosa (Dimenhydrinat) vermindert werden, zusätzlich Gabe von Antiemetika. In der Intervalltherapie wird hochdosiert Betahistin (3x48mg) eingesetzt.

Vestibularisschwannom (Akustikusneurinom)

Das oft sog. Akustikusneurinom geht vom Vestibularisanteil des achten Hirnnerven aus, sodass Vestibularisschwannom die korrekte Bezeichnung ist. Durch die fortlaufende zentrale Kompensation der peripheren Beeinträchtigung sind jedoch die ersten Symptome eine Hypakusis und ein Tinnitus. Im Unterschied zum Morbus Menière ist das Recruitment negativ. Ein richtungsbestimmter Spontannystagmus kann im Frühstadium auftreten. Im Verlauf kommt es eher zu einem Blickrichtungsnystagmus. Eine Gefühlsstörung im Bereich der ersten zwei Trigeminusäste, eine Fazialisparese sowie eine Hemiataxie und Hirndruckzeichen weisen auf die Ausbreitung des Tumors im Kleinhirn-Brücken-Winkel hin. Die Diagnose wird mittels kontrastmittelgestützter CT und MRT gestellt, die Therapie erfolgt operativ in Abhängigkeit von Symptomatik und neuroradiologischem Befund.

Vestibularisparoxysmie

Leitsymptom sind kurzdauernde Attacken eines Dreh- oder Schwankschwindels mit Stand- und

Gangunsicherheit sowie gelegentlich eine einseitige Hörminderung oder Tinnitus. Die Attacken werden oft durch Änderungen der Kopfposition ausgelöst. Die wie die Trigeminusneuralgie durch einen pathologischen Gefäß-Nerv-Kontakt zustande kommende Vestibularisparoxysmie spricht auf eine Therapie mit Antikonvulsiva (z. B. Carbamazepin) an.

Bilaterale Vestibulopathie

Leitsymptome sind Oszillopsien mit Unscharfsehen bei Kopfbewegungen, eine Gangunsicherheit vor allem in Dunkelheit oder auf unebenem Grund (Matratzentest: unsicheres Stehen und Gehen auf einer Matratze) sowie eine Störung der Raumwahrnehmung. Die Funktionsprüfung des vestibulookulären Reflexes durch Halmagyi-Kopfdrehtest und der Romberg-Test sind pathologisch. Ursächlich ist eine bilaterale Läsion des Vestibularorgans. Diese kann idiopathisch oder bei multipler Systematrophie auftreten, stets sollten eine tumoröse (Neurofibromatose Typ 2, Lymphom, Meningeose), entzündliche (Meningitis, Cogan-Syndrom, Sarkoidose, Vaskulitis) oder toxische Genese (Aminoglykoside, Zytostatika, Schleifendiuretika, ASS) ausgeschlossen werden. Sofern Antikörper gegen Innenohrstrukturen nachweisbar sind, werden Kortikoide eingesetzt, sonst Gang- und Gleichgewichtstraining.

CANVAS

Das cerebelläre Ataxie, Neuropathie und bilaterale vestibuläre Areflexie-Syndrom (CANVAS) ist vermutlich genetisch determiniert.

Cogan-Syndrom

Seltene meist junge Frauen betreffende Autoimmunerkrankung mit interstieller Keratitis (rotes Auge), Hörstörungen und Schwindel. Die Therapie erfolgt mit Kortikoiden.

Vestibuläre Migräne

Attacken mit Schwindel, Sehstörungen, Stand- und Gangataxie und nachfolgendem, okzipital betontem Kopfschmerz sollten besonders bei familiärer Belastung und Kopfschmerzen in der Vorgeschichte an diese Erkrankung denken lassen. Schwierig ist die Diagnose, wenn Kopfschmerzen fehlen, zumal

mehr als 60 % der Patienten auch im attackenfreien Intervall zentrale Okulomotorikstörungen zeigen. In Zweifelsfällen sollte probatorisch eine Migräne-Intervalltherapie eingeleitet werden.

Nicht-organischer Schwindel

Nach abgelaufener Vestibularisaffektion kann sich ein phobischer Attackenschwindel oder somatoformer Dauerschwindel mit Vermeidungsverhalten entwickeln. Die zugrunde liegende vermehrte Wahrnehmung physiologischer Körperschwankungen wird multimodal mit Gesprächs-, Verhaltens- und Physiotherapie behandelt.

Zentrale Läsion

Ein **dissoziierter Nystagmus**, der jeweils auf dem abduzierenden Auge stärker schlägt, und ein **vertikaler Nystagmus** sind stets Folge einer zentralen Läsion im Bereich von Hirnstamm und Kleinhirn. Das *Down-beat-* und das *Up-beat*-Nystagmus-Syndrom werden mit Baclofen oder 4-Aminopyridin behandelt.

5.8   Nervus glossopharyngeus

Innervation Der neunte Hirnnerv (❏ Abb. 5.16) versorgt sensibel den weichen Gaumen und das hintere Zungendrittel. Er ist auch für die Geschmacksleitung des hinteren Zungendrittels zuständig. Bei einer Läsion kommt es zu Schluckschwierigkeiten und zu einer Geschmacksstörung für die Qualität »bitter«. Der Würgereflex ist abgeschwächt oder fehlt auf der betroffenen Seite.

Isolierte Läsion des N. glossopharyngeus Ursächlich für diese seltene Läsion können ein Schwannom des Nervs, HNO-ärztliche operative Eingriffe, entzündliche Prozesse (Diphtherie, Botulismus, Zoster segmentalis) und ein verlängerter Processus styloideus (Eagle-Syndrom) sein.

Glossopharyngeus-Neuralgie Zum Ausschluss eines Prozesses, der den Nerv in seinem Verlauf irritiert (z. B. pathologischer Gefäß-Nerv-Kontakt), sollte eine MRT erfolgen. Die Behandlung erfolgt wie bei der Trigeminusneuralgie mit Antikonvulsiva oder durch operative Dekompression.

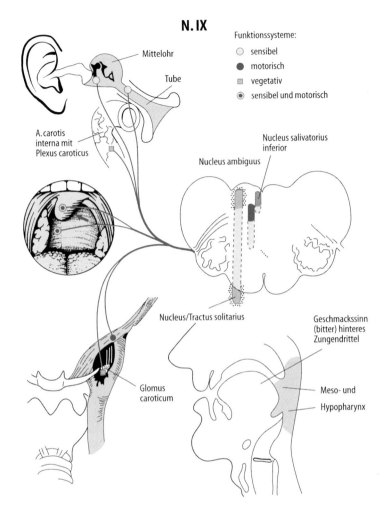

N. IX

Funktionssysteme:
- ○ sensibel
- ● motorisch
- ▢ vegetativ
- ◉ sensibel und motorisch

Mittelohr

Tube

A. carotis
interna mit
Plexus caroticus

Nucleus salivatorius
inferior

Nucleus ambiguus

Nucleus/Tractus solitarius

Geschmackssinn
(bitter) hinteres
Zungendrittel

Glomus
caroticum

Meso- und

Hypopharynx

◘ Abb. 5.16 Anatomie und Funktionsausfälle des N. glossopharyngeus

5.9 Nervus vagus

Klinik Die Läsion des zehnten Hirnnerven (◘ Abb. 5.17) führt wie die Glossopharyngeus-Parese zu einer Gaumensegellähmung mit Kulissenphänomen (Verziehung des weichen Gaumens zur gesunden Seite) und fehlendem Würgereflex. Es kommt zu Sensibilitätsstörungen im Rachenbereich, zu Näseln und Heiserkeit durch Läsion des N. recurrens.

Untersuchung Die autonomen Funktionen des zehnten Hirnnerven können mittels des Valsalva-Manövers, der Herzfrequenzvariabilität bei Hyper-

ventilation, der Kipptischuntersuchung und durch den Atropintest überprüft werden.

Pathogenese Der N. vagus wird selten isoliert beschädigt. Intramedulläre (Missbildungen, Poliomyelitis, Hirnstamminfarkt, Tumoren) und in der hinteren Schädelgrube gelegene Prozesse (basiläre Impression, Tumoren) sowie Eingriffe im Halsbereich können verantwortlich sein. Vor allem bei Schilddrüsen-Operationen, seltener bei operativen Eingriffen im Bereich der Karotisgabel kann der N. recurrens isoliert geschädigt werden.

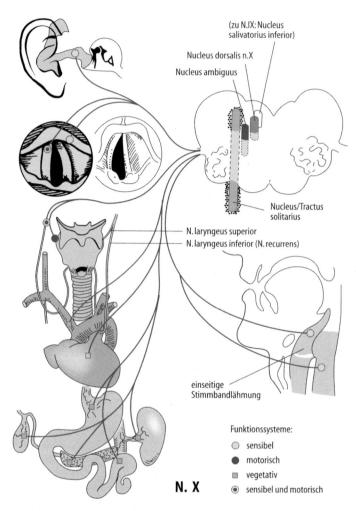

Abb. 5.17   Anatomie und Funktionsausfälle des N. vagus

5.10   Nervus accessorius

Der elfte Hirnnerv (■ Abb. 5.18) versorgt den M. sternocleidomastoideus sowie die oberen Abschnitte des M. trapezius. Bei Lymphknotenexstirpationen im seitlichen Halsdreieck kann der N. accessorius geschädigt werden, wobei meist lediglich die für den M. trapezius zuständigen Fasern verletzt werden. In Höhe des Foramen jugulare wird der elfte Hirnnerv gemeinsam mit dem neunten und zehnten Hirnnerven geschädigt (**Foramen jugulare- oder Siebenmann-Syndrom**). Sowohl Missbildungen als auch Tumoren im Bereich des kraniozervikalen Überganges betreffen meist mehrere Hirnnerven und nicht isoliert den elften Hirnnerv.

5.11   Nervus hypoglossus

Der zwölfte Hirnnerv ist für die motorische Innervation der Zunge zuständig.

Klinik

Bei einer Läsion des Nervs kommt es zum Abweichen der Zunge zur gelähmten Seite durch den intakten M. genioglossus der Gegenseite (■ Abb. 5.19). Die gelähmte Zungenseite ist atrophisch und zeigt Fibrillationen. Es resultieren eine Dysarthrie und Probleme beim Essen.

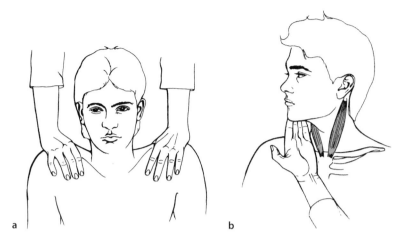

Abb. 5.18a-b Untersuchung der vom N. accessorius versorgten Muskeln. **a** M. trapezius und **b** M. sternocleidomastoideus

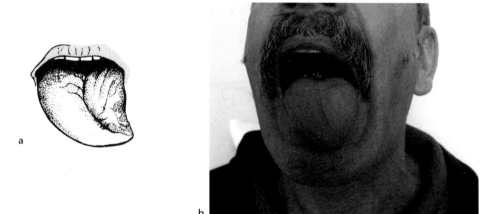

Abb. 5.19a-b Hypoglossusparese links: Grafik (**a**) und Fallbeispiel (**b**)

Pathogenese Wichtige Ursachen einer Hypoglossusparese sind Tumoren (Clivuschordom, Hypoglossusneurinom, Schädelbasismetastasen, HNO-ärztliche Tumoren), entzündliche Erkrankungen (Tuberkulose, Lues) und Hirnstammischämien (**Jackson-Syndrom**). Nach Tonsillektomien, bei der Thrombendarteriektomie der A. carotis interna oder bei Dissektionen dieses Gefäßes kann es zu einer Hypoglossus(druck)parese kommen.

5.12 Kombinierte Hirnnervensyndrome

Vordere Schädelgrube Bei raumfordernden Prozessen in der vorderen Schädelgrube können kombiniert der I. und II. Hirnnerv betroffen sein.

Fissura orbitalis superior Beim Fissura-orbitalis-superior-Syndrom kombinieren sich variable Ausfälle der drei Augenmuskelnerven mit einer Sensibilitätsstörung im Bereich des 1. Trigeminusastes, bei Prozessen im Bereich der **Orbitaspitze** liegt gleichzeitig eine Optikusschädigung vor.

Sinus cavernosus Das Sinus-cavernosus-Syndrom betrifft die Hirnnerven III bis VI und zeigt bei Vorliegen einer Karotis-Kavernosus-Fistel gleichzeitig einen Exophthalmus.

Kleinhirnbrückenwinkel Prozesse im Bereich des Kleinhirnbrückenwinkels betreffen in der Reihenfolge ihres Auftretens den VIII, den V, den VII und den VI Hirnnerven. Im Verlauf kann eine Hemiataxie hinzutreten.

Foramen jugulare Durch das Foramen jugulare verlassen die Hirnnerven IX bis XI den Schädel. Tumoren oder traumatische Schädigungen in diesem Bereich führen zum **Siebenmann- oder Vernet-Syndrom**. Liegt eine Schädigung der Hirnnerven IX bis XII vor, wird vom Syndrom des kraniozervikalen Überganges (**Collet-Siccard**) gesprochen. Eine gleichzeitig bestehende Halssympathikusläsion deutet auf den Retropharynx als Läsionsort hin (**Villaret-Syndrom**).

Schädelbasis Bei einer metastatischen Destruktion der Schädelbasis kann es zum Syndrom der Schädelbasis oder **Garcin-Syndrom** kommen. Hierbei sind auf einer Seite die Hirnnerven V bis XII in variabler Kombination betroffen. Differenzialdiagnostisch ist an eine Meningeosis carcinomatosa zu denken, wobei hier oft bilateral multiple Hirnnerven einbezogen sind.

Andere Ursachen Weitere Ursachen für variable kombinierte Hirnnervenausfälle sind basale Meningitiden, die Meningeose bei Tumoren, Polyneuroradikulitiden, Paraproteinämien sowie vaskulitische und granulomatöse Erkrankungen (Granulomatose mit Polyangiitis, Sarkoidose).

In Kürze
- **Papillenödem**
  - Stauungspapille bei zerebraler Raumforderung
  - Durchblutungsstörung (anteriore ischämische Optikusneuropathie bei Arteriosklerose oder Riesenzellarteriitis)

▼

  - Entzündung (Retrobulbärneuritis bei MS, Papillitis)
- **Augenmuskelnervenparesen**
  - Betreffen am häufigsten den N. abducens (Entzündung, Liquordruckänderungen) oder den N. oculomotorius (Diabetes mellitus) mit günstiger Prognose
  - Ausschluss von Tumor oder Aneurysma (MRT und MRA)
- **Idiopathische periphere Fazialisparese**
  - Augenschluss inkomplett (Bell-Phänomen)
  - Stirnast mit betroffen
  - Oft Tränensekretionsstörung (N. petrosus major: Schirmer Test), Geschmacksstörung der vorderen zwei Zungendrittel (Chorda tympani) und Hyperakusis (N. stapedius: Stapedius-Reflex)
  - Läsionsort: Fallop-Kanal
  - Ausschluss von Zoster oticus, Otitis media, Cholesteatom, Mastoiditis und Tumoren
- Schwindelursachen
  - Benigner peripherer Lagerungsschwindel durch Canalolithiasis mit nach Lagewechsel auftretendem, habituierbarem in Richtung auf das unten liegende Ohr schlagendem Nystagmus (Deliberationsmanöver nach Epley und Semont)
  - Morbus Menière: rezidivierende Drehschwindelattacken mit Hypakusis und Tinnitus
  - Vestibularisausfall: andauernder Drehschwindel mit richtungsbestimmtem Spontannystagmus
  - Vestibularisschwannom: Hypakusis und Tinnitus
- **Raumforderungen** im Bereich der knöchernen Schädelbasis führen meist zu kombinierten Hirnnervenläsionen:

▼

– Felsenbeinspitze	HN V und VI
– Fissura orbitalis superior	HN III, IV, VI und erster Trigeminusast
– Kleinhirnbrücken- winkel	HN V bis VIII
– Foramen jugulare	HN IX, X und XI
– Halbe Schädelbasis	HN V bis XII

Rückenmarkserkrankungen

Peter Berlit

6.1 Rückenmarkssyndrome – 136
6.1.1 Querschnittssyndrome – 136
6.1.2 Syndrom der extramedullären Raumforderung – 138
6.1.3 Syndrom der intramedullären Raumforderung – 139
6.1.4 Syndrom der Hinterstrangschädigung – 139
6.1.5 Schmerzen – 140

6.2 Spinale Systemerkrankungen – 140
6.2.1 Spinale Muskelatrophien (SMA) – 140
6.2.2 Spastische Spinalparalyse (primäre Lateralsklerose) – 141
6.2.3 Amyotrophische Lateralsklerose (ALS; Motoneuronerkrankung) – 141

6.3 Spinale Tumoren – 142
6.3.1 Extramedulläre extradurale Raumforderungen – 142
6.3.2 Extramedulläre intradurale Tumoren – 143
6.3.3 Arteriovenöse (AV) spinale Malformationen – 143
6.3.4 Intramedulläre Tumoren – 144

6.4 Traumatische Schädigungen des Rückenmarks – 145
6.4.1 Commotio spinalis – 145
6.4.2 Contusio spinalis – 145
6.4.3 Halswirbelsäulenschleuderverletzungen – 145

6.5 Spinale Durchblutungsstörungen – 146
6.5.1 Radicularis-magna-Syndrom – 147

6.6 Entzündliche Rückenmarkserkrankungen – 147
6.6.1 Abszesse – 147
6.6.2 Granulome – 147
6.6.3 Myelitis – 147
6.6.4 Poliomyelitis – 148
6.6.5 Zoster segmentalis – 148

6.7 Sonstige Erkrankungen des Rückenmarks – 148
6.7.1 Funikuläre Myelose – 148
6.7.2 Toxische Myelopathien – 149
6.7.3 Strahlenmyelopathie – 149
6.7.4 Neurolues – 150

P. Berlit, *Basiswissen Neurologie*,
DOI 10.1007/978-3-642-37784-6_6, © Springer-Verlag Berlin Heidelberg 2013

Für die klinische Diagnostik spinaler Syndrome sind neuroanatomische Kenntnisse Voraussetzung. Das akute Auftreten einer spinalen Symptomatik macht stets eine notfallmäßige Abklärung erforderlich! Methode der Wahl ist dabei die MRT, alternativ Myelographie und Myelo-CT. Tumoren, Entzündungen, Bandscheibenvorfälle, Ischämien und Blutungen sind für akute Querschnittsyndrome verantwortlich. Leitsymptome spinaler Ischämien und der Syringomyelie sind Paresen und dissoziierte Sensibilitätsstörungen. Wichtige degenerative Erkrankungen des Rückenmarks mit rein motorischer Symptomatik sind die spinalen Muskelatrophien, die spastische Spinalparalyse und die ALS. Eine Tiefensensibilitätsstörung bei Hinterstrangläsion ist Leitsymptom der funikulären Myelose und der Tabes dorsalis.

Der 36-jährige Schlosser stellt sich wegen einer Schwäche des rechten Beines vor. Er bemerke die Probleme seit wenigen Tagen. Schon seit 4 Wochen bestehen Rückenschmerzen, die zwischen den Schulterblättern lokalisiert und nicht belastungsabhängig sind.
Bei der neurologischen Untersuchung besteht eine proximal betonte Beinparese mit gesteigerten BER rechts und positivem Babinskizeichen. Bei der Sensibilitätsprüfung sind der Schmerz- und Temperatursinn unterhalb Th8 links ausgefallen.
Es wird die Diagnose eines Brown-Sequard-Syndroms in Höhe Th8 rechts gestellt. Die thorakale MRT zeigt in dieser Höhe ein spinales Meningeom, das operativ entfernt wird.

6.1   Rückenmarkssyndrome

Die Symptomatik von Läsionen des Rückenmarks ergibt sich aus der Höhenlokalisation des Prozesses und der topographischen Zuordnung innerhalb des Rückenmarkquerschnittes. Das Rückenmark erstreckt sich von der Medulla oblongata bis etwa in Höhe des 1. Lendenwirbelkörpers (LWK), wo es mit dem Conus medullaris endet. Von hier ziehen die lumbosakralen Nervenwurzeln als Cauda equina zu den ihnen zugehörigen Zwischenwirbellöchern.

6.1.1   Querschnittssyndrome

Die vollständige Läsion des Rückenmarkquerschnittes in einer bestimmten Höhe wird als Querschnittslähmung bezeichnet. Die Höhenlokalisation wird durch die resultierende Sensibilitätsstörung für alle Qualitäten und den ersten ausgefallenen Muskel, Muskeleigenreflex bzw. Fremdreflex bestimmt.

Komplette Querschnittssyndrome (◘ Abb. 6.1):

- **Motorisch**: Ausfall der Willkürmotorik (1. Motoneuron) unterhalb der Läsion mit positiven Babinski-Zeichen und Spastik im Verlauf von Tagen. Segmentale periphere Parese durch Vorderhornläsion oder Vorderwurzelläsion (2. Motoneuron) in Höhe des Schädigungsortes.
- **Sensibel**: Das oberste sensible Niveau der ausgefallenen Oberflächen- und Tiefensensibilität entspricht der Höhe des betroffenen Rückenmarksegmentes. Typischerweise findet man 1 – 2 Segmente apikal eine Hyperalgesie und Hyperästhesie.
- **Vegetativ**: Eine Grenzziehung wird möglich, wenn man neben Blasen- und Darmlähmungen auch den Ort einer Schweißsekretionsstörung (Austritt über die Vorderwurzeln ab Th2 bis L2) oder ein Horner-Syndrom (C8) zuzuordnen versucht.

> **Klinik**
>
> Die Querschnittsläsion des Halsmarkes führt zu einer spastischen Tetraparese, die Querschnittsläsion des Brustmarkes zu einer spastischen Paraparese der Beine und die Läsion unterhalb des Konus zu einer schlaffen Paraparese der Beine.

Das Rückenmark endet in Höhe des ersten LWK mit dem Konus. Eine Schädigung unterhalb von L1 führt demzufolge zu einem Ausfall ausschließlich des 2. Motoneurons. Daher sind **schlaffe** Paresen ohne Pyramidenbahnzeichen zu erwarten. Der Konus enthält keine Neurone für die unteren Extremitäten. Dadurch bleiben beim isolierten Konussyndrom die Beine intakt. Es kommt aus-

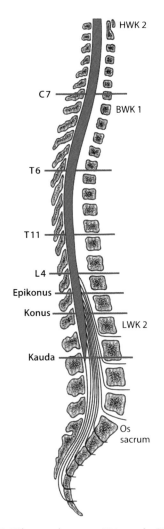

HWK 2

C7

BWK 1

T6

T11

L4

Epikonus

Konus

LWK 2

Kauda

Os
sacrum

◘ **Abb. 6.1** Höhenzuordnung von Läsionen des Rückenmarks und der Kauda

zur Abschätzung einer Reflexsteigerung hilfreich
sein.

Durch pathologische Reizbildung beim kompletten Querschnittssyndrom entstehen **spinale
Automatismen**. Es handelt sich hierbei um unwillkürliche Bewegungsabläufe bei Außenreizen,
wobei es sich an den **Armen** meist um **Beugesynergien** und an den **Beinen** um **Strecksynergien**
handelt.

Klinik

Die Querschnittslähmung im Hals- und
Brustmarkbereich geht stets mit einer Blasen-
und Darmlähmung einher. Es besteht eine
Sensibilitätsstörung für alle Qualitäten unterhalb der Läsionshöhe. In den Segmenten
oberhalb der Läsion kann eine segmentale
Hyperpathie bestehen. Durch Miteinbeziehung
der Vorderhörner können in Läsionshöhe
schlaffe Paresen mit Atrophie und Muskel-
eigenreflexabschwächung resultieren. Bei
einer Läsion in Höhe C4 besteht eine Zwerch-
felllähmung.

Konussyndrom Die Läsion in Höhe des 1. LWK
führt zu einem Konussyndrom.

Klinik

Es liegt eine Anästhesie und Analgesie im
sog. Reithosenareal vor. Analreflex und Bulbo-
kavernosusreflex fehlen bei einer Blasen-
und Mastdarmlähmung mit Stuhlinkontinenz
und Überlaufblase. Gleichzeitig finden sich
oft radikuläre Ausfälle durch Läsion der
benachbarten Kaudawurzeln L3–S1.

---

schließlich zum Funktionsausfall im Perineal-
bereich (Reithosenanästhesie) und der Blasen-
Darm-Motorik (Überlaufblase, Stuhlinkontinenz
oder -verhalt).

Wenn eine Querschnittsläsion akut auftritt
(etwa bei einem Trauma), ist auch bei einer Hals-
und Brustmarkschädigung die resultierende Lähmung zunächst schlaff (**spinaler Schock**). Die
Spastik mit Steigerung der Muskeleigenreflexe entwickelt sich innerhalb einiger Tage. Das Babinski-
Zeichen ist allerdings schon früh positiv. Bei hohen
Halsmarkläsionen kann der Vergleich der peripheren Muskeleigenreflexe mit dem Masseterreflex

Epikonussyndrom Die Läsion des Rückenmarkquerschnittes in Höhe des thorakolumbalen Überganges führt zum Epikonussyndrom mit Paresen
der Hüftstreckung und Hüftaußenrotation, der
Kniebeugung und der Fuß- und Zehenbewegun-
gen. Es liegt eine Sensibilitätsstörung ab L4 vor, die
Achillessehnenreflexe sind beidseits ausgefallen. Es
besteht eine Blasen- und Mastdarmlähmung.

◘ Tab. 6.1 Differenzialdiagnose von Epikonus-, Konus- und Kaudasyndrom

		Hauptausfälle	Schädigungshöhe
Epikonus	L4–S1	Hüfte, Knie, Fuß; sensibel ab L4; Blase, Darm	Thorakolumbaler Übergang
Konus	ab S2	Reithosenanästhesie, Blase, Darm. Keine motorischen Ausfälle	1. LWK
Kauda	Multiple Wurzeln ab L4	Variabel segmental ab L4; ggf. mit Blase, Darm	Unterhalb 2. LWK

Kaudasyndrom Es ist durch die Läsion multipler Wurzeln unterhalb des 2. LWK gekennzeichnet. Das Kaudasyndrom stellt eine Läsion des peripheren Typs dar.

Klinik

Abhängig von den betroffenen Wurzeln (ab L4) kommt es zu segmentalen Paresen im Bereich von Unterschenkel und Fuß, ggf. auch Kniebeuger und Gesäßmuskeln. Hinzu treten die entsprechenden segmentalen Sensibilitätsstörungen.
Bei vollständigem Kaudasyndrom liegt eine Blasen- und Mastdarmlähmung vor; bei unvollständigem Kaudasyndrom kann sie fehlen. Es findet sich eine Sensibilitätsstörung im Reithosenareal. Die Achillessehnenreflexe sind ausgefallen (◘ Tab. 6.1).

Brown-Séquard-Syndrom Dieses Syndrom (◘ Abb. 6.2) ist Folge einer Halbseitenschädigung des Rückenmarkes oberhalb des 1. LWK. Die neurologische Symptomatik ergibt sich aus der Topographie des Rückenmarkquerschnittes:

Klinik

Ipsilateral bestehen eine spastische Parese und Tiefensensibilitätsstörung unterhalb der Läsion, kontralateral eine dissoziierte Sensibilitätsstörung. Je nach Läsionshöhe können radikuläre Schmerzen und eine schlaffe atrophische Parese in Läsionshöhe ipsilateral hinzutreten.

Das Syndrom kommt bei spinalen Ischämien (**Sulcocommissuralis-Syndrom**), Verletzungen, Raumforderungen und entzündlichen Prozessen vor; es ist nur selten in »reiner« Form vorhanden. Bestehen darüber hinaus weitere Symptome, wird auch vom **Brown-Séquard-Plus-Syndrom** gesprochen, welches eine ungünstigere Prognose als das klassische Syndrom hat.

6.1.2 Syndrom der extramedullären Raumforderung

Im Rückenmarksquerschnitt liegen die Fasern für die obere Extremität innen, die Fasern für die Beine außen. Eine von außen das Rückenmark komprimierende Raumforderung wird daher zunächst zu Symptomen im Bereich der Beine führen.

Klinik

Typisch ist die aufsteigende ipsilaterale Sensibilitätsstörung für alle Qualitäten mit Parästhesien bei gleichzeitig sich entwickelnder ipsilateraler spastischer Beinparese.
Im Verlauf können eine kontralaterale dissoziierte Sensibilitätsstörung, eine spastische Paraparese mit Blasen- und Mastdarmlähmung sowie schlaffe Paresen in Läsionshöhe hinzutreten. Derartige atrophische Paresen sprechen für einen ventralen Sitz der Läsion (Vorderhornläsion). Häufig bestehen in Läsionshöhe ipsilateral radikuläre Schmerzen und eine segmentale Hyperpathie.

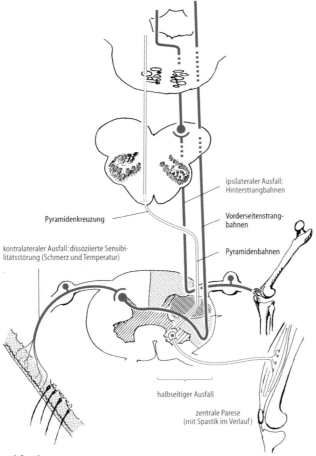

ipsilateraler Ausfall:
Hinterstrangbahnen

Pyramidenkreuzung

Vorderseitenstrang-
bahnen

kontralateraler Ausfall: dissoziierte Sensibilitätsstörung (Schmerz und Temperatur)

Pyramidenbahnen

halbseitiger Ausfall

zentrale Parese
(mit Spastik im Verlauf)

◻ **Abb. 6.2** Brown-Séquard-Syndrom

6.1.3 Syndrom der intramedullären Raumforderung

Klinik

Es kommt zu einer variablen, bilateralen, dissoziierten Sensibilitätsstörung und zu schlaffen, atrophischen Paresen in Höhe der Läsion (bei zervikaler Läsionshöhe also im Bereich der Arme); unterhalb der Läsion entwickelt sich eine spastische Para- bzw. Tetraparese mit Blasen- und Mastdarmlähmung.

Dieses Syndrom findet sich auch bei intramedullärer Höhlenbildung (Syringomyelie).

6.1.4 Syndrom der Hinterstrangschädigung

Klinik

Prozesse, die isoliert die Rückenmarkshinterstränge betreffen bzw. das Rückenmark von dorsal komprimieren, führen zu einer Störung der Berührungsempfindung unterhalb der Läsion. Sensible Stimuli können nur ungenau lokalisiert werden, die Zweipunktediskrimination ist gestört. Es kommt zu einer deutlichen Beeinträchtigung von Lageempfinden und Vibrationswahrnehmung (Läsionshöhendiagnostik durch Stimmgabeluntersuchung des

▼

Vibrationsempfindens auf den Dornfortsätzen). Es entwickelt sich eine sensible Ataxie beim Gehen und beim Durchführen von Zielbewegungen, die sich in typischer Weise bei optischer Kontrolle bessert. Begleitende Reizsymptome sind Parästhesien sowie vor allem in Läsionshöhe eine Hyperpathie.

Vorkommen bei dorsaler Raumforderung, Spinalis-posterior-Ischämie, der funikulären Myelose und der Tabes dorsalis.

6.1.5 Schmerzen

Schmerzen können Leitsymptom bei Rückenmarks-prozessen sein. Eine sorgfältige Schmerzanamnese hilft bei der Einordnung spinaler Syndrome (◘ Tab. 6.2).

◘ **Tab. 6.2** Schmerzen bei Rückenmarkserkrankungen

Schmerzcharakter	Krankheitsbild
Akut zwischen den Schulterblättern	Spinalis-anterior-Syndrom, Aortendissektion
Chronisch progredient, oft nachts betont	Spinaler Tumor, Neuroborreliose
Dauerschmerz	M. Bechterew, Myeloradikulitis
Segmentale Hyperpathie	Reizsymptom oberhalb einer spinalen Läsion
Lhermitte-Zeichen	HWS-Prozess
Interkostalneuralgie	Zoster segmentalis, spinales Neurinom
Schmerzen beim Stehen und Gehen	Syndrom des engen lumbalen Spinalkanals
Schmerzen bei körperlicher Belastung, bei Husten, Niesen, Pressen	Diskusprotrusion, Wurzelkompression
Schmerzprovokation durch Druck, Klopfen	Spondylitis
Lasègue-Zeichen	Diskusprotrusion, Wurzelkompression

6.2   Spinale Systemerkrankungen

6.2.1   Spinale Muskelatrophien (SMA)

Es handelt sich um eine Degeneration des 2. Motoneurons mit resultierenden schlaffen Paresen, Reflexausfällen und Faszikulationen. Wegen der gelegentlichen bulbären Beteiligung wird auch der Terminus »Hereditäre motorische Neuronopathien (HMN)« verwandt. Der Vererbungsmodus ist heterogen. Die Diagnose wird elektromyographisch (neurogenes Muster) und elektroneurographisch (normale Leitgeschwindigkeiten) gestellt, ggf. ergänzend durch eine molekulargenetische Untersuchung oder eine Muskelbiopsie. Eine wirksame Therapie besteht nicht.

Formen Folgende Formen der SMA (HMN) werden unterschieden:

- Die **infantile proximale SMA Werdnig-Hoffmann (Typ 1)** manifestiert sich im 1. Lebensjahr. Es besteht eine generalisierte Muskelhypotonie bei vom Beckengürtel aufsteigenden Lähmungen (floppy infant). Die Erkrankung wird autosomal-rezessiv vererbt, die meisten Kinder sterben an interkurrenten Infektionen vor dem 10. Lebensjahr.
- Die **pseudomyopathische chronische proximale SMA des Kindesalters (Typ 2)** wird autosomal-rezessiv vererbt und tritt vor dem 2. Lebensjahr auf. Das Erreichen des Erwachsenenalters ist möglich; die Lebenserwartung liegt bei 20 Jahren.
- Die **juvenile und adulte Form (SMA Typ 3 und 4) mit autosomal rezessivem Erbgang (Kugelberg-Welander)** tritt bis zum 60. Lebensjahr auf und kann schwerpunktmäßig den Becken- oder den Schultergürtel betreffen. Im Unterschied zur Muskeldystrophie ist auch der M. deltoideus im Verlauf einbezogen, im Vergleich zur Myositis und Myasthenie bleibt die Kaumuskulatur ausgespart und im Gegensatz zur amyotrophischen Lateralsklerose fehlen Zungensymptome. Eine Herzbeteiligung und CK-Erhöhung sind häufig.

SMA Typ 1 bis 3 sind durch Mutationen am Survival-Motoneuron-Protein-Gen 5q11–q13 bedingt.

- Bei den **distalen Formen der HMN** ist der Vererbungsmodus variabel. Betroffen sind mit nur langsam progredienten atrophischen Paresen die Peronealmuskulatur oder die Unterarmmuskulatur (Typ Aran-Duchenne); die Prognose ist günstig. Manifestation meist vor dem 20. Lebensjahr.
- Die **geschlechtsgebundene X-linked bulbo-spinale SMA (Kennedy-Syndrom)** tritt variabel bei Männern meist in der 3. oder 4. Dekade auf und führt zu belastungsabhängigen Muskelkrämpfen, Haltetremor und im Verlauf proximalen und bulbären Paresen mit Dysarthrie und Dysphagie. Es besteht eine relativ gute Prognose. Eine Gynäkomastie ist häufig. Die CK ist erhöht. Ursächlich ist eine CAG-Repeat-Expansion am Androgenrezeptorgen Xq 13.
- Die Degeneration der motorischen Hirnnerven (-anteile) V, VII, X und XII wird als **hereditäre progressive Bulbärparalyse (bulbäre SMA)** bezeichnet. Dysarthrie, Kau- und Schluckstörungen sind die Leitsymptome. Es gibt zwei Varianten mit (günstige Prognose) oder ohne sensorineurale Ertaubung (Tod im Kindesalter; Fazio-Londe-Syndrom).
- Die **skapuloperoneale HMN** mit atrophischen Paresen der Unterschenkel- und im Verlauf auch der Schultermuskulatur tritt im jugendlichen Alter (Typ Kaeser), die **skapulohumerale HMN** bis zum 45. Lebensjahr auf (Typ Vulpian-Bernhard). Die Prognose der oft sporadischen Erkrankung ist gut.
- Selten ist die juvenile **distale segmentale Form (Typ Hirayama)**, welche streng einseitig Unterarm und Hand betrifft. Sie tritt sporadisch auf, manifestiert sich meist im jungen Erwachsenenalter und zeigt einen benignen Verlauf über Jahrzehnte.

6.2.2 Spastische Spinalparalyse (primäre Lateralsklerose)

Definition Es handelt sich um eine seltene, genetisch heterogene Degeneration der Pyramidenbahnen sowohl auf spinaler als auch zerebraler Ebene. Die Symptome beginnen im Kindesalter oder in der Jugend.

Klinik

Klinisch zunehmende Spastik bei nur geringen Paresen. Die Spastik ist meist im Bereich der Beine und hier in den Adduktoren betont. Die Muskeleigenreflexe sind lebhaft gesteigert, es liegt oft bereits spontan ein Babinski-Zeichen vor (**Siccard-Zeichen**). Typisch ist das spastische Gangbild, bei dem der Patient am Boden klebt, als würde er durch einen Topf mit Honig waten.

Differenzialdiagnostisch müssen eine Adrenomyeloneuropathie, ein Vitamin-B_{12}-Mangel, eine HTLV-1-Myelopathie und eine ALS ausgeschlossen werden.

Die Therapie erfolgt mit Myotonolytika (z.B. Baclofen) und Krankengymnastik.

6.2.3 Amyotrophische Lateralsklerose (ALS; Motoneuronerkrankung)

Definition Bei dieser am häufigsten vorkommenden Systemerkrankung sind sowohl das 1. als auch das 2. Motoneuron durch die Degeneration betroffen. Die Häufigkeit des Krankheitsbildes liegt bei bis zu 2/100.000 mit einem Hauptmanifestationsalter im 5. Lebensjahrzehnt. In 5 bis 10% der Fälle besteht eine familiäre ALS. Der Verlauf ist durch Miteinbeziehung der Atemmuskulatur nach durchschnittlich 3 Jahren letal.

Ätiologie Die Ätiologie ist unbekannt. Bei der Häufung der ALS auf der Insel Guam werden toxische und immunologische Einflüsse diskutiert. Bei der familiären Form spielen Mutationen im Gen des Enzyms Kupfer-Zink-Superoxiddismutase eine Rolle.

Klinik

Die Symptomatik kann sowohl mit atrophischen Paresen und Faszikulationen als auch mit spastischen Zeichen beginnen. Häufig sind zunächst die distale Armmuskulatur, die Zunge (▪ Abb. 6.3) oder die distalen Beinmuskeln

▼

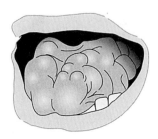

◘ Abb. 6.3 Zungenatrophie bei amyotroper Lateralsklerose mit Fibrillationen

betroffen. Typisch ist klinisch die Kombination schlaffer Paresen mit Muskelatrophien, Faszikulationen und lebhaften Muskeleigenreflexen. Objektivierbare Sensibilitätsstörungen fehlen. Bei bulbärer Beteiligung sind Dysarthrie und Dysphagie typisch; pathologisches Lachen und Weinen können hinzutreten. Die Okulomotorik bleibt intakt.

Als Verlaufsformen werden die primäre Lateralsklerose (*upper Motoneuron* Syndrom), die progressive Muskelatrophie (*lower Motoneuron* Syndrom) und die bulbäre ALS unterschieden. Etwa 5% aller ALS-Kranken entwickeln begleitend eine frontotemporale Demenz.

Diagnose Im **Elektromyogramm** zeigt sich lebhafte pathologische Spontanaktivität bei deutlich überhöhten Muskelaktionspotenzialen (>10 mV, Riesenpotenziale). Laborchemisch besteht oft eine leicht erhöhte CK. Das Liquoreiweiß und -tauprotein können in Abhängigkeit von der Aggressivität des Krankheitsprozesses erhöht sein.

Therapie Eine wirksame Therapie ist nicht bekannt. Die Krankheit führt nach wenigen Jahren zum (in aller Regel friedlichen) Tode durch Lähmung der Atemmuskulatur. Antagonisten exzitatorischer Aminosäuren (Glutamatantagonisten) verlängern den Krankheitsverlauf (Riluzol). Die symptomatische Therapie zielt auf den Erhalt der Autonomie der Patienten ab. Wichtig ist eine frühzeitige Aufklärung mit Erstellung einer Patientenverfügung. Die Möglichkeiten der nichtinvasiven Heimbeatmung und der perkutanen endoskopischen Gastrostomie (PEG) müssen rechtzeitig mit dem Patien-

ten besprochen werden. Bei bulbärer Dysarthrie können Kommunikationshilfen (Sprachcomputer) sinnvoll sein. Bei Hypersalivation werden Scopolamin-Pflaster, Amitriptylin, Atropintropfen oder Botulinumtoxin (in die Parotis) eingesetzt.

6.3   Spinale Tumoren

Während klinisch die Höhenlokalisation einer spinalen Raumforderung zuverlässig möglich ist, gelingt die topographische Zuordnung des Tumors im Rückenmarksquerschnitt oft erst mittels der neuroradiologischen Diagnostik (MRT – alternativ: Myelographie mit Myelo-CT).

6.3.1   Extramedulläre extradurale Raumforderungen

Definition Es handelt sich meist um vertebrale /paravertebrale Prozesse, die lokal als Fernmetastasen entstehen können, wie Knochen- und Weichteilmetastasen eines Bronchial-, Mamma-, Prostata-, Magen-Darm-, Nieren- und Schilddrüsenkarzinoms oder eines malignen Melanoms. Daneben ist auch an Lymphome, Sarkome oder knöcherne Destruktionen beim Plasmozytom zu denken.

> **Klinik**
>
> Die Symptomatik beginnt oft mit nächtlichen Rückenschmerzen. Die Kompression des Rückenmarkes kann bei pathologischen Frakturen der Wirbelkörper innerhalb weniger Stunden zu rasch aufsteigenden Querschnittslähmungen führen. In der Akutdiagnostik werden Röntgennativaufnahmen und die MRT eingesetzt. Kommt es allmählich zu einer Rückenmarkskompression, so resultieren inkomplette Querschnittssyndrome oder Brown-Séquard-Plus-Syndrome.

> **❶ Cave**
>
> **Auf eine Myelographie sollte möglichst verzichtet werden, da die Eröffnung des Liquorraumes zu einer Verschlechterung der Querschnittssymptomatik führen kann!**

Therapie Mit Ausnahme von Lymphomen, die bevorzugt initial bestrahlt werden, ist die sofortige **operative Entlastung** erforderlich – besteht eine Rückenmarkskompression mit Lähmungserscheinungen länger als 24 Stunden, so ist sie häufig irreversibel. Neben der Entlastung des Rückenmarkes ist oft eine Stabilisierung (etwa durch Harrington-Stäbe) erforderlich. In Abhängigkeit vom Primärtumor kommen adjuvante Strahlentherapie, Zytostatikagabe oder hormonelle Therapie in Frage.

Paragangliom

Das vom Grenzstrang ausgehende Paragangliom kann sanduhrförmig in den Duralraum einwachsen.

Chordom

Das Chordom geht von der Chorda dorsalis aus und sitzt bevorzugt im Bereich des Clivus. Dieser nichtmetastasierende Tumor zeigt ein lokal aggressives Wachstumsmuster mit hoher Rezidivtendenz. Eine spastische Tetraparese mit Sensibilitätsstörung ab C2 tritt in Kombination mit kaudalen Hirnnervenausfällen auf. Die Therapie erfolgt operativ und radiotherapeutisch.

■ **Plasmozytom und primäre Knochentumoren**
Wirbelherde eines Plasmozytoms mit oder ohne pathologische Spontanfrakturen können ebenso wie primäre Knochentumoren (Sarkome, Riesenzelltumoren, Osteoblastome) zu einer Rückenmarkskompression führen. Des Weiteren ist differenzialdiagnostisch an entzündliche Knochenprozesse (Spondylitis tuberculosa; Bechterew) zu denken.

6.3.2 Extramedulläre intradurale Tumoren

Spinales Neurinom

Das spinale Neurinom geht von der hinteren Wurzel aus und zeigt häufig ein **Sanduhrwachstum** (◻ Abb. 6.4) inner- und außerhalb eines Foramen intervertebrale. Neurinome finden sich meist im Bereich von Hals- und oberem Brustmark. Initialsymptom sind ipsilaterale, radikuläre Schmerzen (Fehldiagnose Interkostalneuralgie!), im Verlauf folgen sensible, radikuläre Ausfälle und Symptome der Rückenmarkskompression von seitlich und hinten (Brown-Sèquard-

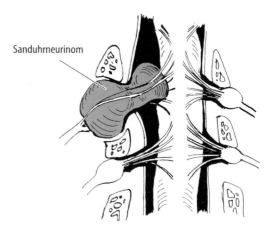

Sanduhrneurinom

◻ **Abb. 6.4** Spinales Neurinom mit Sanduhrwachstum

Syndrom, Syndrom der Hinterstrangschädigung). Bereits die Röntgennativdiagnostik kann eine Aufweitung des entsprechenden Foramen intervertebrale zeigen, die Diagnose wird mittels spinaler MRT gesichert. Im Liquor findet sich eine deutliche Eiweißerhöhung. Die Therapie besteht in der operativen Entfernung des Tumors.

Spinales Meningeom

Das spinale Meningeom erstreckt sich oft über mehrere Segmenthöhen im Bereich des Hals- oder Brustmarkes und bedingt eine inkomplette Querschnittsläsion der unterhalb gelegenen Abschnitte. Eine Paraspastik der Beine mit Sensibilitätsstörungen für alle Qualitäten und Blasen-Mastdarm-Störungen sind häufig. Die Diagnose wird mittels MRT (oder Myelo-CT) und letztlich bioptisch gestellt – die Therapie ist chirurgisch (◻ Abb. 6.5).

Lipom Lipome sitzen thorakal und lumbosakral meist dorsal – sie werden operativ entfernt. Eine spinale Lipomatose tritt gehäuft nach längerer Kortikoidtherapie auf.

6.3.3 Arteriovenöse (AV) spinale Malformationen

Die **durale AV-Fistel** (◻ Abb. 6.6) ist die häufigste arteriovenöse (AV) spinale Malformation (80%). Eine Aufweitung (Varikosis) der Rückenmarksvenen oft über weite Strecken resultiert aus dem

6

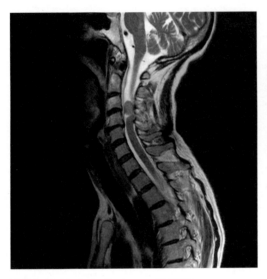

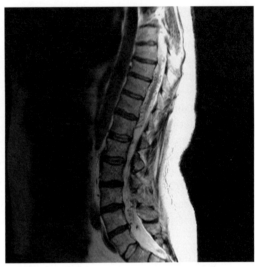

erhöhten Druck im venösen System durch einen arteriovenösen Kurzschluss zwischen einer duraversorgenden Wurzelarterie und den das Rückenmark drainierenden Oberflächenvenen. Das durch venösen Rückstau bedingte kongestive Ödem des Rückenmarkes führt zu einer progredienten, anfangs oft belastungsabhängig auftretenden fluktuierenden Querschnittssymptomatik. Betroffen sind häufiger Männer als Frauen im Alter von 40 bis 60 Jahren. Spinale durale AV-Fisteln führen im Unterschied zu anderen spinalen (intra- oder perimedullären) AV-Malformationen nicht zu spinalen Blutungen.

> **Klinik**
>
> Typisch ist ein zunächst stotternder Verlauf mit inkompletter Querschnittssymptomatik unter körperlicher Belastung. Diese ist durch das kongestive Ödem bzw. den venösen Rückstau bedingt, sodass sie meist schmerzlos auftritt und sich spontan wieder zurückbildet (vaskuläre spinale Claudicatio). Im Verlauf können neurologische Ausfälle persistieren.

Die Diagnose wird mittels Myelographie, MRT und spinaler Angiographie gestellt. Bei interventionell neuroradiologischem oder operativem Verschluss der Fistel ist der Patient geheilt.

Intradurale perimedulläre AV-Fistel Bei der lumbalen intraduralen perimedullären AV-Fistel (10%) ist ein operatives Vorgehen problematisch, da mehrere Fistelarterien vorliegen. Diese Form der AV-Fistel manifestiert sich meist zwischen dem 20. und 40. Lebensjahr.

Intramedulläres spinales Angiom Das eigentliche intramedulläre spinale Angiom ist sehr selten (<10%), liegt meist zervikal und kann zu einer Subarachnoidalblutung führen. Seltener ist die Blutung aus dem Angiom in das Rückenmarksgewebe mit meist irreversibler Querschnittssymptomatik. Die Manifestation erfolgt vor dem 40. Lebensjahr. Die Diagnose wird mittels MRT und spinaler Angiographie gesichert, die Therapie erfolgt kombiniert interventionell neuroradiologisch und neurochirurgisch.

6.3.4 Intramedulläre Tumoren

Ependymom Häufigster intramedullärer Tumor ist das Ependymom (WHO Grad II), das vom Ependym des Zentralkanales ausgeht. Grad II-Ependymome können im Verlaufe eines malignen Progresses in ein anaplastisches Ependymom (WHO Grad III) übergehen oder primär als solches entstehen. Bevorzugter

Sitz sind Hals- und Brustmark. Eine Sondervariante des Ependymoms ist die sog. myxopapilläre Form des Filum terminale, das eine WHO Grad I-Dignität aufweist und praktisch nie maligne wird. Verkalkungen kommen vor. Manifestation im 1. bis 4. Lebensjahrzehnt. Die Symptomatik wird durch dissoziierte Sensibilitätsstörungen und atrophische Paresen in Läsionshöhe bei spastischer Paraparese der Beine bestimmt. Bei Sitz am Filum terminale resultiert ein Kauda-Konus-Syndrom. Die **Diagnose** wird mittels Biopsie gesichert, die **Therapie** ist operativ. Eine Strahlentherapie wird bei den anaplastischen Ependymomen durchgeführt.

Pilozytisches Astrozytom Das pilozytische Astrozytom (Stiftgliom) findet sich vor allem im Bereich der Hinterstränge, sodass eine sensible Ataxie die initiale Symptomatik darstellen kann. Haupterkrankungsalter ist das 3. Lebensjahrzehnt – es erfolgt eine kombinierte operative und Strahlentherapie.

Dermoide, Epidermoide und Teratome finden sich bevorzugt im Kaudabereich. Ein pilonidaler Sinus bei Dermoiden kann über die Verbindung zur Hautoberfläche zu rezidivierenden Meningitiden führen.

Metastasen Spinale Metastasen von Karzinomen können sich auch gelegentlich intramedullär finden, eine Strahlentherapie ist angezeigt.

 Cave
Bei jeder Querschnittsymptomatik besteht der Verdacht auf einen spinalen Tumor!

6.4 Traumatische Schädigungen des Rückenmarks

Eine Rückenmarksschädigung resultiert vor allem bei **Wirbelfrakturen**, aber auch ohne knöcherne Verletzung kann es zu einer mechanischen oder vaskulären Rückenmarksläsion kommen.

6.4.1 Commotio spinalis

Von einer Commotio spinalis wird bei flüchtigen Sensibilitätsstörungen und Reflexveränderungen nach einem stumpfen Wirbelsäulentrauma gesprochen.

6.4.2 Contusio spinalis

Eine Contusio spinalis ist anzunehmen, wenn es sich um ein (inkomplettes) Querschnittssyndrom in Zusammenhang mit einem Wirbelsäulentrauma handelt, welches sich nur unvollständig zurückbildet. Die klinische Symptomatik wird von der Höhe der Läsion bestimmt, initial besteht oft ein spinaler Schock mit schlaffen Paresen, aus denen sich dann eine Spastik entwickelt.

Stets sollte mittels MRT (oder Myelo-CT) eine der operativen Therapie zugängliche Läsion (epidurales Hämatom, Absprengung von Knochenteilen) ausgeschlossen werden. Anderenfalls erfolgt die Akutbehandlung konservativ (hochdosierte Gabe von Dexamethason); eine frühzeitige neurologische Rehabilitation ist erforderlich.

6.4.3 Halswirbelsäulenschleuder-verletzungen

Diese treten vor allem bei PKW-Auffahrunfällen auf. Nach einem symptomfreien Intervall von Stunden bis wenigen Tagen kommt es zu Kopf-, Nacken- und Schulterschmerzen bei Myogelosen im Nackenbereich. Sensibilitätsstörungen im Bereich der Arme können hinzutreten. Diagnostisch sind Wirbelsäulennativaufnahmen und bei spinalen Symptomen eine MRT angezeigt. In unkomplizierten Fällen erfolgt die Behandlung durch kurzfristige (!) Ruhigstellung (Schanz-Krawatte) und physikalische Maßnahmen. Möglichst früh sollte eine aktivierende konservative Behandlung erfolgen. Unterstützend können Analgetika, Muskelrelaxanzien und physikalische Verfahren eingesetzt werden. Möglichst rasch sollten etwaige Rechtsstreitigkeiten reguliert werden.

Selten kommt es durch ein Schleudertrauma zu einem **traumatischen Bandscheibenvorfall** oder zu einer **Dissektion hirnversorgender Gefäße**.

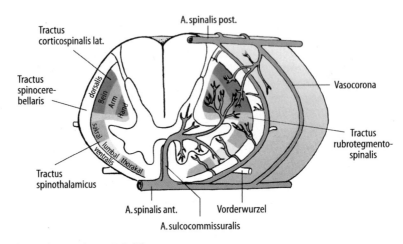

◘ Abb. 6.7 Rückenmarksquerschnitt mit Gefäßversorgung

6.5 Spinale Durchblutungs- störungen

Die Blutversorgung des Rückenmarkes wird über die A. spinalis anterior sowie die paarigen Aa. spinalis posteriores gewährleistet, wobei es sich nicht um Arterien im engeren Sinne, sondern um Anastomosenketten handelt, die über die alternierend zur Rückenmarksmitte abgehenden Aa. sulcocommissurales und den Gefäßkranz um das Rückenmark herum (Vasocorona) miteinander in Verbindung stehen (◘ Abb. 6.7). Gespeist werden die spinalen Gefäße über die A. radicularis magna (**Adamkiewicz**) aus der Aorta (in Höhe Th10 bis L1) und zervikale Zuflüsse (in Höhe C6) aus der A. subclavia oder A. vertebralis. Die spinalen Gefäße können, je nach aktuellen Druckverhältnissen, sowohl von kranial nach kaudal als auch von kaudal nach kranial durchströmt werden. Die Arteriosklerose spielt im Unterschied zu den Hirngefäßen an den Rückenmarksgefäßen praktisch keine Rolle. Allerdings kann eine arteriosklerotische Verlegung der sie speisenden Zuflüsse (Atheromatose der Aorta; Vertebralisstenose) zu spinalen Durchblutungsstörungen führen. Bei Rückenmarksdurchblutungsstörungen handelt es sich meist um singuläre Ereignisse, transitorisch ischämische Attacken kommen spinal praktisch nicht vor.

Ursachen Neben der **Atheromatose der Aorta** können ein **Aortenaneurysma** oder **operative Eingriffe** in diesem Bereich zu spinalen Durch-

blutungsstörungen führen. Auch die Verlegung des Abganges der spinalen Gefäße bei einer **Angiographie** kann verantwortlich sein. Von außen können Rückenmarksgefäße durch knöcherne Veränderungen, Bandscheibenvorfall und traumatische Schädigung komprimiert werden. **Stealphänomene** kommen beim Aortenverschluss (**Leriche-Syndrom**), bei spinaler Durafistel und Änderungen der Blutzusammensetzung (**Polyzythämie**) vor.

> **Klinik**
>
> — Bei der **Claudicatio intermittens spinalis** zeigen die Patienten unter körperlicher Belastung Parästhesien und spastische Symptome der Beine – im Unterschied zur lumbalen Spinalstenose ohne begleitende Schmerzen und ohne Besserung durch Entlordosierung. Ursächlich sind meist eine spinale Durafistel oder Veränderungen der Aorta.
> — Der Verschluss der A. spinalis anterior führt zur Erweichung der vorderen zwei Drittel des Rückenmarkquerschnittes. Das **Spinalis-anterior-Syndrom** ist durch eine querschnittsförmige dissoziierte Sensibilitätsstörung mit oberer Begrenzung in Läsionshöhe sowie spastischer Parese unterhalb der Läsion bei schlaffen Paresen in Läsionshöhe
> ▼

charakterisiert. Es besteht begleitend eine Blasen-Mastdarm-Lähmung.

- Der Verschluss der hinteren Spinalarterien führt zum **Spinalis-posterior-Syndrom** mit einer sensomotorischen Querschnitts-symptomatik, bei der die Tiefensensi-bilitätsstörung im Vordergrund steht.
- Der Verschluss einer Sulkokommissural-arterie führt zu einem vaskulären **Brown-Séquard-Syndrom.**

Diagnostik Stets müssen Veränderungen von Aorta (Angiographie), Wirbelsäule und Rückenmark (MRT) als mögliche Ursachen ausgeschlossen werden. Die klinische und laborchemische internistische Diagnostik dient dem Ausschluss weiterer Ursachen.

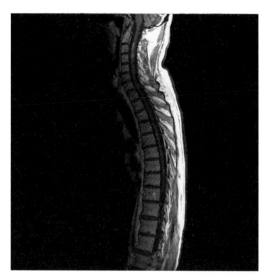

Abb. 6.8 Zervikale Myelitis (MRT, T1 nach KM)

6.5.1 Radicularis-magna-Syndrom

Es resultiert eine komplette Querschnittslähmung in Höhe des thorakolumbalen Überganges, wobei es sich meist um eine schlaffe Paraplegie handelt. Es tritt vor allem in Verbindung mit dem **Leriche-Syndrom**, dem akuten Verschluss der distalen Aorta, aber auch bei Aortendissektionen, auf. Eine umgehende operative oder interventionelle Therapie ist angezeigt.

6.6 Entzündliche Rückenmarkserkrankungen

6.6.1 Abszesse

Abszessbildungen finden sich bevorzugt epidural im dorsalen thorakalen Bereich. Ausgangspunkt sind meist entzündliche Knochenveränderungen (Spondylodiszitis), wobei Staphylokokken wichtigste Erreger sind. Iatrogenes Auftreten nach Spritzenbehandlung (Infiltrationen bei Rücken- oder Nackenschmerzen!).

6.6.2 Granulome

Spinale Granulome kommen bei der Neurosarkoidose, dem Morbus Bang sowie bei Lues und Tuberkulose vor, selten sind eine Echinokokkose oder Zystizerkose spinal lokalisiert.

6.6.3 Myelitis

Eine Myelitis (Abb. 6.8) wird bei einer Reihe von Virusinfektionen (HIV, Coxsackie, FSME, LCM, Zytomegalie, Hepatitis A) und bakteriellen Infektionen (Tbc, Typhus, Borreliose, Leptospirose, Lues, Mykoplasmen) beschrieben. Die tropische Paraparese ist auf eine Infektion mit dem Retrovirus HTLV 1 zurückzuführen. Womöglich autoimmunologisch zu erklären sind postinfektiöse Myelitiden nach Masern-, Mumps-, Röteln- oder Windpockeninfektion sowie nach Impfungen. Die Liquoruntersuchung ist für die Diagnose entscheidend. Stets muss an die Möglichkeit der spinalen Erstmanifestation einer MS oder die Neuromyelitis optica (Aquaporin4-Antikörper) gedacht werden.

Die spontane akute transverse Myelopathie kann entzündlicher oder vaskulärer Genese sein. Nach Ausschluss einer spezifischen Infektion (Liquor) erfolgt eine Hochdosis-Kortikoidtherapie.

6.6.4 Poliomyelitis

Definition Die Poliomyelitis anterior ist eine entzündliche Erkrankung von Meningen, Gehirn und Rückenmark, wobei die Vorderhörner schwerpunktmäßig betroffen sind. Es resultieren proximal betonte, asymmetrische, schlaffe, segmentale Paresen (Kinderlähmung).

Dank der Schluckimpfung ist die Poliomyelitis, die Kinderlähmung, heute selten geworden. Auffrischimpfungen sind jedoch auch im Erwachsenenalter – insbesondere bei Einreise in Endemiegebiete (Asien, Afrika) – erforderlich.

Klinik

Das klinische Bild der Poliomyelitis anterior (**Heine-Medin**) ist nach einer Inkubationszeit von einer Woche mit unspezifischen grippalen Symptomen durch **drei Stadien** charakterisiert:
1. Im **meningitischen Stadium** treten Kopfschmerzen und Fieber bei deutlicher Liquorpleozytose auf.
2. Nach fieberfreiem Intervall schließt sich das **paralytische Stadium** mit erneutem Fieberanstieg (Dromedarform der Fieberkurve) an. Durch die entzündliche Läsion der Vorderhörner kommt es zu proximal akzentuierten, asymmetrischen, schlaffen, segmentalen Paresen, wobei meist die Beine mehr als die Arme betroffen sind. Bei der bulbären Form können die kaudalen motorischen Hirnnerven mitbeteiligt sein, die pontomesenzephale Form geht mit Ausfällen der Augenmuskelnerven und des N. facialis einher, die enzephalitische Form mit Bewusstseinsstörung und psychischen Auffälligkeiten.
3. Im **Reparationsstadium** schließlich kommt es nach einigen Wochen zu einer meist nur unvollständigen Rückbildung der Lähmungserscheinungen – mit Defektsymptomen ist bei einem Drittel der Kranken zu rechnen.

Therapie Therapeutisch kommt nach Ausbruch der Erkrankung nur die Gabe von Immunglobulinen in Frage – entscheidend ist die Prophylaxe mittels Schluckimpfung.

Komplikation Eine Spätkomplikation ist die **postpoliomyelitische spinale Muskelatrophie**, welche sich nach einem Intervall von Jahren oder Jahrzehnten in Form progredienter atrophischer Paresen manifestiert. Bei dem häufigeren **Post-Polio-Syndrom** liegen eine Fatigue und diffuse Schmerzen multifaktorieller Genese (Depression, orthopädische Probleme) vor.

6.6.5 Zoster segmentalis

Die Infektion mit dem Varizellen-Zoster-Virus (VZV) führt im Kindesalter zum Krankheitsbild der Varizellen. Bei partieller Abwehrschwäche bzw. Teilimmunität können die in den Spinalganglien persistierenden Viren im Erwachsenenalter zur Entzündung eines Hinterhornes (**Poliomyelitis posterior**) führen. Es resultiert die **Gürtelrose**, der Zoster segmentalis, mit segmental angeordneten, gruppierten Bläschen und einer Sensibilitätsstörung im betroffenen Segment. Die Entzündung kann auf benachbarte Dermatome, aber auch auf motorische Wurzeln im Sinne einer **Polyradikulitis** übergreifen. Seltener sind die **Zoster-Meningoenzephalitis** oder eine Zostervaskulopathie. Nach Abheilen der Bläschen kann sich eine hartnäckige Zosterneuralgie entwickeln, die durch den frühzeitigen Einsatz von Virustatika (Aciclovir, Brivudin, Valaciclovir) seltener geworden ist. Für die Therapie der **Zosterneuralgie** werden Antikonvulsiva wie Carbamazepin oder Pregabalin eingesetzt. Eine Impfung in der 6. Dekade reduziert das Risiko einer Zostererkrankung.

6.7 Sonstige Erkrankungen des Rückenmarks

6.7.1 Funikuläre Myelose

Definition Es handelt sich um eine Vitamin-B$_{12}$-Mangelerkrankung des Rückenmarks, die zu einer Demyelinisierung und axonalen Schädigung führt. Neben der funikulären Spinalerkrankung können die megalozytäre perniziöse Anämie, eine organische Psychose und die Hunter-Glossitis auftreten. In einem Drittel der Fälle ist die spinale Symptomatik Erstsymptom des Vitamin-B_{12}-Mangels.

Ätiologie Ursächlich sind Erkrankungen des Magens (Gastritis, Magen-Operation), des Dünndarms (chronische Entzündung, Zöliakie, Sprue) und Ernährungsfehler (chronischer Alkoholismus), Stoffwechselerkrankungen, aber auch ein vermehrter Vitamin-B_{12}-Bedarf in der Schwangerschaft, bei Fischbandwurm, bei Hyperthyreose oder unter Medikamenten (Zytostatika, Phenytoin, Nitrofurantoin).

> **Klinik**
>
> Meist entwickelt sich im mittleren Lebensalter innerhalb von Wochen das Syndrom der **Hinterstrangschädigung** des Rückenmarkes mit sensibler Ataxie, Parästhesien und Oberflächensensibilitätsstörung. Im Verlauf kommt es zu einer schlaffen Paraparese der Beine mit abgeschwächten Muskeleigenreflexen; dabei können Pyramidenbahnzeichen positiv sein (**Crouzon-Zeichen**).

Diagnostik In der neurophysiologischen Diagnostik lässt sich gelegentlich eine Polyneuropathie dokumentieren. Die SEP und oft auch VEP sind pathologisch.

Blutbild (und **Sternalpunktion**) zeigen eine **hyperchrome megalozytäre Anämie**. Mittels gastroenterologischer Diagnostik lässt sich eine **histaminrefraktäre Achylie** ausschließen. Der Schillingtest zur Lokalisation von Resorptionsstörungen ist heute obsolet.

Stets müssen Vitamin B_{12} und Folsäure im Serum untersucht werden. Um eine intrazelluläre Vitamin B_{12}-Stoffwechselstörung nicht zu übersehen, sollten bei normalen Werten auch **Holotranscobalamin und Methylmalonsäure** im Serum bestimmt werden.

Selten kann auch ein **Kupfermangel** eine funikuläre Myelose hervorrufen.

Eine MRT kann die **Hinterstrangdegeneration** zeigen (◘ Abb. 6.9).

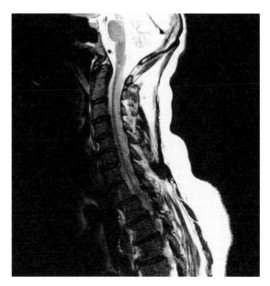

◘ **Abb. 6.9 Hinterstrangdegeneration** bei funikulärer Myelose (MRT T2)

Therapie Die Behandlung der funikulären Myelose erfolgt mit 1 mg Vitamin B_{12} parenteral über 2 Wochen täglich, danach 1 bis 2-mal wöchentlich.

6.7.2 Toxische Myelopathien

Eine Reihe von Substanzen kann zu einer toxischen Rückenmarksschädigung führen. Hierzu gehört die **subakute Myelooptikoneuropathie** nach Einnahme von Hydroxichiloninen, bei der spastische und atrophische Paresen, Parästhesien sowie eine Optikusatrophie kombiniert sind. Eine Kombination von Polyneuropathiesyndrom, Pyramidenbahnläsion und vegetativen Symptomen findet sich bei Intoxikationen mit Triorthokresylphosphat, Lachgas oder Muzolimin (**Myeloneuropathie**).

Querschnittslähmungen können auftreten unter Heroin, Hexachlorophen und beim **Lathyrismus** (Genuss von Kichererbsen).

6.7.3 Strahlenmyelopathie

Eine Strahlenschädigung des Rückenmarkes kann nicht nur nach Bestrahlung von Rückenmarkstumoren, sondern auch nach Bestrahlung extraspinaler Malignome auftreten, wenn das Rückenmark mit im Bestrahlungsfeld liegt. Die Rückenmarkssymptome treten nach einem freien Intervall von ein bis zwei Jahren nach Beendigung der Strahlentherapie auf; klinisch werden das Spinalis-anterior-Syndrom, das Brown-Sèquard-Syndrom oder Querschnittsbilder imitiert. Für die Diagnose entscheidend ist die Übereinstimmung zwischen klinischer Höhenlokalisation und Bestrahlungsfeld bei der Strahlentherapie. Stets sollte eine MRT zum Ausschluss einer Metastase des zuvor bestrahlten Tumors erfolgen. Dank der modernen Methoden der Bestrahlungstechnik ist diese Komplikation selten geworden.

6.7.4 Neurolues

Definition Die Infektion mit der Spirochäte Treponema pallidum führt zu Lues oder Syphilis. Das Nervensystem kann im Tertiärstadium als meningovaskuläre Neurolues oder als Spätmanifestation (Metalues) in Form der progressiven Paralyse oder Tabes dorsalis betroffen sein.

Epidemiologie Derzeit ist mit 3 bis 4 Neuinfektionen auf 100.000 Einwohner und Jahr zu rechnen, wobei das Haupterkrankungsalter zwischen dem 20. und 30. Lebensjahr liegt.

Manifestationsformen Zu den klassischen Manifestationsformen der Neurolues zählen die progressive Paralyse und die Tabes dorsalis als Spätmanifestationen.

Diagnose Entscheidend für den Nachweis einer Neurolues ist die spezifische **Diagnostik in Serum und Liquor**.

Als **Suchtest** auf Lues gilt der **TPHA-Test** (dieser Test kann bei einer Borreliose falsch-positiv sein).

Eine Neurosyphilis ist sicher, wenn im Liquor eine lokale treponemenspezifische Antikörperreaktion mit pathologischem Liquor/Serum-Quotient für Treponemen-Antikörper (ITpA-Index) nachweisbar ist.

> **Klinik** ▮
>
> 1. Die **Frühmeningoenzephalitis** mit Beteiligung der Hirnnerven III, VII und VIII tritt im Sekundärstadium der Syphilis 6 Wochen bis 2 Jahre nach Infektion auf.
> 2. Die **meningovaskuläre Neurosyphilis** im Tertiärstadium 5 bis 10 Jahre post infectionem kann zur basalen Meningitis, zu zerebralen Ischämien, zur Meningoenzephalitis und zur Ausbildung von zerebralen oder spinalen **Gummata** mit Symptomen der Entzündung und/oder Raumforderung führen.
> 3. Die **Spätmanifestationen der Lues** treten 10 bis 20 Jahren nach der Erstinfektion auf. Hierzu gehört die **Mesaortitis luica**, welche zu zerebralen Ischämien führen kann. Neurologische Spätmanifestationen sind: Die **progressive Paralyse** ist durch eine Demenz mit ausgeprägter Persönlichkeitsstörung und psychotischen Symptomen gekennzeichnet. Größenideen, expansives Verhalten und Enthemmung sind charakteristisch. Hinzu tritt eine Dysarthrie.
>
> Typische Pupillenstörung ist die **Argyll-Robertson-Pupille** mit engen lichtstarren Pupillen bei prompter, meist überschießender Konvergenzreaktion (*light-near*-Dissoziation).
> Bei der **Tabes dorsalis** kommt es zu einer entzündlichen Degeneration der Rückenmarkshinterstränge. Eine sensible Ataxie ist mit sensiblen Reizsymptomen kombiniert. Hierher gehören die heftigen messerstichartigen lanzinierenden Schmerzen im Bereich der Beine sowie die Organkrisen mit anfallsweisen krampfartigen Oberbauchschmerzen. Neben der ausgeprägten Tiefensensibilitätsstörung lässt sich eine verzögerte Schmerzleitung nachweisen (es fehlen der Hoden- und der Achillessehnendruckschmerz, **Remak-Zeichen**). Die Patienten zeigen eine deutliche Kälteüberempfindlichkeit (**Kältehyperpathie**), die Bauchhautreflexe sind lebhaft gesteigert (lachender Bauch). In über 90% der Kranken mit Tabes dorsalis ist
> ▼

eine **Argyll-Robertson-Pupille** nachweisbar, daneben kann es zur Optikusatrophie kommen. Die Beineigenreflexe fehlen meist. Die Mitbeteiligung des autonomen Nervensystems zeigt sich in Form von **Arthropathien** mit Überstreckbarkeit der Gelenke, Impotenz, Blasenstörungen und der Neigung zum Mal perforans, einem atypisch lokalisierten, schmerzlosen Ulkus im Knöchelbereich.
Ist eine Schwangere akut an Lues erkrankt, so kann es beim Kind zur **Lues connata** kommen.

Die Diagnosekriterien der Neurosyphilis sind auch erfüllt, wenn bei positivem TPHA- und FTA-Abs-Test im Serum mindestens zwei der nachfolgenden Punkte erfüllt sind:

1. Chronisch-progredienter Verlauf einer neurologisch-psychiatrischen Symptomatik
2. Pathologischer Liquorbefund mit gemischtzelliger oder mononukleärer Pleozytose, Blut-Liquor-Schrankenstörung oder IgG-dominante Immunreaktion im ZNS (positive oligoklonale Banden)
3. Günstige Beeinflussung von Krankheitsverlauf und Liquorbefund (Pleozytose und Schrankenstörung) durch Antibiotika

Die Indikation zur Behandlung bei Neurosyphilis ergibt sich bei folgenden Konstellationen:

- Treponemenspezifisches IgM im Serum (IgM FTA-ABS-Test) und keine Therapie in den letzten 12 Monaten
- Mononukleäre Pleozytose im Liquor
- Sehr hohe Antikörpertiter in Serum und Liquor (z.B. VDRL-Test im Liquor positiv)
- Progredienz der klinischen Symptome (Zunahme kognitiver Defizite, Zunahme der lanzinierenden Schmerzen oder der Hinterstrangataxie) bei diagnostizierter Neurosyphilis

Therapie der Wahl ist die i. v.-Gabe von Penicillin G in hoher Dosis (4 Mio. IE alle 4 h oder 3-mal 10 Mio. IE /d über mindestens 14 Tage). Alternativ kann bei Penicillin-Allergie unter Überwachung Ceftriaxon (Initialdosis 4 g, dann 2 g über 14 Tage) oder Doxycyclin (4-mal 200 mg für 28 Tage) gegeben werden.

In Kürze
Rückenmarkssyndrome
- Querschnittssyndrome
    - Komplettes Querschnittssyndrom: spastische Para- oder Tetraparese, Blasen- und Darmlähmung, Sensibilitätsstörung für alle Qualitäten unterhalb der Läsion. Segmentale Hyperpathie direkt oberhalb. Durch Miteinbeziehung der Vorderhörner in Läsionshöhe schlaffe Paresen mit Atrophie und Muskeleigenreflexabschwächung möglich
    - Spinalis anterior-Syndrom: Querschnittssyndrom mit dissoziierter Sensibilitätsstörung
    - Brown-Séquard-Syndrom: Halbseitenschädigung mit spastischer Parese und Tiefensensibilitätsstörung unterhalb der Läsion ipsilateral und dissoziierter Sensibilitätsstörung kontralateral
    - Konussyndrom: 1. LWK
    - Epikonussyndrom: thorakolumbaler Übergang
    - Kaudasyndrom: unterhalb des 2. LWK
- Extramedulläre Raumforderung: oft Brown-Séquard-Syndrom
- Intramedulläre Raumforderung (Syringomyelie): bilaterale dissoziierte Sensibilitätsstörung, schlaffe, atrophische Paresen der Arme, spastische Parese der Beine mit Blasen- und Mastdarmlähmung
- Hinterstrangschädigung (z. B. Spinalis-posterior-Ischämie, funikulärer Myelose): Störung der Berührungsempfindung unterhalb der Läsion mit deutlicher Beeinträchtigung von Lageempfinden und Vibrationswahrnehmung. Sensible Ataxie beim Gehen

▼

6

Spinale Systemerkrankungen

- Spinale Muskelatrophie (SMA): Degeneration des 2. Motoneurons
- Spastische Spinalparalyse: Degeneration der Pyramidenbahnen mit Spastik bei geringer Parese
- Amyotrophe Lateralsklerose (ALS): häufigste Systemerkrankung mit Degeneration des 1. und 2. Motoneurons. Atrophische Paresen sind mit Faszikulationen und spastischen Zeichen kombiniert, Sensibilitätsstörungen fehlen. Diagnose mittels EMG. Therapie mit Riluzol

Spinale Tumoren

- Extramedullär extradural (z. B. Metastasen, Paragangliom, Chordom)
- Extramedullär intradural (z. B. Neurinom, Meningeom, arteriovenöse spinale Malformationen)
  - Der gürtelförmige Schmerz bei Neurinom wird oft als Interkostalneuralgie verkannt.
  - Durale AV-Fisteln führen zu belastungsabhängigen stotternden Symptomen und können interventionell neuroradiologisch behandelt werden.
- Intramedullär (z. B. Ependymom, pilozytisches Astrozytom)

Entzündliche Erkrankungen

- Myelitis häufiges Frühsymptom der MS. Bei Läsionen über 2 Wirbelkörperhöhen an Neuromyelitis optica denken!
- Poliomyelitis durch Impfung selten geworden: meningitisches Stadium (Kopfschmerzen, Liquorpleozytose), paralytisches Stadium (proximale, asymmetrische, schlaffe, segmentale Paresen) und Reparationsstadium (Defektsymptome bei einem Drittel der Kranken).
- Beim Zoster segmentalis frühzeitiger Einsatz von Virustatika (Aciclovir, Brivudin, Valaciclovir); bei der Zosterneuralgie Gabe von Carbamazepin oder Pregabalin.

▼

Funikuläre Myelose

- Bei der funikulären Myelose handelt sich um eine Hinterstrangschädigung des Rückenmarkes bei Vitamin-B_{12} Stoffwechselerkrankung.

Entwicklungsstörungen und Fehlbildungen des Nervensystems

Peter Berlit

7.1   Syringomyelie   – 154

7.2   Meningoenzephalozelen   – 155

7.3   Anomalien des kraniozervikalen Überganges   – 156
7.3.1   Basiläre Impression   – 156
7.3.2   Atlasassimilation   – 157
7.3.3   Klippel-Feil-Syndrom   – 157
7.3.4   Arnold-Chiari-Syndrom   – 157
7.3.5   Dandy-Walker-Syndrom   – 157

7.4   Phakomatosen   – 158
7.4.1   Formen der Phakomatosen   – 158

7.5   Erworbene frühkindliche Hirnschädigungen   – 159

P. Berlit, *Basiswissen Neurologie*,
DOI 10.1007/978-3-642-37784-6_7, © Springer-Verlag Berlin Heidelberg 2013

Die Syringomyelie ist eine dysraphische Fehlbildung mit Höhlenbildung im Rückenmark. Spina bifida occulta, Tethered-Cord-Syndrom, Meningozele und Myelomeningozele sind Folge eines unvollständigen Neuralrohrverschlusses. Zu den Anomalien des kraniozervikalen Überganges zählen basiläre Impression, Atlasassimilation, Dandy-Walker-, Klippel-Feil- und Arnold-Chiari-Syndrom. Die Phakomatosen sind neurokutane Fehlbildungen: Tuberöse Hirnsklerose, Neurofibromatose, enzephalofaziale Angiomatose Sturge-Weber, zerebelloretinale Angiomatose von Hippel-Lindau und Ataxie teleangiectatica Louis-Bar.

Der 23-jährige Angestellte wird konsiliarisch neurologisch von der Abteilung für plastische und Wiederherstellungschirurgie vorgestellt. Hier erfolgte die plastische Deckung eines Defektes nach Verbrennung 3. Grades am Rücken. Diese hatte sich der Patient durch ein Heizkissen zugezogen, auf das er sich wegen Rückenschmerzen gelegt hatte. Dabei hatte er die Verbrennung selbst gar nicht bemerkt – seine Freundin hatte sie entdeckt.
Bei der neurologischen Untersuchung findet sich ein Ausfall der Schmerz- und Temperaturempfindung (dissoziierte Sensibilitätsstörung) von Th3 bis Th11 Bei wenig lebhaften Armeigenreflexen sind die Beineigenreflexe hingegen sehr lebhaft. Das Babinski-Zeichen ist bds positiv.
Die spinale MRT zeigt eine intramedulläre Höhlenbildung von HWK 6 bis BWK 10. Es wird eine Syringomyelie diagnostiziert.

7.1   Syringomyelie

Definition Es handelt sich um eine **dysraphische Fehlbildung**, die sich im jungen Erwachsenenalter manifestiert, Männer doppelt so häufig wie Frauen betrifft und durch eine Höhlenbildung im Rückenmark gekennzeichnet ist.

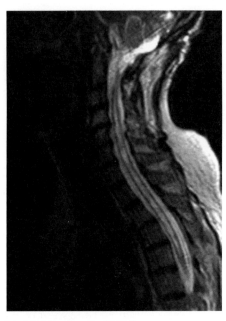

◼ Abb. 7.1 Syringomyelie (MRT T2)

Klinik

Leitsymptome sind dissoziierte Sensibilitätsstörung, schlaffe Paresen der oberen Extremität und spastische Paresen der Beine. Initialsymptome sind oft unangenehm bohrende Dauerschmerzen im Bereich von Schulter und Armen. Durch die dissoziierte Sensibilitätsstörung kommt es zu Verletzungen und Verbrennungen, die der Patient nicht bemerkt, und die unter Narbenbildung abheilen. Trophische Störungen führen zu Arthropathie, Haut- und Nagelveränderungen, vornehmlich an Armen und Händen. Die atrophischen Paresen der oberen Extremität sind meist distal akzentuiert. Bei der **Syringobulbie** treten atrophische Paresen der motorischen Hirnnerven hinzu, eine dissoziierte Empfindungsstörung findet sich im Bereich des Gesichtes.

Vergesellschaftet mit der Syringomyelie sind häufig andere dysraphische Stigmata: Trichterbrust, Skoliose, akzessorische Mamillen, Fußdeformitäten, Spaltbildungen, Irisheterochromie, Horner-Syndrom, Behaarungsanomalien, Arachnodaktylie.

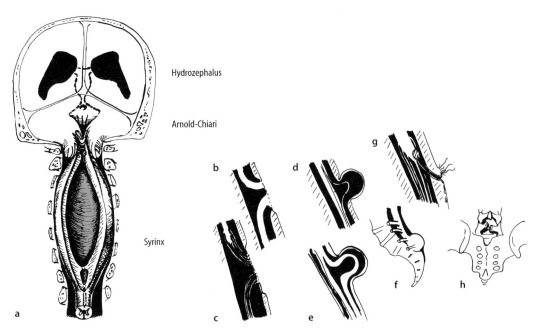

Hydrozephalus

Arnold-Chiari

Syrinx

Abb. 7.2a–h Dysraphische Fehlbildungen. **a** Syringomyelie, **b–h** Spina bifida mit (**d, e**) und ohne Zelenbildung, darunter **f** lumbale Aszensionshemmung des Markes mit Lipom **g** Dermalsinus mit Epidermoid **h** Spina bifida occulta

Pathogenese Zugrunde liegt eine Höhlenbildung im Rückenmarksinneren, vorwiegend im zervikalen Rückenmarksabschnitt. Verantwortlich gemacht werden:

- Störungen der **Embryogenese** (hierfür spricht die häufige Vergesellschaftung mit anderen Fehlbildungen, z. B. Arnold-Chiari-Syndrom) und
- Störung des **Liquorabflusses** aus dem 4. Ventrikel bei Kommunikation zwischen Höhle und Ventrikelsystem (Gardner-Theorie).
- Eine **zu enge hintere Schädelgrube** spielt vermutlich pathogenetisch eine Rolle. Häufig ist die Assoziation mit einer Chiari-Malformation gegeben.
- Die **erworbene Syringomyelie** tritt nach Rückenmarksverletzungen oberhalb einer Querschnittsläsion auf.

Diagnose Die **MRT** ist diagnostische Methode der Wahl. Man kann mit ihr direkt die intramedulläre Höhlenbildung nachweisen (**Abb. 7.1**). Auch eine pathologische Erweiterung des Zentralkanales (**Hydromyelie**), eine Gliose dorsal des Zentralkanales

(**Stiftgliom**) und assoziierte intramedulläre Tumore werden dargestellt. Eine Verbindung zwischen 4. Ventrikel und Höhle lässt sich gut dokumentieren. In der Kontrastmittel-CT (**Myelo-CT**) lässt sich bei kommunizierender Syrinx Kontrastmittel in der Höhle nachweisen.

Therapie Bei deutlicher Progredienz und kommunizierender Syrinx wird eine Shunt-Operation empfohlen. Eine Drainage der Höhlenbildung selbst (**Poussepp-Operation**) ist vor allem bei der posttraumatischen Syringomyelie aussichtsreich.

Die symptomatische Behandlung erfolgt mit Analgetika und Antispastika. Der Patient muss auf die Risiken der dissoziierten Sensibilitätsstörung hingewiesen werden.

7.2 Meningoenzephalozelen

Definition Es handelt sich um dysraphische Fehlbildungen mit einem unvollständigen Schluss des Neuralrohres mit oder ohne Austreten von Bestandteilen des Nervensystems (**Abb. 7.2a-h**).

⬛ Abb. 7.3 Tethered-Cord-Syndrom (Lumbales MRT T2)

Formen Die Einteilung bezieht sich auf die Morphologie des Defektes:

- **Spina bifida occulta** mit unvollständigem Knochenschluss der seitlichen Anteile des Wirbelbogens, meist lumbosakral, gelegentlich mit Behaarungsstörung oder Pigmentveränderungen der Haut über der Spaltbildung. I. d. R. hat diese Fehlbildung keinen Krankheitswert.

Tethered-Cord-Syndrom Daran muss gedacht werden, wenn in Zusammenhang mit dem Längenwachstum in der Kindheit oder bei abrupten Bewegungen schubweise lumbale Schmerzen oder sogar sensomotorische Ausfälle und Blasenstörungen auftreten. Es handelt sich um eine Fixierung des kaudalen Rückenmarkes mit dem Filum terminale an das umgebende Gewebe. Der Prozess wird mittels MRT diagnostiziert, die Behandlung erfolgt operativ mit Durchtrennung des Filum terminale (⬛ Abb. 7.3).

- **Meningozele** mit Austritt der Hirnhäute durch den Knochendefekt
- **Myelomeningozele**: Der Zelensack enthält Rückenmarkssubstanz. Entsprechende Fehlbildungen im Bereich des kraniozervikalen Überganges werden als **Enzephalo- bzw.**

Enzephalomyelozele bezeichnet, abhängig davon, welche nervalen Strukturen sie enthalten. Häufig ist bei diesen Missbildungen ein Hydrozephalus assoziiert – eine operative Sanierung muss so früh wie möglich nach der Geburt erfolgen

7.3   Anomalien des kraniozervikalen Überganges

Definition Es handelt sich zumeist um Hemmungsmissbildungen im Bereich zwischen Okziput und Atlas mit assoziierten dysraphischen Störungen.

7.3.1   Basiläre Impression

Entwicklungsstörung mit Invagination der Umgebung des Foramen occipitale magnum – oft mit einer Abflachung (Platybasie), die dazu führt, dass der Dens axis in die hintere Schädelgrube hineinragt und hier zu Kompressionssymptomen führt.

Diagnostik Die Diagnose kann in der Röntgennativdiagnostik vermutet werden und wird mittels MRT gestellt (⬛ Abb. 7.4): Der Dens überragt die **Chamberlain-Linie** (Linie vom Hinterrand des harten Gaumens zum dorsalen Rand des Foramen occipitale magnum).

Klinik

Klinisch haben die Patienten Nacken- und Hinterkopfschmerzen sowie gelegentlich attackenförmig bulbäre Symptome. Im Verlauf entwickeln sich bilateral Pyramidenbahnzeichen, Sensibilitätsstörungen der oberen Extremität sowie Ausfälle kaudaler Hirnnerven. Durch Liquorzirkulationsstörungen können ein Hydrozephalus oder eine Syringomyelie entstehen.

Therapie Die Therapie erfolgt operativ mit Abtragung eines Teiles der Hinterhauptsschuppe und Erweiterung des Foramen occipitale magnum.

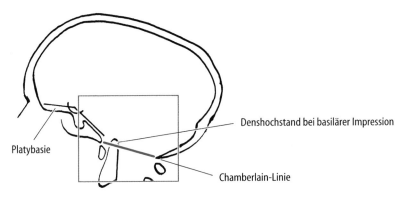

Platybasie

Denshochstand bei basilärer Impression

Chamberlain-Linie

Abb. 7.4 Diagnostik der basilären Impression

7.3.2 Atlasassimilation

Es handelt sich um eine Verschmelzung des 1. Halswirbelkörpers mit dem Okziput, die bereits im Kindesalter zu Symptomen führt, die jenen der basilären Impression entsprechen. Eine frühzeitige operative Entlastung ist erforderlich.

7.3.3 Klippel-Feil-Syndrom

Die Assimilation mehrerer Halswirbelkörper zu einem Blockwirbel ist mit einer Spina bifida (Spaltbildung) im Zervikalbereich kombiniert. Wie bei der basilären Impression haben die Patienten oft einen kurzen Nacken mit tief stehendem Haaransatz, eine Kyphoskoliose ist häufig. Radikuläre Beschwerden betreffen die Arme, es entwickeln sich Strangsymptome bis hin zur Querschnittslähmung. Eine operative Korrektur ist bei spinaler Kompression erforderlich.

7.3.4 Arnold-Chiari-Syndrom

Hierbei handelt es sich um eine dysraphische Spaltbildung im Bereich von zervikalem Rückenmark und kraniozervikalem Übergang, wobei es zu einer Verlagerung der Medulla oblongata und dem Kleinhirn nach kaudal kommt. Es werden **drei** Schweregrade unterschieden.

Schweregrade des Arnold-Chiari-Syndroms

1. Beim Typ I liegen die zerebellären Tonsillen unterhalb der Foramen magnum-Ebene – häufig besteht gleichzeitig eine Syringomyelie.
2. Beim Typ II finden sich Teile von Kleinhirnwurm, Medulla oblongata und 4. Ventrikel unterhalb der Foramen-magnum-Ebene – in der Mehrzahl der Fälle liegen gleichzeitig eine Syringomyelie, eine Spina bifida und ein Hydrozephalus vor.
3. Beim Typ III findet sich eine okzipitozervikale Enzephalomeningomyelozele, die Teile von Zerebellum und Medulla oblongata enthält.

Die Arnold-Chiari-Fehlbildungen Typ I und II können sich erst im Erwachsenenalter mit Hinterkopfschmerzen, Kleinhirnsymptomen und spastischer Tetraparese sowie kaudalen Hirnnervenausfällen manifestieren. Die Diagnose wird mittels MRT gestellt (**Abb. 7.5**). Die Behandlung erfolgt operativ.

7.3.5 Dandy-Walker-Syndrom

Es handelt sich um eine dysraphische Fehlbildung mit einer Zystenbildung im Bereich des 4. Ventrikels durch kongenitales Fehlen der Foramina Luschkae und Magendii. Gleichzeitig besteht eine

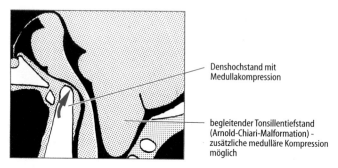

Denshochstand mit
Medullakompression

begleitender Tonsillentiefstand
(Arnold-Chiari-Malformation) -
zusätzliche medulläre Kompression
möglich

Abb. 7.5 Darstellung von kranio-zervikalen Anomalien in der Magnetresonanztomographie

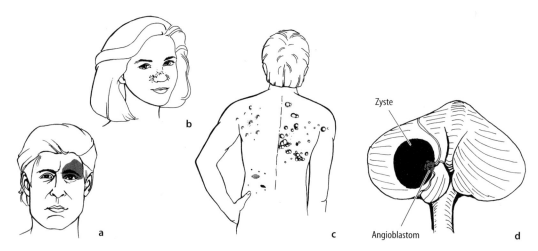

Zyste

b

a   c   Angioblastom   d

Abb. 7.6a-d Phakomatosen. **a** Lateraler Naevus flammeus bei Sturge-Weber-Syndrom, **b** Adenoma sebaceum bei tuberöser Sklerose, **c** multiple Neurofibrome und Café-au-lait-Flecken bei Neurofibromatose Typ 1 (Recklinghausen), **d** Angioblastom bei von Hippel-Lindau Angiomatose

Aplasie des Kleinhirnunterwurmes; es resultiert ein Hydrozephalus occlusus. Hirndrucksymptome, Kleinhirnzeichen und Tetraspastik bestimmen die Klinik. Die Diagnose erfolgt mittels MRT, die Therapie ist operativ. Differenzialdiagnostisch muss beim kindlichen Hydrozephalus an die angeborene Aquäduktstenose (der 4. Ventrikel ist hierbei nicht erweitert!) und das Aneurysma der Vene von Galen (Möglichkeit der interventionellen Coilembolisation) gedacht werden.

7.4   Phakomatosen

Definition Es handelt sich um Erbkrankheiten, welche neben Fehlbildungen im Bereich des Nervensystems kutane oder okuläre Veränderungen aufweisen (**Abb. 7.6a-d**). MR-tomographisch sind häufig Veränderungen der weissen Substanz (Leukenzephalopathien) nachzuweisen.

7.4.1   Formen der Phakomatosen

Tuberöse Hirnsklerose (Bourneville-Pringle) Gendefekt auf Chromosom 9 oder 16 – in >50% Spontanmutationen, Auftreten im Kleinkindesalter. Kortikale Tubera und subependymale Knoten mit periventrikulären Verkalkungen führen zu epileptischen Anfällen (BNS-Krämpfe) und geistiger Retardierung. Im Gesicht findet sich das Adenoma sebaceum, an der Haut Pigmentveränderungen (white spots), daneben Retina-Anomalien.

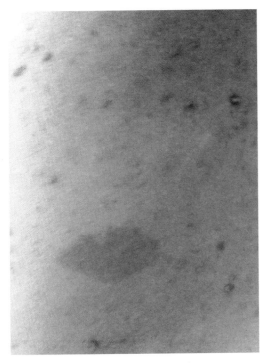

Abb. 7.7 Hautveränderungen bei Neurofibromatose Typ 1

Neurofibromatose Typ 1 (NF 1; Recklinghausen) Autosomal-dominant vererbt (Defekt Chromosom 17), Manifestation im Erwachsenenalter. Es finden sich multiple Neurofibrome subkutan und im Bereich des gesamten Nervensystems. Häufig sind Meningeome, Neurinome, Schwannome und Gliome assoziiert. An der Haut sind Café-au-lait-Flecken und Fibrome typisch (**Abb. 7.7). Begleitend oft Irisveränderungen. Die neurologische Symptomatik ergibt sich aus der Lokalisation bestehender Tumoren.

Die **Neurofibromatose Typ 2 (NF 2; Gardner-Turner)** mit Defekt auf Chromosom 22 geht mit bilateralen Vestibularisschwannomen, Plexusverkalkung und subkutaner Neurofibromatose einher.

❗ Cave

Bei der NF 2 besteht die Gefahr der Ertaubung durch das Vestibularisschwannom bds.!

Enzephalofaziale Angiomatose Sturge-Weber Angeborene, aber nicht vererbliche Phakomatose. Manifestation im Kindes- oder jungen Erwachsenenalter. Ein kapillärer Naevus im Bereich des 1. und 2. Trigeminusastes ist mit einem ipsilateralen, oft verkalken-

den Angiom parietookzipital vergesellschaftet. Weitere assoziierte Fehlbildungen sind Aderhautangiom, Hydrophthalmus und Glaukom. Neurologische Symptome sind epileptische Anfälle, geistige Retardierung und Herdsymptome durch das Angiom.

Zerebelloretinale Angiomatose von Hippel-Lindau Autosomal-dominant vererbtes Leiden (Chromosom 3), das sich im jungen Erwachsenenalter manifestiert. Ein Kleinhirnhämangioblastom (Lindau-Tumor) ist mit einer retinalen Hämangioblastomatose (von Hippel) kombiniert. Beim Typ 2 kommen Phäochromozytome und Zysten im Bereich von Niere und Pankreas vor. Leitsymptome sind Kleinhirnzeichen, Hirndruck und Polyglobulie.

Ataxia teleangiectatica Louis-Bar Autosomal-rezessiv vererbtes Leiden, das sich meist im Kindesalter manifestiert. Kutane und konjunktivale Teleangiektasien sind mit einer Kleinhirnatrophie assoziiert; es liegt ein IgA-Mangel vor. Neurologische Symptome sind geistige Retardierung und Ataxie.

Hypomelanose von Ito (HI – Incontinentia pigmenti achromiens) Bei dieser Störung kombinieren sich im Kindesalter hypopigmentierte lineare Hautveränderungen von Extremitäten und Rumpf mit mentaler Retardierung und Epilepsie bei zerebralen Heterotopien und Leukenzephalopathie.

Weitere seltene Phakomatosen sind das **epidermale Naevus-Syndrom** und die **neurokutane Melanose**.

7.5 Erworbene frühkindliche Hirnschädigungen

Definition Vor, während und direkt nach der Geburt erworbene Hirnschädigungen können zu psychomotorischer Retardierung und zerebraler Kinderlähmung führen, wobei insbesondere spastische Paraparese (**Little-Syndrom**), Bewegungsstörungen (Athetose, Choreoathetose, Torsionsdystonien), epileptische Anfälle (Residualepilepsie) und psychische Beeinträchtigungen die Folgen sind.

━ Pränatale Ursachen **Rötelnembryopathie** bei Infektion der Mutter in den ersten drei Schwangerschaftsmonaten. Es resultieren

Katarakt, Innenohrtaubheit, Mikrozephalie und Herzfehler.

- **Konnatale Toxoplasmose** bei Infektion der Mutter führt zu geistiger Retardierung, epileptischen Anfällen, Hydrozephalus, Chorioretinitis und häufig nachweisbaren intrazerebralen Verkalkungen.
- **Konnatale Zytomegalie** bedingt eine Mikrozephalie, Hydrozephalus, epileptische Anfälle, intrazerebrale Verkalkungen und Frühgeburt.
- **Konnatale Lues** bei relativ frischer Lues-Infektion der Mutter führt zu Leptomeningitis und meningovaskulärer Lues beim Kleinkind. Bei Geburt finden sich typische äußere Veränderungen wie Sattelnase, Zahnveränderungen, Mundrhagaden, interstitielle Keratitis und Hörstörungen (Hutchinson-Trias).
- **Alkoholembryopathie** bei Alkoholabusus der Mutter ist durch Kleinwuchs, geistige Retardierung, Mikrozephalie sowie Gesichtsveränderungen mit kurzer Nase, schmalen Lippen und Mikrognathie gekennzeichnet.

Perinatale Ursachen Perinatale Schädigungen sind auf eine Hypoxie unter der Geburt, auf Zirkulationsstörungen und intrakranielle Blutungen zurückzuführen. Als Folge geburtstraumatischer Schädigungen können Arachnoidalzysten oder eine Porenzephalie resultieren.

Postnatale Ursachen Häufig sind Infektionen, arterielle Embolien und Sinusthrombosen und der **Icterus gravis neonatorum**: Bei Rhesusinkompatibilität kommt es zur Ablagerung von Bilirubin insbesondere im Bereich der Basalganglien. Es resultieren choreoathetotische Bewegungsstörungen, psychische Retardierung und Schwerhörigkeit.

In Kürze

Syringomyelie

- Dysraphische Fehlbildung mit Höhlenbildung im Rückenmark oder Hirnstamm (Syringobulbie).
- Leitsymptome sind dissoziierte Sensibilitätsstörung, schlaffe Paresen der oberen

▼

Extremität und spastische Paresen der Beine.

- Initial bohrende Dauerschmerzen im Bereich von Schulter und Armen. Die MRT ist diagnostische Methode der Wahl.
- Eine Shunt-Operation bzw. Drainage der Höhlenbildung ist vor allem bei der posttraumatischen Syringomyelie (oberhalb einer Rückenmarksverletzung) indiziert.

Phakomatosen

- Neurokutane Erkrankungen: Fehlbildungen im Bereich des Nervensystems kombinieren sich mit kutanen (oder okulären) Veränderungen.
- Beispiele: Tuberöse Hirnsklerose, Neurofibromatose I und II, enzephalofaziale Angiomatose Sturge-Weber, zerebelloretinale Angiomatose von Hippel-Lindau

Hirntumoren

Peter Berlit

8.1   Einführung   – 162

8.2   Behandlungsstrategien   – 164

8.3   Astrozytäre Tumore   – 164

8.4   Oligodendrogliom   – 165

8.5   Glioblastoma multiforme   – 165

8.6   Medulloblastom   – 166

8.7   Meningeom   – 167

8.8   Neurinom (Schwannom)   – 167

8.9   Tumoren der Sellaregion   – 169
8.9.1 Kraniopharyngeom   – 169
8.9.2 Hypophysenadenome   – 170

8.10   Hirnmetastasen   – 171

8.11   Ependymom   – 173

8.12   Primäre ZNS-Lymphome (PZNSL)   – 173

8.13   Plexuspapillom   – 174

8.14   Hämangioblastom   – 174

8.15   Tumoren der Pinealisregion   – 174

8.16   Tumoren der Schädelbasis   – 175

8.17   Zysten   – 175

8.18   Pseudotumor cerebri und Liquorunterdrucksyndrom   – 176
8.18.1 Pseudotumor cerebri (idiopathische intrakranielle Hypertension)   – 176
8.18.2 Liquorunterdrucksyndrom   – 176

P. Berlit, *Basiswissen Neurologie*,
DOI 10.1007/978-3-642-37784-6_8, © Springer-Verlag Berlin Heidelberg 2013

Primäre und sekundäre Hirntumoren (Metastasen extrakranieller Tumoren) sind etwa gleich häufig. Einer von zwölf primären Hirntumoren betrifft Kinder im Alter unter 15 Jahre. Im Kindesalter sitzen 60 % der Hirntumoren infratentoriell – am häufigsten sind Medulloblastome und pilozytische Astrozytome. 80 % der Tumoren im Erwachsenenalter finden sich supratentoriell – die wichtigsten sind Glioblastome, Meningeome und Metastasen.

Die Klassifikation der primären intrakraniellen Tumoren (Hirntumoren) basiert auf der WHO-Klassifikation mit einer vierstufigen Dignitätsskala I-IV (I=benigne, II=niedergradig (mit dem Potential zu Malignisierung, III=anaplastisch/maligne, IV=hochmaligne).

Der 62-jährige Steuerberater wird wegen seit 2 Monaten auffallenden Gedächtnisproblemen vorstellig. Er habe sich mehrfach bei Berechnungen vertan, zweimal auch Termine vergessen. Die Konzentrationsfähigkeit habe nachgelassen. Er, der sonst sehr gewissenhaft sei, könne mit diesen Fehlern gar nicht umgehen. Die begleitende Ehefrau berichtet, dass ihr Mann sich auch vom Wesen verändert habe; er sei reizbarer als früher. Bei der neurologischen Untersuchung findet sich eine latente rechtshirnige Symptomatik mit Absinken von Arm und Bein li. im Halteversuch. Die MER sind links durchgehend lebhafter als rechts, das Babinski-Zeichen ist links positiv. Psychopathologisch fallen Aufmerksamkeits- und Konzentrationsstörungen auf, vom Affekt wirkt der Patient wenig schwingungsfähig. Die notfallmäßig durchgeführte CCT zeigt ein großes Menigeom rechts frontal. Sowohl die leichtgradige Hemisymptomatik als auch die psychischen Auffälligkeiten bilden sich nach erfolgreicher Resektion des Tumors vollständig zurück.

8.1   Einführung

Epidemiologie Die jährliche Inzidenz von primären Hirntumoren liegt bei 5 auf 100.000 Einwohner.

Pathogenese Die Ursache der Hirntumoren ist nicht bekannt, eine Rolle scheint in der Embryogenese die dorsale Schließungsrinne des Neural-rohres zu spielen, darüber hinaus gibt es genetische (Tumorsuppressorgen p 53 auf Chromosom 17; Mutationen der Isozitratdehydrogenase-Gene) und humorale Faktoren. Eine Tumorhäufung findet sich bei der Neurofibromatose und bei der tuberösen Sklerose. Astrozytom und Meningeom können nach zerebraler Bestrahlung auftreten, EBV-Infektion-assoziierte zerebrale Lymphome finden sich gehäuft bei immunsupprimierten Kranken, so nach immunsuppressiver Therapie (Zytostase) und bei AIDS.

Klinik Die Klinik der Hirntumoren wird von ihrer Lokalisation bestimmt (◘ Abb. 8.1a-d). Allgemeine Symptome sind die Zeichen des gesteigerten Hirndrucks, spezielle Symptome die symptomatische Epilepsie und die fokalen Ausfälle. Die speziellen Symptome werden durch die Lokalisation des Tumors bestimmt.

Klinik

Zeichen des gesteigerten Hirndruckes:
- **Kopfschmerzen**: nachts und morgens akzentuiert, mit Nüchternerbrechen im Schwall, Zunahme bei Pressen, Husten und Vornüberbeugen des Kopfes
- **Psychische Veränderungen**: Gleichgültigkeit, affektive Verflachung, Konzentrations- und Gedächtnisstörungen, Überspitzung von Persönlichkeitsmerkmalen
- **Papillenödem bzw. Stauungspapille**: Sehstörungen erst bei längerem Bestehen einer Stauungspapille (Optikusatrophie)
- **Druckdolenz** der Nervenaustrittspunkte des **N. trigeminus**
- Auftreten von **Primitivreflexen**: Palmomentalreflex, Greifreflex und Hakeln, Saugreflex (sog. Magnetreaktionen)
- **Bewusstseinsstörung**
- **Hirndruckkrisen** mit oberer und unterer Einklemmung

Symptomatische Epilepsie Epileptische Anfälle treten bei jedem 3. Patienten mit Hirntumor auf. Bei rindennahen Tumoren kommt es zu elementarpartiellen (sensiblen und/oder motorischen Jackson-) Anfällen, eventuell mit sekundärer Generali-

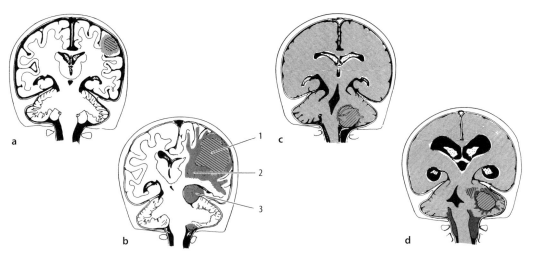

Abb. 8.1a-d Supratentorieller Tumor. **a** Früh lokale Symptome oder symptomatische epileptische Anfälle. **b** Spät fokale Ausfälle (1), Hirndruckzeichen (2), Tentoriumherniation (Mittelhirneinklemmung) (3). Infratentorieller Tumor. **c** Früh: Hirndruckkrisen durch Verlegung des VI. Ventrikels oder Aquäduktes. **d** Spät: Entwicklung eines Hydrozephalus occlusus, Tonsillenherniation ins Foramen occipitale magnum (untere Einklemmung)

sierung; bei temporomedialen Tumoren zu komplex-partiellen (psychomotorischen) Anfällen.

| Klinik | |

Der elementar-fokale motorische Anfall (**motorischer Jackson-Anfall**) entsteht im motorischen Kortex – es kommt zu »wandernden«, tonisch-klonischen Zuckungen der kontralateralen Gesichtshälfte, von Arm, seltener auch Bein. Der **sensible Jackson-Anfall** entsteht im sensiblen Kortex und bedingt kontralaterale Parästhesien mit »*march of convulsion*«. **Komplex-partielle Anfälle** entstehen im Temporallappen und können sich in Form von Bewusstseinsstörungen, Déjà-vu- oder Jamais-vu-Empfindungen, Halluzinationen mit oder ohne (oralen) Automatismen äußern. Selten sind rein sensorische (z. B. visuelle) epileptische Phänomene. Grand-mal-Anfälle mit Neigung zum Auftreten in Serie finden sich vor allem bei frontalen Tumoren.

Einteilung Die Hirntumoren werden anhand ihrer **Histologie** in neuroepitheliale, mesodermale, ektodermale und Missbildungstumoren eingeteilt. Hinzu kommen Metastasen extrakranieller Tumoren,

Wachstum von Nachbarstrukturen (Chordom, Glomus-jugulare-Tumor, Epipharynx) und Lymphome (☐ Tab. 8.1).

☐ **Tab. 8.1** Einteilung der Hirntumoren

Ursprungs-gewebe		Lerntipp
1. Neuro-epitehial	Medulloblastom Astrozytom Neurinom Glioblastom Oligodendrogliom	MANGO
2. Meso-dermal	Meningeom Hämangioblastom	
3. Ekto-dermal	Hypophysen-adenom Kraniopharyngeom	
4. Fehl-bildung	Angiome, Teratome	
5. Metas-tasen	Bronchial-, Mamma-Karzinom, Melanom, Hypernephrom, Gastro-intestinaltrakt	**L**ot **bad** **s**tuff kills **G**lia **L**ung, **B**reast, **S**kin, **K**idney, **G**I

8.2 Behandlungsstrategien

Kortikosteroide Diese werden bei Hirntumoren eingesetzt, um das perifokale Ödem zu reduzieren. Sie können beim intrazerebralen Lymphom einen vorübergehenden Rückgang des Tumorwachstums erreichen. Initiale Gabe 16 bis 40 mg Dexamethason parenteral, gefolgt von 24-stündlich 12 bis 24 mg Dexamethason. In Abhängigkeit vom klinischen Bild langsame Reduktion.

Operative Behandlung Die Operation von Hemisphärentumoren erfolgt i. d. R. über eine osteoplastische Kraniotomie, bei Tumoren der hinteren Schädelgrube oft mittels osteoklastischer Kraniotomie. Tumoren der Hypophyse können über einen transsphenoidalen Weg, Tumoren in Höhe des Foramen magnum über einen transoralen Zugang erreicht werden.

Strahlentherapie Die Ganzhirnbestrahlung erfolgt bei multiplen Tumoren (z. B. Metastasen) fraktioniert bis zu einer Dosis von 60 Gy, führt aber bei umschriebenen Tumoren nicht zu einer Verbesserung der Ergebnisse gegenüber einer lokalen Strahlentherapie. Hier erfolgt die Bestrahlung der erweiterten Tumorregion. Bei kleinen solitären Tumoren können auch Linearbeschleuniger oder Gammaknife zur stereotaktischen Einzeitbestrahlung (Strahlenchirurgie; Dosis meist 20 Gy) eingesetzt werden.

Die Implantation eines temporär radioaktiven Isotops wird als interstitielle Brachytherapie bezeichnet. Bei einigen Tumoren muss die gesamte neurale Achse, d. h. auch das Rückenmark, mitbestrahlt werden, da es hierhin häufig zu einer Aussaat kommt. Dies gilt insbesondere für das Medulloblastom des Kindesalters, aber auch für andere Malignome. Während der Bestrahlung kann es zu einer vorübergehenden vermehrten Ödembildung kommen. Ein bis zwei Jahre nach der Bestrahlung können raumfordernde Strahlennekrosen auftreten.

Zytostatikatherapie Temozolomid ist bei der Behandlung von malignen Gliomen dem PVC-Schema (Procarbacin, Vincristin und CCNU) gleichwertig. Dies gilt sowohl für die Initialbehandlung als auch die Rezidivtherapie von Glioblastoma multiforme

und anaplastischem Astrozytom. Nitroseharnstoffe (ACNU, BCNU) haben demgegenüber an Bedeutung verloren. Bei primären ZNS-Lymphomen wird Methotrexat eingesetzt. Mit systemischen Nebenwirkungen muss gerechnet werden.

8.3 Astrozytäre Tumore

Definition Astrozytäre Tumore stellen 20 % aller primären Hirntumore dar. Diese neuroepithelialen Tumore werden in 4 Dignitätsgraden unterteilt (WHO Grad I und II benigne bis semibenigne, Grad III und IV maligne). Im Erwachsenenalter zeigen sie ein bevorzugtes Wachstum frontal und temporoparietal, im Kindes- und Jugendalter hingegen eine pilozytische Form mit Wachstum im Kleinhirn und im Bereich von Mittellinienstrukturen (Nervus opticus, Hypothalamus, Hirnstamm).

Erkrankungsalter Die pilozytische Form tritt gehäuft zwischen dem 5. bis 17. Lebensjahr, das Astrozytom der Großhirnhemisphären zwischen dem 30. bis 40. Lebensjahr auf.

> **Klinik**
>
> Bei der pilozytischen Form kommt es früh zu Lokalsymptomen und Hirndruckzeichen, bei der Erwachsenenform zunächst zu psychischen Veränderungen (Stirnhirnsyndrom), epileptischen Anfällen und im Verlauf zu langsam progredienten Herdsymptomen.

Diagnostik Diagnostisch zeigen CT bzw. MRT beim niedriggradigen Astrozytom eine homogene Läsion ohne sichere Kontrastmittelanreicherung; beim malignen Astrozytom unterschiedliche Dichtewerte mit perifokalem Ödem und KM-Aufnahme. Die Aminosäuren-PET kann maligne Anteile eines Astrozytomes zeigen. Zur Graduierung sollte eine Biopsie erfolgen.

Therapie Günstige prognostische Faktoren sind niedergradige Dignität, operativ gut zugängliche Lokalisation, niedriges Alter (<40 Jahre) und hoher Karnofsky-Index. Jeder neurochirurgische Eingriff muss die Lokalisation des Tumors berücksichtigen; vor allem bei niedriggradigen Tumoren müssen permanente neurologische Defizite durch die OP unbedingt vermieden werden. Dies ist wichtiger als die Radikalität des operativen Eingriffs. Bei astrozytären Tumoren WHO Grad III (anaplastisches Astrozytom) und IV (Glioblastom) wird eine Verlängerung der Überlebenszeit durch Strahlentherapie der erweiterten Tumorregion und / oder Zytostase (Temozolomid oder PVC-Schema) erreicht. Im Kindesalter (pilozytische Form) ist eine Heilung möglich, im Erwachsenenalter sind Rezidive häufig, die 5-Jahres-Überlebensrate liegt bei bis zu 60 %.

8.4 Oligodendrogliom

Definition Von der Oligodendroglia ausgehende Tumore, die als langsam wachsende niedergradige Grad II Tumore entstehen, aber dann innerhalb von durchschnittlich 7-8 Jahren eine Malignisierung durchlaufen und zu einem anaplastischen Oligodendrogliom (WHO Grad III) werden. Oligodendrogliome stellen etwa 2% aller primären Hirntumoren und zeigen in 70 bis 90 % Verkalkungen in der CT. Bevorzugtes Wachstum parietal und frontal, vom Mark zur Rinde hin.

Epidemiologie Erkrankungsalter: 30.–50. Lebensjahr.

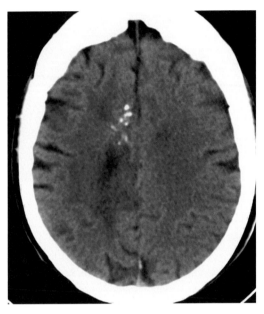

◘ Abb. 8.2 Verkalkungen bei Oligodendrogliom (CCT)

> **Klinik**
>
> Klinisch oft epileptische Anfälle, erst im Verlauf sich langsam entwickelnde Herdsymptome. Selten Hirndruckzeichen oder Tumorapoplexie.

Diagnostik In der CT oder MRT hypodense Raumforderung, häufig mit **Verkalkungen**, die in der Schädelübersichtsaufnahme oder im CT sichtbar sind (◘ Abb. 8.2).

Therapie Wenn von der Lokalisation her möglich, wird eine Resektion bei der Histologiegewinnung angestrebt. Oligodendrogliale Tumoren sind in der Regel radio- und chemosensitiv, wobei molekulare Marker mit prognostischer Bedeutung beschrieben sind (1p/1q Deletion). Eine Strahlentherapie und Chemotherapie werden kombiniert eingesetzt. Bei WHO Grad II-Dignität 5-Jahres-Überlebensrate bis 80 %, nach 10 Jahren leben noch 40–60 % der Patienten. Die mediane Überlebenszeit bei anaplastischen Oligodendrogliomen (WHO Grad III) beträgt max. 3,5 Jahre.

8.5 Glioblastoma multiforme

Definition Das Glioblastom ist der häufigste hirneigene Tumor im Erwachsenenalter und macht etwa 30 % aller primären Hirntumoren aus. Entdifferenzierter astrozytärer Tumor, hoch maligne, oft mit multifokalem Wachstum, Aussaat über den Liquorraum möglich. Sitz in den Großhirnhemisphären, gelegentlich bilaterales Wachstum über den Balken (Schmetterlingsgliom), wegen des Gefäßreichtums und Ausbildung von arteriovenösen Kurzschlüssen oft Einblutungen (apoplektisches Gliom).

Epidemiologie Erkrankungsalter 40. bis 60. Lebensjahr, Verhältnis Männer zu Frauen etwa 2 zu 1.

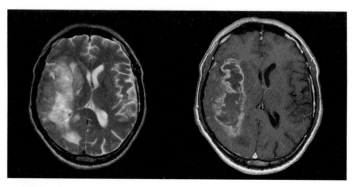

Abb. 8.3 Glioblastom (MRT T2 und T1 nach KM)

> **Klinik**
>
> Die Symptomatik ist bestimmt von Kopf-
> schmerzen, Wesensänderung und psychischen
> Auffälligkeiten. Im Verlauf kommt es zu Hemi-
> sphärensymptomen, Hirndruckkrisen und
> eventuell epileptischen Anfällen. Die Symp-
> tome entwickeln sich innerhalb weniger
> Wochen oder schlagartig bei der apoplekti-
> schen Form.

Diagnostik In der CT und MRT unscharf abge-
grenzte Hemisphärenläsion mit unterschiedlichen
Dichtewerten und deutlichem perifokalen Ödem,
oft zentrale Nekrosen, nach Kontrastmittelgabe
girlandenförmiges Enhancement vor allem in den
Randbezirken (■ Abb. 8.3). Die Angiographie kann
eine Anfärbung mit typischer pathologischer Gefäß-
architektur zeigen.

Therapie Standard in der Primärtherapie ist die
kombinierte Chemo-/Radiotherapie (Dosierung bis
60 Gy in 1,8 bis 2 Gy-Fraktionen) nach Sicherung der
Diagnose und operativer Volumenreduktion (»De-
bulking«). Die Überlebenszeit lässt sich durch die
additive Gabe von Temozolomid (neben der Bestrahlung) vor allem dann verbessern, wenn histologisch eine Methylierung des MGMT-Gens vorliegt.
    Die Zytostase mit Temozolomid oder nach dem
PVC-Schema wird bei Rezidiven (ggf. nach erneuter
Operation) empfohlen. Der monoklonale VEGF-
Antikörper Bevacizumab kann bei Tumorrezidiven
erwogen werden.

Prognose Die Prognose ist ungünstig, auch durch
kombinierte Therapie Verlängerung der Überlebenszeit nur um durchschnittlich 6 Monate. Tod
nach durchschnittlich 12 Monaten. Langzeitüberleben ist in Einzelfällen möglich.

8.6   Medulloblastom

Definition Maligner Tumor (WHO Grad IV) des
Kindesalters, der vom Kleinhirnwurm ausgeht und
in den Liquorraum metastasiert.

Epidemiologie Erkrankungsalter 5. bis 12. Lebensjahr, Verhältnis Jungen zu Mädchen 3 zu 1. 25 % der
Hirntumoren bei Kindern.

> **Klinik**
>
> Erbrechen und Kopfschmerzen, Rumpfataxie,
> Stauungspapille und Zwangshaltung des
> Kopfes. Iso-/ hypodense Raumforderung in der
> CT/MRT mit starker Kontrastmittelanreiche-
> rung, oft Liquorzirkulationsstörungen bis zum
> Hydrozephalus occlusus.

Therapie Teilresektion und kraniospinale Bestrahlung, eventuell zusätzlich Zytostatika (Vincristin,
Cisplatin)

Prognose Ohne Aussaat in die Neuroachse 10-Jah-
res-Überlebensrate nach Therapie etwa >70 %

8.7 Meningeom

Definition Etwa 20 % aller primären Hirntumoren. I. d. R. benigner, verdrängend wachsender Tumor, ausgehend von den arachnoidalen Deckzellen der Hirnhäute, meist in der Nähe der venösen Sinus gelegen. Rezidive bei atypischen Meningeomen (WHO Grad II) häufig. In 1-2% liegen anaplastische (maligne) Meningeome (WHO Grad III) vor. Multiples Auftreten bei Neurofibromatose Typ 2, gelegentlich Assoziation mit extrazerebralen Malignomen (Mammakarzinom).

Klinik

Epileptische Anfälle bei etwa 25 %, Hirndrucksymptome meist erst im späteren Verlauf. Ansonsten wird die Klinik von der Lokalisation bestimmt:
- **Parasagittal:** Kontralaterale Monoparese des Beines oder Paraparese der Beine (Mantelkantensyndrom).
- **Medialer Keilbeinflügel:** Hirnnervenausfälle III bis VI (Sinus-cavernosus-Syndrom), nichtpulsierender Exophthalmus, Optikusschädigung.
- **Lateraler Keilbeinflügel:** Oft Wachstum en plaque mit knöcherner Verdickung von Temporalregion und Orbita, Schläfenkopfschmerz.
- **Olfactoriusrinne:** Riechstörung, eventuell Foster-Kennedy-Syndrom mit ipsilateraler Optikusatrophie und kontralateraler Stauungspapille, Frontalhirnsyndrom.
- **Falx:** Psychische Veränderungen, eventuell extrapyramidale Symptome.
- **Tuberculum sellae:** Bitemporale Hemianopsie, eventuell Hypopituitarismus, eventuell Fissura-orbitalis-superior-Syndrom.
- **Kleinhirnbrückenwinkel:** Ausfälle der Hirnnerven V (1. und 2. Ast), VII und VIII.

Epidemiologie Erkrankungsalter 40. bis 60. Lebensjahr, Frauen sind etwas häufiger betroffen.

Diagnostik (◻ Abb. 8.4a-d, ◻ Abb. 8.5, ◻ Abb. 8.6) In der Röntgen-Nativdiagnostik zeigen sich häufig regionale Hyperostosen, in 15 % der Fälle bestehen Verkalkungen. Drucksella als indirektes Hirndruckzeichen. In der CT und MRT stellt sich das Meningeom als hyperdense Läsion mit gleichförmiger intensiver Kontrastmittelanreicherung dar. In der Angiographie findet sich die typische Anfärbung mit Gefäßnabel (meist mit Versorgung aus Ästen der Arteria carotis externa).

Therapie Die Operation ist Behandlungsmethode der Wahl. Eine Bestrahlung ist beim atypischen und malignen Typ zusätzlich erforderlich. Radiochirurgie primär bei ungünstiger Lage.

Prognose Die Prognose ist gut. In Abhängigkeit vom Operationsergebnis kommt es in bis zu 30 % im Verlauf von 10 Jahren zu einem Rezidiv.

8.8 Neurinom (Schwannom)

Definition Neurinome (WHO Gead I) sind gutartige Nervenscheidentumore. Das Vestibularisschwannom (**Akustikusneurinom**) (◻ Abb. 8.7) stellt etwa 6–7 % aller primären Hirntumoren. Es geht vom vestibulären Anteil des N. statoacusticus aus. Sehr selten sind Schwannome des N. trigeminus oder des N. hypoglossus mit entsprechender isolierter Hirnnervensymptomatik.

Erkrankungsalter Das Vestibularisschwannom wächst langsam in den **Kleinhirnbrückenwinkel** ein. Es handelt sich um einen benignen, verdrängend wachsenden Tumor. Das Erkrankungsalter liegt zwischen 40. und 50. Jahren, Frauen sind etwas häufiger betroffen.

Klinik

Klinisch initial Hypakusis, selten Tinnitus und (wegen des langsamen Wachstums meist klinisch stummer) Vestibularisausfall. Im Verlauf sensibler Ausfall der ersten beiden Trigeminusäste, Fazialisparese und zentraler Blickrichtungsnystagmus zur Herdseite. Eventuell okzipitale Kopfschmerzen, Kleinhirnsymptome und **vestibular tilt** (Kopfhaltung zum Herd hin).

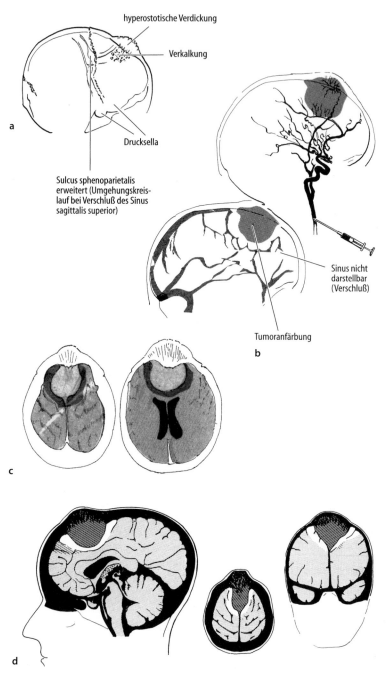

hyperostotische Verdickung

Verkalkung

a

Drucksella

Sulcus sphenoparietalis
erweitert (Umgehungskreislauf bei Verschluß des Sinus
sagittalis superior)

Sinus nicht
darstellbar
(Verschluß)

Tumoranfärbung

b

c

d

◻ **Abb. 8.4a-d** Neuroradiologische Diagnostik des Meningeoms. **a** Röntgen-Schädelaufnahme, **b** Angiographie,
c Computertomographie, **d** Magnetresonanztomographie

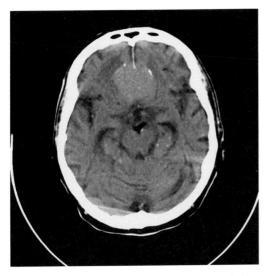

Abb. 8.5 Frontales Falxmeningeom mit kleinen Verkalkungen (CCT nativ)

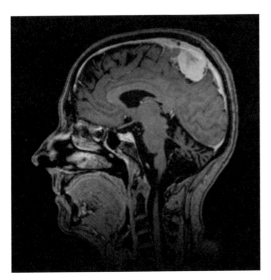

Abb. 8.6 Parasagittales Meningeom (Sagittales MRT T1 mit KM)

Diagnostik In der Zusatzdiagnostik früh Potenzialverlust bei den akustisch evozierten Potenzialen, bei der HNO-Untersuchung fehlender Lautheitsausgleich (**negatives Recruitment**). In der Röntgenaufnahme nach Stenvers und im CT erweiterter Porus acusticus internus, im Liquor Eiweißerhöhung. Im MRT Darstellung auch kleiner rein intrakanalikulärer Vestibularisschwannome.

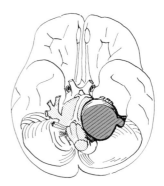

Abb. 8.7 Vestibularisschwannom (Akustikusneurinom)

Therapie Therapie der Wahl ist die Frühoperation. Durch vollständige Operation Heilung, in Abhängigkeit von der Größe des Tumors resultiert neben einer Anakusis (in 40–70 %) auf der betroffenen Seite eine Fazialisparese (in ca. 10 %). Inkomplette Operationen gibt es heute praktisch nicht mehr. OP-Mortalität unter 5 % (überwiegend ältere Patienten mit Risikofaktoren).

8.9 Tumoren der Sellaregion

8.9.1 Kraniopharyngeom

Definition Das Kraniopharyngeom (WHO Grad I) ist ein Tumor der Sellaregion bei Kindern und Jugendlichen. Er geht von Resten des Hypophysenganges, der Rathke-Tasche, aus. Meist supra- oder retroselläres, seltener intraselläres Wachstum mit Kompression des Chiasma opticum und Einwachsen in den 3. Ventrikel. Der Tumor hat eine feste Kapsel, aber zystische Anteile. In bis zu 50 % kommt es zu Verkalkungen (■ Abb. 8.8).

> **Klinik**
>
> Klinisch oft asymmetrische bitemporale Hemianopsie, die aus einer unteren bitemporalen Quadrantenanopsie hervorgehen kann. Panhypopituitarismus mit verzögerter Körperentwicklung bei Kindern bzw. Diabetes insipidus bei Jugendlichen. Hirndrucksymptome durch Hydrozephalus bei Verlegung der Foramina Monroi.

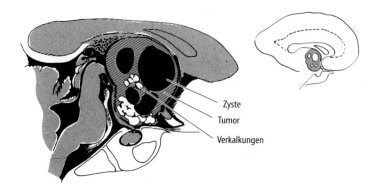

◘ **Abb. 8.8** Kraniopharyngeom

Diagnostik Destruktion der Sella und Verkalkungen in der Röntgennativaufnahme. Gute Darstellung des Tumors in der CT und MRT. Die Angiographie (CTA, MRA, ggf. DSA) zeigt eine Verdrängung der A. carotis interna und schließt ein Karotisaneurysma aus. Ergänzend ist immer eine endokrinologische Abklärung erforderlich.

Therapie Behandlung durch Operation mit postoperativer Bestrahlung und Hormonsubstitution. Postoperative Rezidive in bis zu 25 %.

8.9.2 Hypophysenadenome

Definition Hypophysenadenome stellen etwa 7 % aller Hirntumoren des Erwachsenenalters. Die benignen Tumoren gehen vom Hypophysenvorderlappen aus.

Erkrankungsalter Erkrankungsalter 30.–40. Lebensjahr.

Einteilung Die Einteilung erfolgt nach der hormonellen Aktivität.

Diagnostik Primär hypodenser, kontrastmittelaufnehmender Tumor in der CT und MRT mit Auftreibung der Sella (Ballonsella). Die endokrinologische Untersuchung mit Überprüfung der Basalwerte und der Stimulierbarkeit des Hypophysenvorderlappens zeigt endokrinologische Ausfälle. Perimetrie zur Gesichtsfeldüberprüfung mit Ableitung von VEP (Halbfeldstimulation).

Kompressionssyndrome entstehen durch große Tumoren: Hypopituitarismus (Addison) durch Kompression des Hypophysenvorderlappens, bitemporale Hemianopsie (Scheuklappensehen) durch Kompression des Chiasma opticum (entwickelt sich aus bitemporaler oberer Quadrantenanopsie, ◘ Abb. 8.9), Sinus-cavernosus-Syndrom und Hirndruckkrisen durch parasalläres Wachstum.

Kleine Tumoren (Mikroadenom) werden durch endokrine Symptome auffällig. Dabei sind oft Ausfallssymptome (Addison-Syndrom) und Symptome durch pathologische Hormonproduktion kombiniert:

> **Klinik**
>
> - **Gonadotropes Adenom der Adenohypophyse (eosinophil):** Akromegalie beim Erwachsenen, Gigantismus bei Kindern
> - **Prolaktinom:** Galaktorrhoe, Infertilität und Amenorrhoe bei Frauen, Libido- und Potenzverlust bei Männern
> - **ACTH-Zell-Adenom** der Adenohypophyse (basophil): Zentrales Cushing-Syndrom

Therapie Transnasale Operation unter Hormonsubstitution. Beim intrasellären Prolaktinom zunächst konservativer Behandlungsversuch mit Dopaminagonisten (z. B. Bromocriptin, Cabergolin).

Prognose Die Prognose ist günstig.

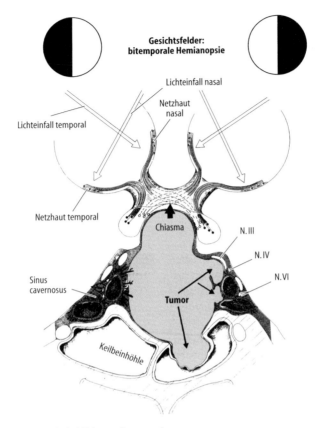

Abb. 8.9 Bitemporale Hemianopsie bei Chiasma-Kompression

Differenzialdiagnose Differenzialdiagnostisch ist an das **Syndrom der** *empty sella* bei Ausdehnung des Subduralraumes in die Sella durch ungenügend festes Diaphragma sellae zu denken. **Aneurysmen der A. carotis interna** können in der Sellaregion liegen; in fraglichen Fällen Angiographie zum Ausschluss eines Karotisaneurysmas.

> **Zusammenfassung**
> ▬ Tumoren der Sellaregion: Kraniopharyngeom, Hypophysenadenome
> ▬ Bei großen Tumoren: Hypopituitarismus (Addison) durch Kompression des Hypophysenvorderlappens, bitemporale Hemianopsie durch Chiasmakompression. Bei parasellärem Wachstum auch Sinus-cavernosus-Syndrom und Hirndruckkrisen.
> ▼

Hormonaktive Adenome können zu Akromegalie/Gigantismus (GH), zu Galaktorrhoe, Infertilität, Amenorrhoe und Potenzverlust (Prolaktin) oder Cushing-Syndrom (ACTH) führen.
- CT und MRT: primär hypodenser, kontrastmittelaufnehmender Tumor. Zum Ausschluss eines Karotisaneurysmas ggf. Angiographie.
- Beim Prolaktinom konservativer Behandlungsversuch mit Dopaminagonisten.

8.10 Hirnmetastasen

Definition Zerebrale Absiedlungen extrazerebraler Malignome. Metastasen sind die häufigste zerebrale Raumforderung jenseits des 45. Lebensjahres. Hirn-

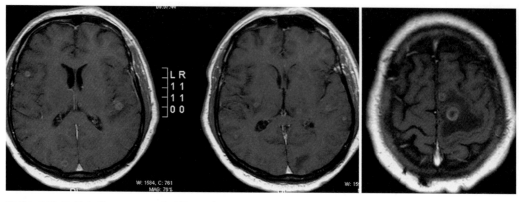

◻ Abb. 8.10 Multiple Hirnmetastasen bei Mammakarzinom (MRT T1 nach KM): Ringförmiges KM-Enhancement

metastasen treten bei mehr als 20 % aller Patienten mit systemischen Malignomen auf, vor allem bei malignem Melanom und kleinzelligem Bronchialkarzinom (45 %), nicht-kleinzelligem Bronchialkarzinom (30 %), Mamma- und Nierenzellkarzinom (20 %). Das Bronchialkarzinom ist für etwa 50 % aller Hirnmetastasen verantwortlich, das Mammakarzinom für 15–20 %, gastrointestinale Tumoren, Melanom und urogenitale Tumoren für etwa je 5–10 %.

> Die wichtigsten Primärtumoren sind:
> - Bronchialkarzinom
> - Mammakarzinom
> - Nierenzellkarzinom
> - Karzinome des Magen-Darm-Traktes
> - Malignes Melanom

Singulär bezeichnet eine einzige Metastase im Gehirn, als **solitär** wird die singuläre zerebrale Metastase bezeichnet, die als einzige Metastase im Organismus nachgewiesen wird. Bei jedem 2. Patienten, autoptisch sogar bei 75 %, liegen multiple Metastasen vor, vor allem bei malignem Melanom, Nierenzellkarzinom, Bronchial- und Mammakarzinom. Einblutungen sind bei Melanom- und Nierenzellkarzinom-Metastasen häufig, Die Meningeosis carcinomatosa tritt vor allem beim Bronchial- und Mammakarzinom auf.

Klinik

Hirnmetastasen manifestieren sich durch
- Kopfschmerz (50 %)
- Hemiparese (50 %)
- Organisches Psychosyndrom (30 %)
- Epileptische Krampfanfälle (15–20 %)
- Hirnnervenparesen oder Hirndruckzeichen (10–15 %)
- Meningeosis carcinomatosa (10 %): Übelkeit und Erbrechen, Kopf-, Nacken- und Rückenschmerzen, Zeichen des erhöhten intrakraniellen Drucks, Hirnnervenparesen und neurologische Störungen aufgrund spinaler Läsionen (radikuläre Schmerzen, Sensibilitätsstörungen, Paresen, Blasen- und Mastdarmstörungen).

Diagnostik CT und MRT zeigen die Raumforderung(en) mit deutlichem perifokalen Ödem und oft unregelmäßigem Ringenhancement nach Kontrastmittelgabe (◻ Abb. 8.10). Da sich kleine Tumore oft nur in der MRT darstellen, ist dies die diagnostische Methode der Wahl. Einblutungen sind bei Melanom- und Hypernephrom-Metastasen häufiger. Bei Meningeose lassen sich im Liquor Tumorzellen nachweisen, es bestehen eine Eiweißerhöhung und Zuckererniedrigung.

Therapie Singuläre oder solitäre Hirnmetastasen solider Tumoren (mit Ausnahme kleinzelliger Bronchialkarzinome) werden nach Möglichkeit reseziert. Die Radiochirurge ist dabei eine sinnvolle Alternative zur Operation. Bei multiplen Hirnmetastasen wird die Ganzhirnbestrahlung als palliative Maßnahme eingesetzt. Das mediane Überleben beträgt einen Monat ohne Therapie und 2 Monate bei Gabe von Dexamethason. Die Ganzhirnbestrahlung führt bei 70 % der Patienten zu einer klinischen Verbesserung und verlängert das mediane Überleben auf 3–6 Monate. Durch die Resektion singulärer Metastasen mit nachfolgender Ganzhirnbestrahlung ist ein medianes Überleben bis zu 21 Monaten möglich. Bei Meningeose liegt die mediane Überlebenszeit ohne Behandlung bei 6–8 Wochen, die kombinierte Chemoradiotherapie hebt das mediane Überleben auf 2–8 Monate an. Für die intrathekale Chemotherapie (z. B. über ein intraventrikuläres Reservoir) sind in Deutschland Methotrexat, Ara-C (Depotform: DepoCyt®), und Thiotriethylenephosphoramid (Thiotepa) zugelassen.

8.11 Ependymom

Definition Das Ependymom geht vom Ventrikelependym aus, zeigt meist eine WHO Grad II-Dignität auf mit dem Risiko anaplastisch (WHO Grad III) zu werden, sitzt bei Kindern und Jugendlichen meist im 4. Ventrikel oder in den Seitenventrikeln, bei Erwachsenen sind spinale Ependymome häufiger. Das myxopapilläre Ependymom ist eine praktisch ausschließlich in der Cauda equina vorkommende Variante, die eine WHO Grad I-Dignität aufweist. Ependymome rufen Liquorzirkulationsstörungen hervor, Abtropfmetastasen in den Liquorraum sind häufig.

Klinik

Zur Diagnose führen meist intermittierende Hirndruckkrisen mit Erbrechen und Kopfschmerzen, eventuell Kleinhirnsymptome. Spinal Syndrom der intramedullären Raumforderung.

Diagnostik In der MRT isointenser Tumor, eventuell mit Verkalkungen (in der CT), meist im Bereich des 4. Ventrikels (Aufstau der darübergelegenen Liquorräume). I. d. R. Enhancement nach Kontrastmittelgabe.

Therapie Kraniospinale Bestrahlung, ggf. Anlage eines ventrikuloatrialen Shunts. 5-Jahres-Überlebenszeit bis 90 %, 10-Jahres-Überlebenszeit bis 70 %.

8.12 Primäre ZNS-Lymphome (PZNSL)

Definition PZNSL sind praktisch ausschließlich hochmaligne Non-Hodgkin-Lymphome vom diffus-großzelligen B-Zell-Typ, die auf das Hirnparenchym, die Meningen und das Rückenmark beschränkt sind. Häufig liegt ein multifokales, meist periventrikuläres Wachstum vor. In 10 bis 20 % der Fälle sind die Augen in Form einer Glaskörper- oder Uveainfiltration mitbetroffen. Lymphome treten bevorzugt bei Störungen des Immunsystems (Zytostase, AIDS) auf. PZNSL machen 2 bis 5 % aller primären intrakraniellen Tumoren aus mit einem Häufigkeitsgipfel im 5. bis 7. Lebensjahrzehnt.

Klinik

Klinisch zeigen mehr als 50 % der Patienten mnestische Störungen, Verwirrtheit und andere psychische Auffälligkeiten, seltener sind fokale neurologische Symptome, epileptische Anfälle und Hirnnervensymptome. Die psychischen Veränderungen und Herdzeichen treten oft relativ rasch (innerhalb von Tagen) auf.

Diagnostik Die MRT ist die sensitivste Nachweismethode und zeigt subkortikale, inhomogene Läsionen, die i. d. R. intensiv Kontrastmittel aufnehmen und oft periventrikulär multilokulär lokalisiert sind (◻ Abb. 8.11). Der Liquor zeigt nur in 40 % einen pathologischen Befund. Die Diagnosesicherung erfolgt durch eine stereotaktische Biopsie; eine operative Resektion ist nicht sinnvoll. Stets sollte eine augenärztliche Spaltlampen-Untersuchung erfolgen.

Therapie Typisch ist die klinische und radiologische Besserung durch die Gabe von Kortikosteroiden (Cave: Kortikoide verschlechtern die histologische Beurteilbarkeit einer Biopsie!). Die mediane Über-

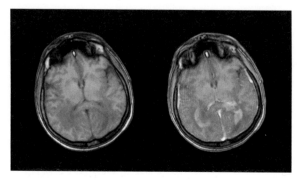

◘ **Abb. 8.11** Lymphom (MRT T1, ohne und mit KM)

lebenszeit beträgt ohne Therapie 1 bis 2 Monate und mit Kortikosteroiden allein 2 bis 3 Monate. Durch eine Strahlentherapie lassen sich Vollremissionen erreichen, allerdings mit einem sehr hohen (90 %!) Rezidivrisiko. Mit einer Methotrexat-basierten, hochdosiert systemischen und intraventrikulären Chemotherapie lässt sich eine 5-Jahres-Überlebensrate von 75 % bei niedriger Neurotoxizität erreichen. Daneben ist Temozolomid wirksam.

8.13   Plexuspapillom

Definition Das Plexuspapillom (WHO Grad I) ist ein benigner vom Plexus chorioideus ausgehender Tumor, der durch eine vermehrte Liquorproduktion zu einem Hydrozephalus hypersecretorius führen kann. Gelegentlich Verkalkungen; selten sind atypische und maligne Formen. Im Kindesalter sitzt das Plexuspapillom oft in den Seitenventrikeln, im jüngeren Erwachsenenalter meist im 4. Ventrikel.

> **Klinik**
>
> Klinisch treten intermittierende Hirndruckkrisen mit Kopfschmerzen und Erbrechen, eventuell kaudale Hirnnervenausfälle und Kleinhirnsymptome auf.

Diagnostik Darstellung des Tumors in der CT mit Kontrastmittel und MRT. Inkonstant findet sich im Liquor eine Eiweißerhöhung.

Therapie Die Therapie der Wahl ist die operative Entfernung. Hierdurch ist eine Heilung möglich.

8.14   Hämangioblastom

Definition Benigner dicht vaskularisierter Tumor unklarer Histogenese, der meist im Kleinhirn vorkommt. Der Tumor kann als **von-Hippel-Lindau-Krankheit** (Phakomatose), mit gleichzeitiger Angiomatosis retinae eventuell auch spinalen Angiomen, Polyzythämie, Pankreas- und Nierenzysten auftreten. Erkrankungsalter 30. bis 50. Lebensjahr, Männer sind häufiger betroffen.

> **Klinik**
>
> Klinisch meist beinbetonte Kleinhirnsymptome, Hirndruckzeichen, nur sehr selten Subarachnoidalblutung. Bei Frauen treten die Symptome gehäuft während einer Schwangerschaft auf.

Diagnostik In der CT stellt sich der Tumor hypodens dar, MRT und Angiographie ergeben den Nachweis der Gefäßmalformation. Ergänzend augenärztliche und internistische Untersuchung.

Therapie Die operative Ausschaltung ist die Therapie der Wahl, ggf. nach Teilembolisation. Rezidive treten in bis zu 20 % auf.

8.15   Tumoren der Pinealisregion

Definition In dieser Lokalisation treten Missbildungstumoren (Epidermoid, Teratom), das Germinom und vom Corpus pineale ausgehende Tumoren (Pineozytom, Pinealoblastom) auf.

Einteilung Histologisch sind folgende Formen zu unterscheiden:

- Epidermoid und Teratom: Meist relativ gut abgegrenzt, aus verschiedenen Geweben bestehend
- Germinom: Maligne, metastasiert oft in den 3. Ventrikel oder nach spinal
- Pineozytom (WHO Grad I): Gut differenzierter Tumor, der nach kaudal gegen Mittelhirn und Aquädukt wächst.

> **Klinik**
>
> Hauptsymptome sind: Hirndruckkrisen durch intermittierenden Hydrozephalus occlusus bei Aquäduktverlegung. Parinaud-Syndrom mit Nystagmus retractorius durch Kompression des Mittelhirndaches. Diabetes insipidus. Pubertas praecox. Hypopituitarismus.

Diagnostik MRT zum Tumornachweis. Tumorzellen lassen sich gelegentlich im Liquor nachweisen. Beim Germinom können im Serum HCG und Alphafetoprotein erhöht sein.

Therapie Anlage eines Shunts und Strahlentherapie beim Germinom. Radikale Operation bei Epidermoiden und Teratomen.

8.16 Tumoren der Schädelbasis

Definition Im Bereich der Schädelbasis finden sich neben Metastasen Karzinome des Nasopharynx, Chordome und Glomustumoren.

HNO-Karzinome Die Karzinome des Nasopharynx, der Nasennebenhöhlen und der Ohren können von unten die Schädelbasis durchwachsen und führen in der Regel zu einem halbseitigen Schädelbasissyndrom mit Hirnnervenausfällen (Garcin-Syndrom), je nach Ausdehnung auch zu einem Exophthalmus. Die Diagnose wird mittels Röntgen-Nativdiagnostik, CT und MRT gestellt. Operation und Strahlentherapie.

Chordome Sie gehen bevorzugt vom Clivus aus, können aber auch in der Keilbeinregion sitzen. Neben basalen Hirnnervenausfällen (Nn. IX bis

XII) kann es zu einem Transversalsyndrom in Foramen-magnum-Höhe kommen. Die Verdachtsdiagnose wird in der MRT gestellt. Möglichst operative Resektion, ggf. Strahlentherapie.

Glomus-jugulare-Tumor Der Tumor geht von den Chemorezeptoren des Bulbus jugularis aus, es kommt klinisch zu einem Foramen-jugulare-Syndrom mit Ausfall der Hirnnerven IX bis XII und zu einem pulsatilen Tinnitus. Die Diagnosestellung erfolgt mittels MRT und Angiographie, die Behandlung endovaskulär durch selektive Embolisation.

8.17 Zysten

Arachnoidalzysten Sie sind in der MRT und CT scharf abgegrenzt mit Liquordichte. Lage vor allem in der Sylvi-Fissur, in der Nähe der Cisterna magna oder über der Konvexität. Meist asymptomatisch, nur selten Hirndruckzeichen. Eine Operation ist nur bei symptomatischen Arachnoidalzysten indiziert.

Epidermoid- und Dermoidzysten Diese liegen meist in der hinteren Schädelgrube und stellen sich in der CT und MRT mit Fettdichte dar. Häufig sind Hirnnervenausfälle, insbesondere eine symptomatische Trigeminusneuralgie. Bei Zystenruptur kann es zu einer aseptischen chemischen Meningitis durch Cholesterolkristalle kommen. Operative Ausräumung der Zyste.

Kolloidzyste des 3. Ventrikels Die benigne Zyste (◘ Abb. 8.12) aus embryonalem Gewebe am Dach des 3. Ventrikels kann über Monroi-Blockade zum Aufstau in den Seitenventrikeln führen. Klinisches Leitsymptom sind zentrale Synkopen, der Nachweis erfolgt in der MRT oder CT, die Operation ist in symptomatischen Fällen Therapiemethode der Wahl.

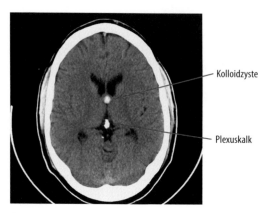

Kolloidzyste

Plexuskalk

◘ **Abb. 8.12** Kolloidzyste (primär dichteangehobene rundliche Formation im nativen CCT)

8.18   Pseudotumor cerebri und Liquorunterdrucksyndrom

8.18.1 Pseudotumor cerebri (idiopathische intrakranielle Hypertension)

Definition Durch ein Missverhältnis zwischen Liquorproduktion und Liquorresorption kann es zu den Zeichen der Hirndrucksteigerung ohne das Vorliegen eines Tumors kommen. Bei der Entstehung scheinen hormonelle Faktoren eine Rolle zu spielen, übergewichtige Frauen im mittleren Lebensalter sind bevorzugt betroffen. Eine Hypertonie verschlechtert die Prognose. Selten spielen venöse Abflussstörungen durch grosse Pacchioni-Granulationen oder abgelaufene blande Sinusvenenthrombosen eine Rolle; in diesen Fällen können interventionelle Eingriffe mit Dilatation und Stenting hilfreich sein.

Klinik

Die Klinik entspricht der einer zerebralen Raumforderung: Kopfschmerzen, meist bilaterale Stauungspapille, gelegentlich ein- oder beidseitige Abduzensparese. In bis zu 20 % kann es zu einem Visusverlust durch Entwicklung einer Optikusatrophie kommen. Bei jedem therapieresistenten neu aufgetretenen täglichen Kopfschmerz ist auch ohne Stauungspapillen eine Liquordruckmessung indiziert.

Diagnostik MRT zum Tumorausschluss; MRA zum Ausschluss einer Sinusvenenthrombose. Gelegentlich erweiterte Sella, ohne Nachweis eines Tumors (*Empty-sella*-Syndrom). Entscheidend ist die Lumbalpunktion mit Druckmessung, (Liquordruck > 250 mm H$_2$O). Ergänzend endokrinologische Abklärung (Hyperaldosteronismus, Nebenniereninsuffizienz, Schilddrüsenerkrankungen); immer gründliche Medikamentenanamnese (Vitamin A, Lithium, Tetrazykline, Nitrofurantoin,Tamoxifen).

Therapie Entscheidend ist die konsequente Gewichtsreduktion bei Adipositas. Zur Therapie werden Topimarat, Acetazolamid und intermittierende Lumbalpunktionen eingesetzt. Bei drohendem Visusverlust kommt die Optikusscheidenfensterung in Frage.

8.18.2 Liquorunterdrucksyndrom

Das spontane Liquorunterdrucksyndrom führt zu körperpositionsabhängigen Kopf- und Nackenschmerzen nur beim Aufrichten, begleitend können Abduzensparesen auftreten. In der MRT zeigt sich ein deutliches, diffuses meningeales Enhancement. Sofern der Symptomatik keine Eröffnung des Liquorraumes vorausgegangen ist, muss eine spontane, meist lumbal lokalisierte Liquorfistel mittels MRT, CT-Myelographie oder Liquorraumszintigraphie mit intrathekal appliziertem Indium 111 ausgeschlossen werden. Wenn ein Liquorleck nachgewiesen ist, erfolgt der operative Verschluss; gelingt der Nachweis nicht, ist ein epiduraler Blutpatch Therapie der Wahl. Medikamentös kann eine Behandlung mit Coffein und Theophyllin versucht werden.

In Kürze

WHO-Klassifikation der Hirntumoren

- I=benigne, II=niedergradig (mit dem Potential zu Malignisierung), III=anaplastisch/maligne, IV=hochmaligne

Glioblastoma multiforme

- 30 % aller primären Hirntumoren
- Hoch maligne, oft mit multifokalem Wachstum in den Großhirnhemisphären, gelegentlich bilateral über den Balken (Schmetterlingsgliom); Einblutungen führen zur Tumorapoplexie
- Klinisch Kopfschmerzen, Wesensänderung, Hemisphärensymptome, Hirndruckkrisen
- Diagnose mittels CT, MRT, Angiographie und Biopsie
- Operation nur bei günstiger Lokalisation, sonst Bestrahlung. Zytostase mit Temozolomid oder nach PVC-Schema.
- Prognose ungünstig mit Tod nach durchschnittlich 12 Monaten

Meningeom

- 20 % aller primären Hirntumoren
- Lokalisationen: Konvexität, Keilbeinflügel, Olfaktoriusrinne, Falx, Tuberculum sellae und Kleinhirnbrückenwinkel
- CT und MRT: hyperdense Läsion mit intensiver Kontrastmittelanreicherung; angiographisch: typische Anfärbung mit Gefäßnabel
- Operation ist Behandlungsmethode der Wahl.

Vestibularisschwannom (Akustikusneurinom)

- Ausgehend von den Schwannzellen des vestibulären Anteils des N. statoacusticus
- Klinisch initial Hypakusis und Tinnitus; im Verlauf Trigeminus-, Fazialis- und Kleinhirnsymptome
- Früh Potenzialverlust in den AEP. Erweiterter Porus acusticus internus mit Tumornachweis in der MRT oder CT
- Durch Operation Heilung, aber Anakusis in 60 %, Fazialisparese in 10 %

▼

Tumoren der Sellaregion

- Kraniopharyngeom, Hypophysenadenome
- Bei großen Tumoren: Hypopituitarismus (Addison) durch Kompression des Hypophysenvorderlappens, bitemporale Hemianopsie durch Chiasmakompression. Bei parasellärem Wachstum auch Sinuscavernosus-Syndrom und Hirndruckkrisen. Hormonaktive Adenome können zu Akromegalie/Gigantismus (GH), zu Galaktorrhoe, Infertilität, Amenorrhoe und Potenzverlust (Prolaktin) oder Cushing-Syndrom (ACTH) führen.
- CT und MRT: primär hypodenser, kontrastmittelaufnehmender Tumor. Zum Ausschluss eines Karotisaneurysmas ggf. Angiographie
- Beim Prolaktinom konservativer Behandlungsversuch mit Dopaminagonisten

Metastasen

- 2/3 der Patienten zeigen fokale Symptome, 1/3 Hirndruckzeichen, in 20 % epileptische Anfälle, Meningeosis carcinomatosa bei Bronchial- und Mammakarzinom
- Bei solitären Tumoren in nicht-eloquenter Lokalisation operative Entfernung oder Radiochirurgie, sonst Ganzhirnbestrahlung; intrathekale Zytostase bei Meningeose

Entzündliche Erkrankungen

Peter Berlit

9.1 Bakterielle Meningitis – 180

9.2 Lymphozytäre Meningitis – 184
9.2.1 Virusmeningitis – 184
9.2.2 Lymphozytäre Meningitiden bei bakteriellen Infektionen – 184
9.2.3 Mykosen – 184
9.2.4 Aseptische Meningitiden – 184

9.3 Hirnabszess – 187

9.4 Enzephalitis – 190
9.4.1 Herpes simplex-Enzephalitis – 190
9.4.2 Weitere virale Enzephalitiden – 191
9.4.3 Weitere, vermutlich autoimmun bedingte Enzephalitiden – 192

9.5 Prionerkrankungen – 193

9.6 HIV-Infektion und Nervensystem – 194

9.7 Tetanus – 195

P. Berlit, *Basiswissen Neurologie*,
DOI 10.1007/978-3-642-37784-6_9, © Springer-Verlag Berlin Heidelberg 2013

Meningitiden zeigen die Trias Kopfschmerz, Meningismus und Fieber mit positiven Dehnungszeichen. Bei Kindern sind gramnegative Enterokeime und Hämophilus, bei Erwachsenen Meningo- und Pneumokokken wichtigste Erreger der bakteriellen Meningitis. Entscheidend für die Diagnose ist die Liquordiagnostik mit Gramfärbung. Empirisch werden ein Cephalosporin der dritten Generation und Ampicillin eingesetzt.

Der Hirnabszess entsteht hämatogen oder fortgeleitet und zeigt sich in der CT oder MRT mit ringförmigem Enhancement. Wichtige Erreger sind Streptokokken, Bacteroides und andere Anaerobier, Enterobakterien und Staphylokokken.

Enzephalitiden führen zu Bewusstseinsstörung, fokalen Symptomen und epileptischen Anfällen, wichtigster Erreger ist Herpes simplex. Diagnose mittels Liquor (PCR), EEG, CT und MRT (ab dem 2. Tag), Therapie mit Aciclovir parenteral bereits bei begründetem Verdacht.

Die 17-jährige Schülerin wird wegen anhaltender Kopfschmerzen aufgenommen. Seit 2 Tagen besteht okzipital betonter Kopfschmerz mit febrilen Temperaturen gegen Abend. Seit wenigen Stunden ist sie nun schläfrig und reagiert nur verzögert. Bei der klinischen Untersuchung zeigt sich ein deutlicher Meningismus, Lasègue-Zeichen ab 50 Grad positiv. Temperatur 38.9 Grad Celsius. Leukozytose von 18.500 bei einem CRP von 21 (normal < 0,5). Noch in der Notaufnahme erfolgt die Abnahme von Blutkulturen und Gabe von Dexamethason 10 mg, sowie Ampicillin und Ceftriaxon parenteral. Nachdem ein CT unauffällig ist, wird die Lumbalpunktion durchgeführt. Bei eitrigem Liquor mit Zuckererniedrigung und Laktaterhöhung zeigt die Gramfärbung grampositive Kokken. Die Kulturen bestätigen die Verdachtsdiagnose einer Pneumokokkenmeningitis. Unter einer Antibiose mit Cephalosporinen kommt es zu einer deutlichen Besserung im Verlauf. Die Entlassung erfolgt ohne neurologische Residuen nach17 Tagen.

9.1   Bakterielle Meningitis

Die bakterielle Meningitis ist eine Entzündung der Hirnhäute (Pia mater und Arachnoidea – Leptomeningitis) mit Übergreifen auf die Hirnrinde (bakte-

rielle Meningoenzephalitis). Durch das im Subarachnoidalraum lokalisierte entzündliche Exsudat kommt es in 10% zur Beteiligung von Hirnnerven und Nervenwurzeln. Das Übergreifen der Entzündung auf das Ventrikelependym (Hydrozephalus) und die Gefäße ist ebenso wie ein begleitender Vasospasmus häufig (20%).

Ätiologie Die häufigsten **Erreger** einer bakteriellen Meningitis im Erwachsenen- und im Kindesalter sind Pneumokokken und Meningokokken (Streptococcus pneumoniae und Neisseria meningitidis), bei Neugeborenen Gruppe-B-Streptokokken. Daneben ist an gramnegative Keime (bis 10%), Staphylokokken (bis 9%), Listerien (bis 5%) und Hämophilus influenzae (bis 3%) zu denken.

Die eitrige Meningitis kann ohne Fokus (**primär**) auftreten. Die Listeriose wird oft über Milchprodukte übertragen.

Sekundär kann die bakterielle Meningitis hämatogen metastatisch, ausgehend von Lungenherden (Pneumonie, Bronchiektasien: Pneumokokken, Streptokokken) oder vom Herzen (bakterielle Endokarditis: Staphylokokken, Pneumokokken), entstehen.

Fortgeleitetes Auftreten rhinogen (Sinusitiden: Pneumokokken, Meningokokken) oder otogen (Otitis media: Hämophilus influenzae).

Beim offenen Schädelhirntrauma, nach neurochirurgischen Operationen und bei Liquorfisteln (vor allem Rhinoliquorrhoe bei frontobasaler Schädelbasisfraktur) ist an Hämophilus influenzae und gramnegative Enterobakterien einschließlich Pseudomonas aeruginosa zu denken.

Die jährliche **Inzidenz** beträgt bis zehn Fälle pro 100.000 Einwohner (davon 3/4 vor dem 10. Lebensjahr).

> **Klinik**
>
> **Klinische Leitsymptome** der bakteriellen Meningitis sind Kopfschmerzen, Meningismus und hohes Fieber; initial oft auch Übelkeit, Erbrechen, Verwirrtheit, Vigilanzstörung oder epileptische Anfälle. Nach einem unspezifischen Prodromalstadium bestehen diffuse,
> ▼

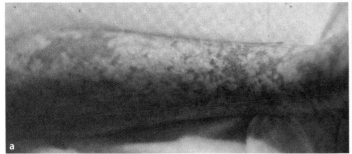
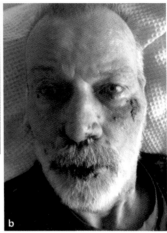

Abb. 9.1a, b Typische Hautbefunde bei bakterieller Meningitis **a** Flächige Blutungen an den Unterschenkeln bei Meningokokkenmeningitis, **b** hämorrhagisches herpetiformes Ekzem im Gesicht bei Pneumokokkenmeningitis

oft okzipital akzentuierte Kopfschmerzen mit Licht- und Lärmscheu, einer allgemeinen Hyperpathie oder einer Bewusstseinsstörung. Hörstörungen in Folge einer eitrigen Labyrinthitis treten bei bis zu 30% der Patienten auf, vor allem bei der Pneumokokkenmeningitis. In 10% kommt es begleitend zu Hirnnervenausfällen, diese betreffen insbesondere die Nn. oculomotorius, abducens oder facialis. Ein therapiebedürftiges Hirnödem tritt in 10–15% auf. Zu den zerebrovaskulären Komplikationen (20%) zählen der Vasospasmus, Vaskulitiden und septische Sinusthrombosen. Das Übergreifen der eitrigen Entzündung auf das Hirngewebe (**Hirnphlegmone**) ist selten.

Bei 75% der Patienten mit einer Meningokokkenmeningitis finden sich Hautveränderungen in Form **makulopapulöser oder petechialer Exantheme** (■ Abb. 9.1a); bei einem Viertel der Patienten liegt eine Sepsis vor. Blutungen in die Nebennierenrinde bei Verbrauchskoagulopathie führen zum **Waterhouse-Friderichsen-Syndrom** mit Nebennierenrindeninsuffizienz (10 bis 15%). Ein **herpetiformes, oft hämorrhagisches Ekzem** ist für die Pneumokokkenmeningitis typisch (■ Abb. 9.1b). Systemische Komplika-
▼

tionen der bakteriellen Meningitis umfassen den septischen Schock, Verbrauchskoagulopathie, Hyponatriämie (Syndrom der inadäquaten Sekretion von ADH: SIADH), das ARDS (*adult respiratory distress syndrome*) und die Rhabdomyolyse.

Neben der klinischen Prüfung des Meningismus und der Druckschmerzhaftigkeit der Austrittspunkte des N. trigeminus ist die Prüfung der Dehnungszeichen wichtig.

Dehnungszeichen
- **Lasègue-Zeichen** – Schmerzangabe bei passivem Anheben des gestreckten Beines beim liegenden Patienten.
- **Kernig-Zeichen** – Beugen der Knie bei passivem Anheben des gestreckten Beines.
- **Brudzinski-Zeichen** – Beim Beugen des Kopfes reflektorisches Beugen der Knie.

Diagnose Im Blut finden sich bei der bakteriellen Meningitis eine Leukozytose und eine Erhöhung von C-reaktivem Protein sowie Procalcitonin. Stets muss eine Blutkultur aerob und anaerob abgenommen werden.

❶ Cave

Entscheidende diagnostische Maßnahme ist die Lumbalpunktion (LP) – die Liquoruntersuchung sollte möglichst vor Einleitung einer Behandlung erfolgen, darf den Therapiebeginn aber nicht verzögern!

Dabei ist eine Asservierung von Liquor zur bakteriologischen Diagnostik und Resistenzbestimmung notwendig. Beim bewusstseinsgestörten Patienten ist vor der LP eine zerebrale Bildgebung (CCT oder MRT) zum Ausschluss raumfordernder Komplikationen erforderlich.

Der Liquor ist bei der bakteriellen Meningitis meist eitrig-trüb. Es liegen eine granulozytäre Pleozytose (>1000 Zellen/µl), eine Glukoseerniedrigung (meist <30 mg/dl) und eine Laktaterhöhung (<3,5 mmol/l) vor. Zum frühen Erregernachweis erfolgt die Gramfärbung.

Gramfärbung

Bei jeder eitrigen Meningitis sollte sofort eine Gramfärbung angefertigt werden. Da es sich im Erwachsenenalter in 3/4 der Fälle um Infektionen durch Meningo- und Pneumokokken handelt, gelingt der mikroskopische Erregernachweis (sofern der Patient nicht antibiotisch anbehandelt ist) in einem hohen Prozentsatz:
- Gramnegative Diplokokken = Meningokokken
- Grampositive Diplokokken = Pneumokokken
- Gramnegative Stäbchen = Hämophilus
- Grampositive Stäbchen = Listerien

Wenn mikroskopisch und kulturell ein Erregernachweis nicht gelingt, können eine Polymerase-Kettenreaktion (PCR) zum Nachweis von Meningokokken-DNA in Blut und Liquor oder ein Latexagglutinationstest zur Suche nach bakteriellen Antigenen im Liquor (Meningokokken, Pneumokokken, Haemophilus influenzae) erfolgen.

Bei jeder eitrigen Meningitis sind eine HNO-ärztliche Untersuchung und die radiologische Beurteilung von Nasennebenhöhlen, Mittelohr und Mastoid erforderlich.

Bei anamnestischen Hinweisen auf ein Schädel-Hirn-Trauma sollte eine CT mit Knochenfenster erfolgen; bei Verdacht auf eine Liquorfistel ergänzend eine Liquorraumszintigraphie. Legt eine chronische Nasensekretion den Verdacht auf eine Rhinoliquorrhoe nahe, so sollte eine Zuckerbestimmung im Sekret erfolgen (Liquor enthält Glukose, Nasensekret hingegen nicht).

Erhöhte Flussgeschwindigkeiten in der transkraniellen Dopplersonographie sprechen für Vasospasmen oder eine Arteriitis (Cave: Hirninfarkte!). Wegen des Risikos zerebraler Komplikationen (❑ Tab. 9.1) sollte eine MRT erfolgen. Vor allem in der ersten Woche müssen die Patienten überwacht werden.

Neurologische **Residualsymptome** sind vor allem Hörstörungen, neuropsychologische Auffälligkeiten, Paresen oder epileptische Anfälle (20–40%). Das Risiko persistierender Ausfälle wird durch die Gabe von Dexamethason reduziert.

Die schlechteste **Prognose** haben Pneumokokken- und Listerienmeningitiden mit einer Letalität von bis zu 40% und die Meningokokkenmeningitis (10%).

Praktisches Vorgehen
- Beim **wachen** Patienten mit Verdacht auf eine bakterielle Meningitis sollte möglichst früh eine LP erfolgen. Nach der Abnahme von Blutkulturen werden sofort Dexamethason (10 mg) und Antibiotika parenteral gegeben.
- Bei **bewusstseinsgestörten** Patienten und Kranken mit Herdsymptomen werden unmittelbar nach der Blutentnahme (für das Anlegen einer Blutkultur) Dexamethason und Antibiotika intravenös gegeben; anschließend erfolgen eine CCT oder MRT, um entscheiden zu können, ob eine Liquorpunktion durchgeführt werden kann.
- Die initiale empirische Antibiotikatherapie (❑ Tab. 9.2) bei der primären bakteriellen Meningitis im Erwachsenenalter beinhaltet eine Kombination aus Ampicillin (wegen der möglichen Infektion mit Listerien!) und einem Cephalosporin der 3. Generation (z. B. Ceftriaxon).

Tab. 9.1 Komplikationen der bakteriellen Meningitis im Erwachsenenalter

Zerebrale Komplikationen	Extrazerebrale Komplikationen
Vestibulokochleäre Beteiligung (Hörstörungen, Vestibulopathie)	Septischer Schock, adult respiratory distress syndrome (ARDS)
Zerebrovaskuläre Komplikationen: – Arteriell: Arteriitis, Vasospasmus, zerebrale Autoregulationsstörung – Venös: Septische Sinusthrombose (vor allem Sinus sagittalis superior) und kortikale Venenthrombosen	Elektrolytstörungen: Hyponatriämie, Syndrom der inadäquaten Sekretion des antidiuretischen Hormons (SIADH), zerebrales Salzverlustsyndrom, zentraler Diabetes insipidus
Hydrozephalus	Verbrauchskoagulopathie
Hirnödem (Gefahr der Einklemmung)	Arthritis (septisch und reaktiv)
Hirnnervenparesen	Endophthalmitis oder Panophthalmitis
Zerebritis (Hirnphlegmone)	Septische Pankreatitis
Hirnabszess, subdurales Empyem	Rhabdomyolyse

Tab. 9.2 Empirische Antibiotikatherapie der bakteriellen Meningitis

Neugeborene	Cefotaxim plus Ampicillin
Kleinkinder und Kinder	Cephalosporin der 3. Generation
Erwachsene:	
ambulant erworben	Cephalosporin der 3. Generation + Ampicillin
Älter, abwehrgeschwächt	Cephalosporin der 3. Generation + Ampicillin
Nosokomiale Infektion (nach neurochirurgischer Operation, bei Shunt oder bei Schädel-Hirn-Trauma)	Vancomycin plus Meropenem (oder Ceftazidim), ggf. zusätzlich Aminoglykosid (z. B. Refobacin)

Bereits der begründete Verdacht auf eine Meningokokken-Meningitis macht die namentliche **Meldung** des Patienten an die zuständige Gesundheitsbehörde erforderlich.

Enge Kontaktpersonen des Patienten benötigen eine frühzeitige **Chemoprophylaxe** (Inkubationszeit 2–10 Tage). Die Chemoprophylaxe der Meningokokkenmeningitis erfolgt mit Rifampicin für 2 Tage, alternativ Ciprofloxacin oder Ceftriaxon.

! Cave

Meldepflichtig sind der Nachweis von Meningokokken, Haemophilus influenzae, Listeria monocytogenes oder Pneumokokken in Blut oder Liquor.

Impfungen sind möglich gegen Meningokokken- und Pneumokokkeninfektionen. Eine Impfung gegen Meningokokkeninfektionen ist bei Reisen nach Afrika sinnvoll, eine Impfung gegen Pneumokokkenmeningitis bei splenektomierten Patienten und Kranken mit reduzierter Abwehrkraft. Durch den Einsatz der Hämophilus-Vakzine im Alter von 2, 4 und 6 Monaten hat die Frequenz der Hämophilusmeningitis im Kindesalter drastisch abgenommen.

Bei erhöhtem intrakraniellen Druck sind hirndrucksenkende Maßnahmen erforderlich (Oberkörperhochlagerung von 30 Grad, Osmotherapie), eine externe intraventrikuläre Liquordrainage kann bei Vorliegen eines Hydrozephalus indiziert sein.

Eine Antikoagulation mit einem PTT-wirksamen intravenösen Heparin erfolgt bei der septischen Sinusthrombose oder kortikalen Venenthrombosen.

Bei fortgeleiteter eitriger Meningitis muss stets eine operative Sanierung des Ausgangsherdes erfolgen. Eine nachgewiesene Liquorfistel muss operativ verschlossen werden.

9.2   Lymphozytäre Meningitis

Die virale Meningitis hat eine Inzidenz von 20 Fällen pro 100.000 Einwohner, die tuberkulöse Meningitis von 2 Fällen pro 100.000 Einwohner. Sonstige Ätiologien sind sehr selten; hierzu zählen nichteitrige Meningoenzephalitiden durch Bakterien, Protozoen oder Helminthen.

9.2.1   Virusmeningitis

Die meningitische Beteiligung im Generalisationsstadium einer Virusinfektion kommt vor allem bei Echo-, Mumps- und Coxsackieviren (Typ A Herpangina, Typ B Pleurodynie); seltener bei Epstein-Barr- und Adenoviren vor. Bei Kindern oft Enteroviren.

Daneben ist auch die direkte Infektion mit primär neurotropen Viren möglich, oft als Meningoenzephalitis: Arboviren (FSME-Frühsommermeningoenzephalitis), VZV (Varizellen-Zoster-Virus), LCM (leptomeningeale Choriomeningitis), Poliomyelitis, HIV (Human immunodeficiency virus: Neuro-Aids). Mit zunehmender Reisefreudigkeit finden sich auch ungewöhnliche Erreger wie der Hanta-, der Nipah- oder der West-Nil-Virus und der Japanische Enzephalitis B-Virus. Tierbiss-Verletzungen im Ausland können nach einer Latenz von bis zu 3 Monaten zur Tollwut führen.

9.2.2   Lymphozytäre Meningitiden bei bakteriellen Infektionen

Zu den bakteriellen Erregern einer lymphozytären Meningitis gehören Spirochäten (Neurolues, **Neuroborreliose**), Mykobakterien (Neurotuberkulose), Brucella und Nocardia (granulomatöse oder zystische Meningoenzephalitis) sowie Erreger von systemischen Infektionen, die das ZNS einbeziehen (z. B. Morbus Whipple).

Die Neuroborreliose kommt durch die Infektion mit **Borrelia burgdorferi** zustande – einer Spirochätenart, die durch Zeckenbiss übertragen wird; meist handelt es sich um eine Meningopolyradikuloneuritis, oft mit Hirnnervenbeteiligung (vor allem N. facialis).

Die **tuberkulöse Meningitis** führt zu einer Entzündung vorwiegend der basalen Hirnhäute, welche i. d. R. hämatogen bei Organtuberkulose oder Miliartuberkulose entsteht. Extrem selten handelt es sich um eine fortgeleitete Meningitis bei tuberkulösen Entzündungen im HNO-Bereich oder Knochentuberkulose.

Morbus Weil – Leptospirose Infektion durch kontaminiertes Wasser vor allem in Asien, Südamerika und Afrika. Die Meningitis tritt im Intervall nach der initialen Bakteriämie mit fieberhaftem Exanthem auf.

Brucellose Durch Milch oder Kontakt mit Hausvieh übertragene chronische Meningitis mit Hirnnervenbeteiligung.

Morbus Whipple Instestinale Entzündung mit Verdauungsstörungen und Arthralgien; begleitend aseptische Meningitis oder granulomatöse Enzephalitis mit Entwicklung einer Demenz. Diagnose über PCR.

Legionellose Bei der Pneumonie durch Legionella pneumophila kommt es zu einer toxinbedingten Meningoenzephalopathie.

9.2.3   Mykosen

Pilzmeningitiden Diese treten bei Abwehrschwäche auf (Tumorleiden, Einnahme von Immunsuppressiva, AIDS). Die mykotische Meningitis oder Meningoenzephalitis entsteht meist hämatogen, selten fortgeleitet. Die wichtigsten Pilzinfektionen sind Kandidose, Kryptokokkose, Aspergillose und Histoplasmose.

9.2.4   Aseptische Meningitiden

Bei der **zerebralen Malaria** (durch Plasmodium falciparum) wird die Meningoenzephalitis über immunologische und hypoxische Mechanismen hervorgerufen. Die Diagnose bei phasenweise hohem Fieber wird mikroskopisch am »dicken Tropfen« aus dem Blut gestellt.

Eine **eosinophile Meningitis** oder Meningo-enzephalitis ist verdächtig auf das Vorliegen einer Parasitose (z. B. Invasion des zentralen Nerven-systems durch Nematodenlarven: Trichinose, Toxocariasis, Neurozystizerkose).

Klinik

Herdzeichen finden sich vor allem bei metasta-tischer Herdenzephalitis im Rahmen einer bakteriellen Endokarditis, bei Aktinomykose und Legioneliose als bakteriellen Infektionen, bei Frühsommer- und Herpes-simplex-Menin-goenzephalitis als viralen Infektionen und bei Aspergillosen als mykotischen Infektionen.

Hirnnervenausfälle finden sich besonders oft bei Tuberkulose, Listeriose, Sarkoidose Boeck, Meningokokken- und Pneumokokken-Menin-gitiden, Borreliose, Brucellose, Lues sowie Infektionen mit dem Varizella-Zoster-Virus. Eine **Stauungspapille** oder eine Optikus-atrophie liegt am häufigsten bei der Tuberku-lose vor.

Epileptische Anfälle können bei allen schweren bakteriellen Meningitiden auftreten, insbesondere bei Meningo- und Pneumo-kokkenmeningitiden. Daneben sind sie häufiger bei metastatischen Herdenzephali-tiden, bei Legionellose, Virusinfektionen durch Herpes simplex, Masern oder Röteln; im Kindesalter vor allem bei Infektionen mit Hämophilus influenzae.

Meningopolyradikulitiden treten gehäuft bei der Infektion durch Borrelia burgdorferi sowie durch Viren der Herpesgruppe (VZV, Epstein-Barr) und das Zytomegalievirus auf.

Eine **Vorderhornbeteiligung** findet sich nicht nur bei der Poliomyelitis, sondern auch bei Infektionen durch Echoviren, Arboviren und Pocken.

Neben der **Bewusstseinsstörung** als Leitsymp-tom aller schweren eitrigen Meningitiden mit entsprechendem entzündlichem Exsudat finden sich **psychoorganische Symptome** bei Morbus Whipple (Demenz), bei tuberkulöser Meningitis und bei Infektionen durch Mumps und Epstein-Barr-Virus.

Bei Entzündungen von Nachbarschaftsstrukturen (Mittelohr, Nasennebenhöhlen) kann es zu einer »**sympathischen Meningitis**« kommen.

Nach Eingriffen am Spinalraum, intrathekaler Kontrastmittelgabe oder Therapie, seltener auch Lumbalpunktion, kann eine **Reizmeningitis** resul-tieren.

Chronisch rezidivierende Meningitiden mit lymphomonozytärem Zellbild und vermutlich im-munologischer Entstehung werden als **Mollaret-Meningitis** bezeichnet. Sie treten meist medika-menteninduziert (z. B. durch Ibuprofen und andere nichtsteroidale Antirheumatika) auf.

Diagnose Entscheidende diagnostische Maßnah-me ist stets die **Lumbalpunktion**. Eine Liquorunter-suchung sollte möglichst vor Einleitung einer Behandlung erfolgen. Stets ist eine Asservierung von Liquor zur bakteriologischen und virologi-schen Diagnostik erforderlich. Bei Verdacht auf eine virale Infektion sind serologische Unter-suchungen auf IgM-Antikörper (Akutphase) und IgG-Antikörper in Serum und Liquor hilfreich, wobei bei den IgG-Antikörpern ein Titeranstieg um 3 Stufen für die Diagnose zu fordern ist. Der Ver-such einer Virusisolierung kann vorgenommen werden aus Liquor, Blut, Rachenspülwasser, Urin und Stuhl. Bei Verdacht auf eine Meningoenzepha-litis ist eine schnelle Erregerdiagnostik mittels Polymerase-chain-reaction (PCR) erforderlich. Typisch ist der Nachweis von PAS-positiven Makro-phagen im Liquor bei Whipple Krankheit.

Therapie Bereits bei begründetem klinischen Ver-dacht auf eine **tuberkulöse Meningitis** muss über drei Monate mit einem Viererschema behandelt werden: Isoniazid – Rifampicin – Pyrazinamid (alter-nativ Ethambutol) und Streptomycin. Da häufig weder Ziehl-Neelsen-Färbung noch Kultur den Erregernachweis im Liquor erbringen, muss der Tierversuch abgewartet werden, dessen Ergebnis erst nach 2–3 Monaten vorliegt. Die Frühdiagnose kann mittels PCR versucht werden. Nach dem ersten Vierteljahr wird die tuberkulostatische Therapie über ein Jahr mit einem Zweierschema fortgeführt, wobei sich die Kombination von Isoniazid und Rifampicin bewährt hat. Bereits der Verdacht auf eine tuberkulöse Meningitis ist meldepflichtig –

◻ Tab. 9.3 Therapie seltener Meningoenzephalitiden

Erkrankung	Therapie	Besonderheiten
Rickettsiose	Tetracyklin, Doxycyklin, Chloramphenicol	PCR Kontrolle
Bartonellose (Katzenkratz-Krankheit)	Tetracyklin, Doxycyklin	Therapiedauer: 3 – 8 Wochen
Brucellose	Dreifach-Kombination mit Doxycyklin, Rifampicin und Streptomycin (oder Ciprofloxacin)	Gesamtdauer bis zu 6 Monaten (Kultur- und Serologie-Kontrollen)
Mycoplasma-Infektionen	Erythromycin (alternativ Clarithromycin oder Azithromycin)	Therapiedauer: 2 Wochen; Serologie- und PCR Kontrollen
Whipple Erkrankung	Penicillin G und Streptomycin für 2 Wochen, danach Trimethoprim/Sulfamethoxazol für 1 – 2 Jahre	Abhängig vom Nachweis PAS – positiver Makrophagen im Liquor und PCR
Trypanosomiasis: Tr. cruzi (Chagas-Krankheit) Tr. brucei (Schlafkrankheit)	Nifurtimox, Benznidazol, Suramin, Melarsoprol	
Zerebrale Malaria (Plasmodium falciparum)	Chininhydrochlorid, Chinidinglukonat, Artemether, Artesunate, Arteether	
Nematoden-bedingte eosinophile Meningitis	Albendazol	
Neurozystizerkose	Albendazol und Dexamethason	

stets sollten neben dem Liquor vor Einleitung einer tuberkulostatischen Therapie Magensaft, Sputum und Urin untersucht werden.

Eine spezifische Behandlung einer **Virusmeningitis** ist i. d. R. nicht möglich, wegen des günstigen Verlaufes auch zumeist nicht erforderlich. Es erfolgt eine symptomatische Therapie mit Bettruhe, Antipyretika und Reizabschirmung. Bei Verdacht auf eine enzephalitische Beteiligung können bei Herpesviren Aciclovir, bei Zytomegalie Ganciclovir oder Foscarnet, bei Enteroviren Pleconaril eingesetzt werden.

Pilzmeningitiden werden mit Amphotericin B in Kombination mit Fluzytosin oder Mikonazol intravenös und intrathekal behandelt.

Bei aseptischen chronischen lymphozytären Meningitiden vom Typ der Mollaret-Meningitis kann ein Therapieversuch mit Kortikosteroiden erfolgen.

◻ Tab. 9.3 zeigt die Therapiemöglichkeiten seltener Meningoenzephalitiden.

Verlauf und Prognose Die **Virusmeningitis** hat im Allgemeinen eine günstige Prognose. Ein ungünstiger Verlauf ist bei Vorliegen von Bewusstseinsstörung und epileptischen Anfällen zu erwarten. Eine Letalität von bis zu 10% findet sich bei Infektionen durch Masern, Röteln und Myxoviren (Influenza). Bleibende schlaffe Paresen gehören zum Bild der Poliomyelitis (Kinderlähmung), ein persistierendes psychoorganisches Syndrom wird bei der Frühsommermeningoenzephalitis (FSME) beobachtet. Spätfolgen eines Virusinfektes sind die subakute sklerosierende Panenzephalitis (SSPE) nach Masernvirusinfektion und die progressive Rötelnpanenzephalitis.

Bei der **tuberkulösen Meningitis** kommt es häufig zur Ausbildung eines Hydrozephalus (etwa 40%), zu einer Begleitvaskulitis (20%), zur Ausbildung von Tuberkulomen (10%) und zum Auftreten symptomatischer epileptischer Anfälle (10%). Die Letalität der tuberkulösen Meningitis beträgt etwa 30%.

Die **Pilzmeningitis** hat die höchste Letalität mit 40%; oft kommt es zur Ausbildung von Granulomen und multiplen kleineren Abszessen – öfter resultiert ein Hydrozephalus.

9.3   Hirnabszess

Hierbei handelt es sich um eine umschriebene eitrige Entzündung des Hirnparenchyms, die aus einer lokalen Enzephalitis (»Zerebritis«) durch Abkapselung entsteht. Das zerebrale subdurale Empyem ist eine fokale Eiteransammlung im Subduralraum; beim seltenen zerebralen epiduralen Abszess liegt der Eiter zwischen Dura und Periost. Abszesse und Empyeme entstehen als Folge einer hämatogenen Keimverschleppung, von Nachbarschaftsprozessen ausgehend (fortgeleitet), beim offenen Schädel-Hirn-Trauma oder direkt bei neurochirurgischen Eingriffen.

Ätiologie Der Hirnabszess kann fortgeleitet von Infektionen im Hals-Nasen-Ohrenbereich (Sinusitis, Otitis media, Mastoiditis) oder bei Gesichtsfurunkeln entstehen (40%) (◨ Abb. 9.2a–c). Er kann hämatogen metastatisch aus der Lunge (Bronchiektasien) oder dem Herzen (Endokarditis) stammen (20%): Diese Hirnabszesse sind oft multipel und finden sich in typischer Weise an der Rindenmarkgrenze. Beim offenen Schädel-Hirn-Trauma und nach neurochirurgischen Eingriffen begünstigen vor allem intrazerebrale Knochenfragmente, Geschossteile oder sonstige Fremdkörper die Ausbildung von Abszessen, welche noch nach vielen Jahren als Spätabszesse auftreten können. Bei etwa 20% aller Hirnabszesse lässt sich ein Ausgangsherd zum Zeitpunkt der Diagnosestellung nicht nachweisen (kryptogene Abszesse).

Die jährliche Inzidenz liegt bei 0,3 bis 1,3/ 100.000 Einwohner.

Erreger Die wichtigsten Erreger des Hirnabszesses sind Streptokokken, Bacteroides fragilis und andere Anaerobier, Enterobakterien und Staphylokokken – bei nahezu jedem zweiten Kranken sind mehrere Keime beteiligt (Mischinfektionen).

> **Klinik**
>
> Leitsymptom sind Kopfschmerzen, welche meist dem Kopfschmerzsyndrom bei zerebraler Raumforderung mit nächtlichem und morgendlichem Maximum entsprechen (ca. 80%), nicht selten vergesellschaftet mit Übelkeit und Erbrechen. Fokale oder generalisierte epileptische Anfälle treten bei 30% der Kranken auf. Aufgrund der bevorzugten Lokalisation frontal (Fortleitung von den Stirnhöhlen) sowie temporal und parietal (Fortleitung vom Ohr) sind psychopathologische Symptome und entsprechende neurologische Herdzeichen häufig; eine weitere bevorzugte Hirnabszesslokalisation ist das Kleinhirn. Vor allem in diesen Fällen wird der Patient oft bereits mit einer Bewusstseinsstörung eingeliefert. Febrile Temperaturen liegen nur bei jedem zweiten Kranken vor.

Diagnose Die Diagnose wird mit MRT (◨ Abb. 9.3) oder CT gestellt. Dabei ist die MRT ohne und mit Gadoliniumgabe in der Sensitivität der CT überlegen. Es zeigt sich ein primär hypodenser raumfordernder Bezirk, der im typischen Falle nach Gabe von Kontrastmittel ein deutliches Ringenhancement zeigt. Differenzialdiagnostisch ist an Hirnmetastasen und maligne Gliome zu denken.

Nur bei jedem zweiten Kranken findet sich eine BKS-Beschleunigung oder Leukozytose; das C-reaktive Protein ist bei 80–90% der Patienten erhöht. Bei Verdacht auf einen Hirnabszess sollte stets zunächst die zerebrale Bildgebung erfolgen, erst danach kann entschieden werden, ob eine Lumbalpunktion vertretbar ist. Sofern der Abszess nicht ins Ventrikelsystem durchgebrochen ist, findet sich neben einer mäßiggradigen Eiweißerhöhung allenfalls eine leichte Pleozytose. Ein Erregernachweis gelingt aus dem lumbal entnommenen Liquor i. d. R. nicht.

> **Cave**
>
> Bei der Lumbalpunktion besteht die Gefahr der Einklemmung, insbesondere bei Vorliegen infratentorieller Abszesse!

Für die Erregerdiagnostik sind Blutkulturen und die rasche Gewinnung von Abszessinhalt durch (stereotaktische) Punktion, Aspiration über eine Abszess-

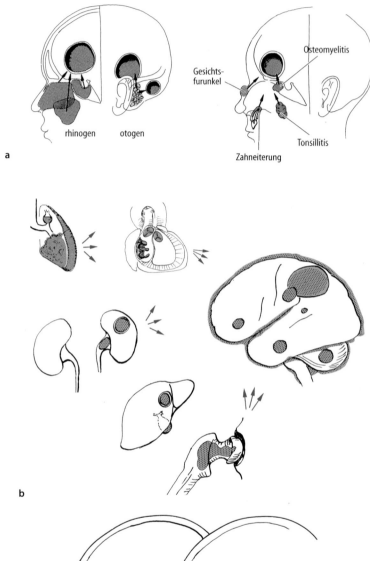

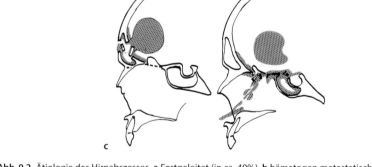

◻ **Abb. 9.2** Ätiologie des Hirnabszesses. **a** Fortgeleitet (in ca. 40%), **b** hämatogen metastatische Entstehung (20%)
c traumatisch oder iatrogen (20%)

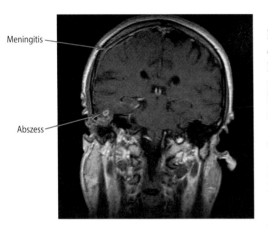

Abb. 9.3 Otogener Abszess rechts temporal mit Begleit-meningitis (MRT koronar T1 nach KM)

drainage oder Abszessexzision maßgeblich. Hierbei ist auf die Gewinnung unter anaeroben Bedingungen zu achten.

Therapie Stets sollte ein neurochirurgisches Vorgehen angestrebt werden. In Abhängigkeit von Lokalisation und Ausdehnung des Abszesses sowie davon, ob ein solitärer Abszess oder multiple Abszesse vorliegen, erfolgt zunächst die Aspiration (ggf. mit lokaler Applikation von Antibiotika) und erst sekundär die Exstirpation der Abszesskapsel. Bei Fremdkörpern oder günstig gelegenen Abszessen primäre Exstirpation. Stets müssen Eiterherde, aus denen Hirnabszesse fortgeleitet entstanden sind, saniert werden. Immer werden zusätzlich Antibiotika intravenös verabreicht.

Bei multiplen kleinen Abszessen (<3 cm Durchmesser), bei ungünstiger Lokalisation oder noch weitgehend fehlender Abkapselung bei Diagnosestellung (noch keine Ringstruktur nach Kontrastmittelgabe – »Zerebritis«) ausschließlich antibiotische Behandlung unter engmaschiger CT- oder MRT-Kontrolle.

Antibiotika der Wahl zur empirischen Behandlung bei außerhalb des Krankenhauses erworbenem Hirnabszess und unbekanntem Erreger sind ein Cephalosporin der 3. Generation und Metronidazol (Anaerobier!). Bei postoperativen, posttraumatischen oder im Krankenhaus erworbenen Abszessen wird vor dem Erregernachweis zusätzlich Vancomycin empfohlen.

Bei Hirndruckzeichen wird vorübergehend eine hyperosmolare Behandlung mit Mannit oder Sorbit durchgeführt; eine adjuvante Therapie mit Kortikosteroiden ist indiziert, wenn ein ausgeprägtes perifokales Ödem vorliegt oder Hirnregionen mit besonderer Ödemneigung (z. B. Kleinhirn) betroffen sind.

Verlauf Die Letalität des Hirnabszesses beträgt in Abhängigkeit von Abwehrschwäche, Begleiterkrankungen und Ätiologie 20%, bei multiplen Abszessen bis zu 60%.

Komplikationen Die Ausbildung eines Empyems in Ventrikeln, Interhemisphärenspalt, epi- oder subdural ist eine Komplikation des Hirnabszesses. Seltener kommt es zu einer diffusen Ausbreitung der eitrigen Entzündung im Hirnparenchym (Hirnphlegmone). Bei jedem zweiten Kranken mit einem Hirnabszess muss mit der Ausbildung einer symptomatischen Epilepsie gerechnet werden, so dass eine antikonvulsive Dauerbehandlung über zwei Jahre bei jedem Patienten mit Hirnabszess und epileptischen Anfällen in der Akutphase indiziert ist.

Sonderformen Seltene bakterielle Infektionen mit Hirnabszess sind die **Aktinomykose** und die **Nokardiose**. Die Hirnabszesse entstehen hämatogen aus Lungenherden; die Therapie der Aktinomykose erfolgt mit Penicillin, die der Nokardiose mit Trimethoprim/Sulfamethoxazol oder Sulfadiazin.

Die wichtigste Pilzinfektion als Ursache von größeren Hirnabszessen ist die **Aspergillose**, wobei es sich meist um multiple hämatogen entstandene Abszesse handelt. Therapie mit Amphotericin B.

Drei parasitäre Erkrankungen können zur Ausbildung von Hirnabszessen führen:

1. Die Infektion mit **Entamoeba histolytica** (Amöbenruhr in Asien, Afrika und Südamerika) kann über einen Leber- und Lungenabszess hämatogen zur Ausbildung von Hirnabszessen führen (ca. 10%). Die Diagnose lässt sich serologisch sichern. Therapeutika der Wahl sind Metronidazol oder Dehydroemetin.

2. Bei der **Zystizerkose** handelt es sich um computer- oder magnetresonanztomogra-

phisch nachweisbare Zysten durch Larven des Schweinebandwurms. Sowohl im Blut als auch im Liquor lässt sich eine Eosinophilie nachweisen, die Behandlung erfolgt mit Albendazol.

3. Bei der **Echinokokkose** handelt es sich um Larven des Hundebandwurmes. Auch hier wird die Diagnose in einer MRT oder CT mit Nachweis polyzyklisch begrenzter Zysten und serologisch durch spezifische Antikörper gestellt. Eine Eosinophilie liegt vor. Behandlungsmethode der Wahl ist die operative Entfernung der Zysten unter medikamentöser Abdeckung durch Mebendazol.

9.4   Enzephalitis

Hierbei handelt es sich um eine erregerbedingte Entzündung des Hirnparenchyms, i. d. R. viraler Genese – meist durch Herpes simplex Typ I. Oft bestehen gleichzeitig eine milde Meningitis und eine Myelitis (Enzephalomyelitis).

Ätiologie/Pathogenese Die **virale Enzephalitis** tritt meist als Komplikation einer generalisierten Virusinfektion auf, wobei der Virus hämatogen oder neuronal das Gehirn erreicht. Die Entzündung kann direkt durch den Virusbefall zustande kommen – dann ist die graue Substanz betroffen. Oder es handelt sich um eine immunologische Reaktion im Sinne einer parainfektiösen Enzephalitis oder Enzephalomyelitis – es ist dann vorwiegend die weiße Substanz perivenös betroffen.

Die wichtigsten Viren in Europa sind Herpes simplex Typ I, Arboviren (FSME), LCM-Viren, VZ-Viren, Enteroviren (Echo-, Coxsackie-, Polioviren), Masernviren und Rötelnviren. Bei der Herpes-simplex-Enzephalitis und der Varicella-Zoster-Virusenzephalitis wird eine Reaktivierung des Erregers nach einem Latenzstadium unterschiedlicher Dauer bei blander Erstinfektion im Kindesalter angenommen.

Bei Neuro-Aids kann der HIV selbst zu einer Meningoenzephalitis führen, häufig sind darüber hinaus Sekundärinfektionen aufgrund der Immunschwäche (Zytomegalievirus, Papovaviren, Toxoplasmose, Kryptokokkose).

Eine seltene virale Infektion ist **Tollwut** (Lyssa).

Die **subakute sklerosierende Panenzephalitis** (**SSEP**) ist eine parainfektiöse Enzephalitis nach Masernvirusinfektion.

Das **Fleckfieber** ist eine Rickettsien-Infektion, welche durch Kleiderläuse übertragen wird.

Zu den Tropenkrankheiten zählt die primäre **Amöben-Meningoenzephalitis**.

Die **Toxoplasmose-Meningoenzephalitis** ist eine häufige Komplikation von AIDS. Meist handelt es sich um eine Reaktivierung nach inapparenter Primärinfektion mit Toxoplasma gondii. Der Erreger gelangt über den Genuss von rohem Fleisch und Kontakt mit Katzen in den Organismus.

> **Klinik**
>
> Bei jeder Mitbeteiligung der Hirnhäute im Sinne einer Meningoenzephalitis hat der Patient Kopfschmerzen und ein leichtes meningeales Syndrom. Kernsymptome der eigentlichen Enzephalitis sind Bewusstseinsstörungen, psychoorganische Auffälligkeiten, epileptische Anfälle und fokale neurologische Ausfälle. Neben pyramidalen Symptomen können extrapyramidale Syndrome resultieren. Ist das Kleinhirn schwerpunktmäßig im Sinne einer Cerebellitis mitbetroffen (vor allem bei VZV-, EBV-Infektion und parainfektiös), resultieren zerebelläre Koordinationsstörungen; bei schwerpunktmäßiger Hirnstammenzephalitis sind Hirnnervenausfälle (Bickerstaff-Enzephalitis) und Myoklonien häufig.

9.4.1   Herpes simplex-Enzephalitis

Die häufigste Virusenzephalitis durch Herpes simplex Typ I führt zu einer schwerpunktmäßigen Affektion von temporo- und frontobasalen Hirnanteilen. Nach einem grippalen Vorstadium kommt es zum enzephalitischen Stadium mit Bewusstseinsstörungen, psychoorganischen Auffälligkeiten, neurologischen Herdzeichen, häufig mit Aphasie, und epileptischen Anfällen.

Der **Liquor** zeigt meist eine geringgradige lymphomonozytäre Pleozytose von 8–200 Zellen. Das Gesamteiweiß ist mäßiggradig bis 100 mg/dl

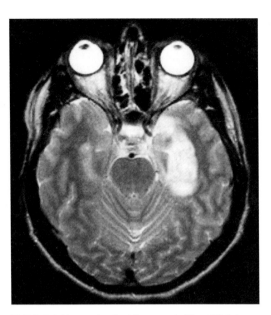

◘ Abb. 9.4 Herpes-simplex-Virusenzephalitis mit linkstemporalem Entzündungsherd (MRT axial,T2). (Aus Berlit 2006)

erhöht. Spezifische Virusantikörper lassen sich frühestens ab dem 7. Krankheitstag nachweisen. Die Frühdiagnose erfolgt mittels Polymerase-Ketten-Reaktion (PCR).

Das typische Bild der hämorrhagisch nekrotisierenden Enzephalitis der temporo- und frontobasalen Hirnanteile ist computertomographisch ab dem 3. Erkrankungstag nachweisbar, früher in der MRT (◘ Abb. 9.4).

Das **EEG** ist bereits mit Auftreten der ersten Symptome pathologisch verändert. Meist herrschen bei allgemeiner Verlangsamung bilaterale, temporal betonte Herdbefunde und im Verlauf periodische Komplexe vor.

❶ Cave
Unbehandelt versterben 70% der Kranken mit einer Herpes-simplex-Enzephalitis. Durch den frühzeitigen Einsatz von Aciclovir lässt sich die Mortalität auf 20% senken!

Da jede 5. Virusenzephalitis durch das Herpes-simplex-Virus Typ I hervorgerufen wird, ist bei jedem Verdacht auf Virusenzephalitis unverzüglich die **Therapie mit Aciclovir** einzuleiten.

❯ Bei Kopfschmerzen, Bewusstseinsstörung, frontotemporalen Herdsymptomen und epileptischen Anfällen an Herpes-simplex-Enzephalitis denken! Diagnose mittels Liquor (Pleozytose, PCR), EEG und MRT (ab dem 2.Tag). Bereits bei Verdacht Aciclovir geben.

9.4.2 Weitere virale Enzephalitiden

Bei der **VZV-Enzephalitis**, die bevorzugt das Kleinhirn betrifft, ist eine Reaktivierung nach in der Kindheit durchgemachter Varizelleninfektion anzunehmen. Behandlung mit Aciclovir oder Foscarnet (bei Abwehrschwäche).

Der **Epstein-Barr-Virus** führt beim jungen Erwachsenen in typischer Weise zu einer Virozytenangina; eine Polyneuritis mit Hirnnervenbeteiligung ist wesentlich häufiger als eine Enzephalitis bei Immunschwäche.

Die Enzephalitis und Chorioretinitis durch **Zytomegalievirus** kommt fast nur bei Immunsupprimierten (HIV!) vor, und wird mit Ganciclovir, Cidofovir oder Valganciclovir behandelt.

Coxsackie-Infektionen Die Infektion mit Coxsackie A führt bei Jugendlichen zu einer Sommergrippe mit Herpangina – in 10% kommt es zur enzephalitischen Beteiligung. Die Coxsackie-B-Infektion (Bornholm-Krankheit) ist eine fieberhafte Infektion mit Myalgien, häufig auch unilaterale Pleurodynie – in 5% enzephalitische Beteiligung.

Die **Frühsommermeningoenzephalitis (FSME)** ist eine Arbovireninfektion, die durch Zecken übertragen wird (Vorkommen in Kärnten; in Deutschland Risikogebiete in Bayern und in Thüringen). Nach einer Inkubationszeit von durchschnittlich 10 Tagen 3–8 tägiges Prodromalstadium mit allgemeinem Krankheitsgefühl, Kopfschmerzen, Fieber und Bauchschmerzen. Nach vorübergehender Besserung erneuter Fieberanstieg, wenige Tage später zweite Krankheitsphase mit isolierter Meningitis (50%) oder Meningoenzephalitis (40%), in 10% vorwiegend Myelitis. Häufig stehen psychoorganische Symptome und Bewusstseinsveränderungen im Vordergrund, daneben pyramidale und extrapyramidale Symptome sowie febrile Temperaturen.

Diagnose über den Nachweis von spezifischen IgM- und IgG-Antikörpern im Serum. Vorwiegend psychoorganische Residualsymptome sind in bis zu 20% zu erwarten, die Mortalität beträgt 2%. Für die FSME existiert keine kausale Therapie. Eine Impfprophylaxe ist möglich. Die aktive FSME-Impfung ist allen Personen, die sich in Risikogebieten aufhalten, zu empfehlen.

Die **Influenzainfektion** bevorzugt die Wintermonate – eine enzephalitische Beteiligung ist mit 0,1% sehr selten.

Bei **Masern** als typischer Kinderkrankheit kann es 14 Tage nach dem Exanthem zu einer parainfektiösen Masernenzephalomyelitis mit Bewusstseinsstörungen und Rückenmarksymptomen kommen. Die Mortalität beträgt bis zu 20%.

Als Späterkrankung (Slow-virus-Krankheit) nach einer Maserninfektion führt die **subakute sklerosierende Panenzephalitis (SSPE)** zu einem progredienten dementiellen Syndrom mit Myoklonien und extrapyramidalen Symptomen – im Verlauf Koma und vegetative Entgleisung. Die Diagnose wird aufgrund der massiv erhöhten Masernantikörpertiter und des typischen EEG-Befundes mit periodischen triphasischen Komplexen (Radermecker-Komplexe) gestellt. Ein Therapieversuch kann mit Interferon alpha erfolgen. Ein ähnliches Krankheitsbild kann als Spätmanifestation nach Rötelninfektion auftreten.

Bei **Mumps** kann es vor allem bei Erwachsenen zu einer Orchitis oder einer parainfektiösen Enzephalomyelitis mit einer Mortalität bis zu 2% kommen.

Das Virus der **lymphozytären Choriomeningitis** wird über Hausmäuse übertragen und führt zu einer fieberhaften Meningoenzephalitis.

Selten kommt es bei der **Pockeninfektion** zu einer Enzephalomyelitis. Zahlenmäßig wichtiger sind die Impffolgeerscheinungen im Sinne einer **postvakzinalen Entmarkungsenzephalitis** mit symptomatischer Epilepsie, fokalen neurologischen Symptomen und psychoorganischen Auffälligkeiten.

Die **progressive multifokale Leukenzephalopathie (PML)** kommt durch eine Infektion mit dem JC-Virus zustande (Durchseuchung bei Erwachsenen 90%) und tritt bei abwehrgeschwächten Patienten auf (Immunsuppression, insbesondere monoklonale Antikörper: Natalizumab, Rituximab, Tumorleiden, AIDS) Die PML ist durch neuropsychologische Auffälligkeiten, Kopfschmerzen, Sehstörungen sowie Zeichen der Pyramidenbahnläsion und sonstige fokale Symptomen gekennzeichnet. In der MRT multifokale flächige Veränderungen ohne Kontrastmittelaufnahme. Diagnostisch entscheidend ist die PCR aus Serum und Liquor.

Lyssa wird durch den Biss tollwütiger Tiere übertragen. Die Inkubationszeit beträgt 1–3 Monate (10 Tage bis 1 Jahr). Die ersten Symptome sind Hypersalivation, motorische Unruhe, epileptische Anfälle und Bewusstseinsveränderungen. Im Verlauf resultieren eine zunehmende Bewusstseinsstörung, Muskelverspannungen (Trismus) und eine Hydrophobie. Schließlich kommt es zu schlaffen Paresen mit Atemlähmung. Nach Ausbrechen der Erkrankung ist Lyssa immer tödlich. Bereits der Verdacht auf eine Tollwutinfektion ist meldepflichtig. Gefährdete Personen sollten prophylaktisch geimpft werden; nach dem Biss muss eine postexpositionelle Simultanimpfung erfolgen. Die Diagnose lässt sich serologisch oder anhand einer Hirnbiopsie (Nachweis von Negri-Körperchen) sichern. Tollwütige Tiere müssen veterinärmedizinisch beobachtet und ggf. obduziert werden.

9.4.3 Weitere, vermutlich autoimmun bedingte Enzephalitiden

Diese autoimmun bedingten Erkrankungen betreffen meist die graue Substanz. Sie werden über Bildgebung und spezifische Antikörper diagnostiziert und mit Kortikoiden oder immunmodulierend (IVIG, Tacrolimus) behandelt.

Die **limbische Enzephalitis (LE)** ist klinisch durch Gedächtnisstörungen, Temporallappenanfälle und Affektlabilität gekennzeichnet. Die MRT zeigt temporomesiale T2-Veränderungen; häufig sind Autoantikörper gegen Oberflächenproteine wie den Kaliumkanalkomplex (VGKC, CASPR2) oder NMDA-Rezeptoren nachweisbar. Die Erkrankung kann tumorassoziiert als paraneoplastisches Syndrom auftreten. Das Stiff-person-Syndrom, Formen der Epilepsie und die LE können durch Antikörper gegen intrazelluläre Strukturen wie GAD (Glutamatdekarboxylase) hervorgerufen werden; die AK sind ggf. nur im Liquor nachweisbar.

Von der **NMDAR (N-Methyl-D-Aspartat-Rezeptor)-Enzephalitis** sind bevorzugt junge Frauen betroffen. Klinisch zeigen sich psychische Symptome, Hyperkinesen, autonome Dysregulation oder Mutismus. Ein ovarielles Teratom liegt in 60% der Fälle vor.

Bei der **Rasmussen-Enzephalitis** handelt es sich um eine chronische Enzephalitis mit therapieresistenter Epilepsie, migräneartigen Kopfschmerzen und Hemiatrophie des Grosshirns. Die Therapie erfolgt mit intravenösen Immunglobulinen.

Die **Steroid-sensitive Enzephalopathie bei Autoimmunthyreoiditis (SREAT)** ist an das Vorhandensein von Schilddrüsenantikörpern geknüpft. Leitsymptome sind neben der Enzephalopathie schlaganfallähnliche Episoden und epileptische Anfälle. Das Ansprechen auf Kortikoide ist diagnostisch.

Ebenfalls prompt auf Kortikoide ansprechend ist **CLIPPERS (chronic lymphocytic inflammation with pontine perivascular enhancement responsive to steroids)**. Die Krankheit geht mit Hirnstammsymptomen einher, der MRT-Befund ist charakteristisch.

9.5 Prionerkrankungen

Bei der Creutzfeldt-Jakob-Erkrankung (CJK) handelt es sich um eine sporadische Prion-Erkrankung mit einer medianen Überlebenszeit von etwa 6 Monaten. Die spongiforme Enzephalopathie ist meldepflichtig. In Deutschland jährliche Inzidenz von etwa 1 – 1,5 Fall pro Mio. Einwohner. Haupt-erkrankungsalter 6. und 7. Dekade. Zugrunde liegt ein pathologisch verändertes endogenes Protein (proteinaceous infectious agent – Prion). Die Übertragung des Erregers von Mensch zu Mensch ist bislang nur iatrogen über direkten Kontakt mit infektiösem Gewebe nachgewiesen.

Der Nachweis von Punktmutationen des Prion-Protein (PRNP)-Genes ermöglicht die Diagnose einer genetischen Variante.

> **Klinik**
>
> Die schnell fortschreitende Erkrankung zeigt sich klinisch als rasch fortschreitende Demenz oder progrediente Ataxie, abhängig von molekularen Subtypen. Im Verlauf treten extrapyramidal-motorische Störungen, Myoklonien und Pyramidenbahnzeichen hinzu. Im Endstadium liegt oft ein akinetischer Mutismus vor.

Das EEG zeigt periodische sharp-slow-wave-(Radermecker-) Komplexe. Im Liquor Nachweis des 14-3-3-Proteins. In der MRT hyperintense Basalganglien vor allem in FLAIR- und diffusionsgewichteten Sequenzen.

Eine wirksame Therapie existiert nicht; Studien zu Doxycyclin laufen.

Die neue **Variante der Creutzfeldt-Jakob-Erkrankung** betrifft Patienten in Großbritannien (seltener Frankreich, Spanien oder andere Länder). Eine Übertragung dieser Variante über Blut und Blutprodukte ist möglich. Bei der CJK-Variante zeigt die MRT Hyperintensitäten im posterioren Thalamus (Pulvinar-Zeichen) (◧ Tab. 9.4). Klini-

◧ **Tab. 9.4** Vergleich der neuen Variante mit der klassischen CJK

	Neue Variante	Sporadische CJK
Todesalter	30 Jahre	65 Jahre
Krankheitsdauer	14 Monate	6 Monate
Leitsymptome	Dysästhesien, Verhaltensstörung	Demenz, Ataxie
EEG	unspezifisch	60% Radermecker-Komplexe
14–3–3 Protein im Liquor	selten	90%
MRT	Pulvinar-Zeichen	Hyperintense Basalganglien

sche Leitsymptome sind bei den jüngeren Patienten (30 Jahre) zu Beginn schmerzhafte Sensibilitätsstörungen und Verhaltensauffälligkeiten. Die Diagnose lässt sich über eine Tonsillenbiopsie sichern.

Zu den **genetischen Prionerkrankungen** zählen die familiäre Creutzfeldt-Jakob-Krankheit, das Gerstmann-Sträussler-Scheinker-Syndrom (GSS) und die letale familiäre Insomnie (*fatal familial insomnia*, FFI). Bei den betroffenen Patienten finden sich Mutationen im menschlichen Prionprotein-Gen mit autosomal-dominanter Vererbung. Familiäre Creutzfeldt-Jakob-Fälle unterscheiden sich nicht von der sporadischen Form. Beim GSS langsam progrediente Gangataxie und im Verlauf Demenz. Bei FFI Schlafstörung und autonome Dysregulation.

9.6   HIV-Infektion und Nervensystem

Der humane Immundefizienz-Virus (HIV) kann sowohl das periphere als auch das zentrale Nervensystem direkt schädigen. Bei dem Acquired-immunodeficiency-Syndrom (AIDS) handelt es sich um das Endstadium der HIV-Infektion; in dieser Phase sind opportunistische (durch Parasiten, Viren oder Bakterien bei Abwehrschwäche hervorgerufene) Infektionen zu bedenken. Für die HIV-Testung ist die Einwilligung des Patienten erforderlich. Mit Weiterentwicklung der hochaktiven antiretroviralen Therapie (cART) ist Langzeitüberleben möglich. Therapieinduzierte metabolische Störungen können allerdings auch zu ZNS-Manifestationen führen. Das Immunrekonstitutionssyndrom (IRIS) kann eine Aktivierung opportunistischer Infektionen bedingen.

Der HIV kann zu einer flüchtigen Meningoenzephalitis zur Zeit der Serokonversion führen. Die Patienten erkranken mit Kopfschmerzen und febrilen Temperaturen – die Antikörpertests gegen HIV können zu diesem Zeitpunkt noch negativ sein.

Die **HIV-assoziierte Demenz** zeigt sich durch motorische und kognitive Symptome, wobei milde ausgeprägte Vorstufen unter der cART häufig sind. Störungen der Feinmotorik, des Antriebs, von Gedächtnis und Konzentration mit sozialem Rückzug und Depressivität sind kombiniert. Im Verlauf

◻ Tab. 9.5 Therapie opportunistischer Infektionen

Erreger	Therapie
Toxoplasmose	Pyrimethamin + Sulfadiazin oder Cotrimoxazol
JC-Virus-Infektion	cART (cave IRIS!)
Zytomegalie	Foscarnet, Ganciclovir oder Cidofovir
Kryptokokkose	Amphotericin B + Flucytosin
Tuberkulose	Viererkombination: INH + Rifampicin + Ethambutol + Pyrazinamid
Neurolues	Penicillin oder Ceftriaxon

resultiert eine schwere Demenz mit spastischer Tetraparese, Blasenstörungen und Mutismus. Geringfügige neuropsychologische Defizite sind Frühsymptom der HIV-assoziierten Enzephalopathie. Das EEG zeigt früh eine generalisierte Verlangsamung. Die Therapie erfolgt mittels cART; dabei eignen sich Substanzen mit Liquorgängigkeit wie Azidothymidin, Indinavir, Darnavir und Maraviroc.

Die **HIV-1-assoziierte Myelopathie** ist eine vakuoläre Myelopathie in den Spätstadien der Erkrankung. Betroffen sind das thorakale und zervikale Rückenmark mit beinbetonter Tetraparese, spastisch-ataktischem Gangbild und positiven Pyramidenbahnzeichen. Hinzu treten Sphinkterfunktionsstörungen sowie handschuh- und sockenförmige sensible Störungen.

Zu den **HIV-assoziierten Neuropathien** zählen die sensible Polyneuropathie (in 40–80%), die vaskulitische Polyneuropathie, Varianten des GBS sowie Mononeuropathien. Differentialdiagnostisch ist an medikamentös-toxische Neuropathien zu denken (vor allem durch Didanosin, Stavudin, Zalcitabin).

Bei **myopathischen Symptomen** müssen primär durch HIV ausgelöste Myositiden mit Myalgien und Muskelatrophien von sekundären Myopathien bei opportunistischen Infektionen unterschieden werden.

Zu den **opportunistischen zerebralen Infektionen** (◻ Tab. 9.5) zählen die Toxoplasmose, die

PML (JC-Virus), die Zytomegalie, die Krypto-kokkose und bakterielle Infektionen wie die Tuberkulose. Diese AIDS-definierenden Erkrankungen treten bei CD4+-Zellzahlen unter 150/µl auf.

Das **primär zerebrale Lymphom** ist der häufigste zerebrale Tumor bei HIV-Infektion. Die Non-Hodgkin-Lymphome vom B-Zell-Typ sind zu 90% mit dem Epstein-Barr-Virus assoziiert.

Das **Immunrekonstitutionssyndrom (IRIS)** tritt bei spätem Therapiebeginn (CD4+-Zellzahlen unter 50/µl) auf mit Aktivierung von Entzündungszellen; eine vaskulitische Leukenzephalopathie und Optikusneuritis sind neurologische Leitsymptome. Eine opportunistische Infektion kann bei IRIS demaskiert oder aktiviert werden.

9.7 Tetanus

Weltweit erkranken nach Verletzungen 1 Mio. Menschen pro Jahr an Tetanus (Wundstarrkrampf), in Deutschland etwa 70 Menschen jährlich, meist ältere Personen, die nicht oder nicht mehr ausreichend aktiv immunisiert sind. Die Inkubationszeit zwischen Verletzung und erstem Symptom beträgt etwa 8 Tage (4 – 30 Tage). Leitsymptome sind Trismus, Risus sardonicus, Laryngospasmus und generalisierte Muskelspasmen.

Pathogenese Ursächlich ist das Neurotoxin Tetanopasmin, das von dem sporenbildenden grampositiven Stäbchen Clostridium tetani in kontaminierten Wunden unter anaeroben Bedingungen produziert wird. Der Erreger kommt im Boden und in den Faeces von Haustieren vor. Tetanospasmin wandert entlang den Axonen retrograd in Rückenmark und Hirnstamm und hemmt die inhibitorischen Transmitter Glycin und GABA an den α-Motoneuronen. Es resultiert eine Enthemmung der motorischen Hirnnervenkerne und motorischen Vorderhörner.

Sonderformen Der **lokale Tetanus** ist auf die Extremität mit der kontaminierten Wunde beschränkt. Der **zephale Tetanus** tritt nach Verletzungen im Kopfbereich mit Fazialisparese, Trismus und Risus sardonicus auf. Diese Formen kommen bei teilimmunisierten Patienten vor.

Prophylaxe und Therapie Sofern kein Impfschutz besteht, muss bei jeder Wundversorgung eine Tetanussimultanimpfung erfolgen.

Nach Symptombeginn sind Benzodiazepine intravenös zur Behandlung der Spasmen gut geeignet, wobei hohe Dosen von Diazepam und Lorazepam erforderlich sind. Die Eintrittspforte muss identifiziert und saniert werden; die Neutralisierung des zirkulierenden Toxins erfolgt durch die Einmalgabe von 500 IE humanem Tetanus-Immunglobulin intramuskulär oder intrathekal. Zusätzlich aktive Immunisierung mit Tetanus-Toxoid. Die antibiotische Therapie erfolgt mit Metronidazol oder Penicillin G. Bei generalisiertem Tetanus frühzeitige Tracheotomie und Beatmung.

Die Symptomatik beginnt mit Schmerzen und Steifigkeit der Nacken- und Gesichtsmuskeln. Es entwickeln sich eine spastische Tonuserhöhung der Kaumuskulatur (Trismus, Kieferklemme), der mimischen Muskulatur (Risus sardonicus), sowie der Nackenmuskulatur (Opisthotonus). Von kranial greift die Tonuserhöhung binnen 24 Stunden auf sämtliche Skelettmuskeln über. Im generalisierten Stadium kommt es vor allem auf Außenreize zu schmerzhaften ubiquitären Muskelspasmen, zum lebensgefährlichen Laryngospasmus mit Atemwegsobstruktion und zu autonomer Entgleisung mit Tachykardie, Tachypnoe, Hypertonie und profusem Schwitzen.

In Kürze

Bakterielle Meningitis

- Wichtigste Erreger der bakteriellen Meningitis im Erwachsenenalter sind Meningokokken (gramnegativ, petechiale Blutungen) und Pneumokokken (grampositiv, hämorrhagisches Herpesekzem), seltener Hämophilus influenzae (gramnegative Stäbchen) oder Listerien (grampositive Stäbchen).

- Stets Blutkultur, Liquor wenn Raumforderung ausgeschlossen ist. Thorax-Röntgen- und HNO-Untersuchung zur Fokussuche.

▼

- Empirische Therapie mit Ampicillin und Cephalosporin. Dexamethason zur Verhinderung von Komplikationen
- Chemoprophylaxe für Kontaktpersonen bei Meningokokkenmeningitis mit Rifampicin oder Ciprofloxacin

Hirnabszesse

- Hirnabszesse entstehen fortgeleitet, hämatogen oder bei SHT bzw. Operationen am Schädel.
- Neben Strepto- und Staphylokokken sind Anaerobier häufig (deshalb Gabe von Metronidazol).
- Nie LP vor CT oder MRT! Erregernachweis durch Blutkultur und Eitergewinnung aus dem Abszess
- Behandlung kombiniert operativ und antibiotisch (Cephalosporine, Metronidazol, Vancomycin)
- Häufigste neurologische Spätfolge nach Hirnabszess ist die Epilepsie (30–70%).

Enzephalitis

- Herpes simplex: Kopfschmerzen, Bewußtseinsstörung, Epilepsie. Liquor entzündlich, MRT: Läsionen temporo- und frontobasal, bereits bei Verdacht Aciclovir i.v.

Prionenerkrankungen

- Creutzfeldt-Jakob-Erkrankung (CJK): rasch fortschreitende Demenz oder progrediente Ataxie

Ischämischer Schlaganfall

Peter Berlit

10.1   Häufigkeit und Risikofaktoren   – 198

10.2   Ätiologie   – 199

10.3   Pathogenese   – 201

10.4   Apparative Diagnostik   – 203
10.4.1   Gefäßultraschall   – 203
10.4.2   Herzuntersuchung   – 203
10.4.3   Labor   – 203
10.4.4   Zerebrale Bildgebung   – 203
10.4.5   Angiographiemethoden   – 206

10.5   Klinik   – 206
10.5.1   Amaurosis fugax   – 206
10.5.2   Flüchtige Ischämien   – 206
10.5.3   Drop attacks und amnestische Episode   – 207
10.5.4   Kopfschmerzen   – 207
10.5.5   Bewusstseinsstörungen   – 207
10.5.6   Supratentorielle Hirninfarkte   – 207
10.5.7   Infratentorielle Hirninfarkte   – 208

10.6   Therapie des Hirninfarktes   – 212
10.6.1   Frühe Sekundärprophylaxe   – 213
10.6.2   Späte Sekundärprophylaxe   – 214

10.7   Sinusthrombose   – 215

10.8   Fett- und Luftembolien   – 216

P. Berlit, *Basiswissen Neurologie*,
DOI 10.1007/978-3-642-37784-6_10, © Springer-Verlag Berlin Heidelberg 2013

Schlaganfälle sind in den westlichen Industrieländern nach Herzinfarkt und Karzinom die dritthäufigste Todesursache, sowie wichtigste Ursache einer Behinderung oder Pflegebedürftigkeit. In 85 % handelt es sich um eine Ischämie, meist embolisch aus vorgeschalteten Gefäßabschnitten (arterioarteriell) oder dem Herzen (kardial). Die zerebrale Mikroangiopathie führt zu lakunären Infarkten und zur subkortikalen arteriosklerotischen Enzephalopathie (SAE). Wichtige Risikofaktoren sind Hypertonie, Diabetes mellitus, Fettstoffwechselstörungen und absolute Arrhythmie bei Vorhofflimmern. In der Sekundärprophylaxe werden Thrombozytenaggregationshemmer, Antikoagulation und Thrombendarteriektomie (TEA) der A. carotis bzw. Stent-PTA betroffener Gefäße eingesetzt.

Die 82-jährige Heimbewohnerin wird vom Pflegepersonal morgens vor dem Bett liegend vorgefunden. Der letzte Kontakt hatte 1 Stunde zuvor bei der Morgentoilette bestanden. Bei Halbseitenlähmung rechts erfolgt der Nottransport in die Klinik.
Hier zeigt die Patientin mit globaler Aphasie und hochgradiger Hemiparese rechts einen NIHSS von 17. Bei unauffälligem CT und regelrechten Laborwerten wird die Indikation zur intravenösen systemischen Lyse mit rtPa gestellt und 25 Minuten nach Eintreffen in der Klinik begonnen. Auf der Stroke unit zeigt sich im Verlauf unter 100 mg ASS und 40 mg Simvastatin eine deutliche Besserung. In der Verlaufs-MRT demarkiert sich ein hinterer Mediateilinfarkt. Duplexsonographisch Plaques der Karotisbifurkation beidseits ohne höhergradige Stenosen. Bei Nachweis einer absoluten Arrhythmie bei Vorhofflimmern wird am 5. Tag nach Auftreten des Hirninfarktes eine Antikoagulation mit Dicoumarol begonnen. Die Patientin wird nach 9 Tagen mit einer Dysdiadochokinese der rechten Hand und amnestischer Aphasie entlassen.

10.1 Häufigkeit und Risikofaktoren

In Europa treten 100 bis 700, in Deutschland etwa 200 Schlaganfälle pro 100.000 Menschen und Jahr auf. Die Inzidenz nimmt mit steigendem Lebensalter zu, etwa die Hälfte der Schlaganfallpatienten ist über 70 Jahre alt. Die Inzidenz ist in den osteuropäischen Ländern am höchsten. Männer sind zu etwa 30 % häufiger betroffen. Die Prävalenz zerebrovaskulärer Krankheiten wird auf 700-800/100.000 Einwohner geschätzt. Die Mortalität beträgt 20 % – in Deutschland ist der Schlaganfall die dritthäufigste Todesursache nach Herzinfarkt und Karzinom. Eine bleibende Behinderung resultiert bei 30 % der Betroffenen – der Schlaganfall ist in Deutschland häufigste Ursache für Pflegebedürftigkeit! Er ist zudem in Industrieländern die teuerste Krankheit, wobei neben den Kosten für Akutbehandlung und Rehabilitation indirekte Kosten durch den Ausfall der Produktivität der Betroffenen maßgeblich sind.

Risikofaktoren Der bedeutendste alleinige Risikofaktor ist die **arterielle Hypertonie** (Verdopplung des Schlaganfallrisikos für jede Zunahme des Blutdruckes um 7,5 mm Hg). Diabetes mellitus und Fettstoffwechselstörungen verdoppeln, Rauchen erhöht das Schlaganfallrisiko um den Faktor 1,8. Übergewicht und körperliche Minderaktivität erhöhen das Schlaganfallrisiko geringer. Die Hyperhomozysteinämie ist ein unabhängiger Schlaganfallrisikofaktor. Chronischer Alkoholismus führt zu einer Zunahme des Schlaganfallrisikos, während kleinere Alkoholmengen eher protektiv wirken (J-Kurve). Bei Vorhofflimmern jährliches Schlaganfallrisiko von etwa 4,5 %/Jahr (◩ Tab. 10.1).

◩ **Tab. 10.1** Risikofaktoren des Schlaganfalls

Risikofaktor	Schlaganfallrate
Alter	Verdopplung pro Dekade nach dem 55. Lebensjahr
Geschlecht	30 % höher bei Männern
Genetische Prädisposition	1,9-fach bei Verwandten ersten Grades
Hypertonie	3–5 (odds ratio)
Vorhofflimmern	5–18 (odds ratio)
Diabetes mellitus	1,5–3 (odds ratio)
Hyperlipidämie	1–2 (odds ratio)
Rauchen	1,5–2,5 (odds ratio)
Alkoholmissbrauch	1–3 (odds ratio)
Mangelnde Bewegung	2,7 (odds ratio)

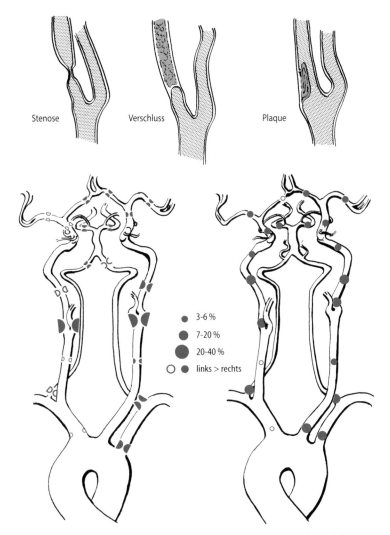

Stenose Verschluss Plaque

3-6 %
7-20 %
20-40 %
links > rechts

Abb. 10.1 Prädilektionsstellen arteriosklerotischer Veränderungen der hirnversorgenden Gefäße

10.2 Ätiologie

Wichtige Ursache ist die Arteriosklerose der hirnversorgenden Gefäße mit Ausbildung von subintimalen Plaques, Stenosen oder Okklusion (**zerebrale Makroangiopathie**). 60 % aller Stenosen betreffen die Karotisgabel, 20 % die Vertebralarterien und 20 % die intrakraniellen Gefäße (**Abb. 10.1**). Ischämien werden meist embolisch verursacht. Die Veränderungen vorgeschalteter Gefäße führen zu arterioarteriellen Embolien: Cholesterolemboli aus dem Plaque selbst, Plättchenemboli aus muralen Thromben über ulzerierten Plaques oder aus Appositionsthromben proximal und distal von Gefäßverschlüssen und Embolien aus der Aorta (**Abb. 10.2a-c**). Höhergradige Stenosen mit einer Lumeneinengung von mehr als 80 % und Gefäßverschlüsse können in Abhängigkeit vom betroffenen Gefäß und dem Vorhandensein eines Kollateralkreislaufes neurologische Symptome durch herabgesetzte Perfusion distal des Gefäßprozesses (**hämodynamische Verursachung**) bedingen. Bei proximaler Subklaviastenose oder -verschluss »stiehlt« die distale Arteria subclavia ihr Blut aus der gleichseitigen Arteria vertebralis, wobei diese retrograd durchströmt wird. Wenn hierdurch vertebrobasiläre Sym-

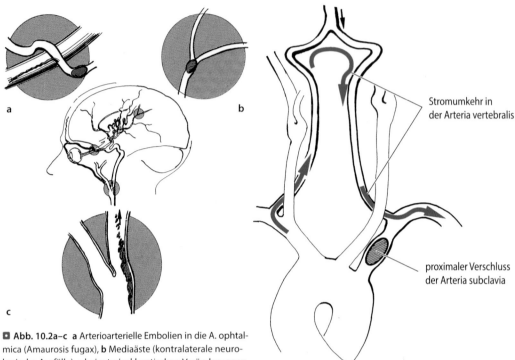

a   b

c

■ **Abb. 10.2a–c a** Arterioarterielle Embolien in die A. ophtal-
mica (Amaurosis fugax), **b** Mediaäste (kontralaterale neurologische Ausfälle), **c** bei arteriosklerotischen Veränderungen
der Karotisgabel

Stromumkehr in
der Arteria vertebralis

proximaler Verschluss
der Arteria subclavia

■ **Abb. 10.3** Subclavian-steal-Syndrom

ptome auftreten, spricht man vom **Subclavian-
steal-Syndrom** (■ Abb. 10.3).

Als **zerebrale Mikroangiopathie** wird die Hyalinose und Arteriolosklerose der kleinen intrazerebralen Gefäße bezeichnet. Sie führt zu lakunären
Ischämien und zum Bild der subkortikalen arteriosklerotischen Enzephalopathie (SAE).

Kardiale Hirnembolien treten bei Herzrhythmusstörungen (vor allem absolute Arrhythmie bei
Vorhofflimmern), (rheumatischen) Herzvitien, Endokarditis, Herzinfarkt, künstlichen Herzklappen,
Kardiomyopathien und Vorhofmyxom auf. Bei offenem Foramen ovale (25 % der Bevölkerung) kann
es selten zur **paradoxen Embolisierung** aus dem
Venensystem kommen (Beinvenenthrombose).

❯ Die wichtigsten Ursachen sind in der
ASCO-Klassifikation erfasst:
A = Atherosclerosis/large vessel disease;
S=small vessel disease; C=cardiac source;
O=other cause).

Zu den anderen Ursachen zählen die nichtarterio-
sklerotischen Vasopathien und Koagulopathien.

Nichtarteriosklerotische Vasopathien

━ **Dissektion** von Arteria carotis oder Arteria
vertebralis (selten traumatisch, meist spontan
bei anlagebedingter Wandschwäche, oft
infektassoziiert)

━ **Fibromuskuläre Dysplasie**: anlagebedingte
Fibrose der Media, oft gleichzeitig Nieren-
gefäße betroffen, ■ Abb. 10.4)

━ **Moyamoya-Syndrom** (in Japan häufige
Vasopathie der Internaendabschnitte mit
intrakraniellem Kollateralnetz)

━ **Sneddon-Syndrom** (Livedo racemosa der
Haut und Hirninfarkte)

━ **Morbus Fabry** (x-chromosomal vererbter
alpha-Galaktosidasemangel, der zu
kryptogenen Schlaganfällen und schmerzhafter Neuropathie führt)

━ **CADASIL** (cerebrale autosomal dominante
Arteriopathie mit subkortikalen Infarkten und
Leukenzephalopathie: Migräne, Infarkte und
vaskuläre Demenz)

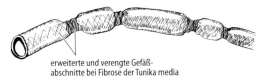

erweiterte und verengte Gefäß-
abschnitte bei Fibrose der Tunika media

◘ **Abb. 10.4** Fibromuskuläre Dysplasie

- **Strahlenfibrose** nach Bestrahlungen von Tumoren im Halsbereich
- **Vaskulitiden** erregerbedingt bakteriell bei Meningitis, Lues, Tuberkulose, und viral bei Zoster ophthalmicus; autoimmun bedingt bei Takayasu-Syndrom, Arteriitis temporalis, Panarteriitis nodosa, Behçet-Syndrom, primärer Angiitis des ZNS
- **Gefäßkompression** von außen durch Trauma, Halsrippe, Halstumor

Ein **Spasmus der Hirngefäße** kann bei Subarachnoidalblutung und bakterieller Meningitis zu Infarkten führen. Das reversible Vasokonstriktionssyndrom (RCVS) tritt bei Eklampsie, im Wochenbett oder Medikamenten- bzw. Drogen-assoziiert auf. Beim Migräne-assoziierten Hirninfarkt kombinieren sich pathogenetisch ein Vasospasmus und koagulatorische Faktoren.

Die folgende Übersicht zeigt **Störungen der Blutzusammensetzung als Ursache zerebraler Ischämien (Koagulopathien)**:

- APC-Resistenz – häufigste hereditäre Koagulopathie!
- Antiphospholipidsyndrom (Cardiolipin-Antikörper, Lupus Antikoagulans) – häufigste erworbene Koagulopathie!
- Disseminierte intravasale Koagulation (bei Sepsis, Malignomen)
- AT3-Mangel
- Protein C- oder S-Mangel
- Thrombotische thrombozytopenische Purpura
- Heparin-induzierte Thrombozytopenie (HIT)
- Paraproteinämie
- Fibrinolysestörungen
- Polyzythämie
- Hypergammaglobulinämie
- Thrombozytose
- Anämie (Sichelzellanämie)

10.3 Pathogenese

Das Gehirn gewinnt seine Energie vorwiegend über den oxidativen Glukosestoffwechsel, und ist daher stark von der Durchblutung abhängig. Dem Hirninfarkt (ischämischen Schlaganfall) liegt ein Sistieren der Blut- und damit Sauerstoffversorgung im Hirngewebe zugrunde. Dies führt zunächst zu einem Funktionsverlust (gestörter Funktionsstoffwechsel) und bei längerem Bestehen zur Gewebsnekrose (gestörter Strukturstoffwechsel).

Eine Reduktion der Hirndurchblutung um 70 % bedingt reversible neurologische Symptome durch Störung des Funktionsstoffwechsels:

- Die Symptome können Minuten bis Stunden andauern (**transitorisch ischämische Attacke, TIA** – Symptomrückbildung in max. 24 h) oder
- über wenige Tage bestehen (**prolongiertes reversibles ischämisches neurologisches Defizit, PRIND** – Symptomrückbildung in max. 3 Wochen).

Dabei sind die Übergänge zum ischämischen Schlaganfall fließend; auch bei klinisch flüchtiger Symptomatik können bereits bleibende Gewebsschäden auftreten. Relevanter als die zeitliche Zuordnung ist daher die ätiologische Abklärung (Embolie, Thrombose, Vasopathie).

Eine Reduktion der Hirndurchblutung um 85 % oder mehr führt zur Beeinträchtigung des Strukturstoffwechsels, dem ischämischen **Hirninfarkt**. Durch die resultierende Laktazidose kommt es im Infarktgebiet zur Vasodilatation, die Substratausnutzung (Sauerstoff, Glukose) ist jedoch gestört. Die Vasoparalyse führt zum Verlust der Autoregulation, die Durchblutung hängt passiv vom systemischen Blutdruck ab. Der kritische Randbezirk des Infarktes mit erhaltener Struktur bei gestörtem Funktionsstoffwechsel wird als **Penumbra** bezeichnet. Dieses Areal kann durch rechtzeitige Rekanalisation des betroffenen Gefäßes (z. B. durch Lyse) gerettet werden, andernfalls geht es irreversibel zugrunde (*tissue at risk*).

Durch Elektrolytverschiebungen im Infarktareal kommt es zur Schwellung der Astroglia (**zytotoxisches Ödem**); sekundär führt die Blut-Hirn-Schrankenstörung zum Flüssigkeitsaustritt aus den Gefäßen ins Hirngewebe (**vasogenes Ödem**). Das vasogene Hirnödem ist umso ausgeprägter, je stärker

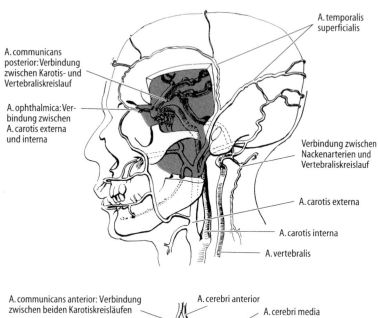

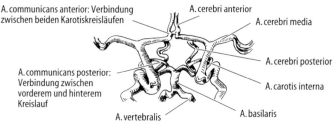

Abb. 10.5 Circulus arteriosus Willisi mit Darstellung von häufigen Kollateralen

die Rest- bzw. Rezirkulation ist. Wird ein embolischer Gefäßverschluss durch (körpereigene) Lyse, Fragmentation oder Migration des Embolus rekanalisiert, so kann die Rezirkulation bei zu langem Bestehen des Gefäßverschlusses durch das zytotoxische Ödem ausbleiben (**No-reflow-Phänomen**).

Die **Kollateralen** des Circulus arteriosus Willisii können kritische Perfusionsstörungen begrenzen bzw. verhindern – vor allem wenn Gefäßstenosen oder -verschlüsse bei Arteriosklerose im Laufe von Jahren langsam entstehen (**■** Abb. 10.5).

Wichtige Kollateralkreisläufe

- A. communicans anterior: Blut von der Gegenseite ins Karotisstromgebiet (*cross-filling*)
- A. communicans posterior: Blut aus dem vertebrobasilären ins Karotisstromgebiet (oder umgekehrt)
- Ophthalmikakollaterale: Blut aus der A. carotis externa zum ipsilateralen Karotissiphon bei proximal davon gelegener A. carotis interna-Stenose oder -Verschluss
- Leptomeningeale Anastomosen: Blut von benachbarten ipsilateralen Gefäßterritorien
- A. occipitalis: Blut aus der ipsilateralen A. carotis externa zur A. vertebralis oder umgekehrt

10.4 Apparative Diagnostik

Auskultation und Palpation Die Auskultation der Halsgefäße kann Hinweise auf eine Karotisstenose geben – Strömungsgeräusche können aber auch von Schilddrüsengefäßen stammen oder vom Herzen fortgeleitet sein. Asymptomatische Karotisstenosen sind nur gering mit Strömungsgeräuschen assoziiert. Beim Kommunisverschluss fehlt bei der Palpation der Puls.

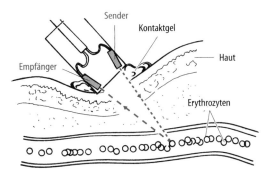
Abb. 10.6 Prinzip der Dopplersonographie

10.4.1 Gefäßultraschall

Die Dopplersonographie (■ Abb. 10.6) der extrakraniellen hirnversorgenden Gefäße weist Stenosen mit einer hohen Treffsicherheit nach. **Die Duplexsonographie** kombiniert Dopplersonographie und morphologische B-Bild-Darstellung zum Nachweis auch beginnender arteriosklerotischer Wandveränderungen (Intima-Media-Index). Eine Farbkodierung erhöht die Aussagekraft der Methode. Mit der **transkraniellen Dopplersonographie (TCD)** können intrakranielle Stenosen und Verschlüsse nachgewiesen werden. Aussagen über Kollateralen sowie die Vasomotorenreaktivität (unter CO_2-Atmung) sind möglich. Embolien aus vorgeschalteten Gefäßen und dem Herzen werden intravital mittels TCD-Monitoring erfasst.

10.4.2 Herzuntersuchung

Eine kardiologische Diagnostik erfolgt zum Ausschluss kardialer Emboliequellen (bei embolisch entstandenen Hirninfarkten). Die kardiale Diagnostik umfasst Langzeit-EKG und Echokardiographie. Im EKG wird auf Herzrhythmusstörungen und ischämische Veränderungen des Myokards geachtet, die transösophageale Echokardiographie (TEE) dient der Detektion kardialer Emboliequellen. Dabei wird auch die Aorta mitbeurteilt (aortoarterielle Embolien bei Atheromatose).

10.4.3 Labor

Zu den obligaten **Laboruntersuchungen** (Notfall-Labor) zählen:

- Blutbild
- Gerinnung
- Blutzucker
- Elektrolyte
- Nierenwerte

Im Verlauf ist der Ausschluss einer Koagulopathie (PTT, Fibrinogen, AT3, Protein C und S, Antiphospholipid-Antikörper, Resistenz gegen aktiviertes Protein C; Faktor-V-Leiden-Mutation, Hyperhomozysteinämie) bei krytogenem Schlaganfall wichtig.

10.4.4 Zerebrale Bildgebung

Die notfallmäßig durchgeführte CT dient dem Ausschluss einer intrazerebralen Blutung. Raumforderungszeichen, verstrichene Inselfurchen und das hyperintense Mediazeichen können schon in den ersten Stunden auf einen größeren Infarkt hinweisen (■ Abb. 10.7). Ab dem 3. Tag sind Infarkte als hypodense Läsion in der CT zu erkennen.

Früher und zuverlässiger als in der CT lassen sich Infarkte in der **MRT** darstellen. Die Diffusionswichtung kann schon nach Minuten ischämisch geschädigte Bezirke zeigen (■ Abb. 10.8), die Perfusionswichtung informiert über die Durchblutungssituation.

Unterschreitet die Hirnperfusion die Ischämieschwelle, kommt es zu einer reversiblen funktionellen Störung (darstellbar in der Perfusions-MRT),

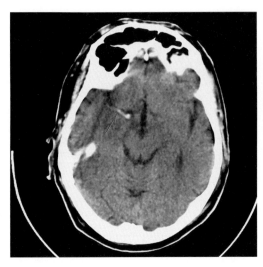

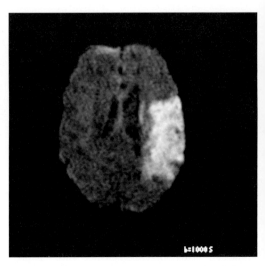

◘ **Abb. 10.7** CCT: Hyperintenses Mediazeichen rechts als Hinweis auf proximalen Mediaverschluss 1 h nach Symptombeginn

◘ **Abb. 10.8** MRT Diffusionswichtung: Mediainfarkt links 40 min nach Symptombeginn

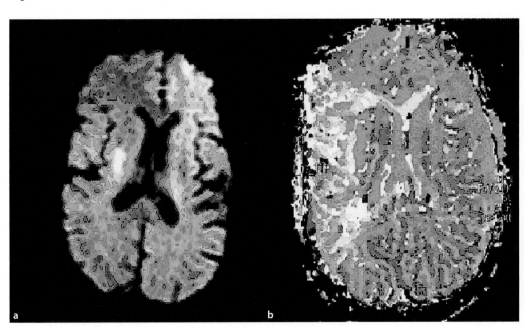

◘ **Abb. 10.9a, b** Mismatch-Diagnostik mittels MRT bei Media-Ischämie rechts: **a** Diffusionswichtung: nur kleines Areal betroffen **b** jedoch deutliche Perfusionsstörung

solange die Infarktschwelle nicht unterschritten wird. Mit der Zeit geht die funktionelle Schädigung in eine irreversible strukturelle Schädigung über (darstellbar in der Diffusions-MRT). Der »Mismatch« zwischen Perfusion und Diffusion zeigt die Penumbra – das durch eine Gefäßrekanalisation

(Lyse) potenziell noch zu rettende Gewebe (*tissue at risk*) (◘ Abb. 10.9a, b).

Lokalisation und Verteilungsmuster ischämischer Läsionen in CT oder MRT erlauben eine Einschätzung der Pathogenese des Infarktes (◘ Abb. 10.10a–f):

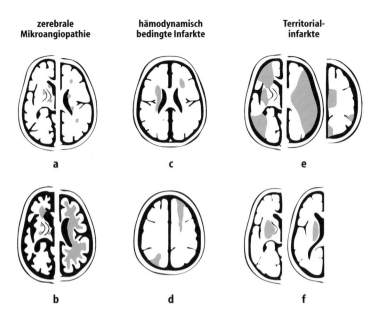

zerebrale
Mikroangiopathie

hämodynamisch
bedingte Infarkte

Territorial-
infarkte

a

c

e

b

d

f

◻ **Abb. 10.10a–f** Ischämische Läsionsmuster in der CT oder MRT. **a** Zerebrale Mikroangiopathie mit lakunären Infarkten und **b** Marklagerdystrophie **c** hämodynamisch bedingte Infarkte im Endstrombereich und **d** an den Grenzzonen zweier Versorgungsgebiete **e** Territorialinfarkte kortikal und **f** subkortikal

Mikroangiopathie 2 mm bis 1,5 cm große Herde in den Basalganglien, der inneren Kapsel, der Brücke und dem Hirnstamm werden als **Lakunen** bezeichnet. Sie treten oft multipel als **Status lacunaris** auf. Lakunen sind vor allem bei Hypertonie Folge von Verschlüssen kleiner penetrierender Markarterien. Verantwortlich ist die Arteriolosklerose, Lipohyalinose und druckbedingte Schwellung der Gefäße. Begleitend kann eine **Marklagerdystrophie** mit periventrikulärer Dichteminderung (Leukenzephalopathie) durch spongiöse Demyelinisierung auftreten. Diese Befunde sind typisch für eine **(hypertensive) Mikroangiopathie**, die subkortikale arteriosklerotische Enzephalopathie.

Makroangiopathie Hirninfarkte im Versorgungsgebiet einer Arterie oder eines Arterienastes kommen durch embolischen (häufiger) oder thrombotischen (seltener) Verschluss des betreffenden Gefäßes zustande – sog. **Territorialinfarkte**.

Hämodynamisch wirksame Gefäßstenosen führen bei kritischer Minderperfusion zu Infarkten der am weitesten in der Peripherie gelegenen abhängigen Hirnregion: Im Endversorgungsgebiet der

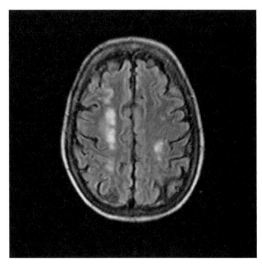

◻ **Abb. 10.11** Endstrominfarkte (MRT, FLAIR-Wichtung)

penetrierenden Markarterien (**Endstrominfarkte**) (◻ Abb. 10.11) und im Grenzbezirk zu benachbarten arteriellen Versorgungsgebieten (**Grenzzoneninfarkte**).

Diese Befunde sprechen für eine Makroangiopathie der hirnversorgenden Gefäße.

10.4.5 Angiographiemethoden

Eine **digitale arterielle Subtraktionsangiographie (DSA)** ist als invasive Methode nur dann indiziert, wenn sich aus dem Ergebnis therapeutische Konsequenzen ergeben; heute werden meist die nichtinvasive CT- oder MR-Angiographie (CTA, MRA) eingesetzt (◘ Abb. 10.12). Nachteil der CTA ist die Strahlenbelastung. Bei der Time-of-flight-(TOF-) MRA können die intrakraniellen Gefäße ohne KM-Gabe dargestellt werden.

Bei vertebrobasilärer Ischämie ist die arterielle DSA dann indiziert, wenn Klinik oder Ultraschallbefund für eine Basilarisstenose sprechen. Bei Verdacht auf spezielle Vaskulopathien (Moyamoya-Syndrom) oder Vaskulitiden sollte eine Angiographie zur diagnostischen Einordnung und Therapieplanung erfolgen. Das intramurale Hämatom bei Gefäßwanddissektionen wird in der axialen fettgesättigten MRT nachgewiesen.

❯ Diagnostisch werden Ultraschallmethoden (Doppler- und Duplexsonographie extra- und transkraniell) zum Nachweis einer Makroangiopathie, Herzdiagnostik (Langzeit-EKG, Echokardiographie) zum Nachweis kardialer Emboliequellen, CT und MRT zum Nachweis von Infarktarealen und Ausschluss einer Blutung und Labordiagnostik zum Nachweis von Koagulopathien eingesetzt. Eine konventionelle Angiographie erfolgt nur bei therapeutischen Konsequenzen.

10.5 Klinik

Häufig gehen einem Hirninfarkt mit bleibenden Ausfällen flüchtige Ischämien voraus. MRT-Untersuchungen haben gezeigt, dass viele bildgebend nachweisbare Hirninfarkte nur flüchtige Symptome hervorrufen, so dass jede flüchtige zerebrale Ischämie der vollständigen Diagnostik und Therapie bedarf. Die jährliche Schlaganfallrate nach stattgehabter flüchtiger Ischämie beträgt 5 bis 10 %, nach Amaurosis-fugax-Attacken ist sie etwas geringer.

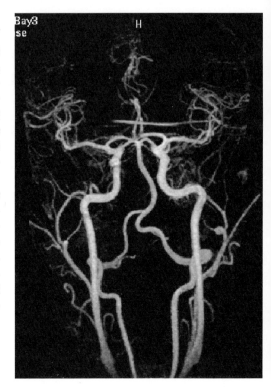

◘ **Abb. 10.12** KM-gestützte MR-Angiographie (Normalbefund)

10.5.1 Amaurosis fugax

Bei der Amaurosis fugax handelt es sich um eine kurzfristige monokuläre Erblindung durch Minderperfusion der A. ophthalmica (retinale Ischämie). Sie ist meist Folge einer Embolisierung aus einer arteriosklerotischen Plaque der ipsilateralen Karotisgabel.

10.5.2 Flüchtige Ischämien

Flüchtige zerebrale Ischämien (TIA) machen eine vollständige neurologische und angiologische Diagnostik erforderlich. Differenzialdiagnostisch müssen elementar partielle epileptische Anfälle (Jackson-Anfälle: *march of convulsion*, EEG) und eine Migräne mit Aura (begleitende oder nachfolgende Hemikranie) abgegrenzt werden.

Vorderer Kreislauf Flüchtige Ischämien im Karotis-stromgebiet (vorderer Kreislauf) entstehen meist arterio-arteriell embolisch und betreffen oft mono-symptomatisch ein und dasselbe Gefäßterritorium – i. d. R. das der A. cerebri media mit flüchtigen kontralateralen Sensibilitätsstörungen oder Paresen brachiofazial betont, sowie einer Aphasie bei Be-troffensein der dominanten Hemisphäre.

Hinterer Kreislauf Flüchtige Ischämien im vertebro-basilären Stromgebiet (hinterer Kreislauf) entstehen ebenfalls arterio-arteriell embolisch, sind aber poly-symptomatisch, da die Embolien über die Vertebra-lis und Basilaris in unterschiedliche nachgeschaltete Gefäße gelangen. Wichtige Symptome sind Hirn-nervensymptome wie zentraler Schwindel, Doppel-bilder, Dysarthrie, zentrale Trigeminussensibilitäts-störungen (perioral), flüchtige Hemianopsien und sensible oder motorische Störungen, die beide Arme oder Beine, manchmal alternierend, betreffen.

10.5.3 Drop attacks und amnestische Episode

Ob *drop attacks* (Stürze ohne Bewusstseinsverlust) und amnestische Episoden (transitorische globale Amnesie mit Gedächtnisverlust für Stunden) auf Durchblutungsstörungen zurückzuführen sind, ist umstritten.

10.5.4 Kopfschmerzen

Den Hirninfarkt begleitende Kopfschmerzen soll-ten an eine Dissektion denken lassen. Die frontal betonte Hemikranie bei Karotisdissektion ist häufig von einem Horner-Syndrom begleitet (▶ Abb. 17.3.). Vertebralisdissektionen führen zu einseitigen Nacken-Hinterkopfschmerzen.

10.5.5 Bewusstseinsstörungen

Bewusstseinsstörungen zeigen ein Hirnödem an und verschlechtern die Prognose beim Großhirn-infarkt. Eine fluktuierende Bewusstseinslage ist möglicher Hinweis auf eine Basilaristhrombose!

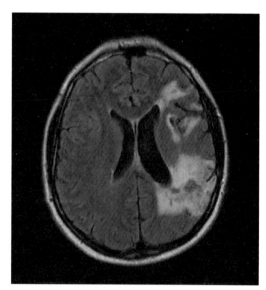

◌ Abb. 10.13 Mediainfarkt links (MRT, FLAIR-Wichtung)

Beim Mediainfarkt tritt im Frühstadium häufig eine **deviation conjugée** (Blickwendung) zur Herdseite durch Überwiegen des intakten kortikalen Augen-feldes auf.

10.5.6 Supratentorielle Hirninfarkte

Mediainfarkt

Zerebrale Ischämien betreffen in 65 % das Versor-gungsgebiet der mittleren Hirnarterie (◌ Abb. 10.13). Auftreten bei Embolisierung in die A. cerebri media (*middle cerebral artery* - MCA) aus Karotisstenosen (arterio-arteriell embolisch) oder dem Herzen (kardiogen embolisch).

Es kommt zu einer kontralateralen brachiofazial betonten Hemiparese mit Hemihypästhesie. Ist die dominante Hemisphäre betroffen (beim Rechtshän-der links), tritt auch eine Aphasie auf. Eine beglei-tende homonyme untere Quadranten- oder Hemi-anopsie ist oft reversibel. Leichte Paresen sind im Armvorhalteversuch als Pronation und Absinken zu erkennen.

Anteriorinfarkt

Dieser tritt bei Embolisierung in die A. cerebri anterior (ACA, ◌ Abb. 10.14) auf, 5 % aller Hirn-infarkte:

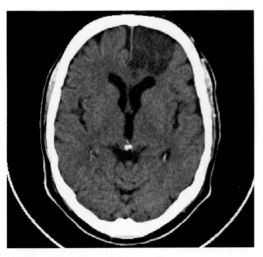

◘ Abb. 10.14 Anteriorinfarkt in der CT

Kontralaterale beinbetonte sensomotorische Hemiparese, Frontalhirnsyndrom mit Verlangsamung, kortikale Blasenstörung und Dyspraxie der linken Hand bei Balkenläsion. Wenn anlagebedingt beide Anteriores von einer Interna gespeist werden, kommt es zu einem bilateralen Anteriorinfarkt. Dieser bedingt eine Paraplegie der Beine mit Inkontinenz, Primitivreflexen und Antriebsstörung.

Posteriorinfarkt

Hierbei handelt es sich um eine Durchblutungsstörung der A. cerebri posterior (PCA, ◘ Abb. 10.15a,b) durch Embolien aus vorgeschalteten vertebrobasilären Stenosen oder dem Herzen; sie macht 10 % aller Hirninfarkte aus. Bei einem Direktabgang der PCA aus der A. carotis interna als Anlagevariante kann auch eine Arteriosklerose des vorderen Hirnkreislaufs verantwortlich sein.

Klinik

Homonyme obere Quadranten- oder Hemianopsie zur Gegenseite (meist nicht reversibel), oft mit Neglect (Vernachlässigung des Außenraumes). Bei linkshirnigem Posteriorinfarkt
▼

eventuell Alexie, bei rechtshirnigem Infarkt oft räumliche Orientierungsstörung. Der bilaterale Posteriorinfarkt führt zur kortikalen Blindheit mit intakter Pupillomotorik und oft mit Anosognosie (Anton-Syndrom).

Arteria-choroidea-anterior-Infarkt (Ast der A. cerebri media)

Klinik

Kontralaterale Hemiparese mit vorübergehender Hemianästhesie und -analgesie. Dysarthrie und homonyme obere Quadranten- oder Hemianopsie zur Gegenseite.

Thalamusinfarkt

3 Formen werden unterschieden:
1. Der **inferolaterale Thalamusinfarkt** (A. thalamogeniculata aus der A. cerebri posterior) bedingt eine flüchtige kontralaterale Hemiparese mit persistierender Sensibilitätsstörung und Hyperpathie sowie im Intervall Spontanschmerzen der betroffenen Extremitäten.
2. Der **paramediane Thalamusinfarkt** (A. thalamoperforata aus der A. cerebri posterior) führt nach initialer Bewusstseinsstörung mit flüchtiger Halbseitensymptomatik zu vertikaler Blickparese, Konvergenzstörung und eventuell unwillkürlichen Bewegungen im Sinne einer Choreoathetose (Thalamushand). Bei bilateralen Infarkten (Versorgung beider Hemisphären über ein Gefäß ist möglich) kommt es zum akinetischen Mutismus und ggf. thalamischer Demenz.
3. Der **tuberothalamische Infarkt** (A. tuberothalamica aus der A. communicans posterior) bedingt eine Aphasie bei linkshirniger und einen Hemineglect mit räumlicher Orientierungsstörung bei rechtshirniger Läsion; initial flüchtige Halbseitensymptomatik der Gegenseite.

10.5.7 Infratentorielle Hirninfarkte

Im **vertebrobasilären Versorgungsgebiet** treten 15 % aller Hirninfarkte auf. Die große Variabilität

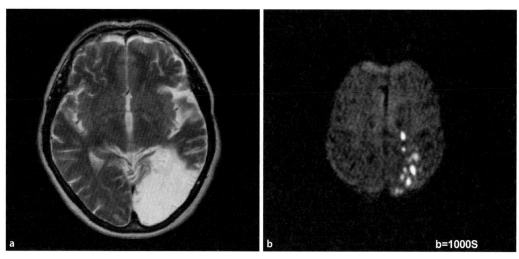

◨ Abb. 10.15a-b **a** Posteriorinfarkt (MRT, T2-Wichtung) **b** Multiple PCA-Embolien (MRT, Diffusionswichtung)

der Symptome erklärt sich aus den mannigfachen Anastomosemöglichkeiten im Bereich von Hirnstamm und Kleinhirn; daneben spielen anlagebedingte Gefäßanomalien eine Rolle. So ist beispielsweise bei 10 % aller Menschen eine A. vertebralis anlagebedingt hypoplastisch. Typisch für Ischämien im hinteren Hirnkreislauf ist eine gekreuzte Symptomatik, d. h. Hirnnervensymptome ipsilateral, Extremitätensymptome kontralateral.

Das **Wallenberg-Syndrom** kommt durch den embolischen Verschluss der A. cerebelli posterior inferior (PICA) oder der A. vertebralis zustande (◨ Abb. 10.16):

> **Klinik**
>
> Ipsilateral: Hemiataxie, Horner-Syndrom, Trigeminussensibilitätsstörung, Gaumensegelparese, Heiserkeit durch Stimmbandparese, Dysarthrie und Nystagmus.
> Kontralateral: dissoziierte Sensibilitätsstörung der Körperhälfte.

Als **Weber-Syndrom** wird der Mittelhirninfarkt bei Verschluss der perforierenden Arterien bezeichnet:

> **Klinik**
>
> Ipsilateral: Okulomotoriusparese
> Kontralateral: Hemiparese

Kleinhirninfarkte (bei Verschlüssen der Arteria vertebralis und der Kleinhirnarterien in Abhängigkeit von Kollateralisation): Rumpfataxie und ipsilaterale Hemiataxie, Dysarthrie, Schwindel, Erbrechen. Hirndrucksymptome im Intervall von Stunden bis Tagen kommen durch Verlegung des 4. Ventrikels mit Entwicklung eines Hydrozephalus occlusus zustande. Vor allem Verschlüsse der A. cerebelli anterior inferior (AICA) können zu einem pseudovestibulären Kleinhirninfarkt führen. Leitsymptom ist Drehschwindel mit richtungsbestimmtem Nystagmus (◨ Abb. 10.17) und ggf. auch Hörstörung.

> **Klinik**
>
> Bei **Stenose oder Verschluss der A. basilaris** (◨ Abb. 10.18) kommt es zu Schwindel, Hirnnervenausfällen (welche die Läsionshöhe anzeigen), sowie einer Paraparese der Beine oder beinbetonter Tetraparese; alternierende Hemiparesen sind möglich. Störungen der Okulomotorik (vertikal = mesenzephal; horizontal = Pons), eine Dysarthrie und Schluckstörungen sind häufig. Wechselnde Bewusstseinslage.

Beim **Locked-in-Syndrom** sind lediglich die vertikalen Blickbewegungen und Lidbewegungen beim ansonsten komplett gelähmten, aber wachen (!) Pa-

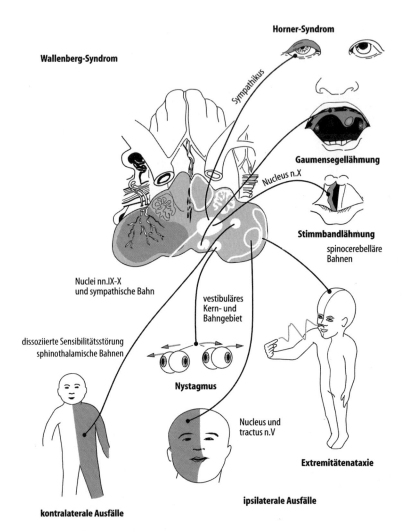

Horner-Syndrom

Wallenberg-Syndrom

Sympathikus

Gaumensegellähmung

Nucleus n.X

Stimmbandlähmung

spinocerebelläre
Bahnen

Nuclei nn.IX-X
und sympathische Bahn

vestibuläres
Kern- und
Bahngebiet

dissoziierte Sensibilitätsstörung
sphinothalamische Bahnen

Nystagmus

Nucleus und
tractus n.V

Extremitätenataxie

ipsilaterale Ausfälle

kontralaterale Ausfälle

◼ Abb. 10.16 Wallenberg-Syndrom

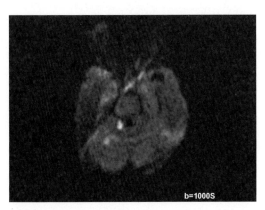

b=1000S

◼ Abb. 10.17 Infarkt im Kleinhirnschenkel rechts (MRT, Diffusionswichtung)

tienten erhalten (Infarkt der Brücke in Höhe der Abduzenskerne).

Ein **reitender Embolus** an der Teilungsstelle der A. basilaris führt zur kortikalen Blindheit durch bilaterale Posteriorverlegung.

Bei dem differenzialdiagnostisch zu bedenkenden **posterioren Leukenzephalopathie-Syndrom (PRES)** (◼ Abb. 10.19) handelt es sich um ein akutes Krankheitsbild mit Kopfschmerzen, Bewusstseinsstörung, epileptischen Anfällen und Sehstörungen bis zur kortikalen Blindheit. Vorkommen bei hypertensiver Entgleisung, Eklampsie, bei Kollagenosen (SLE), toxisch unter Zytostatika oder Immunsuppressiva, oder bei Nierenversagen. Bei Ausschalten

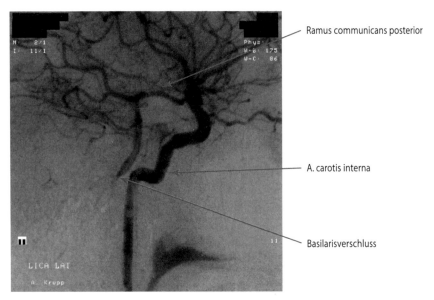

Ramus communicans posterior

A. carotis interna

Basilarisverschluss

Abb. 10.18 Arterielle DSA: Proximaler Basilarisverschluss: der distale Basilarisabschnitt wird über die A. communicans posterior aus der A. carotis interna gefüllt

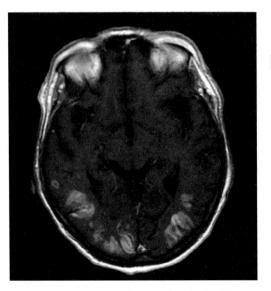

Abb. 10.19 Posteriore Leukenzephalopathie (MRT, T1-Wichtung nach KM)

der Ursache ist die Prognose günstig. Eine weitere wichtige Differenzialdiagnose ist das reversible cerebrale Vasokonstriktionssyndrom (RCVS – ▶ Abschn. 17.3.5).

Lakunäre Infarkte (■ Abb. 10.20) betreffen bevorzugt Basalganglien, innere Kapsel und Brücke.

Klinik	

Typische lakunäre Syndrome
- Rein motorische Hemiparese (Läsion im hinteren Schenkel der inneren Kapsel)
- Rein sensible Halbseitensymptomatik (Läsion im posterolateralen Thalamus)
- Dysarthria-clumsy-hand-Syndrom (Läsion in der Brücke).

Multiple supratentorielle Lakunen sind mit der Marklagerdystrophie Bestandteil der **subkortikalen arteriosklerotischen Enzephalopathie (SAE)** bzw. der **Binswanger-Enzephalopathie** des Hypertonikers. Leitsymptome sind Gangapraxie, Blasenstörung **und vaskuläre Demenz.** Multiple infratentorielle Lakunen können zur **Pseudobulbärparalyse** mit Dysarthrie, Schluckstörung, Heiserkeit und pathologischem Lachen und Weinen führen. Der Masseterreflex ist gesteigert.

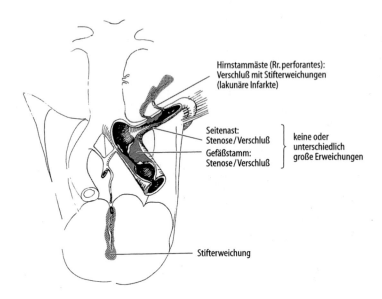

Hirnstammäste (Rr. perforantes):
Verschluß mit Stifterweichungen
(lakunäre Infarkte)

Seitenast:
Stenose / Verschluß
Gefäßstamm:
Stenose / Verschluß } keine oder
unterschiedlich
große Erweichungen

Stifterweichung

◘ Abb. 10.20 Infratentorielle Mikroangiopathie

Klinik

- **Mediainfarkt**: Kontralaterale brachiofazial betonte Hemiparese und Sensibilitätsstörung (mit Aphasie bei Läsion der dominanten Hemisphäre)
- **Anteriorinfarkt**: Beinbetonte Hemiparese
- **Posteriorinfarkt**: Homonyme Hemianopsie zur Gegenseite
- **Hirnstamminfarkte** zeigen gekreuzte Symptome (z. B. Wallenberg-Syndrom)
- **Lakunäre Infarkte**: Ausgestanzte motorische oder sensible Symptome
- Die **SAE** ist durch die Trias Demenz, Gangstörung und Blasenstörung charakterisiert

10.6   Therapie des Hirninfarktes

Ziele Der Schlaganfall ist wie der Herzinfarkt ein medizinischer Notfall. Bereits bei Schlaganfallverdacht sollte der sofortige Transport in ein Zentrum mit Schlaganfallstation (Stroke Unit) erfolgen. Entscheidende Akuttherapie ist die systemische Lyse innerhalb eines 4,5 Stunden-Zeitfensters nach Symptombeginn. Die Behandlung auf einer Schlaganfallstation reduziert die Mortalität um 30 % und die Notwendigkeit einer Weiterbetreuung in einem Pflegeheim um 25 %.

Rekanalisierende Therapie Die intravenöse Lyse mit rtPA (*recombinant tissue-plasminogen-activator*, Dosis 0,9 mg/kgKG, Maximum 90 mg, 10 % der Gesamtdosis als Bolus, die restlichen 90 % als Infusion über 60 Minuten) ist innerhalb eines 4,5 Stunden-Fensters nach Symptombeginn zugelassen. Stets muss vor Fibrinolyse mittels CT eine intrazerebrale Blutung ausgeschlossen sein!

Die intraarterielle Behandlung proximaler Gefäßverschlüsse (T-Gabel, Mediahauptstamm) durch mechanische Thrombektomie mit Stenretrievern oder lokal mit Pro-Urokinase oder rtPA ist innerhalb eines 6 Stunden-Zeitfensters als individueller Heilversuch möglich.

Bei unklarem Zeitfenster (*Wake up-Stroke*) kann das Mismatch in der MRT eine individuelle Entscheidung für oder gegen einen Rekanalisationsversuch ermöglichen. Hauptrisiko einer erfolgreichen Wiedereröffnung eines Gefäßverschlusses ist die Einblutung in das infarzierte Gewebe.

Für akute Basilarisverschlüsse gelten diese festen Zeitgrenzen nicht; in Abhängigkeit von Klinik und Bildgebung werden die intraarterielle Applikation von Pro-Urokinase oder rtPA und eine mechanische Rekanalisation empfohlen.

Kontraindikationen der Lysetherapie:

- Sehr schwere Infarkte (NIH Stroke Scale > 25)
- Ausgedehnte Infarktfrühzeichen in der CCT
- Blutglukosespiegel unter 50 mg/dl oder über 400 mg/dl
- Nicht kontrollierbare arterielle Hypertonie
- Antikoagulation (PTT oder INR wirksam; Anamnese!)
- Kurz zurückliegende Operation

Die Behandlung auf der Stroke unit zielt darauf, den eingetretenen Schaden zu begrenzen, Komplikationen zu verhindern, Rezidiven vorzubeugen und eine Rehabilitation eingetretener neurologischer Ausfälle vorzunehmen.

Praktisches Vorgehen Neurologischer Status und Vitalfunktionen werden überwacht. Ein intravenöser Zugang ist zur regelmäßigen Blutkontrolle und Flüssigkeitszufuhr erforderlich. Die Atemwege müssen freigehalten werden, eine zusätzliche Oxygenierung ist sinnvoll (Gabe von O_2 2–4 l/min über eine Nasensonde). Da eine Aspirationsneigung initial häufig ist, sollte bei Vigilanzstörungen oder Schluckproblemen früh die Indikation für das Legen einer transnasalen Magensonde gestellt werden; eine perkutane Gastrostomie (PEG) ist nur bei Schluckproblemen > 1 Woche erforderlich. Eine Urinretention sollte durch (wiederholte) Katheterisierung behandelt werden; Urinal-Kondome bei Männern, Windeln oder ein Blasenverweilkatheter können notwendig werden.

 Cave

Aspirationspneumonie und Harnwegsinfekt!

Der regelmäßige Lagewechsel immobiler Patienten ist zur Vermeidung von Dekubitalgeschwüren erforderlich. Das Thromboserisiko wird durch ausreichende Hydratation und Mobilisation reduziert; zur Prophylaxe wird subkutanes niedermolekulares Heparin gegeben. Zur Frührehabilitation gehören Physiotherapie, Ergotherapie und Logopädie.

Blutdruck Der Blutdruck sollte **initial nicht gesenkt** und nach der Akutphase im leicht hypertensiven Bereich gehalten werden. Erst systolische Werte über 220 mmHg und diastolische Werte über 120 mmHg werden in jedem Fall langsam gesenkt. Dabei können Clonidin oder Urapidil auch parenteral in kleinen Dosen eingesetzt werden. In Abhängigkeit von der Schlaganfallursache kann mit einer Blutdrucknormalisierung nach 24 Stunden begonnen werden. Grundsätzlich sollten Medikamente, die zu einem drastischen Blutdruckabfall führen können (z. B. Nifedipin) vermieden werden; zu empfehlen sind AT1-Antagonisten und ACE-Hemmer für die Langzeittherapie.

Eine arterielle Hypotonie sollte durch die Gabe von Flüssigkeit oder Katecholaminen behandelt werden.

Stoffwechsel Eine **Blutzuckereinstellung** bei Hypo- und Hyperglykämie in normoglykämische Bereiche ist wichtig. Serumglukosespiegel von über 200 mg/dl sollten mit subkutanen Insulingaben behandelt werden. Der **Elektrolytstatus** wird kontrolliert und ausgeglichen.

Temperatur Die **Körpertemperatur** muss regelmäßig kontrolliert und Erhöhungen über 37,5°C behandelt werden.

Hirnödem Das Hirnödem bei ausgedehnten Infarkten wird durch Oberkörperhochlagerung und falls erforderlich mit hyperosmolaren Substanzen (Glyzerin, Mannit oder Sorbit) behandelt. Dexamethason ist nicht indiziert, weil beim vorwiegend zytotoxischen Ödem des Hirninfarktes sein Nutzen nicht belegt ist und die resultierende Hyperglykämie die Stoffwechsellage verschlechtert.

Die operative Entlastung durch den Neurochirurgen (**Entlastungskraniektomie**) kann beim raumfordernden Kleinhirn- oder Mediainfarkt lebensrettend sein.

10.6.1 Frühe Sekundärprophylaxe

In der Frühphase nach einem ischämischen Schlaganfall wird die Verabreichung von Acetylsalicylsäure (ASS) und einem Statin zur Plaquestabilisierung empfohlen. ASS sollte allerdings nicht vor und in den ersten 24 Stunden nach einer Lysetherapie gegeben werden.

Eine PTT-wirksame Vollheparinisierung kann bei einer Emboliequelle mit hohem Rezidivrisiko (Vorhofthrombus, Dissektion) indiziert sein, ist aber nicht generell zu empfehlen, da das Blutungsrisiko deutlich steigt.

> ⚫ Beim akuten Hirninfarkt keine Blutdrucksenkung, frühe Rezidivprophylaxe mit ASS. Systemische Lyse mit TrtPA innerhalb eines 4,5-Stunden-Fensters; lokale Lyse mit Pro-Urokinase oder Thrombektomie innerhalb 6 h beim proximalen Mediaverschluss, ohne Zeitfenster bei Basilaristhrombose.

10.6.2 Späte Sekundärprophylaxe

Entscheidend ist stets die Korrektur bestehender Gefäßrisikofaktoren.

Aggregationshemmer

ASS führt bei Patienten, die einen Hirninfarkt erlitten haben, zu einer Senkung des Schlaganfallrisikos von 11–15 % und des kombinierten vaskulären Risikos (Schlaganfall, Herzinfarkt und vaskulärer Tod) von 15–22 %. Niedrige ASS-Dosen verursachen bei gleicher Wirksamkeit weniger gastrointestinale Nebenwirkungen. Deshalb wird die tägliche Gabe von 100 mg ASS empfohlen.

Clopidogrel und die Kombination von 25 mg ASS und 200 mg retardiertem Dipyridamol 2-mal täglich können bei Patienten gegeben werden, bei denen das ischämische Ereignis unter der Einnahme von ASS alleine aufgetreten ist. Die Kombination von ASS und Clopidogrel (duale Aggregationshemmung) wird nur zeitlich begrenzt nach Stenting hirnversorgender Arterien oder bei hochgradigen intrakraniellen Stenosen gegeben. Es besteht ein erhöhtes Blutungsrisiko.

Bei Patienten mit kardialer Emboliequelle besteht die Indikation zur oralen **Antikoagulation** (INR 2–3). Der optimale Zeitpunkt für den Beginn einer oralen Antikoagulation nach einem Hirninfarkt wurde bisher nicht untersucht. Bei einem kleineren Infarkt kann innerhalb von 5 Tagen mit der oralen Antikoagulation begonnen werden. Bei absoluter Arrhythmie bei VHF kommen neben den Vitamin K-Antagonisten (Warfarin, Dicoumarol)

die direkten Faktor Xa-Inhibitoren Rivaroxaban und Apixaban oder der direkter Thrombin-Inhibitor Dabigatran zur Primär- und Sekundärprävention in Frage. Diese Substanzen werden in einer fixen Dosis gegeben (keine Gerinnungskontrollen nötig!); eine Dosisanpassung bei Niereninsuffizienz ist aber erforderlich.

Bei Kontraindikationen gegen eine Antikoagulation erfolgt die Therapie mit niedermolekularem Heparin oder ASS.

Die **Karotis-Thrombendarteriektomie (TEA)** wird empfohlen bei >70 %iger symptomatischer Stenose der A. carotis interna in Zentren, deren perioperative Komplikationsrate unter 6 % liegt. Patienten mit 50–69 %iger symptomatischer Stenose und vaskulären Risikofaktoren können ebenfalls von einer TEA profitieren. Die TEA extrakranieller Karotisstenosen dient der Rezidivprophylaxe. Sie ist auch in der frühen Phase nach einem Hirninfarkt möglich, in der Postakutphase vor allem bei instabiler Klinik. Voraussetzungen sind zerebrale Bildgebung (CT, MRT) sowie der Nachweis der Stenose mit Ultraschall, MRA oder CTA. Beim Karotisverschluss ist die TEA nicht indiziert.

Alternativ zur TEA kann die **perkutane transluminale Angioplastie** mit Stenteinlage (Stent-PTA) zur Anwendung kommen. Mit höherem periinterventionellem Risiko ist die Stent-PTA bei >70-Jährigen der TEA unterlegen. Indiziert ist die Stentimplantation vor allem bei Rezidivstenosen nach TEA, radiogenen Stenosen und symptomatischen höhergradigen Vertebralisabgangsstenosen. Bei intrakraniellen Stenosen ist eine interventionelle Therapie zwar möglich, hat aber ein hohes Eingriffsrisiko. Diese Behandlung sollte nur bei Kranken mit Rezidivsymptomen unter optimaler medikamentöser Therapie erfolgen.

Die extra-intrakranielle (EC-IC)-Bypassoperation (Anastomose von der Temporalarterie zur A. cerebri media) ist heute nur noch bei speziellen intrakraniellen Gefäßprozessen (z. B. Moyamoya-Syndrom) indiziert.

Patienten mit offenem **Foramen ovale** ohne Nachweis eines intrakardialen Thrombus oder eines intraseptalen Aneurysmas werden mit ASS behandelt. Hirninfarktpatienten mit einem persistierenden Foramen ovale (PFO) und Septumaneurysma werden antikoaguliert. Ein Schirmchenverschluss des PFO ist nur bei Rezidiven trotz medikamentöser Behandlung indiziert.

Symptomatische **Koagulopathien** machen in der Regel eine orale Langzeitantikoagulation erforderlich.

Eine gezielte Therapie ist bei einigen speziellen Gefäßerkrankungen möglich; so werden Kortikosteroide und Immunsuppressiva bei zerebralen Vaskulitiden eingesetzt.

10.7 Sinusthrombose

Vorkommen Die jährliche Inzidenz liegt bei 1 auf 100.000 Einwohner. Die blande Sinusvenenthrombose (SVT) tritt vor allem bei Frauen vor dem 40. Lebensjahr auf, bevorzugt in der Schwangerschaft, im Wochenbett und unter Ovulationshemmern. Daneben gehäuftes Vorkommen bei Exsikkose, Kachexie, Blutkrankheiten (Polyzythämie, Sichelzellanämie), beim Behçet-Syndrom (Stomatitis aphthosa, genitale Aphthen, Iridozyklitis), bei Allgemeininfekten, Schädel-Hirn-Trauma und Hirntumoren. Eine intrakranielle Hypotension (Liquorunterdrucksyndrom) ist gelegentlich mit einer SVT assoziiert. Etwa 20 % bleiben ohne fassbare Ursache. Praktisch alle Sinus und inneren Hirnvenen können betroffen sein. Häufig ist die Beteiligung der Sinus sagittalis superior und inferior, cavernosus, transversus und sigmoideus. Als septische SVT meist fortgeleitetes Auftreten bei HNO-Infekten, Orbitaentzündungen und Gesichtsfurunkeln. Bevorzugt sind dann der Sinus transversus und der Sinus cavernosus betroffen.

Klinik

Leitsymptome der Sinusthrombose sind subakut auftretende Kopfschmerzen mit fluktuierenden Herdsymptomen (oft initial Monoparesen). In 50 % epileptische Anfälle und psychische Auffälligkeiten, in 25 % ein- oder beidseitige Stauungspapille. Oft nur Bild eines Pseudotumor cerebri (Kopfschmerz, Stauungspapillen). Bei der Sinus-cavernosus-Thrombose Protrusio bulbi und regionale Schwellung mit Ausfällen der Hirnnerven III bis VI.

Diagnose Die Diagnose wird in der MRT mit Phasenkontrast-Angiographie (ohne KM) oder mittels venöser CT-Angiographie gesichert. In 1/3 der Fälle zeigt das Schädel-CT nach Kontrastmittelgabe das Empty-triangle-Zeichen mit dreieckförmiger Aussparung des Confluens sinuum (Delta-Zeichen). CCT und MRT zeigen oft eine allgemeine Hirnschwellung und parasagittale Einblutungen. Diagnostisch hinweisend auf eine Hirnvenen- und Sinusthrombose (SVT) kann die Erhöhung der D-Dimere (>500 ng/ml in der Akutphase) sein. Nach der Diagnosestellung müssen mögliche Ursachen erkannt und behandelt werden (Gerinnungsstörungen, konsumierende Erkrankungen, Infektionen).

Prädisponierende Faktoren der SVT:

- **Kontrazeptiva, postpartal**, seltener während der Schwangerschaft
- **Gerinnungsstörungen**: Faktor-V-Leiden-Mutation mit APC-Resistenz, Prothrombin-Mutation, Antithrombin-III-, Protein-C- und -S-Mangel, zirkulierende Immunkomplexe, heparininduzierte Thrombozytopenie II, Plasminogenmangel, Hyperhomozysteinämie, Dysfibrinogenämien, disseminierte intravasale Gerinnung, Antiphospholipidsyndrom
- **Intrakranielle Hypotension** (Liquorunterdrucksyndrom)
- **Autoimmunerkrankungen** (z.B. Behcet-Syndrom)
- **Hämatologische Erkrankungen**: Polyzytämie, Sichelzellanämie, paroxysmale nächtliche Hämoglobinurie, Anämie, Thrombozytose
- **Medikamente**: Androgene, Chemotherapeutika, Kortikosteroide, Vitamin-A-Überdosierung, Drogen
- **Metabolische Erkrankungen**: Diabetes mellitus, Thyreotoxikose, Urämie, nephrotisches Syndrom, Leberzirrhose, Dehydratation
- **Malignome**: Karzinome, Lymphome
- **Entzündliche Darmerkrankungen** (Morbus Crohn, Colitis ulcerosa)
- **Infektionen**: Sepsis, Endokarditis, Tuberkulose, Malaria, Trichinose, Aspergillose
- **Lokal**: Gesichtsfurunkel, Otitis media, Tonsillitis, Sinusitis, Stomatitis, Zahnabszesse, Hirnabszess, Empyem, Meningitis, Schädel-Hirn-Trauma, neurochirurgische Operationen, mechanische Abflussbehinderung durch Tumoren

Therapie Die Therapie der blanden Sinusthrombose besteht in der frühzeitigen Gabe von gewichtsadaptiertem niedermolekularem Heparin, um ein Fortschreiten der Thrombose zu verhindern. Die Indikation ist auch bei Diapedeseblutungen in der CT oder MRT gegeben. Alternativ kann unfraktioniertes Heparin intravenös mit einer Ziel-PTT von mindestens dem Zweifachen des Ausgangswertes verabreicht werden. Nach der Akutphase erfolgt für 6 bis 12 Monate eine Antikoagulation mit Vitamin K-Antagonisten (Ziel-INR 2,5 bis 3). Eine dauerhafte orale Antikoagulation ist nur beim Vorliegen von Gerinnungsstörungen indiziert.

Die selektive thrombolytische Therapie mit rtPA oder interventionelle neuroradiologische Eingriffe kommen als individueller Heilversuch bei Verschlechterung trotz Heparin in Frage.

Epileptische Anfälle werden in der akuten Phase symptomatisch mit Levetiracetam oder Valproinsäure behandelt, ein begleitendes Hirnödem mit Glycerin oder anderen hyperosmolaren Substanzen.

Die septische Sinusthrombose macht eine Antibiotikagabe und frühzeitige operative Sanierung des zugrunde liegenden Fokus erforderlich.

10.8   Fett- und Luftembolien

Fettembolien

Sie entstehen durch Erhöhung der Blutneutralfette mit Kapillarverlegung in Lunge und Gehirn und kommen beim traumatischen Schock vor.

Klinik

Leitsymptome sind im Intervall (nach 6–48 Stunden) auftretende Bewusstseinsstörungen und psychische Symptome mit bilateralen neurologischen Herdzeichen. I. d. R. gleichzeitig pulmonale Symptome durch Lungenembolisierung.

Therapie Schockbekämpfung, Trasylol, Sauerstoffatmung, Hypothermie

Luftembolien

Sie können als Caisson-Krankheit bei Tauchern (vor allem bei offenem Foramen ovale) oder bei Operationen am offenen Herzen, an der Lunge und am Hals sowie nach Abtreibungsversuchen auftreten.

Klinik

Die wichtigsten zerebralen Symptome sind Bewusstseinsstörungen, epileptische Anfälle und Störungen der Okulo- und Pupillomotorik. Begleitend bestehen Zyanose, Tachykardie und Atemnot. Fett und Luft sind in CT oder MRT zu erkennen.

Bei zu raschem Aufstieg in große Höhen (**Höhenkrankheit**) kombinieren sich Kopfschmerzen und Bewusstseinsstörungen. In der MRT ist vor allem das Corpus callosum betroffen.

Therapie Schockbekämpfung, Sauerstoffbeatmung

In Kürze

- Die wichtigste Ursache zerebraler Ischämien sind arterioarterielle Embolien aus vorgeschalteten Gefäßen oder Embolien aus dem Herzen bei absoluter Arrhythmie bei Vorhofflimmern.
- Vor allem bei jüngeren Patienten mit Hirninfarkt muss an andere Herzerkrankungen (Klappenfehler), Koagulopathien (APC-Resistenz, Antiphospholipidsyndrom) und nichtarteriosklerotische Vasopathien (Dissektion) gedacht werden.

Supratentorielle Infarkte

- Mediainfarkt: 65 % der zerebralen Ischämien, kontralaterale, brachiofazial betonte Hemiparese
- Anteriorinfarkt: 5 % aller Infarkte, kontralaterale beinbetonte Hemiparese
- Posteriorinfarkt: 10 % der Ischämien, homonyme obere Quadranten- oder Hemianopsie zur Gegenseite, oft mit Neglect

▼

- Thalamusinfarkt
  - Inferolateraler: kontralaterale Hemiparese
  - Paramedianer: vertikale Blickparese, Konvergenzstörung
  - Tuberothalamischer: Aphasie (linkshirnige Läsion), Hemineglect (rechtshirnige Läsion)

Infratentorielle Infarkte
- Wallenberg: Ipsilateral: Hemiataxie, Horner-Syndrom, Trigeminussensibilitäts- störung, Gaumensegelparese, Stimmbandparese, Dysarthrie und Nystagmus; kontralateral: dissoziierte Sensibilitätsstörung der Körperhälfte, bei Verschluss der PICA
- Kleinhirninfarkte: ipsilaterale Hemiataxie
- A. basilaris:
  - Schwindel, Dysarthrie, alternierende Paresen, Bewußtseinsstörung
  - Locked-in-Syndrom (Brücke in Höhe der Abduzenskerne)
  - Kortikale Blindheit (Teilungsstelle der A. basilaris: reitender Embolus)

Lakunäre Syndrome
- Rein motorische Hemiparese (Läsion im hinteren Schenkel der inneren Kapsel)
- Rein sensible Halbseitensymptomatik (Läsion im posterolateralen Thalamus)
- Dysarthria-clumsy-hand-Syndrom (Läsion in der Brücke)
- Im Verlauf SAE mit Gangapraxie, Blasenstörung und Demenz

Sinusthrombose
- Kopfschmerzen, epileptische Anfälle, Bewusstseinsstörung und fokale Symptome
- Gravidität, Koagulopathien und Ovulationshemmer sind Risikofaktoren.
- Gehäuftes Vorkommen beim Behçet-Syndrom
- Diagnose mittels MRT, Therapie mit Antikoagulantien

Spontane intrakranielle Blutungen

Peter Berlit

11.1   **Intrazerebrale Blutungen (IZB)   – 220**

11.1.1   Pathogenese und Ätiologie   – 220

11.1.2   Diagnose   – 222

11.1.3   Lokalisation und Ursache   – 224

11.1.4   Therapie   – 224

11.2   **Subarachnoidalblutung (SAB)   – 225**

11.2.1   Ätiologie und Pathogenese   – 225

11.2.2   Diagnose   – 227

11.2.3   Prognose   – 229

11.2.4   Komplikationen   – 229

11.2.5   Therapie   – 230

11.3   **Arteriovenöse Malformationen   – 231**

P. Berlit, *Basiswissen Neurologie*,
DOI 10.1007/978-3-642-37784-6_11, © Springer-Verlag Berlin Heidelberg 2013

Spontane intrakranielle Blutungen sind intrazerebral oder subarachnoidal lokalisiert. Wichtigste Ursachen der intrazerebralen Blutung (IZB) sind die Hyalinose der Stammgangliengefäße bei Hypertonus, die Amyloidangiopathie bei älteren Patienten mit Lobärblutung und arteriovenöse Malformationen. IZB zeigen sich als Schlaganfall, Subarachnoidalblutungen (SAB) mit dem Leitsymptom heftigster Kopfschmerz. SAB sind in 80 % auf die Ruptur eines Aneurysmas zurückzuführen, wobei Rezidivblutung, Hirninfarkt bei Vasospasmus und Hydrozephalus gefürchtete Komplikationen sind. Die Diagnostik erfolgt mittels CT, MRT und Angiographie. IZB werden meist konservativ behandelt, Aneurysmen bei SAB interventionell (Coiling) oder operativ (Clipping) ausgeschaltet.

Die 72-jährige Patientin nimmt seit 1 Jahr wegen zunehmender Gedächtnisprobleme Gingkopräparate ein. Bereits zweimal sei es zu vorübergehenden schlaganfallähnlichen Episoden mit wechselnder Halbseitensymptomatik gekommen. Jetzt erfolgt die Aufnahme wegen seit 2 Tagen bestehender »Sehstörungen auf dem linken Auge«. Der Augenarzt habe nichts gefunden, aber gesagt, sie müsse in die Klinik.
Bei der fingerperimetrischen Prüfung findet sich eine homonyme Hemianopsie nach links. Es liegen deutliche mnestische und vor allem räumliche Orientierungsstörungen vor. Bei regelrechter Labordiagnostik dokumentiert das EKG eine absolute Arrhythmie bei Vorhofflimmern (VHF).
Die notfallmässig durchgeführte CT zeigt eine atypische rechts okzipitale Lobärblutung bei globaler Hirnatrophie. Die Patientin wird auf die Stroke unit aufgenommen. Beim Monitoring sind die Blutdruckwerte normoton. Die am Folgetag durchgeführte MRT zeigt neben der grossen okzipitalen Blutung multilokuläre Mikroblutungen älteren Datums in beiden Hemisphären (Gradientenecho-Sequenzen); die MRA ist unauffällig. Die Sehstörung bessert sich teilweise unter einem PC-gestützten Sakkadentraining. Es wird die Diagnose einer Amyloidangiopathie gestellt und wegen des Blutungsrisikos auf eine Antikoagulation bei VHF verzichtet.

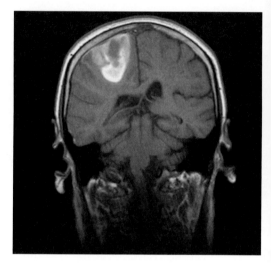

◨ **Abb. 11.1** Blutung in der MRT (T1 koronar)

11.1   Intrazerebrale Blutungen (IZB)

Definition Spontane Blutung in das Hirngewebe, ohne oder mit Anschluss an das Ventrikelsystem oder den Subarachnoidalraum; bis zu 15 % aller Schlaganfälle (◨ Abb. 11.1). Die Blutungen können in den ersten Stunden deutlich wachsen.

11.1.1 Pathogenese und Ätiologie

Hypertonus Ein arterieller Hypertonus ist für bis zu 80 % aller spontanen intrazerebralen Blutungen verantwortlich Bei Lipohyalinose oder Mikroaneurysmen durch chronische Hypertonie kommt das Hämatom durch die Ruptur kleiner perforierender Arterien, vor allem im Bereich der Basalganglien, zustande. Weitere Risikofaktoren sind hohes Lebensalter, Zigarettenrauchen, Alkoholismus, Drogenkonsum (Amphetamine, Kokain) und niedriges Serumcholesterin. Hypertensive IZB sind in den Basalganglien, dem Thalamus, im Hirnstamm oder im Kleinhirn lokalisiert.

Vaskuläre Malformationen 15–25 % der intrazerebralen Hämatome entstehen durch die Ruptur von Aneurysmen, **arteriovenösen Malformationen** oder **Kavernomen**. Kavernome sind rein venöse Fehlbildungen und werden in der MRT nachgewiesen (◨ Abb. 11.5).

Amyloidangiopathie Eine Amyloidangiopathie spielt vor allem bei älteren Patienten mit dementieller Entwicklung eine Rolle. Diese Pathogenese ist wahrscheinlich, wenn sich Lobärblutungen temporal, parietal oder okzipital, oft multipel, zeigen. Der Nachweis der Amyloid-Ablagerungen mittels Kongorot-Färbung in einer extrazerebralen Biopsie (z. B. Rektumschleimhaut) ist wenig sensitiv. Selten ist die Variante einer entzündlichen Gefäßreaktion auf Amyloid Beta. Bei der *A-beta-related angiitis* (ABRA) lassen sich Aβ-Antikörper nachweisen, und eine Therapie mit Immunsuppressiva ist indiziert.

Tumor Tumorblutungen sind besonders bei Melanom-, Nierenzellkarzinom- und Bronchialkarzinommetastasen sowie Glioblastomen häufig; eine Tumor-Apoplexie ist für 10 % aller intrazerebralen Blutungen verantwortlich.

Gerinnungsstörungen Intrazerebrale Blutungen treten auf unter Antikoagulantientherapie (unter Vitamin-K-Antagonisten 1–2 % jährliches Risiko; vor allem bei zu hoher INR), bei Hämophilie, HELLP-Syndrom, Morbus Werlhof, Leukosen oder bei einer Verbrauchskoagulopathie.

Entzündliche Erkrankungen Mykotische Aneurysmen bei Endokarditis oder Sepsis sowie nekrotisierende Vaskulitiden sind bei IZB zu bedenken. Auch die hämorrhagische Enzephalitis geht mit IZB einher.

Multiple IZB werden vor allem bei mykotischen Aneurysmen und Vaskulitis, aber auch bei der Amyloidangiopathie, der Sinusvenenthrombose oder Gerinnungsstörungen gefunden.

Blutung nach zerebralen Ischämien Zur Einblutung in einen Hirninfarkt (hämorrhagischer Infarkt) kommt es bei spontaner Rekanalisation nach embolischen Gefäßverschlüssen, bei Lysetherapie (die intravenöse und intraarterielle Thrombolyse hat ein 10-fach erhöhtes Risiko für Blutungen) oder sonstigen rekanalisierenden Maßnahmen (Thrombektomie). Stauungsblutungen sind typisch für Sinus- und Hirnvenenthrombosen.

Klinik ■

Klinisch zeigt sich das Bild des »Schlaganfalls« mit akuter Halbseitensymptomatik mit oder ohne Bewusstseinsstörung, Kopfschmerzen und Störung der Okulomotorik. Die Symptome treten meist ohne besondere körperliche Belastung auf. **Eine klinische Unterscheidung vom ischämischen Hirninfarkt ist nicht möglich.** Nach Blutungslokalisation unterscheidet man:

- **Stammganglienblutungen** (60 % aller intrakraniellen Hämatome) betreffen meist das **Putamen** mit proportionaler sensomotorischer Hemiparese, ggf. Aphasie und Déviation conjugée sowie initialer Bewusstseinsstörung.
- **Lobärblutungen** (30 % aller intrakraniellen Hämatome) führen zu einer armbetonten Hemiparese, meist ohne Bewusstseinsstörung. In bis zu 30 % (vor allem bei temporalen und parietalen Blutungen) Auftreten symptomatischer epileptischer Anfälle. Bei okzipitalen Hämatomen homonyme Hemianopsie zur Gegenseite.
- **Infratentoriell** (10 % aller intrazerebralen Hämatome) sind das **Kleinhirn** (Nucleus dentatus) mit Gang- und Standataxie, Dysarthrie, Kopfschmerz und Schwindel sowie die **Pons** mit Bewusstseinsstörung, Tetraparese, horizontaler Blickparese, *ocular bobbing*, Eineinhalbsyndrom, Stecknadelkopfpupillen oder internukleärer Ophthalmoplegie betroffen. Brückenblutungen zeigen bei paramedianer Lokalisation mit vegetativer Entgleisung (Atemstörung, Hyperthermie) eine hohe Letalität. Basale oder laterale Ponsblutungen haben eine günstigere Prognose. Bei infratentoriellen Blutungen kann es durch Liquorabflussbehinderung (4. Ventrikel) zu einem Hydrozephalus occlusus kommen.

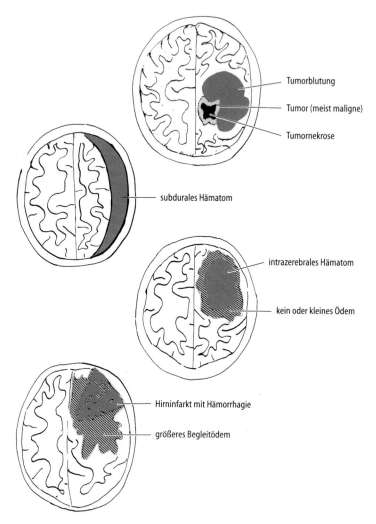

Tumorblutung

Tumor (meist maligne)

Tumornekrose

subdurales Hämatom

intrazerebrales Hämatom

kein oder kleines Ödem

Hirninfarkt mit Hämorrhagie

größeres Begleitödem

□ Abb. 11.2 Muster intrakranieller Blutungen in der Schnittbildgebung

11.1.2 Diagnose

Die Diagnose wird mittels **CT** (□ Abb. 11.2) oder MRT gestellt. In der CT zeigt sich die Blutung als primär hyperdense Läsion (mit oder ohne Ödem, Ventrikelkompression oder Ventrikeleinbruch). Eine umschriebene Anreicherung im Zentrum der IZB nach Kontrastmittelgabe sagt ein Größenwachstum der Blutung voraus (*spot sign*).

Die **MRT** macht in der Akutphase hämsensitive Sequenzen (T2*- und Gradientenecho) erforderlich, dann ist sie der CT gleichwertig und vermag Mikroblutungen sogar besser nachzuweisen (□ Abb.

11.3b). Im subakuten oder chronischen Stadium stellt sich das Hämatom im MRT auch in der T1- und T2-Wichtung anhand des Methämoglobinnachweises dar; eine Alterseinschätzung der Blutung ist im MRT möglich.

Lobärhämatome (□ Abb. 11.3a) machen stets den **angiographischen Ausschluss** einer Gefäßmalformation erforderlich – sie werden nur in knapp 30 % durch einen Hypertonus bedingt. Zu denken ist an AV-Malformationen wie Angiome oder Durafisteln (□ Abb. 11.4a-b).

Bei älteren Kranken ist oft eine Amyloidangiopathie verantwortlich; bei Nachweis multipler Mik-

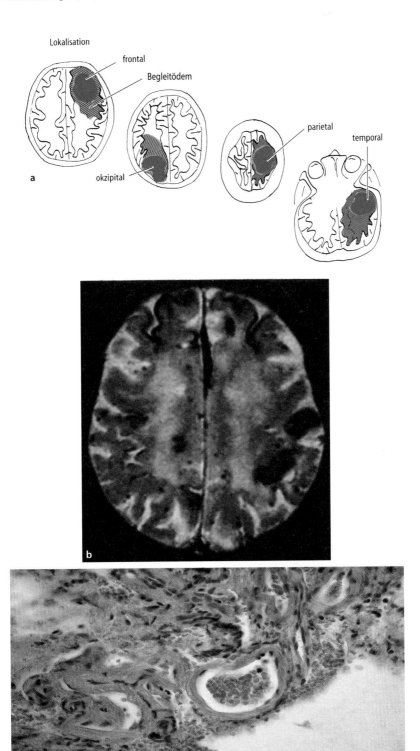

Abb. 11.3 Zerebrale Amyloidangiopathie. **a** Lobärblutung (MRT T2) **b** Multiple Mikroblutungen (MRT, T2*) **c** Histologischer Befund (Kongorotfärbung)

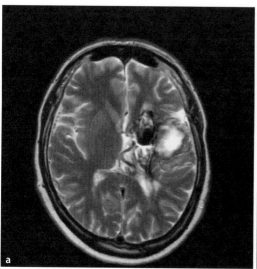
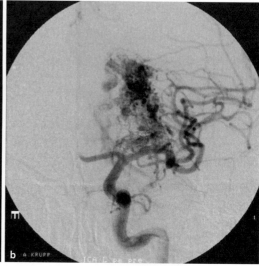

☐ Abb. 11.4a-b Angiomblutung. **a** MRT T2 axial **b** DSA

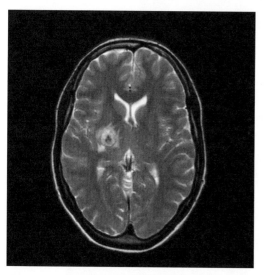

☐ Abb. 11.5 Kavernomblutung in der MRT (T2 axial)

roblutungen in der MRT kann auf eine Angiographie verzichtet werden (☐ Abb. 11.3b,c).

Kavernome stellen sich nach Resorption der Blutung in der MRT, nicht jedoch in der DSA dar (☐ Abb. 11.5).

11.1.3 Lokalisation und Ursache

70 % aller hypertonischen Blutungen finden sich im Bereich der Stammganglien, da die Lipohyalinose meist die lentikulostriären Gefäße aus der Arteria cerebri media betrifft. Die Blutung nimmt ihren Ursprung im Putamen. Thalamushämatome entstehen durch Ruptur von Ästen der Aa. thalamoperforatae und thalamogeniculatae aus der A. communicans posterior. Infratentorielle Hämatome lassen sich in 70 % auf eine Hypertonie zurückführen, in 20 % liegt eine vaskuläre Malformation vor.

11.1.4 Therapie

Die Therapie der nicht-raumfordernden intrazerebralen Blutung erfolgt primär **konservativ**:
- Überwachung auf Intensivstation oder Stroke-unit
- Blutdruck senken bei Werten über 170/90 mmHg – Blutdruckeinstellung auf Werte um 140/80 mmHg
- Niedermolekulares Heparin und physikalische Therapie zur Thromboseprophylaxe, beim bewusstseinsklaren Patienten frühzeitige Mobilisation

- Falls erforderlich Hirndruckbehandlung mit Lagerung, hyperosmolaren Substanzen; kein Dexamethason
- Bei Patienten mit progredienter Bewusstseinstrübung frühzeitige Intubation; Indikation zur Intubation bei pCO_2-Werten über 50–55 mm Hg
- Bei Gerinnungsstörungen rasche Korrektur der Gerinnungsstörung durch Frischplasmakonzentrat (*fresh-frozen plasma*); gezielt Gabe von:
  - Vitamin K bei Marcumarblutung
  - Protaminsulfat bei Heparinblutung
  - Tranexamsäure bei Fibrinolyseblutung

🛑 **Cave**
Hingegen wird die Gabe von Thrombozytenkonzentraten bei IZB unter Aggregationshemmern nicht empfohlen!

Auch Studien zum Einsatz von rekombinantem Faktor 7 waren negativ.
Indikationen zur **Intervention**:
- Ventrikeldrainage bei intraventrikulärer Blutung und Liquorabflussbehinderung
- Beseitigung einer nachgewiesenen Blutungsquelle durch Operation, Embolisation oder Coiling (Aneurysma, Angiom)
- Operative Ausräumung bei Kleinhirnhämatomen mit einem Durchmesser über 3 cm mit Verlegung des 4. Ventrikels (Gefahr des Verschlusshydrozephalus und der Einklemmung!)

Keine generelle OP-Indikation bei supratentoriellen Hämatomen. Prognostische Faktoren sind Größe der Blutung, Ventrikeleinbruch, Bewusstseinslage und Alter.

11.2 Subarachnoidalblutung (SAB)

Definition Einblutung in den Subarachnoidalraum i. d. R. aus einem sackförmigen Aneurysma. Lebensgefährliches Krankheitsbild mit den Komplikationen Rezidivblutung, Hirninfarkt durch Vasospasmus oder Hydrozephalus.

Epidemiologie Die jährliche Inzidenz liegt bei 10–15/100.000 Einwohner. SAB sind für 3 % aller Schlaganfälle verantwortlich. Am häufigsten tritt eine SAB in der 5. und 6. Lebensdekade auf. Vor dem 40. Lebensjahr sind Männer, jenseits des 50. Lebensjahres Frauen häufiger betroffen. Risikofaktoren sind arterielle Hypertonie, Rauchen, Hypercholesterinämie und Drogen.

11.2.1 Ätiologie und Pathogenese

Ursache ist in 80 % ein sackförmiges Aneurysma der basalen Hirnarterien.

Die wichtigsten Aneurysmalokalisationen sind (◻ Abb. 11.6a-b):
- A. communicans anterior und A. cerebri anterior – 40 %
- A. carotis interna – 30 %
- A. cerebri media – 20 %
- Vertebrobasiläres Stromgebiet (A. basilaris, A. vertebralis, PICA) – 10 %
- 20 % der Patienten haben multiple Aneurysmen!

Die sackförmigen Aneurysmen entstehen an den Teilungsstellen der Arterien durch embryonale Fehlbildungen der Tunica media, wobei zusätzliche hämodynamische Faktoren mit fortschreitendem Lebensalter das Haupterkrankungsalter zwischen dem 40. und 60. Lebensjahr erklären könnten.

Wesentlich seltener sind fusiforme Aneurysmen der A. carotis und A. basilaris durch arteriosklerotische Veränderungen, sowie mykotische Aneurysmen etwa bei Endokarditis. Patienten mit Zystennieren und Bindegewebserkrankungen (Marfan-, Ehlers-Danlos-Syndrom) haben gehäuft Aneurysmen.

In 5 % kommt es zur SAB aus arteriovenösen Malformationen. Weitere Ursachen sind Schädel-Hirn-Trauma, Dissektionen intrakranieller Arterien (vor allem A. vertebralis), Sinusvenenthrombosen, Vaskulitiden und Gerinnungsstörungen. Das reversible Vasokonstriktionssyndrom zeigt gelegentlich eine kortikale (sulkale) SAB.

In 10–15 % wird keine Blutungsquelle gefunden. Dies gilt insbesondere für die rein mesenzephale SAB.

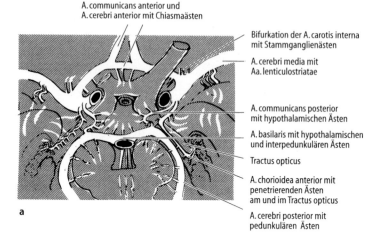

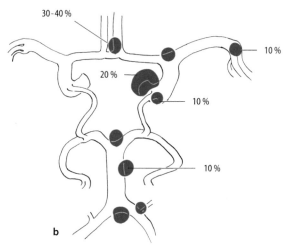

Abb. 11.6a-b a Circulus arteriosus Willisii mit **b** Lokalisation intrazerebraler Aneurysmen

Klinisch können sich Aneurysmen durch neurologische Herdsymptome – **paralytisches Aneurysma** – oder durch die akute Subarachnoidallutung – **rupturiertes Aneurysma** – bemerkbar machen.

Drucksymptome bei Aneurysmata
Paralytisches Aneurysma
- Die Okulomotoriusparese mit Mydriasis durch das Aneurysma der A. communicans posterior (■ Abb. 11.7a-b).

▼

- Gesichtsfelddefekte durch Optikus- oder Chiasmaschädigung bei supraklinoidalem Interna-Aneurysma
- Das Fissura-orbitalis-superior-Syndrom bei infraklinoidalem Interna-Aneurysma
- Die Abduzensparese bei supraklinoidalem Interna- oder Basilarisaneurysma (selten hierbei auch flüchtige Extremitätenparesen)
- Die paralytischen Symptome des Aneurysmas sind oft von Kopfschmerzen begleitet;

▼

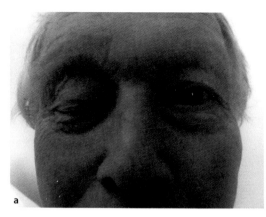
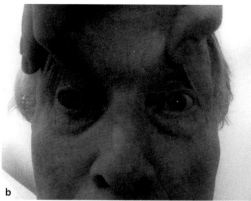

☐ Abb. 11.7 Okulomotoriusparese rechts bei Aneurysma der A. communicans posterior. **a** Komplette Ptose **b** Fehlstellung des Bulbus nach aussen unten

sie kommen durch eine Volumenzunahme des Aneurysmas zustande und sind daher gefährliche Vorboten einer Subarachnoidalblutung.

Rupturiertes Aneurysma:
Die **Subarachnoidalblutung (SAB)** äußert sich durch plötzliche, heftigste, in dieser Intensität noch nie erlebte Kopf- und Nackenschmerzen, oft mit Erbrechen, Schweißausbruch und Bewusstseinsstörung. Epileptische Anfälle oder neurologische Herdzeichen (Pupillenstörungen, Augenmuskelparesen, Hemiparese, Stauungspapille) sprechen für ein zusätzliches intrazerebrales Hämatom. Ein Meningismus mit positiven Dehnungszeichen entwickelt sich im Verlauf von wenigen Stunden, kann also bei ganz frischer SAB noch fehlen! Zur Einteilung des Schweregrades eignet sich u.a. das Schema nach Hunt und Hess (☐ Tab. 11.1).

11.2.2 Diagnose

Die **Computertomographie (CT)** zeigt innerhalb der ersten 24 Stunden in 91 % das Blut im Subarachnoidalraum (basale Zisternen). Die Treffsicherheit liegt am 3. Tag etwa bei 75 %. Die Lokalisation begleitender intrazerebraler Blutansammlungen kann Hinweise auf die Aneurysmalokalisation geben (☐ Abb. 11.8).

Die MRT ist mit T2*- und Gradientenechosequenzen in der Akutsituation ähnlich sensitiv wie die CT (☐ Abb. 11.9) und kann Tage zurückliegende Blutungen durch den Hämosiderinnachweis mit hoher Sensitivität besser aufzeigen.

Wenn die CT bei begründetem klinischem Verdacht keine SAB zeigt, muss beim bewusstseinsklaren Patienten lumbal **Liquor** entnommen werden. Bei Subarachnoidalblutung besteht eine gleichmäßige Blutbeimengung in drei nacheinander gefüllten Röhrchen (3-Gläserprobe), ab der 3. Stunde nach der Blutung ist der Überstand nach dem Zentrifugieren xanthochrom (Differenzierung von der artifiziellen Blutbeimengung). Die Xanthochromie ist bis zu 2 Wochen, Ferritin und Siderophagen im Liquor sind bis zu 4 Wochen nach SAB nachweisbar.

Die Blutungsquelle wird mittels arterieller **digitaler Subtraktions-Angiographie (DSA)** (Darstellung aller vier hirnversorgenden Gefäße mit Schrägaufnahmen) nachgewiesen. Zuvor müssen Gerinnungsstörungen ausgeschlossen sein. Bei einer SAB wird in 80 % ein Aneurysma und in 5 % eine arteriovenöse Malformation nachgewiesen (☐ Abb. 11.10).

Ist die initiale DSA negativ, ist bei einer Kontrollangiographie nach 2–3 Wochen noch in 1–2 % ein Aneurysmanachweis zu erwarten. Bei alleinigem Blutnachweis in den basalen Zisternen ist eine Kontrollangiographie nicht erforderlich (perimesenzephale SAB).

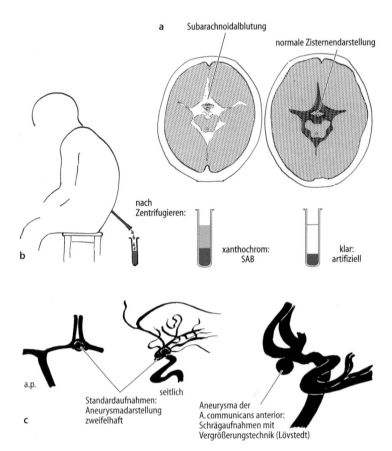

a Subarachnoidalblutung

normale Zisternendarstellung

nach
Zentrifugieren:

xanthochrom:
SAB

klar:
artifiziell

b

a.p.

seitlich

Standardaufnahmen:
Aneurysmadarstellung
zweifelhaft

Aneurysma der
A. communicans anterior:
Schrägaufnahmen mit
Vergrößerungstechnik (Lövstedt)

c

◘ Abb. 11.8a–c Diagnose der Subarachnoidalblutung. **a** CT **b** Liquorpunktion **c** Angiographie

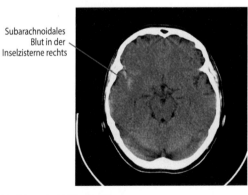

Subarachnoidales
Blut in der
Inselzisterne rechts

◘ Abb. 11.9 SAB in der CT

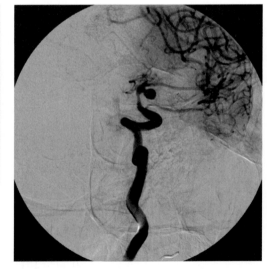

◘ Abb. 11.10 Aneurysma der A. carotis interna (DSA)

◻ Tab. 11.1 Stadieneinteilung der SAB (World Federation of Neurological Surgeons-WFNS, Hunt und Hess)

Grad	WFNS		Hunt und Hess	
	Glasgow Coma Scale	Hemiparese Aphasie	Grad	Kriterien
I	15	nein	I	Asymptomatisch, ggf. leichte Kopfschmerzen und Meningismus
II	14–13	nein	II	Starke Kopfschmerzen, Meningismus, ggf. Hirnnervenausfälle
III	14–13	ja	III	Somnolenz, Verwirrtheit, leichte Fokalneurologie
IV	12–7	ja/nein	IV	Sopor, Hemiparese, vegetative Störungen
V	6–3	ja/nein	V	Koma, Einklemmungszeichen

Immer muss eine **Panangiographie** erfolgen, da multiple Aneurysmen häufig sind (Inzidenz 20 %). Wird kein Aneurysma gefunden, sollten auch die das Halsmark versorgenden Gefäße angiographisch dargestellt werden. CTA und MRA können nur Aneurysmen >4 mm nachweisen und dürfen daher nicht als einzige Methode zur Aneurysmasuche verwandt werden.

11.2.3 Prognose

Die Letalität innerhalb des ersten Monats ist mit 40 % sehr hoch, wobei 15–20 % der Patienten bereits vor Erreichen des Krankenhauses versterben. Wache Patienten haben eine Letalität von 10 %, komatöse Patienten eine Letalität von 75 %. Ein Drittel der überlebenden Patienten hat ein bleibendes neurologisches Defizit.

11.2.4 Komplikationen

Die Komplikationen der Subarachnoidalblutung sind:
- **Rezidivblutung**: 25 % aller Patienten mit SAB zeigen eine erneute Blutung innerhalb der ersten vier Wochen, meist in der ersten Woche. Die Nachblutung hat eine Letalität von bis zu 70 %. Wichtigste Ursache

einer frühen Rezidivblutung sind eine verzögerte Diagnose und Therapie. Nach einem halben Jahr beträgt das Risiko etwa 3 % pro Jahr
- **Hirninfarkt durch Vasospasmus**: Ab dem 3. Tag nach der SAB bis etwa 3 Wochen nach der SAB kommt es bei 50 % der Kranken zu einem oft generalisierten Vasospasmus, dessen Ausprägung mit der in der CT oder MRT nachweisbaren Blutmenge korreliert. Eine Hypovolämie, Hyponatriämie oder Hypotonie sind Risikofaktoren. Die transkranielle Dopplersonographie (TCD) weist die Gefäßspasmen über eine Erhöhung der Flussgeschwindigkeiten im intraindividuellen Verlauf nach. Klinisch resultieren in 30 % Ischämien mit Bewusstseinsstörung und fokalen neurologischen Ausfällen (◻ Abb. 11.11)
- Ein **akuter Hydrozephalus** tritt akut nach einer SAB obstruktiv bei Verlegung des Aquädukts oder des vierten Ventrikels durch Blutkoagel oder subakut als **Hydrozephalus aresorptivus** bei Verklebung der Pacchioni-Granulationen auf. Leitsymptome sind Kopfschmerzen und Bewusstseinsstörung. Die Diagnose wird mittels CT oder MRT gestellt (◻ Abb. 11.12)
- Zu den **extrazerebralen Komplikationen** zählen Herzrhythmusstörungen (auch lebens-

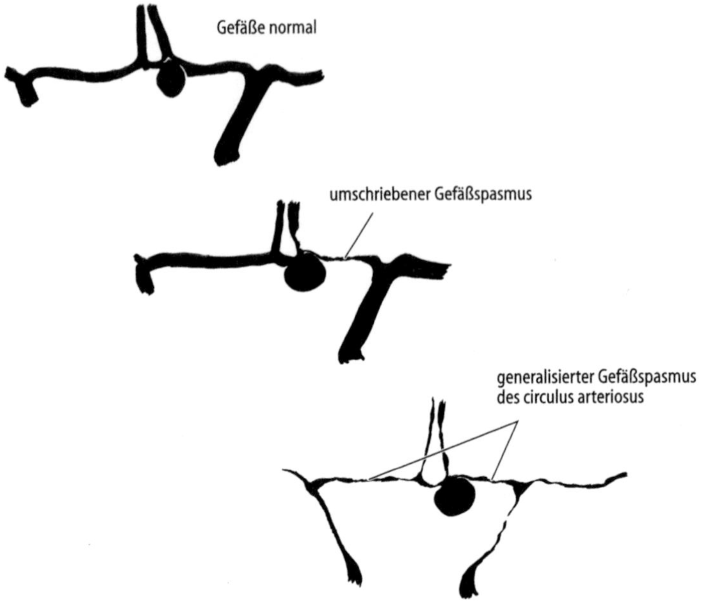

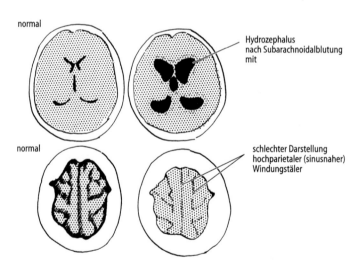

Abb. 11.11 Vasospasmen bei Aneurysma der A. communicans anterior

Abb. 11.12 Hydrozephalus bei Subarachnoidalblutung in der CT

bedrohliche ventrikuläre Arrythmien!),
EKG-Veränderungen wie bei Myokard-
ischämie, und eine Hyponatriämie (beim
Syndrom der inadäquaten Sekretion des
antidiuretischen Hormons –SIADH), sowie
selten ein Lungenödem oder Magenblutungen
(Stressulkus)

11.2.5 Therapie

Entscheidende Maßnahme ist die frühzeitige
Ausschaltung der Blutungsquelle. Die Patienten
werden notfallmäßig angiographiert und bei Aneurysmanachweis behandelt (Ausschaltung des Aneurysmas durch Clip = Clipping oder endovaskuläre
Therapie mit Platinspiralen = Coiling, ◧ Abb. 11.14).

Dabei ist die Langzeitprognose bezüglich Mortalität und Morbidität nach Coiling besser als nach Clipping. Allerdings ist der Anteil von inkomplett ausgeschalteten Aneurysmen und Rekanalisationen im Verlauf nach Coiling höher als nach der Operation. Gecoilte Aneurysmen müssen deshalb nach 6 Monaten kontrollangiographiert werden.

Da das Rezidivblutungsrisiko in den ersten Tagen am höchsten ist, und ein Vasospasmus das Interventionsrisiko erhöht, sollten die endovaskuläre Therapie (oder das operative Clipping) so früh wie möglich erfolgen (◘ Abb. 11.13).

Ein akuter Hydrozephalus macht die Anlage einer ventrikulären Liquordrainage erforderlich.

Medikamentöse Therapie Klinisch manifeste Ischämien, die durch Vasospasmen entstehen, lassen sich durch die Gabe des Kalziumantagonisten **Nimodipin** reduzieren. Nimodipin wirkt präventiv bei allen Schweregraden der SAB, sofern kein zu starker Blutdruckabfall unter der Medikation auftritt. Zu frühes Aufstehen bei bestehendem Vasospasmus ist wegen des systemischen Druckabfalles mit dem Risiko neurologischer Ausfälle verbunden. Geachtet werden muss auf eine positive Flüssigkeitsbilanz und normale Natriumwerte. Nach Ausschaltung des Aneurysmas wird der Vasospasmus auch durch die hypertensive hypervolämische Hämodilution (**Triple-H-Therapie**) behandelt.

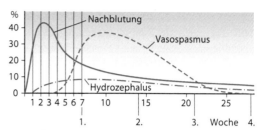

Häufigkeit und Zeitpunkt von Komplikationen nach SAB

◘ **Abb. 11.13** Häufigkeit und Zeitpunkt von Komplikationen nach SAB. (Aus Poeck u. Hacke 2006)

11.3 Arteriovenöse Malformationen

Zu den arteriovenösen Malformationen zählen die anlagebedingten Angiome und die erworbenen duralen Fisteln. Sie können zu SAB, intrazerebraler oder intraventrikulärer Blutung führen.

Bei **Angiomen** sind häufiger jüngere Patienten (20. bis 40. Lebensjahr) betroffen. Mit oder ohne Blutung treten häufig epileptische Anfälle (Grand mal, elementar oder komplex partielle Anfälle) auf. Weitere Leitsymptome sind Kopfschmerzen vom Migränetyp oder ein progredientes neurologisches Defizit.

Durafisteln treten spontan, nach Traumen oder nach Sinusvenenthrombosen auf. Ein erhöhtes Blutungsrisiko besteht vor allem bei kortikaler Venendrainage. Die Patienten beklagen oft einen

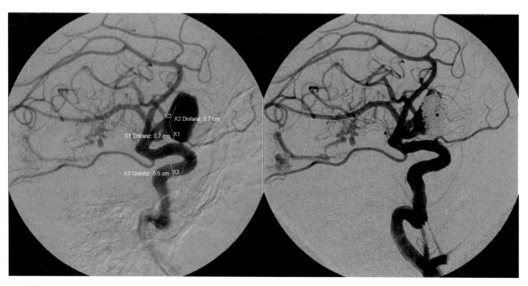

◘ **Abb. 11.14** Mediaaneurysma vor und nach Embolisation (DSA)

pulsatilen Tinnitus, gelegentlich lassen sich über dem Auge oder der Kalotte Strömungsgeräusche auskultieren. Lokale Drucksymptome (rotes Auge, Doppelbilder, pulsatiler Exophthalmus) sind typisch für eine Karotis-Kavernosus-Fistel.

Diagnose Die höchste Sensitivität zum Nachweis arteriovenöser Malformationen hat die MRT. CT- und Röntgennativdiagnostik können Verkalkungen zeigen. Die Angiographie ist zur Analyse zuführender Arterien und abführender Venen und damit zur Therapieplanung erforderlich.

Therapie In Abhängigkeit vom angiographischen Befund wird die Indikation zur operativen, radiochirurgischen (Linearbeschleuniger, Gamma-Knife) und/oder interventionellen neuroradiologischen Behandlung gestellt. Durch eine superselektive Embolisationsbehandlung lassen sich kleinere Angiome ausschalten und sehr ausgedehnte Angiome verkleinern, sodass eine OP oder Radiochirurgie möglich wird.

Die symptomatische Behandlung der epileptischen Anfälle erfolgt mit Levetiracetam, Oxcarbazepin, Lamotrigin oder Valproat.

Prognose Die Prognose der Blutung aus einer arteriovenösen Malformation ist wesentlich günstiger, als die der blutenden Aneurysmen. Die Akutletalität beträgt bei der Blutung aus einer arteriovenösen Malformation etwa 10 %, bei der SAB durch ein Aneurysma liegt sie mehr als doppelt so hoch.

Hat ein Angiom geblutet, so kommt es praktisch ausnahmslos zu weiteren Blutungen (ca. 3 % pro Jahr). Innerhalb von 10–20 Jahren sind fast alle nicht behandelten Patienten verstorben.

Paralytisches Aneurysma
- Hirnnervenausfälle durch Kompression, z. B. Okulomotoriusparese bei Aneurysma der A. communicans posterior
- Intrakavernöse Karotisaneurysmen führen bei Ruptur zur Karotis-Kavernosusfistel

Subarachnoidalblutung (SAB)
- Plötzliche heftigste Kopfschmerzen mit Nackensteifigkeit, Erbrechen, Bewusstseinsstörung
- CT oder MRT ; ggf. Liquor. DSA zum Aneurysmanachweis
- Komplikationen: Rezidivblutungen (25 %), Hirninfarkt durch Vasospasmus (50 %), Hydrozephalus
- Therapie: Clipping, Coiling. Medikamentös Nimodipin oder Triple-H

In Kürze

Intrazerebrale Blutung (IZB)
- Klinisch Bild des Schlaganfalls
- Im Stammganglienbereich bei Hypertonus
- (Atypische) Lobärblutungen: multipel bei Amyloidangiopathie, bei arteriovenösen Malformationen, Tumoren (Glioblastom, Metastasen), Kavernom

▼

Demenz

Peter Berlit

12.1   Demenz vom Alzheimer-Typ   – 234

12.2   Demenz mit Lewy-Körperchen (DLB)   – 236

12.3   Frontotemporale Demenz (FTD)   – 236

12.4   Zerebrovaskulär-assoziierte
         Demenz   – 237

12.5   Hydrozephalus communicans (Normaldruckhydrozephalus,
         aresorptiver Hydrozephalus)   – 238

12.6   Sonstige Ursachen einer Demenz   – 239
12.6.1   Hirntumor   – 239
12.6.2   Bewegungsstörungen   – 239
12.6.3   Stoffwechselstörungen und toxische Genese   – 239
12.6.4   Entzündliche Erkrankungen   – 240
12.6.5   Erregerbedingte Erkrankungen   – 240
12.6.6   Wilson-Krankheit   – 240

P. Berlit, *Basiswissen Neurologie*,
DOI 10.1007/978-3-642-37784-6_12, © Springer-Verlag Berlin Heidelberg 2013

Demenz ist eine erworbene, das Alltagsleben beeinträchtigende Reduktion intellektueller Fähigkeiten beim Fehlen einer Bewusstseinsstörung, die über mindestens 6 Monate besteht. Im Einzelnen sind Gedächtnis, Kritikfähigkeit, Auffassung, Urteilsvermögen, Rechnen, Sprache, Lernfähigkeit, logisches Denken und die Bewältigung von Alltagsproblemen gestört. Unter einer Demenz wird nicht grundsätzlich ein irreversibles Defizit verstanden. Die primär degenerative Demenz vom Alzheimer-Typ ist sicher für die Hälfte aller dementiellen Erkrankungen verantwortlich. Eine Alzheimer-Demenz liegt bei 1 % aller über 60-Jährigen und bei 20 % aller über 80-Jährigen vor. Weitere primär degenerative Demenzen sind die frontotemporale Degeneration (Pick-Erkrankung) und die Lewy-Körper-Demenz. 20 % aller Demenzen sind mit zerebrovaskulären Erkrankungen assoziiert, wobei Überlagerungen mit der Demenz vom Alzheimer-Typ häufig sind. Für etwa 20 % aller Demenzen ist eine behandelbare Erkrankung verantwortlich (Wilson-Krankheit, kommunizierender Hydrozephalus, Hyperparathyreoidismus).

Der 67-jährige berentete Lehrer berichtet über zunehmende Gedächtnisprobleme seit 3 Monaten. Er könne sich neue Inhalte nicht merken und vergesse viel. Daneben werden eine in letzter Zeit zunehmende Gangunsicherheit und allgemeine Verlangsamung beklagt. Der Hausarzt habe den Verdacht auf die Parkinson-Krankheit geäußert. Bei der neurologischen Untersuchung besteht ein breitbeiniges, unsicheres Gangbild; die Beweglichkeit der Arme ist unauffällig. Kein Rigor oder Tremor. Auf gezieltes Befragen wird eine Dranginkontinenz geschildert. Es bestehen Störungen von Kurzzeitgedächtnis, Aufmerksamkeit und Konzentration. Die CT zeigt eine Aufweitung der inneren Liquorräume bei verstrichenen hochparietalen Sulci. Die Entnahme von 40 ml Liquor führt zu einer deutlichen Besserung der Gangstörung. Sowohl die kognitiven Beeinträchtigungen als auch die Blasenprobleme bessern sich innerhalb von 4 Wochen im Verlauf. Allerdings treten die Beschwerden innerhalb von weiteren 4 Wochen wieder auf, sodass dem Patienten die Versorgung mit einem ventrikuloatrialen Shunt bei kommunizierendem Hydrozephalus empfohlen wird.

12.1   Demenz vom Alzheimer-Typ

Eine Demenz liegt bei 5 bis 10 % aller über 65jährigen Menschen in den westlichen Industrienationen vor. Die Alzheimer-Demenz (AD) ist für mindestens 50 % aller Demenzen verantwortlich. Die Prävalenz der AD ist altersabhängig. Sie beträgt in der Altersklasse unter 60 Jahren 0,04 %, bis zum 70. Lebensjahr 1 %, zwischen 80 und 84 Jahren 9 % und in der Altersklasse über 95 Jahren 40–50 %. Frauen haben ein um etwa 20–30 % höheres Erkrankungsrisiko als Männer. Die Prävalenz der AD verdoppelt sich alle 4,3 Jahre.

Für die Diagnose einer Demenz vom Alzheimer-Typ wird gefordert, dass neben Gedächtnisstörungen ein alltagsrelevantes kognitives Defizit in wenigstens einem weiteren neuropsychologischen Teilbereich vorliegt und dass die Symptomatik über wenigstens 6 Monate fortschreitet.

Kriterien für die Diagnose einer Alzheimer-Demenz
- Nachweis einer Demenz mit neuropsychologischen Testverfahren
- Progrediente Störung von Gedächtnisfunktionen mit
- Störungen in mindestens zwei kognitiven Bereichen (Sprache, Willkürmotorik, Objekterkennung, exekutive Funktionen)
- Beeinträchtigung des Funktionierens im Alltag oder Beruf
- Beginn im Alter zwischen 40 und 90 Jahren
- Ausschluss eines Delirs oder von Bewusstseinsstörungen
- Keine anderen ursächlichen Erkrankungen

Klinik

Bei der **leichten kognitiven Störung** *(mild cognitive impairment* – MCI) liegen nur mnestische Störungen ohne Alltagsfunktionseinschränkungen vor. Bis zu 80 % dieser Patienten entwickeln innerhalb von sechs Jahren das Vollbild einer Demenz – es handelt sich oft um das Vorstadium einer Demenz. Neben der Unfähigkeit Neuinformationen zu speichern, hat der Patient im Verlauf Umstel-
▼

12

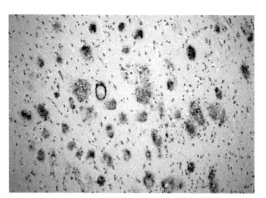

Abb. 12.1 Amyloid-Ablagerungen im Gehirn bei Alzheimer-Demenz

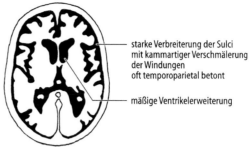

starke Verbreiterung der Sulci mit kammartiger Verschmälerung der Windungen oft temporoparietal betont

mäßige Ventrikelerweiterung

Abb. 12.2 CT-Befund bei Demenz vom Alzheimer-Typ

lungsschwierigkeiten und findet sich auch in vertrauten Situationen nicht mehr zurecht. Bei Orientierungs-, Merkfähigkeits- und Denkstörungen bleiben Affekt, Persönlichkeit und äußeres Auftreten oft lange Zeit intakt (»die Fassade bleibt erhalten«).

Zu den wichtigsten **neuropsychologischen Werkzeugstörungen** bei der AD zählen amnestische und Wernicke-Aphasie, ideo-motorische Apraxie, räumliche Orientierungsstörung und konstruktive Apraxie. Im Verlauf werden **Primitivreflexe** wie Greifreflex, Schnauzphänomen, Palmomentalreflex und Magnetreaktionen positiv. In durchschnittlich 6–8 Jahren durchlaufen die Patienten die verschiedenen Stadien bis zur schweren Demenz mit Pflegebedürftigkeit. Dies entspricht einer jährlichen Leistungsabnahme im Mini-Mental-Status-Test (MMST) um 4 Punkte.

Pathogenese Die AD ist gekennzeichnet durch eine diffuse Hirnrindenatrophie, wobei die Abnahme der kortikalen Synapsendichte frontal und temporobasal am deutlichsten ausgeprägt ist. Die Degeneration des Nucleus basalis Meynert führt zu einem cholinergen Defizit der kognitiv relevanten Kortexgebiete. Histologisch finden sich Ablagerungen, die Tau-Protein (Alzheimer-Fibrillen) oder β-Amyloid-Peptide (◘ Abb. 12.1; senile Plaques) enthalten und zum Funktionsverlust und Untergang der Neurone führen. Für das Apolipoprotein E

(ApoE)-Gen wurde bei einem kleinen Teil der Patienten mit AD eine hetero- oder homozygote Häufung des ApoE-4-Allels gefunden. Der Nachweis dieses Allels gilt als Risikofaktor für einen frühen Erkrankungsbeginn.

Diagnostik Zur Frühdiagnose sind neuropsychologische Tests, wie der Mini-Mental-Status-Test (MMST), der DemTect und der Uhrentest, geeignet.

Der MMST erfasst in 10–15 Minuten insgesamt 11 Items, die die Funktionsbereiche Orientierung, Merkfähigkeit, Sprache, Lesen, Schreiben, Rechnen, Praxis, Erkennen, räumliches Denken und Aufmerksamkeit überprüfen. Es können maximal 30 Punkte erreicht werden:

- Der Bereich zwischen 18 und 24 Punkten zeigt eine leichte Demenz an.
- Die mittelgradige Demenz ist bei einem Score zwischen 10 und 17 Punkten zu diagnostizieren.
- Bei der schweren Demenz liegt der MMST-Score unter 10 Punkten.

Ein Wechsel des Untersuchers beeinflusst das Testergebnis kaum; die Validität für die Diagnose einer Demenz ist ausreichend.

MRT und **CT** zeigen eine globale Hirnatrophie, oft frontotemporal betont (◘ Abb. 12.2), das **EEG** eine allgemeine Verlangsamung des Grundrhythmus. Die **PET** dokumentiert die Reduktion der Glukoseutilisation parietotemporal und frontal.

Eine Liquoruntersuchung dient in erster Linie dem Ausschluss behandelbarer entzündlicher Demenzursachen (Morbus Whipple, Enzephalitiden). Im **Liquor** kann die Analyse von β-Amyloid-1-42 und Phospho-Tau-Protein zur neurochemischen Sicherung der Alzheimerdiagnose beitragen.

Therapie Eine wirksame Therapie ist nicht bekannt; die Progredienz kann durch zentrale Cholinesterasehemmer (Donepezil, Rivastigmin, Galantamin) verzögert werden. Die Hemmung der Cholinesterase führt über eine Erhöhung der Acetylcholinkonzentration im synaptischen Spalt zu einer vorübergehenden Verbesserung der kognitiven Leistungen und der Alltagskompetenz. Dabei kann die Verschlechterung für etwa ein Jahr aufgehalten werden. Die Substanzen sind zur Therapie bei leichter oder moderater AD zugelassen.

Memantine ist bei ausgeprägteren Stadien der AD wirksam; diese Substanz wirkt als nichtkompetetiver Antagonist am glutamatergen NMDA-Rezeptor für Lernprozesse, der durch übermäßige Glutamatauschüttung bei der AD geschädigt wird.

Ein günstiger Einfluss auf kognitive Symptome wurde für Gingkobiloba-Extrakte beschrieben, war aber nicht reproduzierbar.

Die Erkrankung stellt erhebliche Anforderungen an die Angehörigen des Patienten, der im Verlauf von wenigen Jahren vollständig pflegeabhängig wird.

12.2 Demenz mit Lewy-Körperchen (DLB)

Nach neuropathologischen Studien beträgt die Häufigkeit der DLB bis zu 20 % aller Demenzen, sie wird klinisch viel zu selten diagnostiziert. Insbesondere die Abgrenzung von einer (medikamenteninduzierten) Psychose oder einer Demenz bei Parkinsonsyndrom kann schwierig sein. Histologisch finden sich im Gehirn (Neokortex, limbischer Kortex, Basalganglien, Hirnstamm) α-Synuklein- und Ubiquitin-positive Einschlusskörper, die sogenannten Lewy-Körperchen.

Das mittlere Erkrankungsalter liegt bei 75 Jahren, Männer sind etwa doppelt so häufig wie Frauen betroffen. Die Krankheitsprogression ist schneller als bei der AD.

Neben den kognitiven Störungen liegen bei der DLB in 80 % visuelle Halluzinationen, in 70 % Aufmerksamkeitsfluktuationen, und in 50 % Parkinsonsymptome vor. Eine REM-Schlafverhaltensstörung und ausgeprägte Empfindlichkeit auf Neuroleptika sind frühe Zeichen.

Kriterien für die Diagnose der Demenz mit Lewy-Körperchen (DLB)

- Progredienter kognitiver Abbau; initial dominieren oft Störungen der Aufmerksamkeit und der visuell-räumlichen Fähigkeiten.
- Vorliegen von zwei Merkmalen (wahrscheinliche DLB) oder von einem Merkmal (mögliche DLB) aus der folgenden Liste:
  - Kognitive Fluktuationen, vor allem Aufmerksamkeitsschwankungen
  - Visuelle Halluzinationen (mit Gestaltcharakter)
  - Motorische Parkinsonsymptome
- Unterstützende Merkmale sind:
  - Stürze, Synkopen, flüchtige Bewusstseinsstörungen, Neuroleptika-Sensitivität, Wahnvorstellungen, Halluzinationen

Therapie Rivastigmin kann bei der DLB einen Effekt auf Aufmerksamkeit, affektive Symptome und Halluzinationen zeigen. Zur Therapie der Halluzinationen werden atypische Neuroleptika wie Quetiapin oder Clozapin, zur Behandlung motorischer Symptome L-Dopa eingesetzt.

12.3 Frontotemporale Demenz (FTD)

Die FTD ist die zweithäufigste Form der früh beginnenden degenerativen Demenzen nach der AD; allerdings wird die Diagnose der FTD klinisch noch viel zu selten gestellt. Die Erkrankung wird auch als Demenz bei Pick-Krankheit bezeichnet. Es liegt eine einseitige frontotemporale Atrophie vor. Bei einem Teil der Patienten finden sich Pick-Körper, die unter anderem Tau-Protein und Ubiquitin enthalten (Pick-Atrophie). Das mittlere Diagnosealter liegt bei 58 Jahren; Männer sind 3-mal häufiger als Frauen betroffen.

> **Klinik**
>
> Bei schleichendem Beginn mit allmählicher Progredienz sind die Leitsymptome entweder Sprachstörungen im Sinne einer progredienten flüssigen oder nicht-flüssigen Aphasie (**seman-**
> ▼

tische Demenz, primär progressive Aphasie) oder eine fortschreitende Persönlichkeitsänderung (**frontale Verlaufsform, behaviorale Variante**) mit Problemen der Verhaltenssteuerung. Typisch für diesen Haupttyp sind Störungen des angemessenen Sozialverhaltens (Distanzlosigkeit, Normüberschreitungen und Verantwortungslosigkeit). Sowohl Depressivität und Ängstlichkeit als auch eine unangemessen gehobene Stimmungslage können beobachtet werden. Im Verlauf kombinieren sich die Verhaltensauffälligkeiten und die sprachlichen Symptome; Gedächtnisstörungen und räumliche Orientierungsstörungen treten hinzu.

12.4 Zerebrovaskulär-assoziierte Demenz

Multiple kleine Infarzierungen (Status lacunaris, Multiinfarktsyndrom) und die Marklagerschädigung bei Hyalinose kleiner Gefäße können zu einem dementiellen Syndrom führen. Wichtigstes Krankheitsbild ist die **subkortikale arteriosklerotische Enzephalopathie (SAE)**, die in über 90 % als Folge eines Hypertonus mit sekundären Gefäßveränderungen (**Binswanger-Enzephalopathie**) auftritt. Daneben ist die Amyloidangiopathie mit oft multilokulären Blutungen zu bedenken. Der **Erkrankungsbeginn** liegt meist jenseits des 60. Lebensjahres, die Erkrankung schreitet über 5 bis 15 Jahre fort.

> **Klinik** ▮
>
> Die langsam progrediente, sich oft schrittweise verschlechternde Demenz geht mit einer Beeinträchtigung von Kurzzeitgedächtnis, Antrieb und Konzentration einher; Stimmungsschwankungen und Verwirrtheitszustände treten auf. Oft resultiert eine Dekompensation bei äußeren Ereignissen (z. B. Pensionierung) oder interkurrenten
> ▼

Erkrankungen (z. B. Infekte). Zu den typischen neurologischen Begleitsymptomen zählen die **Gangapraxie** (in etwa 50 %) und **Blasenentleerungsstörungen** (in 20–40 %). Oft zeigt sich eine Zuspitzung der prämorbiden Persönlichkeit. Anamnestisch werden oft flüchtige zerebrale Ischämien angegeben, wobei Paresen, Sprech- und Schluckstörungen typische Symptome sind. Bei der neurologisch-klinischen Untersuchung lassen sich dementsprechend häufig diskrete Herdsymptome bis zum Vollbild der Pseudobulbärparalyse nachweisen.

Auch isolierte Hirninfarkte strategisch relevanter Lokalisation können zu einer Demenz führen. Dies gilt beispielsweise für den **paramedianen Thalamusinfarkt**, der bei einer Versorgung der Aa. thalamoperforantes posteriores aus einer gemeinsamen A. communicans basilaris bilateral symmetrisch auftreten kann. In solchen Fällen resultieren initial eine Bewusstseinsstörung und Abulie, im Verlauf eine persistierende Demenz mit Verwirrtheit, Gedächtnisstörungen und Neigung zu Konfabulationen. Eingeleitet wird das dementielle Syndrom akut durch ein Syndrom mit Bewusstseinsstörung, vertikaler Blickparese, Sensibilitätsstörung und ggf. Bewegungsunruhe der Extremitäten.

Diagnostik Diagnostische Methoden der Wahl sind **CT** und **MRT**, die eine periventrikuläre Dichteminderung der weißen Substanz im Sinne einer **Marklagerdystrophie** (◨ Abb. 12.3a, b) zeigen. Die periventrikulären Hypodensitäten sind häufig im Bereich des Centrum semiovale akzentuiert. Vor allem im T2- und FLAIR-gewichteten MRT-Bild lassen sich subkortikal gelegene **lakunäre Infarkte in der weißen Substanz** des Centrum semiovale, der Basalganglien, des Thalamus, der inneren Kapsel und des Brückenfußes nachweisen. Eine **Ventrikelerweiterung** liegt in bis zu 80 % vor. Die multiplen Mikroblutungen der Amyloidangiopathie werden in T2*- und Gradientenecho-Sequenzen nachgewiesen.

zerebrale Mikroangiopathie

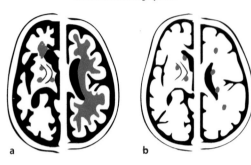

a   b

🔲 **Abb. 12.3a-b** Zerebrale Mikroangiopathie in der kranialen Computertomographie. **a** Marklagerdystrophie und **b** lakunäre Infarkte

Therapie Entscheidend ist die Behandlung zugrunde liegender Gefäßrisikofaktoren und die Prävention weiterer vaskulärer Ereignisse. Für die störungsspezifische Behandlung der vaskulär assoziierten Demenzformen ist eine differenzierte neuropsychologische Testung wichtig. Die bevorzugt nachts auftretenden Verwirrtheitszustände werden symptomatisch behandelt. Wichtig ist eine ausreichende Flüssigkeitszufuhr.

12.5 Hydrozephalus communicans (Normaldruckhydrozephalus, aresorptiver Hydrozephalus)

Dem Hydrozephalus communicans liegt ein **Missverhältnis zwischen Liquorproduktion und -resorption** zugrunde. Die Resorptionsstörung kann Folge einer durchgemachten Meningitis oder Blutung sein – häufiger tritt sie im höheren Lebensalter spontan degenerativ auf. Die Prävalenz beträgt 20/100.000.

> **Klinik**
>
> Das klinische Bild des kommunizierenden Hydrozephalus ist gekennzeichnet durch die Trias progrediente Demenz, Gangapraxie und Blasenentleerungsstörung. Psychopathologisch stehen Apathie, psychomotorische Verlangsamung, Merkfähigkeits- und Konzen-
> ▼

trationsstörung sowie Interesselosigkeit im Vordergrund. Die Gangstörung ist durch ein breitbeiniges kleines Schrittbild mit deutlicher Gangunsicherheit (Gangapraxie, frontale Gangstörung) gekennzeichnet. Im Unterschied zum Morbus Parkinson sind die Arm- und Handfunktionen völlig intakt (lower body-Parkinson). Wichtigste Differentialdiagnose ist die SAE, welche dieselbe klinische Trias zeigt.

Diagnostik CT oder MRT dokumentieren die Erweiterung der Ventrikel bei normalen oder engen äußeren Liquorräumen (🔲 Abb. 12.4). Durch das transependymale Auspressen von Liquor sind oft periventrikuläre Hypodensitäten in der CT oder entsprechende Signalveränderungen in der MRT nachweisbar. Eine Isotopenzisternographie kann eine Anreicherung des Isotops im Ventrikelraum, nicht aber über den Hemisphären zeigen. Die Liquordruckmessung ergibt streckenweise eine Druckerhöhung (sog. Plateau-Wellen), sodass die Bezeichnung Normaldruckhydrozephalus (NPH) nicht korrekt ist.

Die therapeutische **Lumbalpunktion (LP)** mit Entnahme von 30–40 ml Liquor führt zu einer eindrucksvollen Besserung der Symptome, vor allem der Gangstörung, und ist damit für die Diagnose entscheidend (**Spinal tap-Test**).

Therapie In Abhängigkeit davon, wie rasch sich nach der therapeutischen LP die Symptome wieder einstellen, sind intermittierende LPs (alle 3–4 Monate) oder die Anlage eines ventrikuloatrialen bzw. lumboperitonealen Shunts Therapie der Wahl. Die Ventile sind von außen individuell einstellbar. Komplikationen der Shuntoperation sind subdurale Blutungen und Hygrome oder Infektionen. Shuntrevisionen werden in 8 % erforderlich.

Differenzialdiagnose Differenzialdiagnostisch muss beim Nachweis eines Hydrozephalus internus an einen okklusiven Hydrozephalus gedacht werden. Hierbei sind lediglich diejenigen Ventrikelanteile aufgestaut und erweitert, die **vor** dem stenosierenden Prozess liegen. Ventrikelnahe Tumoren, eine

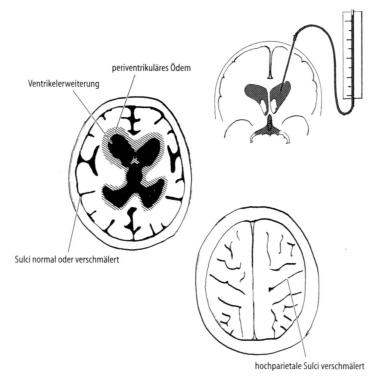

Ventrikelerweiterung

periventrikuläres Ödem

Sulci normal oder verschmälert

hochparietale Sulci verschmälert

◘ Abb. 12.4 Kommunizierender Hydrozephalus

Aquäduktstenose oder andere Fehlbildungen können ursächlich sein.

12.6 Sonstige Ursachen einer Demenz

12.6.1 Hirntumor

Selten einmal zeigt sich ein Hirntumor ausschließlich unter dem Bild einer Demenz. Hierzu zählen das frontal gelegene Meningeom (beispielsweise Olfaktoriusmeningeom) und die Kolloidzysten des 3. Ventrikels.

12.6.2 Bewegungsstörungen

Eine Demenz gehört zu den Leitsymptomen der Chorea Huntington. Beim idiopathischen Parkinsonsyndrom treten kognitive Störungen im Verlauf der Erkrankung in bis zu 40 % auf (Parkinson-Demenz). Bei der kortikobasalen Degeneration

bleiben bei kognitiven Defiziten die Gedächtnisleistungen relativ gut erhalten.

12.6.3 Stoffwechselstörungen und toxische Genese

Eine schwere **Leber- und Nierenfunktionsstörung** kann mit einem dementiellen Syndrom bei Enzephalopathie einhergehen, dasselbe gilt für **Erkrankungen der Nebenschilddrüse und der Schilddrüse** (vor allem Hypothyreose). Bei jüngeren Patienten muss ein Morbus Wilson ausgeschlossen werden (Kupfer, Coeruloplasmin; ▶ Abschn. 12.6.6). Enzephalopathien finden sich auch bei Elektrolytstörungen, hormonellen Regulationsstörungen und Vitaminmangelzuständen (B_1, B_6, B_{12}, Folat). Im Vordergrund der klinischen Präsentation steht oft eine Bewusstseinsstörung (quantitativ: Somnolenz, Sopor, Koma, oder qualitativ: Desorientiertheit, Verwirrtheit, Illusionen, Halluzinationen). Bei den kognitiven Funktionsstörungen dominieren Störungen der Aufmerksamkeit und Konzentration, der Wahrnehmung und des Gedächtnisses. Daneben treten häufig Störungen des Schlaf-Wach-Rhythmus, eine psychomotorische Verlangsamung und Veränderungen der Motorik auf. In der CT oder MRT zeigt sich bei chronischer Leber- oder Nierenerkrankung oft eine diffuse Hirnatrophie. Die hepatische Enzephalopathie führt durch Manganablagerungen zu einer Dichteanhebung des Putamen in der MRT. Stammganglienverkalkungen finden sich öfters bei Patienten mit einem Hypoparathyreoidismus (**Fahr-Syndrom**).

Toxische Substanzen, die kognitive Störungen bedingen können, sind Medikamente (unter anderem Analgetika, Anticholinergika, Barbiturate, Neuroleptika, orale Antidiabetika und trizyklische Antidepressiva) sowie Industriegifte und Metalle (Aluminium, Blei, Kohlenmonoxid, organische Lösungsmittel, Perchlorethylen, Quecksilber, Thallium und Methylalkohol). Der chronische **Alkoholismus** führt bei Frauen häufiger als bei Männern zu einem dementiellen Syndrom; diese Alkoholdemenz muss von dem amnestischen Syndrom mit Antriebs- und Orientierungsstörung beim Korsakow-Syndrom und vom Alkoholdelir abgegrenzt werden.

12.6.4 Entzündliche Erkrankungen

Ein dementielles Syndrom tritt im Verlauf bei 10 bis 20 % aller **MS**-Kranken auf; die MRT zeigt eine Balkenatrophie, eine ausgeprägte Marklager-Demyelinisierung und eine globale Hirnsubstanzminderung. Eine Enzephalopathie mit kognitiven Einbußen ist Leitsymptom der zerebralen Beteiligung bei systemischen **Vaskulitiden** und **Kollagenosen** (SLE, Sjögren-Syndrom).

12.6.5 Erregerbedingte Erkrankungen

Die **Creutzfeldt-Jakob-Krankheit** (Prionen-Erkrankung), die **subakute sklerosierende Panenzephalitis** (masernähnliches Paramyxovirus) und die **progressive multifokale Leukenzephalopathie** (durch JC-Viren bei Immunabwehrschwäche) haben das Leitsymptom Demenz, stets begleitet von motori-

schen Symptomen. Auf die **HIV-Demenz** wird im ▶ Abschn. 9.6 eingegangen. Die Neurosyphilis und Zytomegalie spielen vor allem bei HIV-Infizierten eine Rolle.

Bei gastrointestinalen Symptomen sollte an den **Morbus Whipple** (Whipple-PCR!) gedacht werden.

12.6.6 Wilson-Krankheit

Bei der **hepatolentikulären Degeneration** handelt es sich um eine autosomal-rezessiv erbliche Störung des Kupferstoffwechsels mit Anreicherung von Kupfer in Basalganglien und Leber. Erkrankungsbeginn zwischen dem 10. und 40. Lebensjahr. Ein Familienscreening wird empfohlen.

> **Klinik**
>
> Die Kupferspeicherung führt zu den Symptomen einer Lebererkrankung sowie zum **Kayser-Fleischer-Kornealring**. Neben dem dementiellen Syndrom mit Aufmerksamkeitsstörungen, emotionaler Labilität, Verhaltensauffälligkeiten und selten auch psychotischen Episoden stehen extrapyramidale Symptome mit athetotischen und dystonen Symptomen, Tremor und Myoklonien im Vordergrund der neurologischen Symptomatik. Typisch sind eine verwaschene Sprache, Koordinations- und Gangstörungen.

Der **Kupfer- und der Coeruloplasminspiegel** im Serum sind herabgesetzt. Hingegen ist die Urinausscheidung von Kupfer deutlich erhöht. Der Kayser-Fleischer-Kornealring lässt sich in der **Spaltlampenuntersuchung** nachweisen (◘ Abb. 12.5). In der MRT zeigt sich infolge der Kupferspeicherung im Gewebe eine Signalauslöschung im Bereich der Basalganglien, des Hirnstamms und des Zerebellums (T1-Wichtung).

Die Therapie erfolgt mit dem Chelatbildner D-Penicillamin; alternativ können Trientine gegeben werden. Begleitend sollten eine kupferarme Diät und die Gabe von Pyridoxin erfolgen. In der Erhaltungstherapie kann Zinksulfat zur Verminderung der Kupferaufnahme gegeben werden.

12

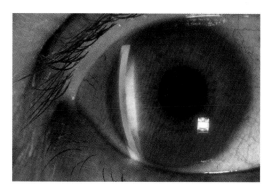

Abb. 12.5 Kayser-Fleischer-Kornealring

In Kürze

Alzheimer-Demenz
- 50 % aller Demenzen
- Gedächtnisstörung und ein alltags-relevantes weiteres kognitives Defizit fortschreitend über wenigstens 6 Monate
- Zur Frühdiagnose neuropsychologische Tests: Mini-Mental-Status-Test (MMST), DemTect, Uhrentest
- Neurochemische Diagnostik im Liquor: β-Amyloid-1-42 und Phospho-Tau-Protein
- Therapie mit zentralen Cholinesterase-hemmern (Donepezil, Rivastigmin, Galantamin)
- Stets Ausschluss von Whipple, Creutzfeld-Jakob, Enzephalitiden, metabolischen Enzephalopathien

Demenz mit Lewy-Körperchen (DML)
- 20 % aller Demenzen
- Visuelle Halluzinationen, Aufmerksamkeits-fluktuationen, Parkinsonsymptome

Frontotemporale Demenz
- Progrediente Aphasie, Persönlichkeitsänderungen

Zerebrovaskulär-assoziierte Demenz
- Multiinfarktsyndrom, Amyloidangiopathie, Thalamusinfarkt
▼

Sonstige Ursachen
- Die subkortikale arteriosklerotische Enzephalopathie (SAE) und der kommunizierende Hydrozephalus (Normaldruckhydrozephalus – NPH) sind durch die Trias progrediente Demenz, Gangapraxie und Blasenentleerungs-störung gekennzeichnet.
- CT und MRT zeigen eine periventrikuläre Dichteminderung, bei der SAE oft lakunäre Infarkte, beim NPH Diskrepanz der Weite innerer und äusserer Liquorräume.
- Die ausgiebige Lumbalpunktion (Entnahme von 30–40 ml Liquor) bessert die Symptome des NPH, nicht hingegen die der SAE (Spinal tap-Test).

Schädel-Hirn-Trauma

Peter Berlit

13.1   Verletzungen des knöchernen Schädels   – 244

13.1.1   Schädelprellung   – 244

13.1.2   Commotio cerebri   – 244

13.1.3   Schädelfrakturen   – 244

13.1.4   Impressions- und Expressionsfrakturen   – 246

13.1.5   Halswirbelsäulenschleudertrauma (HWS-Distorsion)   – 247

13.2   Hirnverletzungen   – 247

13.2.1   Primäre Hirnschädigung   – 247

13.2.2   Sekundäre Schädigung   – 247

13.2.3   Intrazerebrale Hämatome   – 248

13.3   Praktisches Vorgehen   – 249

13.3.1   Therapie   – 250

13.3.2   Prognose   – 251

13.4   Hirntod   – 251

13.5   Komplikationen des Schädel-Hirn-Traumas (SHT)   – 251

13.5.1   Posttraumatische Epilepsie   – 251

13.5.2   Chronisch subdurales Hämatom   – 252

13.5.3   Posttraumatische Liquorzirkulationsstörungen   – 252

13.5.4   Karotis-Kavernosus-Fistel   – 252

13.5.5   Dauerfolgen   – 252

P. Berlit, *Basiswissen Neurologie*,
DOI 10.1007/978-3-642-37784-6_13, © Springer-Verlag Berlin Heidelberg 2013

Bei einer Commotio cerebri liegt eine Bewusstlosigkeit von maximal einer Stunde vor. Eine Amnesie für den Zeitraum vor dem Unfallereignis heißt retrograde Amnesie. Eine substanzielle Hirnschädigung ist anzunehmen, wenn eine Bewusstseinsstörung den Zeitraum von einer Stunde überschreitet (Contusio cerebri). Bei einer Bewusstlosigkeit bis zu 24 Stunden wird von einem mittelschweren, bei einer Bewusstlosigkeit von mehr als 24 Stunden von einem schweren Hirntrauma gesprochen. Intrazerebrale Hämatome sitzen meist frontoorbital oder temporobasal und zeigen sich in der CT oder MRT oft erst 1–2 Tage nach dem Trauma. Für die Prognose eines mittelschweren und schweren Schädelhirntraumas sind das Vorhandensein von Mehrfachverletzungen, extrazerebralen Zusatzverletzungen, das Lebensalter sowie die Dauer der Bewusstlosigkeit entscheidend. Die Glasgow-Coma-Scale erlaubt eine klinische prognostische Einschätzung.

Während eines Segeltörns stürzt die 34-jährige Sozialarbeiterin an Bord bei unruhigem Seegang und schlägt mit dem Schädel auf. Sie ist kurz bewußtlos, kann dann aber wieder an den Aktivitäten teilnehmen. Am Abend fühlt sie sich müde und abgeschlagen und geht früh ins Bett. Am nächsten Morgen kann der Ehemann sie nicht wecken. Er veranlasst den Transport ins nächstgelegene Krankenhaus.
Hier ist die Patientin bei Einlieferung soporös. Es zeigt sich eine Prellmarke rechts frontal. Auf Schmerzreize werden nur die rechtsseitigen Extremitäten bewegt. Es liegt eine Anisokorie mit rechts weiterer Pupille vor. Die CT zeigt ein rechtsseitiges subdurales Hämatom, welches notfallmässig operativ entlastet wird.
Post-OP klart die Patientin nach Extubation langsam auf. Die Anisokorie hat sich zurückgebildet. Es persistiert eine latente Hemisymptomatik links, und die Patientin wird in eine Rehabilitationsklinik verlegt.

13.1   Verletzungen des knöchernen Schädels

13.1.1 Schädelprellung

Verletzungen des knöchernen Schädels und des Gehirns können isoliert oder kombiniert auftreten. Die einfachste Form der Schädelverletzung ist die Schädelprellung mit oder ohne Prellmarke und Platzwunde, manchmal mit Schwindel, Hörstörung, Übelkeit und Erbrechen durch Innenohrirritation (Commotio labyrinthi).

13.1.2 Commotio cerebri

Tritt eine Bewusstseinsstörung hinzu, so liegt ein Hirntrauma vor. Bei der leichten Form wird von der Commotio cerebri gesprochen. Es handelt sich um eine Bewusstlosigkeit mit einer Dauer von maximal einer Stunde, nachfolgend kann es zu einem **posttraumatischen Dämmerzustand** mit veränderter Reaktionslage, sinnlosen Handlungen und Verwirrtheit kommen. Nach Wiedererlangung des Bewusstseins hat der Verletzte eine Amnesie, die kongrad mit dem Unfallereignis einsetzt oder aber einen variablen Zeitraum vor dem Unfallereignis umfasst (**retrograde Amnesie**). Während die Dauer der Bewusstlosigkeit ein Maß für die Schwere des Hirntraumas darstellt, gilt dies nicht für die retro- und anterograde Amnesie. Bei einem leichten Schädel-Hirn-Trauma kommt es nicht zu einer substanziellen Hirnschädigung, der Patient kann nach wenigen Tagen mobilisiert und nach 1–2 Wochen arbeitsfähig geschrieben werden. Ein bleibendes Defizit ist nicht zu erwarten.

13.1.3 Schädelfrakturen

Frakturen des Schädels können die Kalotte, die Schädelbasis oder beide betreffen. Der Bruch kann **offen** (mit Kontakt zwischen Liquor- und Außenraum) oder **gedeckt** sein. Die Röntgenübersichtsaufnahme zeigt Frakturen, Luftansammlungen, Verschattungen der Nebenhöhlen, Fremdkörper und Nahtsprengungen (◘ Abb. 13.1a-c).

Indirekte Frakturzeichen Neben den lokalen Zeichen der Fraktur gibt es indirekte Hinweise auf knöcherne Verletzungen:
— Monokel- oder Brillenhämatom, subkonjunktivale Einblutungen und Rhinoliquorrhoe (mit oder ohne Nachweis von Luft in Nativröntgenaufnahmen und Computertomographie) sprechen für eine **frontobasale Fraktur**

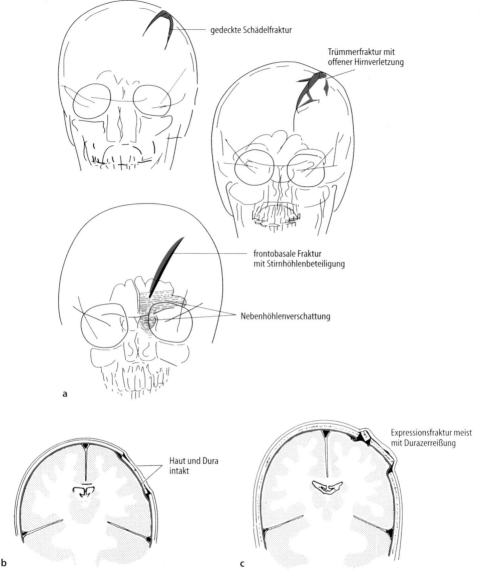

Abb. 13.1a-c Knöcherne Schädelverletzungen. **a** Befunde in der Röntgennativdiagnostik bei Schädelverletzung
b Gedeckte Impressionsfraktur **c** Expressionsfraktur (meist mit Dura-Zerreißung)

— Lähmungen des N. facialis, seltener auch des
Nervus abducens oder Nervus trigeminus
sprechen für **Keilbein- oder Felsenbeinfrak-
turen**. Bei Längsfrakturen des Felsenbeins
häufig auch Hämatotympanon oder Blutung
aus dem Ohr bei Trommelfellverletzung,
manchmal auch Otoliquorrhoe. Querfrakturen
des Felsenbeins können über Liquorabfluss

durch die Tube zu einer pseudonasalen
Liquorfistel führen. Liquorfisteln bei Pyra-
midenfrakturen heilen oftmals spontan ab
— Eine aromatische Anosmie kann Hinweis auf
eine **frontoethmoidale Fraktur** sein

Frontobasale Frakturen sind am häufigsten im
Bereich der Lamina cribrosa lokalisiert. Bereits

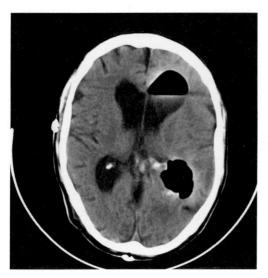

Abb. 13.2 Pneumozephalus in der CT

winzige, im Röntgenbild nicht sichtbare Risse können zu profusem Liquoraustritt führen und heilen niemals spontan ab. Rezidivierende Meningitiden sind stets verdächtig auf eine stattgehabte frontobasale Fraktur. Nur in 1/3 wird die Liquorfistel vorher bemerkt! Das Prinzip der Versorgung von Liquorfisteln besteht darin, durch einen plastischen Verschluss der Dura aus der offenen eine gedeckte Verletzung zu machen.

Trümmerfrakturen mit Einbeziehung der Keilbeinhöhle und des Tuberculum sellae sind mit Hirnverletzungen, selten auch mit Austritt von Hirngewebe (Hirnprolaps) verbunden. Akute lebensbedrohliche Aspirationen von Blut, Liquor oder Hirntrümmergewebe kommen vor und machen die neurochirurgische Versorgung des Duradefektes zu einem »Eingriff mit aufgeschobener Dringlichkeit« – d. h. es wird erst operiert, wenn die Blutungs-, Aspirations- und Schockgefahren abgeklungen sind. Die zu verhindernden Komplikationen (Meningitis, Hirnabszess) sind frühestens nach einigen Tagen zu erwarten, und die Sofortoperation hätte eine Mortalität von über 80 %! Eine weitere Komplikation ist die **Pneumatozele** durch Spontanaspiration von Luft. Bei Verklebungen der Leptomeningen tritt die Luft erst nach Tagen in die Hirnsubstanz ein und wirkt wie ein intrazerebrales Hämatom. Spontane Füllungen der Liquorräume (◘ Abb. 13.2) oder subdurale Luftansammlungen kommen vor. Akute Punktion,

Intubation und Operation sind in diesen Fällen lebensrettend und verhindern spätere Dauerschäden.

Frakturen in der Wand des Optikuskanales führen zu akuter Erblindung. Auch durch rasches Eingreifen ist eine Optikuskompression nur in einem Teil der Fälle reversibel.

Bei **Schädelbasisfrakturen** wird bei Vorliegen einer nasalen Liquorfistel i. d. R. nach 7 Tagen operiert, otobasale Frakturen mit Otoliquorrhoe werden nur operiert, wenn die Fistel länger als eine Woche nachweisbar ist oder eine entzündliche Komplikation eintritt. Querfrakturen des Felsenbeines werden i. d. R. operiert. Ausgedehnte Verletzungen der Oto- bzw. Rhinobasis und Mittelgesichtsfrakturen werden in Zusammenarbeit mit einem HNO-Arzt und einem Kieferchirurgen versorgt.

> Liquorfisteln bei Pyramidenfrakturen heilen meist spontan ab. Frontobasale Frakturen im Bereich der Lamina cribrosa führen zu nasalem Liquoraustritt und rezidivierenden Meningitiden – sie heilen niemals spontan ab. OP bei Vorliegen einer nasalen Liquorfistel nach 7 Tagen, bei Otoliquorrhoe nur bei Persistenz > 1 Woche oder entzündlicher Komplikation.

13.1.4 Impressions- und Expressionsfrakturen

Impressionsfrakturen der Schädelkalotte müssen immer operiert werden, wenn sie offen sind (mit nachfolgender antibiotischer Abdeckung). Gedeckte Impressionsfrakturen werden operiert, wenn die Impression mehr als die Kalottendicke ausmacht, begleitend ein EEG-Herd oder eine lokale Verletzung in der CT oder MRT nachweisbar oder aber epileptische Frühanfälle aufgetreten sind. Nur bei jedem 4. Kranken mit Impressionsfraktur ist eine Bewusstseinsstörung zu erwarten. Ist die Haut intakt, die Dura aber zerrissen, so kann Hirngewebe in den Durariss vordringen (Hirnprolaps). Wenn die Dura erhalten ist, kann es bei einer Impressionsfraktur mit Haut-, Galea- und Periostverletzung zur Osteomyelitis kommen. Sind alle Schichten der Kopfwand zertrümmert, spricht man von einer offenen Impressionsfraktur mit offener Hirnverletzung, bei der dem Blut Liquor beigemischt sein kann.

Expressionsfrakturen entstehen durch Aussprengung stark zertrümmerter Knochenteile – bei ihnen sind Duraverletzungen häufig. Impressions- und Expressionsfrakturen sind palpatorisch nicht sicher zu unterscheiden.

13.1.5 Halswirbelsäulenschleuder- trauma (HWS-Distorsion)

Das Beschleunigungstrauma der Halswirbelsäule (HWS) ist typische Folge eines PKW-Auffahrunfalls und häufig Gegenstand gerichtlicher Auseinandersetzungen. Stunden nach dem Ereignis treten Nackenschmerzen und Nackensteife auf. Die Untersuchung zeigt oft eine schmerzhafte Bewegungseinschränkung der HWS. Reflexauffälligkeiten, motorische oder sensible Befunde weisen auf strukturelle Läsionen hin. Bei der psychischen Untersuchung sollte auf die Symptome einer akuten Belastungsreaktion geachtet werden.

Diagnostisch wird heute meist eine CT der HWS mit sagittaler Rekonstruktion (alternativ Röntgendiagnostik in 2 Ebenen mit Dens-Spezialaufnahme) durchgeführt. Klinische Hinweise auf Verletzungen des Myelons machen eine MRT erforderlich. Bei entsprechender Symptomatik (einseitiger Kopf- oder Nackenschmerz, Horner-Syndrom) muss eine Dissektion hirnversorgender Gefäße ausgeschlossen werden.

Wenn ernste Folgen nicht vorliegen, ist mit einer Rückbildung der Beschwerden innerhalb von 4-6 Wochen zu rechnen. Nur für wenige Tage sollte der Patient immobilisiert werden. Ein Schanz-Kragen fördert die Chronifizierung. Früh ist eine aktive Übungsbehandlung unter vorübergehender Gabe von Analgetika und Anwendung physikalischer Maßnahmen (cold packs, lokale Wärme) anzustreben. Bei drohender Chronifizierung ist rechtzeitig eine psychosomatische Mitbetreuung einzuleiten.

13.2 Hirnverletzungen

Eine **substanzielle Hirnschädigung** ist anzunehmen, wenn eine Bewusstseinsstörung den Zeitraum von einer Stunde überschreitet, wobei hier fließende Übergänge von der Commotio cerebri zur Contusio cerebri bestehen. Bei einer Bewusstlosigkeit bis zu 24 Stunden wird von einem **mittelschweren Hirntrauma**, bei einer Bewusstlosigkeit von mehr als 24 Stunden oder den klinischen Zeichen einer Hirnstammfunktionsstörung wird von einem **schweren Hirntrauma** gesprochen. Bei den Verletzungen des Gehirns werden primäre und sekundäre Schädigungen unterschieden.

13.2.1 Primäre Hirnschädigung

Zu der primären Schädigung zählen kortikale Kontusionen und Lazerationen, die auf der Seite der Gewalteinwirkung meist geringer als auf der Gegenseite (*contre coup*) auftreten und oft die frontobasalen und temporolateralen Hirnanteile betreffen (◨ Abb. 13.3).

Kontusionen sind häufig multipel und bilateral. Drehbewegungen mit Abscherwirkung an den Gefäßen, insbesondere den Hirnvenen, spielen eine Rolle. Diffuse Verletzungen der weißen Substanz kommen als Ausdruck von Scherverletzungen durch Axonzerreißungen zustande. Derartige Verletzungen sind makroskopisch und damit auch in der CT oder MRT nicht sichtbar, bedingen aber eine deutliche Bewusstseinsstörung.

Infratentoriell ist der Hirnstamm infolge der Abpolsterung durch die Zisternen gegen direkte Stoßwirkung geschützt. Trotzdem kommt es dort zu Läsionen, wo scharfe Kanten der Duraduplikaturen (Falx, Tentorium) vorliegen. Besonders die sich im Bereich des Zisternenringes vorwölbenden Großhirnanteile (Gyrus cinguli, Gyrus parahippocampalis) werden geschädigt. Dies passiert bei Boxern bereits durch rezidivierende Mikrotraumen.

13.2.2 Sekundäre Schädigung

Zu den sekundären Schädigungen gehören das intrakranielle Hämatom, die ödematöse Hirnschwellung

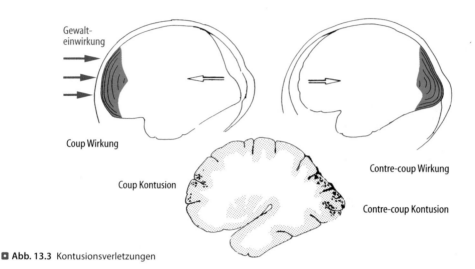

◻ Abb. 13.3 Kontusionsverletzungen

mit der Gefahr der Einklemmung von Hirngewebe im Tentoriumschlitz oder Foramen magnum, die zerebrale Ischämie durch Hypotension, gesteigerten intrakraniellen Druck und Vasospasmen bei traumatischer Subarachnoidalblutung sowie die Infektion bei offenen Schädelhirntraumata und Liquorfisteln.

13.2.3 Intrazerebrale Hämatome

Traumatische intrazerebrale Hämatome sitzen meist frontoorbital oder temporobasal, sie zeigen sich in der CT oft erst 1–2 Tage nach dem Trauma und können von einem epi- oder subduralen Hämatom begleitet sein.

Das **akute intrazerebrale Hämatom** führt zu Massenverlagerungen und zum Einbruch ins Ventrikelsystem. Bei Beschränkung auf einzelne Hirnlappen und rascher Entlastung kann die Prognose günstig sein, bei Einbeziehung der Stammganglien oder Anschluss an die Liquorräume ist sie meist schlecht.

Das **akute subdurale Hämatom** tritt als Begleitschaden in Verbindung mit einer schweren Hirnverletzung auf – es ist in der CT durch ein Missverhältnis zwischen Hämatomgröße und Ausmaß der Mittellinienverlagerung gekennzeichnet. Dies liegt an dem begleitenden diffusen Hirnödem. Die rechtzeitige Entleerung auch kleinerer Hämatome kann lebensrettend sein, wenn der gewonnene Platz ausreicht, den intrakraniellen Druck unter die kriti-

sche Schwelle zu senken. Innerhalb von 12 Stunden symptomatische akute subdurale Hämatome mit primärer Bewusstlosigkeit verlaufen fast immer tödlich. Tritt die Bewusstseinsstörung sekundär innerhalb von 3 Tagen oder mehr ein, ist die Prognose besser. Erst wenn die klinische Verschlechterung jenseits der 4. Woche erfolgt, wird vom chronischen subduralen Hämatom gesprochen.

Ein **subdurales Hygrom** durch Einrisse der Arachnoidea bei einem Trauma findet sich meist bilateral frontal, zeigt sich innerhalb einer Woche in der CT und hat eine gute Spontanprognose.

Das **epidurale Hämatom** (◻ Abb. 13.4a, b) kommt durch eine Ruptur der **A. meningea media** und ihrer Äste zustande, in 90 % liegt eine temporal absteigende Kalottenfraktur vor, deren scharfe Kanten die oberflächliche Duraschicht mit den Gefäßen anschneiden. Das innere Durablatt bleibt intakt. Die Fraktur ist im Röntgenbild oft nur schwer zu erkennen.

> **Klinik**
>
> Klinisch findet sich der typische Verlauf mit freiem Intervall nach dem Trauma, Anisokorie im Stadium der Bewusstseinstrübung und Halbseitensymptomatik nur in 1/3 der Fälle. Meist liegt eine primäre Bewusstlosigkeit bei sonstiger schwerer Hirnverletzung vor. Ein Monokelhämatom, eine temporale Hautverfär-
> ▼

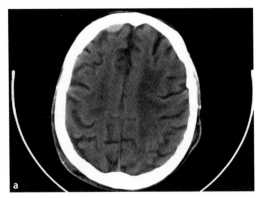

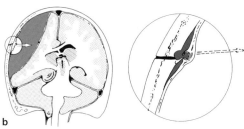

◘ Abb. 13.4 Umschriebenes epidurales Hämatom in der CT (**a**) und große epidurale Blutung bei Kalottenfraktur (**b**)

bung oder ein tastbares Hämatom können auf den Ort der Schädigung hinweisen.

Phaseneinteilung des epiduralen Hämatoms
Das epidurale Hämatom entsteht bei einer Ruptur der A. meningea media im Rahmen einer temporal absteigenden Kalottenfraktur.

Die **3 Phasen** sind:
1. Freies Intervall mit zunehmenden Kopfschmerzen
2. Obere Einklemmung (Mittelhirn) mit erst ein- dann beidseitiger Mydriasis, Bewusstlosigkeit, erhöhter Atemmittellage und tonischen Streckanfällen
3. Untere Einklemmung (Hirnstamm) mit Bradykardie, Blutdruckanstieg und Atemstörung

Die Operation sollte spätestens im Stadium der Mittelhirneinklemmung erfolgen!

Epidurale Hämatome der hinteren Schädelgrube bei Sinusverletzung zeigen einen foudroyanten Verlauf. Die tödliche Atemlähmung kann sich aus vollem Bewusstsein entwickeln. Bei Nackenschmerzen mit Opisthotonus im Anschluss an ein Trauma muss an eine beginnende Bulbärhirneinklemmung durch Hämatom gedacht werden. Die Lumbalpunktion bei Verkennung der Sachlage (Verdacht auf Aneurysmablutung oder Meningitis) führt zur plötzlichen Atemlähmung und zum Tode (Kunstfehler!).

13.3 Praktisches Vorgehen

Beim wachen, klinisch-neurologisch unauffälligen Patienten mit Schädelhirntrauma werden eine **Röntgenübersichtsaufnahme des Schädels** oder eine **CT (mit Knochenfenster)** angefertigt. Lässt sich anamnestisch eine flüchtige Bewusstseinsstörung als Ausdruck einer leichten Hirnschädigung (Commotio cerebri) nachweisen, wird der Patient für 1–2 Tage stationär aufgenommen.

Ist der Patient beim Eintreffen bewusstlos, so ist nach Stabilisierung von Atmung und Kreislauf das Erkennen von **Mehrfachverletzungen** vordringlich. Insbesondere muss die Möglichkeit von Halswirbelsäulenfrakturen und inneren Blutungen berücksichtigt werden. Die Prognose des Schädelhirntraumas verschlechtert sich bei Vorliegen von Hypovolämie, Hypoxie und durch Fettembolien. Bei jedem Bewusstlosen muss die HWS geröntgt werden, bevor weitere Manipulationen (Meningismusprüfung) erfolgen. Im Zustand der muskulären Erschlaffung besteht die Gefahr der irreversiblen Tetraplegie, wenn eine Luxationsfraktur (meist untere HWS) übersehen wird! Bei Nackensteife und Schiefhalsposition muss auch ohne sonstige Symptome an eine Densfraktur gedacht werden (Dens-Spezialaufnahme).

Das Ausmaß einer Bewusstseinsstörung wird mit der **Glasgow-Coma-Scale** (◘ Tab. 13.1) erfasst.

Jedes mittelschwere und schwere Hirntrauma bedarf der **CT** oder **MRT**, wobei ein sofortiges Kontroll-CT erforderlich ist, wenn der Kranke eine sekundäre Eintrübung oder Verschlechterung des neurologischen Befundes (epidurales Hämatom) oder ein laterales Hirnstammsyndrom entwickelt.

◻ Tab. 13.1 Glasgow-Coma-Scale

Augenöffnen	Spontan	4
	Auf Ansprache	3
	Auf Schmerzreiz	2
	Nicht	1
Motorische Reaktion	Auf Ansprache	6
	Auf Schmerzreiz gezielt	5
	Auf Schmerzreiz ungezielt	4
	Beugesynergie	3
	Strecksynergie	2
	Keine	1
Sprachliche Reaktion	Orientiert	5
	Verwirrt	4
	Fehlerhaft	3
	Unverständliche Laute	2
	Keine	1

Punkzahl 3 bis 15

Klinik

Beim **lateralen Hirnstammsyndrom** entsteht aus einer ipsilateralen Reizmiosis eine Mydriasis, Ptosis und laterale Bulbusabweichung durch Läsion des N. oculomotorius, kontralateral kommt es zu Pyramidenbahnzeichen als Ausdruck der Mittelhirnkompression mit nachfolgenden Beugesynergien des Armes und Strecksynergien des Beines.

Zur **klinischen Einschätzung der Prognose** eines Schädelhirntraumas ist die Beurteilung der Okulomotorik, der Pupillomotorik und des N. trigeminus wichtig. So sollten beim Bewusstlosen stets neben der Lichtreaktion der Pupillen der okulozephale Reflex (Puppenkopfphänomen), der ziliospinale Reflex und der okulovestibulare Reflex sowie die Reaktion auf Trigeminusschmerzreize geprüft werden.

13.3.1 Therapie

Eine dringende **neurochirurgische Operationsindikation** ist beim **epiduralen Hämatom** gegeben. Hier muss eine sofortige Operation in Form einer osteoplastischen Trepanation mit Hämatomentleerung und Unterbindung der A. meningea media erfolgen.

 Cave

Die Letalität des epiduralen Hämatoms hängt vom Zeitpunkt der Operation ab, weswegen bei Diagnosestellung keine Zeit verloren werden darf, auch nicht durch Transport in eine Spezialklinik!

Akute subdurale Hämatome werden in Abhängigkeit von der Ausdehnung operiert, **intrazerebrale Hämatome** werden nur bei sekundärer Verschlechterung oder anders nicht beeinflussbaren Hirndruckanstiegen operativ behandelt.

Impressionsfrakturen im Bereich von Sinus sagittalis superior, transversus oder sigmoideus dürfen nur von erfahrenen Neurochirurgen und Anästhesisten (Einstellung der richtigen Beatmungswerte zur Vermeidung von Luftembolien oder akut tödlichen Blutungen) versorgt werden.

Beim bewusstlosen Patienten nach Schädelhirntrauma sollte eine kontinuierliche **Hirndrucküberwachung** erfolgen. Hierzu werden entweder eine epidurale Drucksonde oder eine externe Liquordrainage zur Ventrikeldruckmessung gelegt. Der Druck beträgt normalerweise bis 15 mmHg. Nach Primärversorgung mit Schockbekämpfung, Ausschluss von Mehrfachverletzungen, Plasmaersatz und Atmungsstabilisierung steht die Hirndruckbehandlung im Vordergrund.

❯ Hirndrucktherapie: Kopfhochlagerung um 30 Grad zur Verbesserung des venösen Abflusses; Hyperventilation (pCO$_2$ um 30 mmHg) zur Reduktion des zerebralen Blutvolumens; Liquordrainage; Osmotherapie mit intermittierender Gabe von hyperosmolaren Substanzen (Mannit).

Im Verlauf sind regelmäßige CT-Kontrollen erforderlich, um sekundäre Schädigungen (Hämatom, Abszess) rechtzeitig zu erkennen und behandeln zu können.

13.3.2 Prognose

Das mittelschwere und schwere Schädelhirntrauma hat eine Letalität um 50 %. Für die Prognose sind das Vorhandensein von kraniozerebralen Mehrfachverletzungen, von extrazerebralen Zusatzverletzungen, das Alter des Patienten sowie die Dauer der Bewusstlosigkeit entscheidend. Die Glasgow-Coma-Scale und neurophysiologische Methoden wie die akustisch evozierten und der somatosensibel evozierten Potenziale erlauben eine prognostische Einschätzung.

13.4 Hirntod

Die Feststellung des Hirntodes bei erhaltener Kreislauffunktion nach einem Schädelhirntrauma ermöglicht bei irreversibel ausgefallener Hirnfunktion die Beendigung intensivmedizinischer Maßnahmen sowie die Durchführung einer **Organexplantation**.

Klinik

Kriterien des Hirntodes
- Koma (medikamentöse Sedierung muss ausgeschlossen sein!)
- Hirnstammareflexie:
  - Ausfall von Pupillenlichtreaktion, Kornealreflex, vestibulookulärem, okulozephalem, ziliospinalem, Husten- und Würgereflex
  - Fehlende Reaktion beim Absaugen
  - Keine Reaktion auf Schmerzreize im Trigeminusbereich bei Stich ins Nasenseptum
  - Ausfall der Vitalfunktionen des Hirnstammes mit fehlender Tagesrhythmik der Temperatur, fehlender Herz- und Kreislaufregulation
- Ausfall der Spontanatmung im Apnoe-Test
- Spinale Automatismen können die Diagnose erschweren.

Zu den **Voraussetzungen** für die Hirntoddiagnose zählen der Ausschluss von medikamentösen oder toxischen Effekten, eines metabolischen oder endokrinen Komas, eines hypovolämischen Schockes oder einer primären Hypothermie.

Um den bleibenden Ausfall der Hirnfunktionen feststellen zu können, ist eine **Mindestbeobachtungszeit** erforderlich, die nach primärer Hirnschädigung wie beim Schädel-Hirn-Trauma des Erwachsenen 12 Stunden, bei Kindern 24 Stunden und beim Neugeborenen 72 Stunden beträgt. Bei sekundären Hirnschädigungen ist die erforderliche Beobachtungszeit länger.

Apparative Zusatzuntersuchungen können die erforderliche Beobachtungszeit verkürzen. Hierzu zählen das **EEG** mit Nachweis einer Nulllinie, **akustisch und somatosensibel evozierte Potenziale** mit Ausfall der Hirnstamm- bzw. kortikalen Antwortpotenziale im Verlauf, die **transkranielle Dopplersonographie** (Zirkulationsstillstand) und neuroradiologische-nuklearmedizinische Untersuchungen (DSA, SPECT). Es müssen der Ausfall von Großhirn (EEG) und Hirnstammfunktionen (AEP) dokumentiert werden.

13.5 Komplikationen des Schädel-Hirn-Traumas (SHT)

13.5.1 Posttraumatische Epilepsie

Posttraumatische Frühanfälle innerhalb der ersten 24 Stunden kommen in 10–20 % der schweren Schädelhirntraumata vor und haben in der Regel eine gute Prognose. Von einer posttraumatischen Spätepilepsie wird gesprochen, wenn Anfälle mit einem Intervall von mehr als 3 Monaten nach einem Schädelhirntrauma auftreten (meist innerhalb des ersten Jahres).

Risikofaktoren für die Entwicklung einer Spätepilepsie:
- Impressionsfraktur und Hirnsubstanzschädigung
- Posttraumatische Frühanfälle
- Intrakranielles Hämatom
- Offenes Schädel-Hirn-Trauma
- Posttraumatische Amnesie >24 Stunden

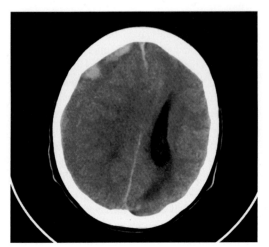

◻ Abb. 13.5 Subdurales Hämatom rechts in der CT

13.5.2 Chronisch subdurales Hämatom

Das chronisch subdurale Hämatom tritt 4 Wochen bis 3 Monate nach einem (häufig blanden) Schädeltrauma auf. Prädisponierende Faktoren sind höheres Lebensalter (>50 Jahre), Gerinnungsstörungen, Alkoholabusus. Es handelt sich um eine rezidivierende venöse Blutung in den Subduralraum.

Die klinische Symptomatik ist oft unspezifisch mit fluktuierender Bewusstseinsstörung, Verwirrtheit, Kopfschmerzen oder fokalen Zeichen, manchmal auch ipsilateral zum Hämatom.

Die Diagnose erfolgt in der CT oder MRT (◻ Abb. 13.5), wobei sich das subdurale Hämatom nach 2–3 Wochen isodens zum Hirngewebe darstellen kann, so dass sich nur die indirekten Raumforderungszeichen zeigen.

Behandlung der Wahl ist die Bohrlochtrepanation mit externer Drainage oder offene Ausräumung.

13.5.3 Posttraumatische Liquorzirkulationsstörungen

Innerhalb der ersten drei Wochen nach dem Trauma führen Liquorzirkulationsstörungen zu einer klinischen Befundverschlechterung mit einer symmetrischen Ventrikelerweiterung in der CT oder MRT. Therapie der Wahl ist die liquorableitende Shuntoperation. Ein Hydrozephalus communicans

kann sich mit größerer zeitlicher Latenz manifestieren.

13.5.4 Karotis-Kavernosus-Fistel

Nach Schädelbasisbrüchen kann eine traumatische Karotis-Kavernosus-Fistel mit pulsierendem Exophthalmus, Sinus-cavernosus-Syndrom (Augenmuskelnerven-Ausfällen und Trigeminussensibilitätsstörung) und Strömungsgeräusch auftreten. Die Behandlung erfolgt durch interventionell-neuroradiologischen Verschluss der Fistel mit Coils und Embolisat.

13.5.5 Dauerfolgen

Häufige auch gutachterlich relevante Dauerfolgen nach Schädelhirntrauma sind:
- Hirnorganische Defektsyndrome mit Beeinträchtigung von Gedächtnisleistungen, Affektivität, Konzentrationsfähigkeit und Auffassungsgabe sowie Persönlichkeitsstörung
- Posttraumatische epileptische Anfälle (5–10 %)
- Aromatische Anosmie (bei Abriss der Fila olfactoria oder Kontusion des Frontoorbitalhirns)
- Fokale Ausfälle wie Halbseitensymptomatik oder Hirnnervensymptome

Im Allgemeinen ist mit einer Besserung von Folgen eines Schädelhirntraumas ab dem dritten Jahr nach dem Ereignis nicht mehr zu rechnen.

In Kürze
Commotio cerebri
- Bewusstlosigkeit mit einer Dauer von maximal einer Stunde, Amnesie kongrad mit dem Unfallereignis einsetzend oder vor dem Unfallereignis (retrograd)

Epidurales Hämatom
- Arterielle Blutung durch Verletzung der A. meningea media bei temporal absteigender Kalottenfraktur

▼

Subdurales Hämatom

- Venöse Blutung mit Wochen nach dem (oft Bagatell-)Trauma auftretender Bewußtseinsstörung, Verwirrtheit und ggf. Entwicklung eines lateralen Hirnstammsyndroms mit ipsilateraler Mydriasis (N. oculomotorius) und kontralateraler Hemiparese

Hirntod

- Voraussetzungen: kein Medikamenteneffekt, keine metabolische Störung, keine Hypovolämie oder Hypothermie
- Die Diagnose basiert auf Koma, Hirnstammareflexie und Ausfall der Spontanatmung (Apnoe-Test).
- Mindestbeobachtungszeit bei primärer Hirnschädigung 12 Stunden
- Wichtige apparative Zusatzuntersuchungen sind EEG, AEP, SEP und TCD

Bewegungsstörungen

Peter Berlit

14.1   Leitsymptome der Basalganglienerkrankungen   – 257

14.1.1   Grundlagen   – 257

14.1.2   Plussymptome   – 257

14.1.3   Minussymptome   – 259

14.2   Parkinson-Syndrom   – 259

14.2.1   Epidemiologie   – 259

14.2.2   Formen des Parkinson-Syndroms   – 259

14.2.3   Pathogenese   – 260

14.2.4   Diagnose   – 261

14.2.5   Differenzialdiagnose   – 262

14.2.6   Therapie   – 262

14.3   Chorea   – 264

14.3.1   Chorea Huntington   – 264

14.3.2   Senile Chorea   – 265

14.3.3   Chorea minor Sydenham   – 265

14.3.4   Chorea gravidarum   – 265

14.3.5   Medikamenteninduziertes choreatisches Syndrom   – 265

14.3.6   Wichtige Differentialdiagnosen   – 265

14.4   Dystonien   – 265

14.4.1   Einteilung   – 265

14.4.2   Besonderheiten   – 266

14.4.3   Dystonieformen des Kindes- und Jugendalters   – 266

14.4.4   Dystonieformen des Erwachsenenalters   – 266

14.4.5   Diagnose   – 267

14.4.6   Therapie   – 267

14.5   Tics   – 267

P. Berlit, *Basiswissen Neurologie*,
DOI 10.1007/978-3-642-37784-6_14, © Springer-Verlag Berlin Heidelberg 2013

14.6   Dyskinesien   – 268

14.6.1   Akutdyskinesien   – 268

14.6.2   Tardive Dyskinesien   – 268

14.7   Ataxien   – 268

14.7.1   Grundlagen   – 268

14.7.2   Kleinhirnsyndrome   – 269

14.7.3   Autosomal rezessiv vererbte Kleinhirnerkrankungen   – 270

14.7.4   Autosomal dominant und X-chromosomal
         vererbte Kleinhirnerkrankungen   – 271

14.7.5   Sporadische Ataxien   – 272

14.7.6   Erworbene Kleinhirnerkrankungen   – 272

14.7.7   Diagnostik   – 272

14.8   Restless-Legs-Syndrom (RLS)   – 273

Das Parkinson-Syndrom ist eine der häufigsten neurologischen Erkrankungen. Das idiopathische Parkinson-Syndrom (IPS) wird abgegrenzt von degenerativen Multisystemerkrankungen (Parkinson-Plus-Syndrome). Hierzu zählen die progressive supranukleäre Parese (PSP; Steele-Richardson-Olszewsky-Syndrom) mit Störungen der Okulomotorik (vertikale Blickparese nach unten), die multiple Systematrophie (MSA) mit Parkinson-Symptomen (MSA-P) oder Kleinhirnsymptomen (MSA-C) und vegetativer Mitbeteiligung, die kortikobasale Degeneration mit Alien-limb-Phänomen und die Lewy-Body-Demenz mit visuellen Halluzinationen. Die Chorea ist durch unwillkürliche irreguläre rasch einschießende blitzartige Hyperkinesen gekennzeichnet, die mit einer Muskelhypotonie einhergehen. Dystone Syndrome sind mit einer Prävalenz von 39/100.000 sehr häufig, wobei es sich in 80 % um idiopathische und in 20 % um symptomatische Formen handelt. Kleinhirnerkrankungen führen zu Störungen der Koordinationsleistungen. Von den hereditären spinozerebellären Erkrankungen müssen genetisch determinierte Stoffwechselstörungen und erworbene Ursachen abgegrenzt werden.

Die Vorstellung der 73-jährigen Patientin erfolgt wegen zahlreicher Stürze nach hinten, meist ohne fassbare Ursache. Der Ehemann berichtet über eine allgemeine Verlangsamung mit Apathie.
Bei der Untersuchung fällt der erstaunte Gesichtsausdruck der Patientin auf, der Kopf ist nach hinten gelegt (Retrocollis). Kein Tremor, aber Rigor der Nacken- und proximalen Extremitätenmuskeln. Breitbeinig unsicheres Gangbild mit posturaler Instabilität. Vertikale Blickparese nach oben und unten.
Die MRT zeigt eine globale Hirnatrophie, keine laborchemischen Auffälligkeiten. Es wird die Diagnose einer progressiven supranukleären Blickparese gestellt und eine Behandlung mit L-Dopa begonnen.

14.1 Leitsymptome der Basalganglienerkrankungen

14.1.1 Grundlagen

Hauptaufgaben der **Basalganglien** in der Motorik sind die Umsetzung der Bewegungsplanung in Bewegungsprogramme, die Ausarbeitung zeitlich-räumlicher Impulsmuster und die Festlegung der Bewegungsparameter (Kraft, Richtung, Geschwindigkeit und Amplitude).

Ein- und Ausgänge der Basalganglien sind getrennten, parallel verlaufenden kortiko-subkortikalen transstriatalen Funktionschleifen zugeordnet, die jeweils zur Durchführung von Teilaufgaben organisiert sind. Hierbei ziehen die erregenden afferenten Zuflüsse aus dem gesamten Kortex und der Sensorik ins Striatum (Transmitter: Glutamat) und von dort hemmend weiter zu Substantia nigra und Pallidum (Transmitter: Gammaaminobuttersäure, GABA). Ausgänge gehen zum Teil direkt zum Hirnstamm, zum Teil zum motorischen Thalamus (hemmend: GABA) und von dort zurück zum Motorkortex.

Intern besteht eine starke rückläufige Bahn zwischen Substantia nigra und Striatum, die dopaminerg ist. Diese dopaminergen Bahnen zwischen Substantia nigra und Striatum sind bei der Parkinson-Erkrankung betroffen. Histochemisch lässt sich ein Verlust der nigrostriatalen dopaminergen Neurone in der Substantia nigra dokumentieren. Pathologisch besteht eine Melanin-Abnahme der Pars compacta der Substantia nigra. Es treten eosinophile Lewy-Körperchen auf. Bis es zur Ausbildung der motorischen Symptome eines Parkinson-Syndromes kommt, müssen etwa 80 % der melaninhaltigen Zellen der Substantia nigra zugrunde gegangen sein. Bis zu diesem Zeitpunkt ist offensichtlich eine Kompensation durch vermehrten Dopamin-Umsatz und postsynaptische Denervations-Supersensitivität möglich. Biochemisch kommt es beim Parkinson-Syndrom zu einem Ungleichgewicht zwischen den antagonistisch wirkenden Neurotransmittern Azetylcholin (Nucleus caudatus) und Dopamin (Substantia nigra).

14.1.2 Plussymptome

Beim **Tremor** handelt es sich um rhythmische Oszillationen eines oder mehrerer Körperteile, wobei es entweder zu synchronen oder zu alternierenden Kontraktionen antagonistischer Muskeln kommt. Tremor ist ein häufiges Symptom, das ebenso wie Myoklonien nicht nur bei Basalganglienerkrankungen auftritt. Es werden Ruhetremor, Haltetremor und Aktionstremor unterschieden.

Bei dem häufigen **essenziellen Tremor** handelt es sich um einen oft anlagebedingten vorwiegenden Haltetremor mit einer Frequenz von 6–12/s, der auf Betablocker, Primidon und Topiramat anspricht.

Der **Parkinson-Tremor** ist ein Ruhetremor mit einer Frequenz von 3–8 Hz, wobei es sich um einen Agonisten-Antagonisten-Tremor handelt. Er bessert sich unter dopaminerger Behandlung.

Beim **zerebellären Tremor** liegt schwerpunktmäßig ein Aktionstremor mit einer Frequenz von 3–5 Hz vor.

Der seltene **orthostatische Tremor** tritt lediglich im Stehen auf (15 Hz) und wird mit Clonazepam behandelt.

Der **Tremor toxischer** Genese ist vorwiegend ein **Aktionstremor**, der Tremor metabolischer Genese vorwiegend ein **Haltetremor**.

Die **choreatische Bewegungsstörung** ist durch irreguläre kurze, einschießende Bewegungen charakterisiert, die von einer Körperregion zur anderen springen. Die flüchtigen asymmetrischen Muskelkontraktionen mit Bewegungseffekt nehmen bei Anspannung und Bewegungen zu. Gesichtsmuskeln und hier insbesondere der oropharyngeale Bereich (Chamäleonzunge) sowie die distalen Extremitätenabschnitte sind besonders betroffen.

Dystonien sind langsame, anhaltende Muskelkontraktionen, welche drehende, wurmförmige Bewegungen oder Haltungsstörungen verursachen. Wenn die dystone Bewegungsstörung auf Extremitätenabschnitte beschränkt bleibt, wird von einer **Athetose** gesprochen. Dystonien können spontan, aber auch ausschließlich bei bestimmten Tätigkeiten oder Bewegungen (Aktionsdystonie) auftreten.

Beim **Ballismus** handelt es sich um abrupte schleudernde Extremitätenbewegungen mit proximalem Schwerpunkt. Die plötzlich einschießenden, weit ausfahrenden Bewegungen der Schulter- und Beckenmuskulatur können so ausgeprägt sein, dass sich der Kranke verletzt oder zu Boden stürzt. Intendierte Bewegungen oder Aufregung verstärken die Hyperkinesen. Meist treten die Symptome halbseitig als Hemiballismus auf.

Myoklonien sind kurze unwillkürliche Bewegungen, die entweder durch eine Muskelkontraktion oder durch die kurze Blockade einer tonischen Muskelanspannung (negativer Myoklonus – **Asterixis**) zustande kommen. Myoklonien können arrhythmisch und irregulär, seltener auch rhythmisch oszillatorisch auftreten. Bei der Auslösung können Außenreize eine Rolle spielen. Die raschen unwillkürlichen Kontraktionen mit Bewegungseffekt (Differenzialdiagnose Faszikulationen: sichtbare Muskelfaserkontraktionen ohne Bewegungseffekt) müssen nicht immer Ausdruck einer Basalganglienerkrankung sein. Myoklonien können in Ruhe, bei Willkürbewegungen (Aktionsmyoklonien), bei Hirnstammläsionen oder als Ausdruck eines epileptischen Geschehens auftreten.

Zu Myoklonien ohne Krankheitswert gehören die Einschlaf- und Aufwachmyoklonien, die Myoklonien nach Muskelarbeit und der Singultus (Schluckauf); zu den essenziellen Myoklonien gehören die familiären und nächtlichen Myoklonien sowie die Hyperekplexie (Schreckstürze). Bei einer Reihe von Grunderkrankungen kann es zu Begleitmyoklonien kommen, so bei Lipidosen, Leukodystrophien und Systematrophien. Myoklonien gehören zum klinischen Syndrom einer ganzen Reihe von Basalganglienerkrankungen.

Symptomatisch treten sie bei Enzephalitiden, Prionerkrankungen (Creutzfeldt-Jakob), paraneoplastisch (Myoklonus-Opsoklonus-Syndrom), postanoxisch (Lance-Adams-Syndrom) und bei toxischen Schädigungen (Quecksilber, L-Dopa, Dopaminergika, Thymoleptika, Neuroleptika, Opioide, Krampfgifte) auf.

Tics sind außerordentlich vielgestaltig. Es handelt sich um flüchtige abrupte, stereotype, kurz einschießende Bewegungen, welche im Unterschied zu den anderen genannten Bewegungsstörungen **willkürlich unterdrückbar** sind – der Kranke verspürt den Drang, die entsprechende Bewegung zu produzieren.

Als **Rigor** wird eine wächserne gleichbleibende Tonuserhöhung der Muskulatur bei passivem Bewegen bezeichnet; Agonisten und Antagonisten sind gleichermaßen betroffen. Bei gleichzeitigem Tremor kann es zu einem ruckartigen Nachgeben – Zahnradphänomen – kommen. Durch einen Rumpfrigor ist die Körperhaltung oft in einer leicht vornübergebeugten Haltung fixiert. Rigor ist eines der Leitsymptome des Parkinson-Syndroms. Der Rigor einer Extremität nimmt zu bei Faustschluss der Gegenseite (Froment-Test).

Plussymptome bei Basalganglienerkrankungen

- Choreatisches Syndrom = einschießende
flüchtige asymmetrische Bewegungen
besonders oropharyngeal
- Dystones Syndrom = langsame Drehbewegungen
- Athetotisches Syndrom = langsame wurmförmige Hyperkinesien distaler Extremitätenabschnitte
- Ballistisches Syndrom = einschießende weit
ausfahrende schleudernde Bewegungen
der proximalen Schulter- und Beckenmuskulatur
- Myoklonien = unwillkürliche Muskelkontraktionen mit Bewegungseffekt
- Rigor = gleichbleibende Tonuserhöhung
(im Unterschied zur Spastik = winkel-
und geschwindigkeitsabhängige Tonuserhöhung; Taschenmesserphänomen)

14.1.3 Minussymptome

Eine reduzierte Beweglichkeit – **Hypo- oder Akinese**
– zeigt sich vor allem in der Mimik (Hypomimie,
Maskengesicht), beim Fehlen physiologischer Mitbewegungen (beispielsweise Mitschwingen der Arme
beim Gehen) und bei der Feinbeweglichkeit der
Hände. So kommt es beim Schreiben zu einer Mikro-
graphie. Die Frequenz des Blinzelns ist reduziert.
Die Hypokinese ist Leitsymptom des Parkinson-
Syndroms.

Die **gestörten Stellreflexe** des Parkinson-
Syndroms zeigen sich mit Startschwierigkeiten
und Bewegungsblockade mit Stehenbleiben vor
plötzlichen Hindernissen (Freezing). Das Gangbild ist kleinschrittig mit vermehrter Wendeschrittzahl, es besteht eine Pro- oder Retropulsions-
tendenz mit Fallneigung (posturale Instabilität).
Die Reaktionszeit auf Außenreize ist deutlich verlängert.

Ein herabgesetzter Muskeltonus – **Hypotonie**
– lässt sich durch Schulterschütteln untersuchen,
wobei der Kranke mit Griff an den Schultern rasch
gedreht wird: Es kommt zu deutlich ausfahrenden

Bewegungen der Arme. Ein herabgesetztes Schwin-
gen ist hingegen typisch für einen Rigor. Eine Hypotonie kommt bei der Chorea und bei Kleinhirnerkrankungen vor.

14.2 Parkinson-Syndrom

14.2.1 Epidemiologie

Das Krankheitsbild wurde von dem englischen
Landarzt James Parkinson 1817 erstmalig beschrieben.

Die Inzidenz beträgt 100 auf 100.000 Personen,
wobei Männer etwas häufiger betroffen sind. Das
idiopathische Parkinson-Syndrom ist mit einer
Prävalenz von 150 auf 100.000 Einwohner in
Deutschland eine der häufigsten neurologischen Erkrankungen, wobei die Häufigkeit jenseits des
60. Lebensjahres rasch zunimmt. Bei über 65-jäh-
rigen liegt die Prävalenz bei 1.800/100.000. Eine
familiäre Häufung liegt in 5 % vor (Morbus Parkinson). Als Initialsymptom findet sich in 70 % ein
Tremor.

14.2.2 Formen des Parkinson-Syndroms

In 75 % handelt es sich um ein idiopathisches Parkinson-Syndrom (IPS). Es werden ein akinetisch-rigider
Typ, ein tremordominanter und ein Äquivalenztyp
unterschieden. Sehr selten ist der monosympto-
matische Ruhetremor.

Parkinson-Symptome treten auch bei neuro-
degenerativen Multisystemerkrankungen (atypische Parkinsonsyndrome) auf. Hierzu zählen die
progressive supranukleäre (Blick-)Parese (PSP;
Steele-Richardson-Olszewski-Syndrom) mit Störungen der Okulomotorik (vertikale Blickparese
nach unten), die multiple Systematrophie (MSA)
mit Parkinson-Symptomen (MSA-P) oder Kleinhirnsymptomen (früher: olivopontozerebelläre
Atrophie – MSA-C) und orthostatischer Dysregulation (früher: Shy-Drager-Syndrom), die kortikobasale Degeneration mit Alien-limb-Phänomen
und die Lewy-Body-Demenz mit visuellen Halluzinationen.

□ Tab. 14.1 Formen des Parkinson-Syndroms

Idiopathisches Parkinson-Syndrom (IPS, Parkinson-Krankheit)	Akinetisch-rigider Typ Tremordominanz-Typ Äquivalenz-Typ monosymptomatische Ruhetremor
Parkinson-Syndrome bei neurodegenerativen Erkrankungen (Parkinson-Plus-Syndrome; atypische Parkinson-Syndrome)	Multisystematrophie (MSA) – Parkinson-Typ (MSA-P) – Zerebellärer Typ (MSA-C) Progressive supranukleäre Blickparese (PSP) Kortikobasale Degeneration (CBD) Demenz mit Lewykörperchen (DLK)
Symptomatische (sekundäre) Parkinson-Syndrome	Medikamenten-induziert: klassische Neuroleptika, Antiemetika, Reserpin, Lithium, Kalziumantagonisten (Cinnarizin, Flunarizin), Valproinsäure
	Toxisch: Kohlenmonoxid, Mangan, MPTP (Meperidin-Rauschmittel)
	Posttraumatisch (Boxer)
	Tumorbedingt
	Metabolisch: Morbus Wilson, Hypoparathyreoidismus (Fahr-Syndrom)
	Entzündlich (postenzephalitisch; HIV-Enzephalopathie)
Pseudo-Parkinson-Syndrome (Differenzialdiagnosen)	Vaskulär (Subkortikale arteriosklerotische Enzephalopathie – SAE)
	Essentieller Tremor
	Kommunizierender bzw. Normaldruckhydrozephalus (NPH)
	Depression

Von einem **symptomatischen (sekundären) Parkinson-Syndrom** wird bei anderen bekannten Erkrankungen als Ursache gesprochen. Zu bedenken sind medikamenteninduzierte, metabolische, toxische und entzündliche Genese, Schädel-Hirn-Traumen (posttraumatisches Parkinson-Syndrom) und frontal gelegene Hirntumoren.

Wichtige **Differentialdiagnosen** (Pseudo-Parkinsonsyndrome) sind die SAE (vaskuläres Parkinson-Syndrom), der Hydrozephalus communicans (Gangapraxie, lower body-Parkinson), essentieller Tremor und Depression (□ Tab. 14.1). Bei jüngeren Patienten mit extrapyramidaler Bewegungsstörung muss stets ein Morbus Wilson (▶ Abschn. 18.4.3) ausgeschlossen werden.

14.2.3 Pathogenese

Zugrunde liegt dem idiopathischen Parkinson-Syndrom ein Dopamin-Mangel, insbesondere der Substantia nigra. Es kommt zu einem Ungleichgewicht zwischen dopaminerger und cholinerger Transmission, wobei das Defizit an L-Dopa für die Minussymptome (Hypo/Akinese, gestörte Stellreflexe) und das Überwiegen der cholinergen Transmission für die Plussymptome (Tremor und Rigor) verantwortlich ist. **Riechstörungen** sind ein Frühsymptom des Parkinsonsyndroms, da auch hier die dopaminerge Transmission betroffen ist. Eine REM-Schlaf-Verhaltensstörung zeigt sich durch vokale und motorische Entäußerungen im Schlaf (im Extremfall mit Sturz aus dem Bett) und Albträume: Sie geht nicht nur dem IPS, sondern auch einer MSA oder Lewykörperchen-Erkrankung voraus.

Beim **akinetisch-rigiden Typ** findet sich eine
vornübergebeugte Haltung mit angewinkelten
Armen, reduziertem Mitschwingen der Arme
beim Gehen und ausgeprägter Schrittverkürzung im Gangbild (◘ Abb. 14.1). Die Stellreflexe sind beeinträchtigt mit Pro- und Retropul-
sionstendenz und der Gefahr von Stürzen
(posturale Instabilität). Bei Hindernissen (Tür-
schwelle, Stufe) tritt das Freezing mit völliger
Bewegungsunfähigkeit, bei Angst die paradoxe Hyperkinese mit vorübergehender guter
Beweglichkeit auf. Tagsüber kommt es oft zu
Schwankungen in der Beweglichkeit. Eine
Hypomimie mit Masken- und Salbengesicht
durch die vermehrte Seborrhoe, die Dysarthrie
mit monotoner schlecht artikulierter hypopho-
ner Sprechweise und Repetitionen (Palilalie)
sind typische Symptome. Der Glabellareflex
habituiert nicht. Die akinetisch rigide Form hat
eine eher ungünstige Langzeitprognose.

Beim **tremordominanten Typ** steht der Ruhetremor ganz im Vordergrund. Es handelt sich
um den typischen Agonisten-Antagonisten-
Tremor der Hände im Sinne eines Pillendreher-
oder Münzzähltremors mit Zunahme bei
Aufregung oder Ablenkung (Rechenaufgabe)
und Abnahme bei intendierten Bewegungen
oder im Schlaf. Beim tremordominanten Typ
ist der Beginn einseitig; die Langzeitprognose
ist günstig.

Beim **Äquivalenztyp** sind die drei Kardinal-
symptome Tremor, Rigor und Akinese in
etwa gleich stark ausgeprägt.

Zu den begleitenden **autonomen Störungen**
zählen neben der Seborrhoe die erektile Dysfunktion (60 %), Blasenentleerungsstörungen
(40 %), gastrointestinale Probleme (Hypersalivation, Dysphagie, Obstipation: 50 %),
orthostatische Dysregulation (20 %) und
Atemstörungen (nächtlicher Stridor,
Schlaf-Apnoe-Syndrom).

Zur Beurteilung des Schweregrades eines Parkinson-Syndromes dient die **Webster-Skala**, in der
Bradykinese, Rigor, Haltung, Mitbewegungen der

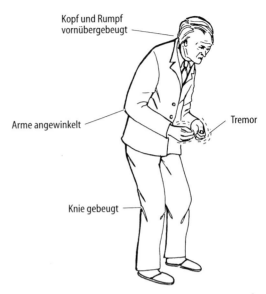

Kopf und Rumpf
vornübergebeugt

Arme angewinkelt

Tremor

Knie gebeugt

◘ **Abb. 14.1** Parkinson-Syndrom

Arme, Gangbild, Tremor, Gesichtsbeweglichkeit,
Seborrhoe, Sprechen und Selbständigkeit in jeweils
vier Schweregraden erfasst werden.

14.2.4 Diagnose

Für die Diagnose muss neben dem Leitsymptom der
Akinese mindestens ein weiteres Hauptsymptom
(Tremor, Rigor, gestörte Stellreflexe) vorhanden
sein. Unterstützende Kriterien für ein idiopathisches
Parkinson-Syndrom sind der einseitige Beginn mit
persistierender Asymmetrie im Krankheitsverlauf
und das positive Ansprechen auf L-Dopa.

Diagnostische Kriterien des idiopathischen Parkinson-Syndroms (IPS):

- **Akinese**: Verlangsamung bei der Initiierung
  und Durchführung willkürlicher Bewegungen,
  insbesondere repetitiver Bewegungen
- **und** mindestens eines der folgenden
  Symptome:
  - **Rigor**
  - **Ruhetremor** (4-6, Auftreten in Ruhe,
    Abnahme bei Bewegungen)
  - **Posturale Instabilität**, die nicht durch
    visuelle, vestibuläre, zerebelläre oder
    propriozeptive Störungen erklärbar ist.

CT und MRT dienen in erster Linie dem Ausschluss symptomatischer Ursachen des Parkinson-Syndroms. Die Diagnose wird klinisch gestellt.

Der L-Dopa- und der Apomorphin-Test werden als medikamentöse Funktionstests bei Verdacht auf IPS eingesetzt, um festzustellen, ob ein Symptom L-Dopa-sensitiv ist.

Die Minderbelegung der dopaminergen Rezeptoren kann mittels PET und SPECT dargestellt werden. Dabei werden prä- (FP-CIT-SPECT-DAT-Scan) und postsynaptische (IBZM-SPECT) Störungen unterschieden.

Quantitative Riechtests zeigen bei Patienten mit IPS in 80–100 % ein pathologisches Ergebnis.

14.2.5 Differenzialdiagnose

Zu Beginn der Erkrankung wird die Hypokinese des Parkinson-Patienten oft als depressiver Verstimmungszustand fehlgedeutet. Extremitäten- und Wirbelsäulenschmerzen führen häufig zur Fehldiagnose einer rheumatologischen Erkrankung.

Eine Demenz gehört nicht zur frühen Symptomatik des Parkinson-Syndroms; im Verlauf treten allerdings kognitive Störungen in bis zu 40 % auf. Dabei sind vor allem Aufmerksamkeit, visuell-räumliche Orientierung und exekutive Funktionen (Planung, Flexibilität) betroffen. Wichtig ist die Abgrenzung zur Lewykörperchen-Demenz.

Warnsymptome, die auf ein sekundäres Parkinson-Syndrom oder Differenzialdiagnosen hinweisen können, sind in ◘ Tab. 14.2 zusammengestellt.

◘ Tab. 14.2 Symptome und Befunde, die gegen ein IPS sprechen

Symptom, Befund	Denken an
Nichtansprechen auf L-Dopa	MSA, PSP, DLB
Schwere Störungen des autonomen Nervensystems	MSA-P
Frühe Blasenstörungen	SAE, NPH, MSA-P
Störungen der vertikalen Blickmotorik	PSP
Zerebelläre Zeichen	MSA-C, SCA
Okulogyre Krisen	Postenzephalitische Genese
Frühe posturale Instabilität und Stürze	PSP
Positives Babinski-Zeichen	SAE, Hirntumor, MSA
Frühe Demenz	DLK, NPH, PSP
Frühe visuelle Halluzinationen	Medikamente, DLB
Rumpfrigor mit Retro- oder Anterocollis	PSP

Beurteilung des Schweregrades eines Parkinson-Syndromes mit der Webster-Skala. Wichtige Differenzialdiagnosen sind Wilson-Krankheit, Multisystemerkrankungen (progressive supranukleäre Lähmung, multiple Systematrophie, kortikobasale Degeneration, Demenz mit Lewy-Körperchen), SAE und kommunizierender Hydrozephalus.

Klinik

Leitsymptome des IPS sind Akinese, Tremor, Rigor, gestörte Stellreflexe und autonome Störungen. Typisch sind vornübergebeugte Haltung, angewinkelte Arme, Schrittverkürzung, vermehrte Wendeschrittzahl, Hypomimie (Masken- und Salbengesicht), Dysarthrie und ein Ruhetremor (Agonisten-Antagonisten-, Pillendreher- oder Münzzähltremor). Beginn der Symptome einseitig oder einseitig betont. Früh Riech- und REM-Schlaf-Verhaltensstörung.

▼

14.2.6 Therapie

Wichtig für den Patienten sind die regelmäßige Krankengymnastik sowie die psychosoziale Betreuung, die auch die Beratung der Angehörigen einschließt.

L-Dopa wird zum Ausgleich des Dopadefizites gegeben, wobei der Zusatz eines Dekarboxylasehemmers, der die Blut-Hirn-Schranke nicht passiert, die Verstoffwechselung des eingenommen Präparates direkt in der Leber verhindert. L-Dopa wird deshalb immer in fester Kombination mit einem Decarboxylase-Inhibitor gegeben und ist das wirksamste Medikament für die Behandlung des IPS. In der Monotherapie ist L-Dopa allen anderen Parkinson-Medikamenten überlegen, verzögert jedoch nicht die Krankheitsprogression.

Die L-Dopa-Präparate stellen heute die Basistherapie des Parkinson-Syndroms dar, wobei als Nebenwirkungen Verwirrtheitszustände, Hyperkinesen, Magen-Darm-Symptome, Herz-Kreislaufstörungen und Schlafstörungen bedacht werden müssen. Bei Langzeitanwendung können sich diurnale Schwankungen in Abhängigkeit von der L-Dopa-Gabe einstellen (On-Off-Phänomen), gefürchtet sind persistierende Hyperkinesen nach längerfristiger Anwendung (Spätdyskinesien). L-Dopa wirkt vornehmlich auf Akinese, Rigor und autonome Störungen, kaum jedoch auf den Tremor.

L-Dopa wird bei Patienten über 70 Jahre oder multimorbiden Patienten jeder Altersgruppe zur Therapieeinleitung empfohlen, bei jüngeren Kranken nur, wenn andere Substanzen nicht ausreichend wirken.

Dopaminagonisten Bei den Dopaminagonisten müssen Ergot- und Nonergot-Derivate unterschieden werden. Sowohl in der Monotherapie als auch in der frühen Kombinationstherapie mit L-Dopa ist der Effekt der Substanzen belegt. L-Dopa kann durch die Hinzunahme eines Agonisten eingespart werden, L-Dopa assoziierte Fluktuationen und Dyskinesien im Verlauf werden verringert.

Der Nutzen wird relativiert durch eine Reihe von Nebenwirkungen: Beinödeme, Übelkeit, orthostatische Dysregulation und psychotische Zustände können bei allen Dopamin-Agonisten auftreten.

Bei **Ergot-Dopaminagonisten** (Bromocriptin, Cabergolin, a-Dihydroergocriptin, Pergolid, Lisurid) stellt das gehäufte Auftreten von Fibrosen in Form einer Herzklappenfibrose, pleuropulmonaler oder retroperitonealer Fibrose ein besonderes Sicherheitsrisiko dar! Aus diesem Grunde sind regelmäßige klinische und Echokardiographie-Untersuchungen erforderlich.

Die **Non-Ergot-Dopaminagonisten** Piribedil, Pramipexol, Ropinirol und Rotigotin können zu plötzlichem Einschlafen (Cave: Kraftfahrtauglichkeit!) führen. Sehr beeinträchtigend sind Impulskontrollstörungen wie Spielsucht oder Hypersexualität, und das Punding (zwanghaftes Ordnen, Sammeln oder Computerspielen). Die Patienten und ihre Angehörigen (Spielsucht!) müssen über diese Nebenwirkungen aufgeklärt werden!

Bei IPS-Patienten <70 Jahren werden meist Dopaminagonisten primär zur Therapie eingesetzt. Bei geringgradig ausgeprägten Symptomen kann der Beginn der dopaminergen Therapie durch eine Monotherapie mit Amantadin oder einem MAO-Hemmer herausgezögert werden.

Amantadin Ursprünglich wurde Amantadin als Virustatikum entwickelt, zeigt aber als NMDA-Antagonist eine gute Wirksamkeit auf Akinese und Rigor des Parkinsonkranken. Da es parenteral gegeben werden kann, ist die Substanz vor allem in der akinetischen Krise indiziert. In der symptomatischen Behandlung des IPS kommt Amantadin sowohl zur Monotherapie als auch in der Kombination mit anderen Medikamenten zum Einsatz; Amantadin reduziert L-Dopa-assoziierte Dyskinesien.

Da Amantadin renal eliminiert wird, muss bei Patienten mit eingeschränkter Nierenfunktion die Dosierung angepasst werden. Verwirrtheitszustände bis hin zu psychotischen Symptomen, Schlafstörungen und Magen-Darm-Beschwerden kommen vor.

Budipin wirkt ebenfalls NMDA-antagonistisch und besitzt einen günstigen Effekt auf den Parkinson-Tremor. Durch eine QT-Zeit-Verlängerung kann es jedoch zu lebensgefährlichen Herzrhythmusstörungen kommen, sodass die Substanz strenge Auflagen hat und kaum noch eingesetzt wird.

Mao-B-Hemmer Rasagilin und Selegilin hemmen Mao-B und verlangsamen damit den Abbau des Dopamins. Ein milder symptomatischer Effekt macht den Einsatz zur frühen Monotherapie möglich. In Kombination mit L-Dopa wird die Akinese gegen Ende der verabreichten L-Dopa-Gabe (End-of-dose-Akinesie) herausgezögert.

COMT-Hemmer Tolcapone und Entacapone hemmen extrazerebral den Abbau von L-Dopa. Sie verlängern die Wirkdauer von L-Dopa und helfen L-Dopa einzusparen. Als feste Kombination ist Entacapone mit L-Dopa und Carbidopa auf dem Markt. Tolcapone ist potenziell hepatotoxisch; deshalb müssen in den ersten 6 Monaten einer Tolcapone-Therapie die Leberwerte (Transaminasen) alle 2 Wochen und anschließend alle 4 Wochen kontrolliert werden.

Anticholinergika sind die ältesten Parkinson-Medikamente; das Übergewicht cholinerger Transmission soll verhindert werden. Sie wirken in erster Linie gegen das Plussymptom Tremor; ihre Hauptindikation sind medikamentös und toxisch ausgelöste Parkinson-Symptome (auch neuroleptikainduzierte Früh- und Spätdyskinesien).

Nebenwirkungen der Anticholinergika sind Verwirrtheitszustände, bei Langzeitanwendung ein dementives Syndrom und initial häufig trockener Mund, Sehstörungen und Miktionsstörungen. Bei Prostatahypertrophie und Glaukom sollte diese Substanzgruppe nicht gegeben werden.

Operative Verfahren Die früher durchgeführte Thalamo- und Subthalamotomie als läsionelle Verfahren sind durch die tiefe Hirnstimulation abgelöst worden. Elektroden werden hierbei stereotaktisch implantiert. Ein unter dem Schlüsselbein implantierter Stimulator erlaubt die reversible und individuell angepasste elektrische Stimulation des Nucleus subthalamicus oder des Globus palliclus internus. Off-Symptome lassen sich in 50–70 % verbessern, Wirkungsfluktuationen verschwinden. Bei behinderndem Tremor kommt auch die Stimulation des Nucleus ventralis intermedius des Thalamus in Frage.

Perioperative Komplikationen treten in bis zu 5 % auf, vor allem Depressionen sind häufiger.

Weitere Therapiemöglichkeiten

❯ Bei ausgeprägten Wirkschwankungen (On-Off-Phasen) kommen Pumpentherapien mit L-Dopa per Jejunalsonde oder als subkutane Gabe von Apomorphin in spezialisierten Zentren in Frage.

Bei der **Parkinson-Demenz** wird Rivastigmin empfohlen. Da Anticholinergika (auch anticholinerg wirkende Substanzen wie Trizyklika!) die kognitiven Einbußen verschlechtern können, sollten sie strikt vermieden werden.

Clozapin und Quetiapin sind Mittel der ersten Wahl bei psychotischen Symptomen unter dopaminerger Medikation. Eine Dosisreduktion von Dopaminagonisten ist bei Impulskontrollstörungen (Spielsucht, Hypersexualität) und Punding (zwanghaftes Ordnen oder Sammeln) erforderlich mit Umsetzen auf L-Dopa.

Neben mechanischen Maßnahmen (Kompressionsstrümpfe) kommt bei orthostatischer Dysregulation Midodrin in Frage. Die für Blasenstörungen verantwortliche Detrusorhyperaktivität kann mit Trospiumchlorid oder Solifenacin behandelt werden.

Bei begleitenden Depressionen werden Sertralin oder Citalopram eingesetzt. SSRI sollten wegen des Risikos eines serotonergen Syndroms nicht mit MAO-B-Hemmern kombiniert werden!

Die REM-Schlaf-Verhaltensstörung kann mit Clonazepam therapiert werden.

14.3   Chorea

Die Chorea ist durch unwillkürliche, irreguläre, rasch einschießende, blitzartige Hyperkinesen der Extremitäten, des Gesichtes, Halses und Rumpfes gekennzeichnet, die mit einer Muskelhypotonie einhergehen. Die Bewegungen nehmen bei Stress zu und sistieren im Schlaf. Ursächlich sind neben der Chorea Huntington Neuroakanthozytose-Syndrome (McLeod-Syndrom), metabolische Störungen (Hyperthyreose, Morbus Wilson), infektiöse Ursachen (Chorea minor als Post-Streptokokken-Erkrankung), der systemische Lupus erythematodes und Medikamentennebenwirkungen (klassische Neuroleptika, Antiemetika, L-Dopa, Dopamin-Agonisten, Antidepressiva, orale Kontrazeptiva, Antiepileptika, Antimalariamittel, Kalzium-Antagonisten).

14.3.1 Chorea Huntington

Bei der Chorea Huntington handelt es sich um eine autosomal-dominant vererbte Trinukleotiderkrankung mit Defekt auf Chromosom 4. Die molekulargenetische Diagnose von Merkmalsträgern aus einer Blutprobe (CAG-Triplet-Wiederholungen im Huntingtin-Gen) ist zuverlässig möglich. Der Erkrankungsbeginn liegt um das 40. Lebensjahr, die Krankheit führt im Verlauf von 10–15 Jahren zum Tode.

Zum choreatischen Syndrom treten eine Demenz, Verhaltensstörungen und soziale Auffälligkeiten hinzu.

CT und MRT zeigen eine Kaudatumatrophie. Entscheidend ist die humangenetische Diagnostik, welche nur nach entsprechender Aufklärung des Patienten erfolgen darf.

Zur symptomatischen Behandlung der Hyperkinesen werden Tiaprid, Tetrabenazin, Olanzapin oder Sulpirid eingesetzt. Bei depressiven Symptomen Gabe von SSRI, Venlafaxin oder Mirtazapin. Pridopidine und Coenzym Q10 können als Neuroprotektiva versucht werden.

14.3.2 Senile Chorea

Die senile Chorea tritt jenseits des 70. Lebensjahres degenerativ auf und wird symptomatisch behandelt.

14.3.3 Chorea minor Sydenham

Es handelt sich um eine Autoimmunreaktion mit Antibasalganglien-Antikörpern (AST) nach Streptokokkeninfektion; vor allem Mädchen vor der Pubertät sind betroffen. Die Hyperkinesen klingen nach ein bis sechs Monaten ab. Die Behandlung des Streptokokkeninfektes erfolgt mit Antibiotika, die der Autoimmunreaktion mit Kortikosteroiden. Häufig kommt es zu einem parallelen Auftreten der rheumatischen Herzerkrankung. Rezidive der Chorea minor kommen in einem Drittel der Fälle vor.

14.3.4 Chorea gravidarum

Die Chorea gravidarum tritt vor allem bei Frauen auf, die eine Sydenham Chorea durchgemacht haben. Meist manifestieren sich die Hyperkinesen im 3.–5. Schwangerschaftsmonat – die Prognose ist günstig, die Therapie erfolgt symptomatisch mit Tranquilizern. Oft liegt gleichzeitig eine rheumatische Herzerkrankung vor.

14.3.5 Medikamenteninduziertes choreatisches Syndrom

Ein choreatisches Syndrom kann nach klassischen Neuroleptika, L-Dopa, Dopaminergika, Antikonvulsiva, oralen Kontrazeptiva, Metoclopramid, Vincristin, Chloroquin, Psychostimulantien, Ciclosporin, Antihistaminika und Lithium gesehen werden.

14.3.6 Wichtige Differentialdiagnosen

Unter den genetisch determinierten Erkrankungen sind spinozerebelläre Ataxien (vor allem Typ 1, 2, 3 und 17), die Wilson-Krankheit, Neuroakanthozytose-Syndrome (McLeod-Syndrom, Chorea-Akanthozytose), die paroxysmalen Choreoathetosen und Dyskinesien differentialdiagnostisch zu bedenken.

Mögliche erworbene Ursachen eines choreatischen Syndroms sind virale Enzephalitiden, das Antiphospholipidsyndrom, der systemische Lupus erythematodes, die Thyreotoxikose, die Rasmussen-Enzephalitis, die paraneoplastische Chorea (anti CV2, Hu, Yo), die HIV-Enzephalopathie und die Creutzfeldt-Jakob-Krankheit. Auch nach perinataler Hirnschädigung (Hypoxie, Ikterus, Verletzung) kann eine Choreoathetose resultieren.

14.4 Dystonien

Dystonien resultieren bei Läsionen der Basalganglien, insbesondere des Putamen. Dystone Syndrome sind ausgesprochen vielgestaltig – mit einer Prävalenz von 40/100.000 sind Dystonien häufige Krankheitsbilder, wobei es sich in 80 % um idiopathische und in 20 % um symptomatische Formen handelt.

14.4.1 Einteilung

Dystonien werden anhand der topischen Verteilung der Bewegungsstörung, nach dem Alter beim erstmaligen Auftreten und nach der Ätiologie unterschieden.

Fokale Dystonie Die abnormen Haltungen und/ oder repetitiven Bewegungen infolge tonischer oder phasischer unwillkürlicher Muskelkontraktionen sind auf eine Körperregion begrenzt.

Segmentale Dystonie Zwei benachbarte Muskelgruppen sind betroffen.

Multifokale Dystonie Mehrere nicht benachbarte Muskelgruppen sind betroffen.

Generalisierte Dystonie Diese Form ist eine hereditäre progressive Erkrankung mit Beginn im Kindes- und Jugendalter, die aufgrund drehend ziehender Bewegungen des gesamten Rumpfes zu Deformationen des Bewegungsapparates führen kann und als idiopathische **Torsionsdystonie** (Dystonia musculorum deformans Oppenheim) bezeichnet wird. Der Gen-Lokus für dieses Krankheitsbild mit autosomal-dominantem Erbgang liegt auf dem Chromosom 9 q.

14.4.2 Besonderheiten

Die meisten idiopathischen fokalen Dystonien treten meist zwischen dem 30. und 50. Lebensjahr auf und haben eine gute Langzeitprognose ohne relevante Progression. Dystonien, die im Kindes- oder Jugendalter auftreten, greifen progredient von den Beinen auf andere Körperregionen über. Allerdings gibt es auch eine im Erwachsenenalter auftretende Form mit fokalem Beginn und Generalisierung im Verlauf. Ein Gendefekt auf Chromosom 18 wurde nachgewiesen, was für eine genetische (Mit-)Verursachung, auch der fokalen Dystonien, sprechen könnte.

14.4.3 Dystonieformen des Kindes- und Jugendalters

Segawa-Syndrom Wenn eine Dystonie im Kindes- und Jugendalter beginnt, sollte stets ein länger dauernder Behandlungsversuch mit L-Dopa (600 mg täglich über 8 Wochen) erfolgen, um eine L-Dopa-sensitive Dystonie (Segawa-Syndrom) nicht zu übersehen. Klinisch sind diese Kinder (vorwiegend

Mädchen) meist in Form einer dystonen Gangstörung mit deutlichen Tagesfluktuationen betroffen. Im Verlauf können Parkinson-Symptome hinzutreten.

Paroxysmale Dystonie-Syndrome Die anfallsartig auftretenden Dystonien treten ebenfalls vorwiegend im Kindes- und Jugendalter auf. Die familiäre paroxysmale dystone Choreoathetose ist durch episodische, Minuten bis Stunden anhaltende Attacken von Dystonie und Choreoathetose gekennzeichnet, wobei Alkohol und Kaffee, emotionale Belastungen und Temperaturänderungen auslösend sein können. Die meist sporadisch auftretende paroxysmale, kinesiogene dystone Choreoathetose zeigt eine Auslösung der Attacken durch rasche Bewegungen (kinesiogen).

14.4.4 Dystonieformen des Erwachsenenalters

In der klinischen Neurologie spielen die fokalen und segmentalen Dystonie-Formen des Erwachsenenalters die größte Rolle.

Blepharospasmus Klassische Form mit intermittierendem, kräftigem Lidschluss, tonische Form mit tonischer Lidspaltenverengung und Lidöffnungs-Inhibitionstyp (Patienten bekommen auf Aufforderung die Augen nicht auf) mit Kontraktion des M. frontalis (Faltenbildung).

Oromandibuläre Dystonie Verkrampfungen der Kiefer-, Zungen- und Mundmuskeln: Perioraler Typ, Kieferschließungs- und Kieferöffnungstyp.

Meige-Syndrom Wenn sich Blepharospasmus und oromandibuläre Dystonie kombinieren, wird vom Meige-Syndrom gesprochen (◘ Abb. 14.2).

Laryngeale Dystonie Bei der **spasmodischen Dysphonie** führt der Adduktortyp zu einer gepressten Stimme mit Pausen bei der Phonation (»als würde man versuchen zu sprechen, während man erstickt«) und beim Abduktortyp zu einer flüsternden und hauchenden Stimmgebung.

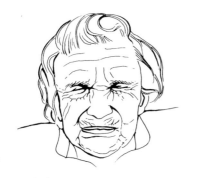

Abb. 14.2 Blepharospasmus und oromandibuläre Hyperkinesien bei Meige-Syndrom

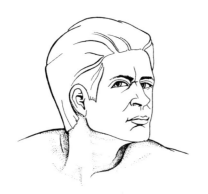

Abb. 14.3 Torticollis spasmodicus

Zervikale Dystonie Die unwillkürlichen Verkrampfungen von Hals- und Nackenmuskulatur können zu einem Torticollis, einem Anterocollis oder einem Retrocollis führen (Abb. 14.3). Ein dystoner Kopftremor kann dem Schiefhals vorausgehen.

Distale Extremitätendystonien sind häufig aktionsinduziert und auf bestimmte Tätigkeiten beschränkt (Schreibkrampf, Golferkrampf, Dystonien beim Spielen bestimmter Musikinstrumente). Hier müssen idiopathische und funktionelle Genese differenziert werden.

Nicht aktionsinduziert können distale Extremitätendystonien im Erwachsenenalter nach zentralnervösen oder periphernervösen Läsionen auftreten, dann oft einhergehend mit Schmerzen und trophischen Störungen (Kausalgie-Dystonie-Syndrom).

14.4.5 Diagnose

Die Diagnose einer Dystonie erfolgt klinisch. Stets sollten eine medikamentöse oder toxische Genese, zugrunde liegende Stoffwechselerkrankungen und umschriebene Hirnläsionen ausgeschlossen werden.

14.4.6 Therapie

Während bei den generalisierten Dystonien des Kindes- und Jugendalters nach einem Behandlungsversuch mit L-Dopa Tiaprid, Tetrabenazin, Baclofen oder anticholinerge Substanzen eingesetzt werden, ist die Therapie der Wahl bei den fokalen und segmentalen Dystonien des Erwachsenenalters die lokale Injektionsbehandlung mit Botulinumtoxin. Diese führt zu einer selektiven temporären Denervierung der von der Dystonie betroffenen Muskeln, die innerhalb weniger Tage einsetzt und über durchschnittlich 3 Monate anhält. Die Injektion erfolgt unter klinischer und EMG-Kontrolle. Nebenwirkungen sind Paresen der Zielmuskeln oder eine Schwäche benachbarter Muskeln. Deutliche Besserungen lassen sich bei mindestens 80 % der Patienten erreichen.

Die paroxysmalen Dystonien sprechen auf die Gabe von Antikonvulsiva (Carbamazepin) an.

14.5 Tics

Unterschieden werden im Kindes- und Jugendalter die transiente und die chronische Tic-Erkrankung, wobei die zeitliche Grenze bei der Dauer von 1 Jahr liegt. Umschriebene unwillkürliche rasche Bewegungen von Gesichts-, Hals- und/oder Extremitätenmuskeln werden als motorische Tics den phonischen Tics (vokalen Auffälligkeiten) gegenübergestellt. In Kombination treten motorische und phonische Tics beim **Gilles-de-la-Tourette-Syndrom** auf, das familiär gehäuft gefunden wird. Neben Phonationsauffälligkeiten liegt hier eine Koprolalie mit dem Äußern von Schimpfworten vor. Häufige Komorbiditäten sind das Aufmerksamkeitsdefizit-Hyperaktivitäts-Syndrom (ADHS) und Zwangsstörungen. Neben einer Verhaltenstherapie werden atypische Antipsychotika (Aripiprazol, Risperidon) eingesetzt.

14.6   Dyskinesien

Bei den Dyskinesien handelt es sich um Hyperkinesen, die medikamentös induziert sind. Meist werden Dyskinesien durch Dopamin-Rezeptorblocker ausgelöst, seltener ist die Verursachung durch dopaminerge Substanzen. Zu den Dopamin-Rezeptorblockern zählen nicht nur die klassischen Neuroleptika, sondern auch Antiemetika, Magen-Darm-Medikamente, Kalzium-Antagonisten und Antivertiginosa. Akutdyskinesien haben eine Inzidenz bis 25 % und sind nach Absetzen der verursachenden Pharmaka reversibel. Tardive Dyskinesien treten ab 6 Monaten nach der Einnahme von Dopaminrezeptorblockern auf und persistieren über mindestens 1 Monat, meist jedoch über Jahre. Die tardive Dyskinesie hat eine Prävalenz von 20 %.

14.6.1 Akutdyskinesien

Die akuten dystonen Reaktionen führen zur konjugierten tonischen Blickwendung nach oben (okulogyre Krise), zum Torti-Retrocollis mit tonischer Kontraktion des Platysma (zervikale Dystonie), zu Schlundkrämpfen und Schluckstörungen (pharyngeale Dystonie, z. T. lebensgefährlich), zu oromandibulären Bewegungsstörungen, zur Nackenbeugung nach hinten (Opisthotonus), zur Seitwärtsverbiegung des Körpers (Pisa-Syndrom) und zur Akathisie (Unruhe mit Unfähigkeit zu Sitzen). Charakteristisch ist das prompte Ansprechen der Bewegungsstörung auf die langsame intravenöse Verabreichung von Anticholinergika (Biperiden 5 mg i. v.).

14.6.2 Tardive Dyskinesien

Zu den tardiven Dyskinesie-Syndromen zählen die oro-bucco-linguale Dyskinesie oder klassische tardive Dyskinesie, die tardive Dystonie und die tardive Akathisie. Das Auftreten eines tardiven Dyskinesie-Syndromes ist nicht an eine längerfristige Einnahme von Dopamin-Rezeptorblockern gebunden. Oft manifestieren sich die ersten Symptome beim erstmaligen Absetzen der kausativen Substanz. Vorübergehend kann sich die Dyskinesie beim Wiedereinsatz des Dopamin-Rezeptorblockers bessern – trotzdem müssen die entsprechenden Präparate abgesetzt werden.

Typisch sind Bewegungsstörungen im Bereich von Mund und Zunge mit Kauen, Grimassieren, Schmatzen, Zungenwälzen und unwillkürlichem Herausfahren der Zunge aus dem Mund (*fly catchers tongue*), Bewegungen der Hände (Klavierspielen in der Luft) und des Beckens (kopulatorische Dyskinesie) und Atemstörung (respiratorische Dyskinesie).

Die tardive Dystonie muss von den idiopathischen Dystonieformen abgegrenzt werden. Von der tardiven Dystonie sind häufiger junge Männer betroffen – klinisch sind vor allem das Auftreten eines Retrocollis und einer axialen Dystonie im Erwachsenenalter suspekt. Entscheidend ist die gewissenhafte Medikamentenanamnese, welche sehr problematisch sein kann, wenn ein Dopamin-Rezeptorblocker als durchblutungsförderndes, angstlösendes oder Magen-Darm-therapeutisches Präparat verabreicht worden war und die Einnahme länger zurückliegt.

Wenn sich ein tardives Dyskinesie-Syndrom über einen Zeitraum von 5 Jahren nach Absetzen der ursächlichen Substanz nicht zurückgebildet hat, ist von einer irreversiblen Bewegungsstörung auszugehen.

Die **Behandlung** der tardiven Dyskinesie-Syndrome ist schwierig. Auch wenn initial die erneute Gabe des Dopamin-Rezeptorblockers zu einer Symptombesserung führt, muss die kausative Substanz abgesetzt werden. Bei psychisch Kranken, die auf die Einnahme von Neuroleptika angewiesen sind, kommen als Ausweichpräparate atypische Neuroleptika wie Olanzapin, Risperidol oder Clozapin in Frage. In der Behandlung werden Tiaprid, Trihexyphenidyl, Tetrabenazin, Lithium und Clonazepam eingesetzt. Wegen der meist multifokalen oder generalisierten Bewegungsstörung kommt der Einsatz von Botulinumtoxin nicht in Frage.

14.7   Ataxien

14.7.1 Grundlagen

Das Kleinhirn ist ein sensomotorisches Integrationszentrum mit propriozeptiven, vestibulären und visuellen Afferenzen sowie Efferenzen zum motorischen und prämotorischen Kortex über Hirnstamm und Thalamus. Hauptaufgabe des Kleinhirns ist der Ist-Soll-Vergleich einer Efferenzkopie geplanter Bewegungen von der Großhirnrinde. Kleinhirnerkrankungen führen zu Störungen der Koordination mit dem Leitsymptom der Ataxie.

Ataxien haben eine Prävalenz von 15/100.000. Zwischen 50 und 100 Formen lassen sich molekular definieren. Degenerative Systemerkrankungen betreffen i. d. R. das Kleinhirn und seine Verbindungsbahnen (spinozerebelläre Erkrankungen). Identische klinische Bilder können sowohl genetisch determiniert als auch sporadisch auftreten; bei ein- und demselben Chromosomendefekt kann der Ausprägungsgrad zu unterschiedlicher Klinik führen. Dies macht die Einteilung und Klassifikation schwierig.

14.7.2 Kleinhirnsyndrome

Erkrankungen des Kleinhirns und seiner Verbindungsbahnen führen zu Störungen der Koordinationsleistungen – Leitsymptom ist die Ataxie. Es kann sich dabei um eine Extremitätenataxie mit dysmetrischen und hypermetrischen Zielbewegungen sowie Dysdiadochokinese oder um eine Gang-, Stand- und Rumpfataxie handeln. Ataktisch werden Bewegungsabläufe genannt, die ein falsches Ausmaß haben: Bewegungen können nicht gezielt durchgeführt werden (Dysmetrie), es kommt zu überschießenden Abläufen (Hypermetrie). Rasch alternierende Bewegungen, z. B. Gebärde des Glühbirneneinschraubens oder des Klavierspielens sind nicht möglich (Dys- oder Adiadochokinese). Wird ein Muskel gegen Widerstand angespannt und lässt der Widerstand plötzlich nach, so kommt es zu einer verzögerten Innervation der Antagonisten, um die Bewegung abzubremsen (positives Rebound-Phänomen). Gleichzeitig besteht oft eine Muskelhypotonie. Einseitige Symptome treten ipsilateral zur Kleinhirnhemisphärenläsion auf.

Bei einer Läsion des Kleinhirnwurmes resultiert die Rumpfataxie mit Unsicherheit beim Sitzen und Stehen. Die Standataxie zeigt sich vor allem im Romberg-Versuch, bei dem der Patient mit nach vorne ausgestreckten Armen und geschlossenen Augen auf der Stelle steht. Beim Gehen kommt es zu einer Seitabweichung, der Seiltänzergang ist nicht möglich. Im Unterberger-Tretversuch, bei dem der Patient aufgefordert wird, mit geschlossenen Augen auf der Stelle zu treten, kommt es zu einer Drehung in Richtung der Kleinhirnläsion.

Weitere Kleinhirnsymptome sind die Dysarthrie mit Pausen an falscher Stelle (skandierende Sprechweise), der Intentionstremor (ein langsamer Tremor bei Zielbewegungen, der kurz vor dem Ziel zunimmt – besser: Aktionstremor) und die ausfahrende verwackelte Schreibweise (Makrographie). Der Nystagmus bei Kleinhirnerkrankungen kann sich als Blickrichtungsnystagmus, vertikaler Nystagmus mit Schlagrichtung nach unten (Down-beat-Nystagmus) oder oben (Up-beat-Nystagmus) sowie als Schaukelnystagmus (See-saw-Nystagmus) zeigen, bei dem abwechselnd ein Auge nach oben und das andere nach unten schlägt. Blickfolgebewegungen erfolgen sakkadiert (ruckartig). Der vestibulookuläre Reflex wird durch Fixation nicht mehr ausreichend unterdrückt, so dass der Patient bei Fixierung eines Gegenstandes mit den Augen in dem Moment, wo er passiv gedreht wird, einen Nystagmus zeigt.

Grundsätzlich tritt eine Kleinhirnsymptomatik nicht nur nach Läsionen des Kleinhirnes selbst auf, sondern auch bei Schädigung seiner afferenten und efferenten Bahnen. Den einzelnen Kleinhirnanteilen lassen sich die Symptome wie folgt zuordnen:

Klinik

Die Läsion des **Lobulus flocculonodularis (Archizerebellum)** führt zu einer Stand-, Gang- und Rumpfataxie mit Sturzneigung. Die Okulomotorik und der vestibulookuläre Reflex sind gestört, es besteht eine zerebelläre Dysarthrie. Die Läsion des **Lobus anterior (Palaeozerebellum)** führt zu einer Stand- und Gangataxie, bei der der Patient jedoch nicht stürzt. Der Knie-Hackenversuch ist dysmetrisch, während der Finger-Naseversuch regelrecht ausgeführt wird. Sakkadierte Blickfolgebewegungen. Die Läsion des Neozerebellums führt zur ipsilateralen Extremitätenataxie mit Hyper-

▼

metrie, Dysdiadochokinese und Hypotonie. Begleitsymptome sind Blickrichtungsnystagmus, Dysarthrie und Blickdysmetrie. Mittels Elektrookulographie lassen sich Nystagmen und Störungen der Okulomotorik dokumentierten.

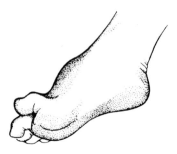

■ **Abb. 14.4** Friedreich-Fuß

14.7.3 Autosomal rezessiv vererbte Kleinhirnerkrankungen

Die **Friedreich-Ataxie (FRDA)** wird autosomal-rezessiv vererbt (Gendefekt Chromosom 9 q 13 im Sinne eines GAA-Repeats im **Frataxin-Gen**) und ist durch eine Degeneration von Kleinhirnrinde, spinozerebellären Bahnen, und Hintersträngen des Rückenmarks sowie fakultativ von Vorderhornzellen und Pyramidenbahn gekennzeichnet. Die FRDA ist mit einer Prävalenz von etwa 1 auf 30 000 die **häufigste erbliche Ataxie.** Manifestation vor dem 25. Lebensjahr; früherer Erkrankungsbeginn mit rascherem, schwererem Krankheitsverlauf innerhalb betroffener Familien bei zunehmender Länge der Repeats (**Antizipation**).

> **Klinik**
>
> Progressive Gang-, Stand- und Extremitätenataxie. Im Verlauf Dysarthrie, gestörter Lage- und Vibrationssinn, Areflexie der unteren Extremitäten und hypertrophische Kardiomyopathie. Typische zusätzliche Symptome sind distale atrophische Paresen, Skelettdeformitäten (Hohlfuß – Friedreich-Fuß, ■ Abb. 14.4 und Skoliose), sowie Pyramidenbahnzeichen und Okulomotorikstörungen mit vermindertem vestibulo-okulärem Reflex und Optikusatrophie. Eine Innenohrschwerhörigkeit und ein Diabetes mellitus können begleitend auftreten. Die Kombination von Atrophien und Areflexie einerseits sowie Spastik und Pyramidenbahnzeichen andererseits sind durch die Beteiligung der langen spinalen Bahnen (Pyramidenbahnen, Hinterstränge, spinozerebelläre Bahnen) zu erklären.

Die Diagnose wird molekulargenetisch gesichert. Die MRT zeigt eine Atrophie des zervikalen Myelons.

Die Krankheit führt innerhalb von zwei Jahrzehnten zum Tode, ein symptomatischer Therapieversuch kann mit Clomipramin erfolgen. Eine wirksame Therapie existiert nicht.

Das **Ataxie-Teleangiektasie-Syndrom (Louis-Bar)** ist eine autosomal-rezessiv vererbte Multisystemerkrankung mit Beginn in der frühen Kindheit.

> **Klinik**
>
> Leitsymptome sind progressive Ataxie, choreatische Bewegungsstörung, okulokutane Teleangiektasien, Radiosensitivität, gestörte Immunabwehr und Neigung zu malignen Tumoren. Die Erkrankung führt zu schwerer Behinderung und vorzeitigem Tod.

Die **Diagnostik** erfolgt mittels MRT, Basislabor mit CRP, Differenzialblutbild, Immunglobulinen, α-Fetoprotein, Radiosensitivitätstestung.

In der **Therapie** ist neben Physiotherapie und Logopädie die frühzeitige Behandlung von Infekten und die Gabe von Immunglobulinen indiziert.

> ❶ **Cave**
> Bei der Gabe von Immunglobulinen bedenken, dass ein erhöhtes Risiko für allergische Reaktionen bei Patienten mit IgA-Mangel besteht!

Weitere autosomal-rezessive zerebelläre Ataxien werden über Zusatzsymptome, wie Spastik (bei spastischer Ataxie Charlevoix-Saguenay und zerebrotendinöser Xanthomatose), Neuropathie (bei

◻ Tab. 14.3 Ataxien mit typischen Laborbefunden

Erkrankung	Labortest	Kausale Therapie
Ataxie mit okulomotorischer Apraxie Typ 1 (AOA)	Albumin↓	
Ataxie mit okulomotorischer Apraxie Typ 2 (AOA2)	α-Fetoprotein↑	
Ataxia bei primärem Vitamin E-Mangel	Vitamin E↓	Vitamin E per os
Abetalipoproteinämie	VLDL↓, LDL↓, Vitamin E↓, Akanthozytose	reduzierte Fettzufuhr und Vitamingabe A, E, K
Refsum-Krankheit	Phytansäure↑	phytansäurearme Diät; Plasmaseparation
Zerebrotendinöse Xanthomatose	Cholestanol↑	Chenodeoxycholat und Statin

◻ Tab. 14.4 Spinozerebelläre Ataxien

Typ	Genprodukt	Klinische Leitsymptome
SCA 1	Ataxin-1	Ataxie, PBZ, Neuropathie, Dysphagie
SCA 2	Ataxin-2	Ataxie, Sakkadenverlangsamung, Tremor, Neuropathie
SCA 3	Ataxin-3	Ataxie, PBZ, Ophthalmoplegie, Neuropathie, Dystonie, RLS
SCA 6	Kalziumkanal-Untereinheit	Rein zerebelläre Ataxie
SCA7	Ataxin-7	Ataxie, Retinadegeneration mit Visusminderung und Nachtblindheit
SCA17	TATA-bindendes Protein	Ataxie, Chorea, Dystonie, Spastik, Parkinsonsyndrom, Demenz

Morbus Refsum mit Phytansäureerhöhung), Sehstörungen (Retinadegeneration bei Refsum-Krankheit und Abetalipoproteinämie, Retinitis pigmentosa bei Ataxie mit primärem Vitamin E-Mangel, okulomotorische Apraxie bei den zwei Formen der Ataxie mit okulomotorischer Apraxie, Katarakt bei zerebrotendinöser Xanthomatose), Schwerhörigkeit (bei Refsum und Ataxie mit Polymerasegamma-Mutationen), Diarrhoen (bei Abetalipoproteinämie und zerebrotendinöser Xanthomatose), Ichthyose (Refsum), Xanthome und Sehnenschwellungen (zerebrotendinöse Xanthomatose) und kardiale Arrhythmien (Refsum), diagnostiziert, daneben helfen auch Laboruntersuchungen weiter (◻ Tab. 14.3).

14.7.4 Autosomal dominant und X-chromosomal vererbte Kleinhirnerkrankungen

Die autosomal-dominanten zerebellären Ataxien werden als **spinozerebelläre Ataxien (SCA)** bezeichnet, wobei zahlreiche genetische Subtypen identifiziert sind. Zugrunde liegen translatierte CAG-Repeat-Expansionsmutationen. Die vier häufigsten Subtypen SCA 1, 2, 3 und 6 stellen 70 % aller Fälle in Europa. Klinische Begleitsymptome der Ataxie können Hinweis auf den Subtyp sein: Visusverlust bei SCA 7, Epilepsie bei SCA 10, Aktionstremor bei SCA 13, kognitiver Abbau bei SCA 17, Ophthalmoplegie bei SCA 28 (◻ Tab. 14.4).

Dominant vererbte Ataxien kommen auch bei der dentato-rubralen-pallido-luysianen Atrophie (DRPLA) und den genetischen Prion-Erkrankungen vor.

Die **episodischen Ataxien** sind autosomal-dominant vererbte Kanalopathien. Die episodische Ataxie Typ 1 (EA 1) ist auf Mutationen in einem Kaliumkanal-Gen, die EA 2 auf Mutationen in einem Kalziumkanal-Gen zurückzuführen.

Bei der EA 1 kommt es zu sekundendauernden Attacken von Ataxie, Dysarthrie und Nystagmus, ausgelöst durch Schreck oder körperliche Anstrengung. Manifestation im jugendlichen Alter mit abnehmender Symptomatik im Laufe des Lebens. Im Intervall sind Myokymien der Gesichts- und Handmuskulatur auffällig. Therapie mit Acetazolamid.

Bei der EA 2 dauern die Ataxie-Attacken mit Übelkeit und Erbrechen Minuten bis Tage; Auslöser sind Stress und körperliche Betätigung. In 50 % liegt zusätzlich eine Migräne, selten eine Epilepsie vor. Beginn vor dem 20. Lebensjahr. Eine permanente Ataxie kann sich entwickeln; praktisch immer zeigt sich auch im Intervall ein Blickrichtungsnystagmus. Die Therapie erfolgt mit Acetazolamid oder 4-Aminopyridin.

Das fragile X-assoziierte Tremor-Ataxie-Syndrom (FXTAS) betrifft bei X-chromosomalem Erbgang Männer im Alter um 60. Leitsymptome sind Ataxie und Aktionstremor. Typische MRT-Veränderungen im mittleren Kleinhirnstiel.

14.7.5 Sporadische Ataxien

Sporadisch auftretende Kleinhirnrindenatrophien können sich im 5. Lebensjahrzehnt mit einer Rumpf-, Stand- und Gangataxie manifestieren. Dabei müssen erworbene von idiopathischen Formen unterschieden werden. Die begleitende Dysarthrie mit Skandieren, z. T. auch pathologischem Luftholen, führt mit einer tieferen und lauteren Stimmgebung (Hyperphonie) zur sog. Löwenstimme. Die Kleinhirnatrophie lässt sich in der MRT und CT nachweisen.

Bei sporadischen Ataxien sollte stets an die zerebelläre Form einer Multisystematrophie (MSA-C) und an Prionen-Krankheiten gedacht werden. SCA 6-Mutationen kommen auch bei negativer Familienanamnese vor.

14.7.6 Erworbene Kleinhirnerkrankungen

Hierbei handelt es sich um Krankheitsbilder, die sich im Erwachsenenalter manifestieren und mit Kleinhirnsymptomen einhergehen. Häufig entwickelt sich eine Kleinhirnatrophie, die sich in der MRT und CT nachweisen lässt.

Zu den **toxischen Ursachen** zählen der chronische Alkoholabusus, Medikamente (Phenytoin, Zytostatika, Lithium, Isoniazid, Nitrofurantoin) und Intoxikationen mit Metallen (Blei, Quecksilber, Thallium), Lösungsmitteln und DDT.

Metabolische Ursachen sind Vitaminmangelzustände (Vitamin E, B_1, B_6, B_{12}), die Hypothyreose sowie die Malabsorption bei Magen- und Darmerkrankungen (Zöliakie, endemische Sprue).

Zu den **entzündlichen Ursachen** zählen Virusinfektionen durch VZV oder EBV. Diese Genese ist vor allem im Kindesalter häufig. Seltenere Erreger sind HSV, Coxsackie, ECHO und HIV.

Die Creutzfeldt-Jakob-Prion-Erkrankung kann mit einem zerebellären Syndrom beginnen.

Paraneoplastisch tritt eine Kleinhirnatrophie vor allem beim kleinzelligen Bronchialkarzinom, bei Mamma- und Ovarial-Karzinom und bei Lymphomen auf. Es sollte nach antineuronalen Antikörpern gesucht werden: Anti-Hu-Antikörper finden sich beim kleinzelligen Bronchialkarzinom, anti-Yo-(Purkinjezell-)AK bei gynäkologischen Tumoren, anti-Ri beim kleinzelligen Bronchialkarzinom und gynäkologischen Tumoren und anti-Tr beim M. Hodgkin. Das Fehlen der Antikörper schließt eine paraneoplastische Genese nicht aus.

Vor allem im Kindesalter kann die Kleinhirnatrophie mit einem **Myoklonus-Opsoklonus-Syndrom** bei Vorliegen eines Neuroblastoms vergesellschaftet sein (Encephalopathia myoclonica Kinsbourne).

14.7.7 Diagnostik

Stets sollten bei Vorliegen einer Kleinhirnsymptomatik eine neuroradiologische (CT, MRT) und Liquordiagnostik (Zellzahl, Eiweiß, Ig, spezifische Antikörper) erfolgen.

Die Analyse von Nystagmus, Okulomotorik und Optokinetik erfolgt klinisch und mittels der Elektrookulographie. Das Gangbild kann anhand der Gangstabilometrie, der Stand durch die dynamische Posturographie mit Untersuchung auf einer beweglichen Plattform beurteilt werden. Die **Therapie** orientiert sich an der jeweiligen Grunderkrankung.

14.8 Restless-Legs-Syndrom (RLS)

Leitsymptom des RLS sind unangenehme Dysästhesien der Beine in Ruhesituationen, vor allem in den Abend- und Nachtstunden, die sich durch Bewegung bessern. Mit einer altersabhängigen Prävalenz von 5 bis 10 % der Bevölkerung ist das RLS eine häufige Erkrankung. Die Therapie erfolgt mit Dopaminergika. Das RLS tritt meist idiopathisch auf, wobei eine genetische Prädisposition bei bis zu 80 % vermutet wird; der Vererbungsgang scheint autosomal-dominant zu sein.

Diagnosekriterien des RLS
- Bewegungsdrang der Beine, assoziiert mit Sensibilitätsstörungen und Schmerzen
- Der Bewegungsdrang und die Missempfindungen beginnen oder verschlechtern sich während Ruhezeiten oder bei Inaktivität wie Sitzen oder Liegen.
- Der Bewegungsdrang und die Missempfindungen werden durch Bewegungen gebessert.
- Der Bewegungsdrang und die Missempfindungen sind abends oder nachts schlimmer als tagsüber oder treten ausschließlich am Abend oder in der Nacht auf.

Symptomatisch kommt das RLS bei Urämie, Schilddrüsenerkrankungen, Eisenmangelanämie (niedriges Ferritin), in der Schwangerschaft und bei Polyneuropathien vor.

Die Labordiagnostik zum Ausschluss eines sekundären RLS-Syndroms umfasst Blutbild, Ferritin und Serumeisen (erniedrigt), die Nierenretentionswerte (erhöht), Schilddrüsenhormone (TSH), CCP-Antikörper, Vitamin B_{12} und Folsäure.

Dopaminantagonisten wie klassische Neuroleptika oder Metoclopramid, tri- und tetrazyklische Antidepressiva, SSRI und »atypische« Neuroleptika wie Olanzapin können zu einem **pharmakogenen RLS** führen.

Periodische Beinbewegungen im Schlaf (*periodic leg movements in sleep* – PLMS) treten bei 85 % der erwachsenen RLS-Patienten auf, kommen aber auch bei anderen Erkrankungen vor.

Die einmalige Gabe von 100 bis 200 mg L-Dopa bessert die Beschwerden des RLS und kann als **L-Dopa-Test** diagnostisch genutzt werden (Sensitivität 88 %, Spezifität 100 %).

Die **Therapie** erfolgt mit L-Dopa oder mit Dopaminagonisten (Ropinirol, Pramipexol, Rotigotin). Wichtigste Nebenwirkung der dopaminergen Therapie ist die Augmentation, d. h. die Zunahme der RLS-Symptome tagsüber oder das Übergreifen der Symptome auf die Arme. Es muss dann die Substanz gewechselt werden. Die Impulskontrollstörungen unter Dopaminergika können auch bei der RLS-Behandlung auftreten; die Patienten müssen auf das Risiko der Spielsucht hingewiesen werden. Bei unzureichendem Ansprechen auf Dopaminergika können Opioide wie Oxycodon oder Antikonvulsiva wie Pregabalin oder Gabapentin eingesetzt werden.

In Kürze

Tremor
- Essenzieller Tremor: Haltetremor von 6–12 Hz, spricht auf Betablocker und Primidon an
- Parkinson-Tremor: Agonisten-Antagonisten-Ruhetremor von 3–8 Hz
- Zerebellärer Tremor: Aktionstremor von 3–5 Hz

Parkinsonsyndrome
- Idiopathisches Parkinsonsyndrom: Akinese und mindestens ein weiteres Symptom – Rigor, Ruhetremor oder posturale Instabilität (gestörte Stellreflexe). Therapie mit L-Dopa, Dopaminagonisten, COMT-Hemmern, MAO-Hemmern und Amantadin
- Progressive supranukleäre Parese (Steele-Richardson-Olszewski-Syndrom): Stürze, vertikale Blickparese nach unten

▼

- Multiple Systematrophie (MSA) mit Parkinson-Symptomen (MSA-P) oder Kleinhirnsymptomen (MSA-C) und vegetativer Mitbeteiligung
- Kortikobasale Degeneration mit Alien-limb-Phänomen
- Lewy-Body-Demenz mit visuellen Halluzinationen

Chorea
- Rasch einschiessende unwillkürliche, irreguläre Hyperkinesen der Extremitäten, des Gesichtes, Halses und Rumpfes
- Muskelhypotonie
- Beispiele: Chorea Huntington (genetisch), Chorea Sydenham (autoimmun), medikamenteninduzierte choreatische Syndrome (Dyskinesien)

Dystonien
- 80 % idiopathisch, 20 % symptomatisch (Morbus Wilson, Mitochondropathie, Hyperthyreose)
- Blepharospasmus: unwillkürlicher Lidschluss
- Oromandibuläre Dystonie: Verkrampfungen der Kiefer-, Zungen- und Mundmuskeln
- Kombination von Blepharospasmus und oromandibulärer Dystonie = Meige-Syndrom
- Laryngeale Dystonie: spasmodische Dysphonie
- Zervikale Dystonie: Torticollis spasmodicus
- Therapie: lokale Injektionsbehandlung mit Botulinumtoxin

14

Multiple Sklerose und Leukodystrophien

Peter Berlit

15.1   Multiple Sklerose (MS)   – 276

15.1.1   Epidemiologie   – 276

15.1.2   Pathogenese und Pathologie   – 276

15.1.3   Verlaufsformen   – 277

15.1.4   Klinisches Bild   – 277

15.1.5   Diagnose   – 279

15.1.6   Therapie   – 282

15.2   Varianten der MS   – 285

15.3   Neuromyelitis optica (Devic-Syndrom)   – 285

15.4   Leukodystrophien   – 285

15.4.1   Metachromatische Leukodystrophie   – 286

15.4.2   Adrenoleukodystrophie   – 286

15.4.3   Adrenomyeloneuropathie   – 286

P. Berlit, *Basiswissen Neurologie*,
DOI 10.1007/978-3-642-37784-6_15, © Springer-Verlag Berlin Heidelberg 2013

Die Multiple Sklerose (MS) ist eine immunologisch bedingte Entmarkungserkrankung des ZNS, mit schubförmigem oder chronischem Verlauf sowie charakteristischen Liquor- (oligoklonale Banden) und MRT-Befunden (multilokuläre, periventrikulär betonte Entmarkungsherde). Alle anderen demyelinisierenden Erkrankungen sind sehr selten; dazu zählen neben Varianten der MS para- und postinfektiöse Enzephalomyelitiden und die genetisch determinierten Leukodystrophien.

Die 18-jährige Schülerin wird von Ihrem Augenarzt zugewiesen. Seit 4 Tagen bemerkt sie ein Schleiersehen auf dem rechten Auge. Es wurde ein Visus von 0,2 festgestellt und bei einem leichten Papillenödem ein zerebrales MRT veranlasst. Hier zeigen sich 6 intrazerebrale Herdläsionen, vorwiegend periventrikulär, mit Einstrahlung in den Balken, sowie ein pontiner Herd. Zwei der supratentoriellen Herde nehmen Kontrastmittel auf, ein Herd ist vernarbt im Sinne eines *black hole*. Die in der Klinik durchgeführte Lumbalpunktion ergibt eine Pleozytose von 13 Lymphozyten, die oligoklonalen Banden sind positiv. In der ergänzend durchgeführten zerviko-thorakalen MRT findet sich eine Herdläsion in Höhe HWK 6. Es wird die Diagnose einer Optikusneuritis als klinisch isoliertes Symptom (KIS) gestellt und eine Kortikoidstoßtherapie mit 3 x 1.000 mg Methylprednisolon i.v. eingeleitet. Bei räumlicher (supra- und infratentorielle Herde) und zeitlicher (*black hole* als narbig verheilter Prozess und KM-Aufnahme als frische entzündliche Läsion) Dissemination, wird die Frühdiagnose einer MS gestellt und eine Intervalltherapie mit einem Interferonpräparat begonnen.

15.1   Multiple Sklerose (MS)

Die MS ist eine multifaktoriell bedingte Erkrankung. Eine genetische Disposition mit familiärer Häufung, die Assoziation mit verschiedenen HLA-Antigenen (HLA-DR2), Umweltfaktoren und Infektionen scheinen eine Rolle zu spielen. Die MS ist mit einer Prävalenz von 120 auf 100.000 und einer Inzidenz von 5 auf 100.000 Einwohner eine der häufigsten neurologischen Erkrankungen bei jungen Erwachsenen (Erstmanifestation 15. bis 30. Lebensjahr).

15.1.1 Epidemiologie

Die MS zeigt in Deutschland eine Prävalenz von 120 auf 100.000, und eine Inzidenz von 5 auf 100.000 Einwohner. Frauen sind beim schubförmigen Verlauf doppelt so häufig betroffen. Der Erkrankungsbeginn liegt meist in der 2. oder 3. Lebensdekade. Weltweit sind etwa 1 Million Menschen erkrankt, die höchste Prävalenz besteht in Skandinavien, Großbritannien und Irland. Die Häufigkeit nimmt zum Äquator hin ab und danach wieder zu. Es besteht ein deutliches Nord-Südgefälle. In den USA ist die schwarze Bevölkerung stärker betroffen als die weiße. Epidemiologische Befunde auf den Faroer-Inseln mit Anstieg der MS-Häufigkeit nach dem 2. Weltkrieg könnten für eine infektiöse Genese sprechen. Hierzu passt, dass bei Auswanderern Erwachsene die Erkrankungshäufigkeit ihres Heimatlandes behalten, wohingegen im Kindesalter die Erkrankungshäufigkeit des neuen Wohnortes bestimmend wird.

15.1.2 Pathogenese und Pathologie

Die Ätiologie der MS ist nicht bekannt, das Erkrankungsrisiko unterliegt multifaktoriellen Einflüssen. Dabei spielen eine genetische Suszeptibilität, virale Infektionen und Umweltfaktoren eine Rolle.

Pathologisch handelt es sich bei den MS-Läsionen um perivenöse mononukleäre Entzündungen mit Demyelinisierung, axonaler Schädigung, Astrogliose und Remyelinisierung. Wenig Zweifel besteht an der Immunpathogenese der Läsionen. In der weißen Substanz des gesamten ZNS kommt es zur entzündlichen Demyelinisierung, der herdförmigen Entmarkung. Die perivenösen Entmarkungsherde (Plaques) zeigen im akuten Stadium Infiltrate aus mononukleären Zellen und Lymphozyten mit perifokalem Ödem, im chronischen Stadium eine Astrozytenproliferation mit narbiger Verhärtung (Sklerose). Klinische Schübe sind Ausdruck aktueller entzündlicher Aktivität, eine chronische Progredienz ist Folge der axonalen Degeneration. Das Ausbleiben einer Remyelinisierung kann dabei zur Atrophie von Gehirn und Rückenmark mit irreversibler Behinderung führen.

Im Tiermodell der MS, der experimentell allergischen Enzephalomyelitis (EAE), führt die Injek-

15

tion von basischem Myelinprotein zur immunologisch bedingten fortschreitenden Demyelinisierung.

15.1.3 Verlaufsformen

Es können ein primär schubförmiger und ein primär chronisch progredienter Verlauf unterschieden werden. Initial zeigen 90 % der Patienten einen schubförmig remittierenden Verlauf (**rezidivierend remittierende MS – RRMS**) und 10 % eine **primär chronisch progrediente MS (PPMS)**; etwa 40 % der Patienten mit RRMS entwickeln innerhalb von 10 Jahren eine **sekundär chronisch progrediente MS (SPMS)**.

Schubrate und Prognose

Die Schubrate der RRMS beträgt initial 1,8 Schübe pro Jahr, wobei sich die Schubsymptome i. d. R. vollständig zurückbilden. Im Verlauf der Erkrankung nimmt die Frequenz der Schübe kontinuierlich ab, die Rate inkompletter Schubremissionen hingegen zu. Die hieraus resultierende schleichende Zunahme persistierender klinischer Symptome bestimmt das klinische Bild der SPMS. Je jünger ein Patient bei der Erstsymptomatik ist, desto später kommt es zum Übergang in die SPMS.

Die primär chronisch progrediente MS (PPMS) ist gekennzeichnet durch das Fehlen von Entzündungsaktivität und Schüben; diese Verlaufsform ist bei später Erstmanifestation häufiger.

Als **benigne MS** wird ein Verlauf über 15 Jahre ohne schwerwiegende Behinderung bezeichnet (etwa 20 % aller Patienten), eine **maligne MS** mit foudroyanten Schüben, schwerer Behinderung und gelegentlich Exitus letalis (**Marburg-Variante**) kommt in unter 5 % vor.

Klinisch isoliertes Syndrom (KIS)

Das Auftreten eines ersten, für eine MS typischen Ereignisses wird als »**klinisch isoliertes Syndrom**« (KIS) bezeichnet. Etwa 50 % der Patienten entwickeln, insbesondere bei Vorliegen klinisch stummer MRT-Läsionen, eine manifeste MS. Dabei sind eine Optikusneuritis oder eine isolierte Sensibilitätsstörung als KIS, ein langes Intervall bis zum zweiten Symptom und eine unauffällige MRT mit einer guten Prognose assoziiert.

Der Übergang in eine chronische Progression ist der entscheidende Faktor für die Entwicklung einer bleibenden Behinderung. Eine ungünstige Prognose ist bei einer multifokalen oder motorischen Symptomatik als KIS, einer hohen Läsionslast in der MRT, pathologischen Befunden von evozierten Potenzialen in der Frühphase, einer hohen Schubfrequenz, sowie bleibenden neurologischen Ausfällen nach 5 Jahren anzunehmen.

15.1.4 Klinisches Bild

> **Klinik**
>
> Eine multilokuläre ZNS-Symptomatik ist typisch für die MS. Häufige Erstsymptome sind Sehstörungen, Sensibilitätsstörungen und Lähmungen (jeweils etwa ein Drittel), wobei letztlich alle Symptome unspezifisch sind. Folgende Symptome sollten, insbesondere bei jüngeren Kranken, an die Diagnose denken lassen (◻ Tab. 15.1):
>
> - Spastische Paresen, oft als Mono- oder Paraparese mit gesteigerten Muskeleigenreflexen, positivem Babinski-Zeichen und abgeschwächten oder fehlenden Bauchhautreflexen
> - Sehstörungen bei Affektion des N. opticus (initial in 30 %): Bei der Neuritis nervi optici kommt es zu einem vorübergehenden Schleiersehen (wie durch Milchglas), bei der Retrobulbärneuritis zu einer Störung des zentralen Sehens. Bei der Entzündung des gesamten Sehnervens kann eine Amblyopie bei Optikusatrophie verbleiben, bei der Retrobulbärneuritis ein Zentralskotom bei temporaler Abblassung der Papille. Oft persistieren Farbsinnstörungen.
> - Sensibilitätsstörungen treten vorwiegend als Parästhesien und Dysästhesien (Umschnürungs-, Bandagegefühl) auf, sie betreffen bevorzugt die Extremitäten oder querschnittsförmig den Rumpf. Oft wird bei Vornüberbeugen des Kopfes ein
>
> ▼

elektrisierendes Gefühl entlang der Wirbelsäule angegeben – **Lhermitte-Zeichen**.

- Doppelbilder treten bei Paresen von Nervus abducens, seltener Nn. oculomotorius oder trochlearis, auf. Auch bei der **internukleären Ophthalmoplegie** werden Doppelbilder angegeben. Es liegt eine Plaque im Bereich des Fasciculus longitudinalis medialis vor. Die erhaltene Konvergenzreaktion bei gestörter willkürlicher Adduktion des betroffenen Auges zeigt, dass es sich nicht um eine periphere Nervenläsion handelt. Gleichzeitig tritt ein Nystagmus nur am abduzierenden Auge in Erscheinung, sogenannter **dissoziierter Nystagmus** (◘ Abb. 15.1).

- Zu den Anfallssymptomen der MS zählt die **paroxysmale Dysarthrie und Ataxie** mit sekundendauernder bulbärer Sprechstörung und Gangstörung, welche sich mehrfach täglich wiederholt. **Tonische Hirnstammanfälle** äußern sich in Form von oft schmerzhaften, Minuten dauernden, tonischen Verkrampfungen der Gliedmaßenmuskulatur einer Körperhälfte. Eine **Trigeminusneuralgie** oder faziale **Myokymien** können Symptom einer MS sein. Gefühlsstörungen im Gesichtsbereich sind häufig.

- Die **Charcot-Trias** besteht aus skandierender Dysarthrie, Nystagmus und Intentionstremor. Weitere Zeichen einer Kleinhirnbeteiligung sind die Extremitäten- und Rumpfataxie sowie gestörte Sakkaden bei Blickfolgebewegungen.

- Sphinkterstörungen betreffen vornehmlich die Blase mit Harnverhalten oder Dranginkontinenz (**Detrusor-Sphinkter-Dyssynergie**).

- Als **Fatigue** wird eine oft unvermittelt auftretende Müdigkeit und vermehrte Erschöpfbarkeit bezeichnet. Wärme verschlechtert sie, wobei oft auch neurologische Ausfallsymptome zunehmen können (**Uhthoff-Phänomen**).

▼

◘ **Tab. 15.1** Häufige Symptome der MS

Symptom	Ursache
Sehstörung	Retrobulbärneuritis, Optikusneuritis
Doppelbilder, Oszillopsien	INO, Augenmuskelparesen
Paresen, Spastik, Babinski-Zeichen	Pyramidenbahnläsion
Sensibilitätsstörungen, Parästhesien, Schmerzen	Sensible Bahnen spinal oder zerebral
Lhermitte-Zeichen	Zervikale Läsion
Ataxie	Kleinhirn und -verbindungen, Hinterstränge
Blasen-, Mastdarm-, Sexualfunktionsstörungen	Spinale Läsion
Kognitive, affektive Störungen	Multiple zerebrale Herde, Hirn- und Balkenatrophie
Paroxysmale Symptome, z. B. Neuralgie, tonische Anfälle, Schwindel	Hirnstammläsion
Uhthoff-Phänomen	Temperaturabhängiger Leitungsblock
Fatigue	Unbekannt

- Kognitive Störungen, eine depressive Verstimmung und Sexualfunktionsstörungen schränken im Verlauf die Arbeitsfähigkeit und Lebensqualität der Patienten ein.

❶ **Cave**
Ein MS-Schub liegt dann vor, wenn neue oder bereits früher aufgetretene klinische Symptome auftreten, mindestens 24 Stunden bestehen und nicht durch Fieber (Uhthoff-Phänomen), psychische Faktoren oder eine Infektion erklärt werden können.

Der Schweregrad der neurologischen Ausfälle wird für Verlaufsbeobachtungen mittels dem EDSS-Score (**Kurtzke-Skala**) erfasst (◘ Tab. 15.2).

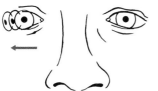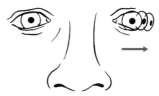

Nystagmus des rechten Auges beim Blick nach rechts | Adduktionsschwäche beim Blick nach rechts | Adduktionsschwäche beim Blick nach links | Nystagmus des linken Auges beim Blick nach links

Abb. 15.1 Dissoziierter Nystagmus bei internukleärer Ophthalmoplegie (INO) beidseits

Tab. 15.2 EDSS-Score (Kurtzke-Skala)	
0	Normalbefund
1	Funktionell bedeutungslose neurologische Normabweichungen
2	Geringfügige Störungen, z. B. leichte Spastik
3	Mittelschwere Störungen, z. B. Monoparesen, leichte Hemiparesen, mäßige Ataxie, mäßige Blasenstörungen, Augenstörungen, Kombination mehrerer leichter Störungen
4	Störungen, die die Arbeitsfähigkeit und normale Lebensweise behindern, aber nicht unmöglich machen
5	Völlige Arbeitsunfähigkeit, maximale Gehstrecke ohne Hilfe etwa 500 m
6	Kurze Gehstrecke nur mit Stöcken, Krücken oder Stützapparaten
7	Rollstuhlpatient, der den Stuhl ohne fremde Hilfe aufsuchen und fortbewegen kann
8	Bettlägerigkeit, Funktion der Arme aber erhalten
9	Bettlägerigkeit, völlige Hilflosigkeit
10	Tod durch MS

15.1.5 Diagnose

Die **Magnetresonanztomographie** (MRT) kann die örtliche und zeitliche Dissemination entzündlicher ZNS-Läsionen mit hoher Sensitivität nachweisen. Zerebrale Läsionen finden sich supra- und infratentoriell, typischerweise periventrikulär, ovalär in den Balken einstrahlend (so genannte Dawson-Finger) (▪ Abb. 15.2).

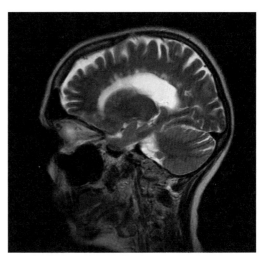

Abb. 15.2 Typische Balkenherde bei MS (MRT T2 sagittal)

In den T2-, FLAIR- und PD-gewichteten Aufnahmen sind sie hyperintens, in den T1-gewichteten Aufnahmen zum Teil hypointens (»*black holes*«). Aktive frische Läsionen zeigen für etwa vier Wochen eine Anreicherung nach Kontrastmittelgabe (Schrankenstörung) (▪ Abb. 15.3a-b).

Spinal (zervikal > thorakal) finden sich im Verlauf der MS in 50 bis 90 % asymmetrisch gelegene, in der Längenausdehnung zwei Wirbelkörperhöhen nicht überschreitende fokale Läsionen. Auch spinal zeigen frische Herde ein Kontrastmittelenhancement (▪ Abb. 15.4).

Eine kranielle MRT sollte bei jedem Erstverdacht auf MS und bei relevanten Veränderungen im Krankheitsverlauf durchgeführt werden; eine spinale MRT ist bei vorwiegend spinaler Symptomatik und bei fraglichen zerebralen Befunden indiziert.

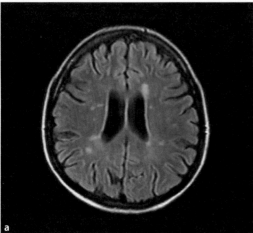
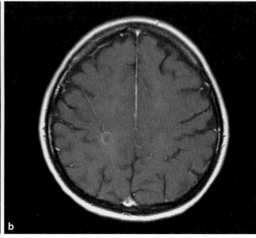

◻ **Abb. 15.3a-b** **a** Multiple periventrikuläre Herdläsionen in der MRT (FLAIR axial) **b** Frischer Herd (Pfeil) mit Kontrast-mittelenhancement (T1+Gd axial)

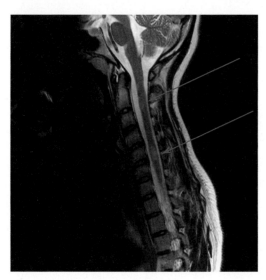

◻ **Abb. 15.4** Spinale Herdläsionen (Pfeile) in der zervikalen MRT (T2 sagittal)

Die **Liquordiagnostik** belegt den entzündlichen Prozess im ZNS durch den Befund einer lympho-monozytären Pleozytose (bis 50 / µl), vor allem in den frühen Krankheitsstadien. In über 95 % aller MS-Kranken sind liquorspezifische oligoklonale Banden (OKB) in der isoelektrischen Fokussierung nachweisbar. Diese »positiven« OKB und ein erhöh-ter Liquor/Serum-IgG-Index beweisen die intra-thekale IgG-Synthese. Die MS-spezifische MRZ-

Reaktion (Nachweis der intrathekalen Produktion von Masern-, Röteln- und Varizella-Zoster-Virus-spezifischem IgG) ist bei 90 % der Patienten positiv. Das Gesamtprotein kann als Ausdruck einer Störung der Blut-Liquor-Schranke leicht erhöht sein.

Die Ableitung multimodal **evozierter Potenziale** (VEP, SEP, MEP, AEP) dokumentiert die Demyelini-sierung im Verlauf der verschiedenen Bahnsysteme. Die P100-Latenzverzögerung der VEP bei erhaltener Wellenform kann zur Diagnosestellung herangezo-gen werden, bei den akustisch und somatosensibel evozierten Potenzialen sind verlängerte zentrale Interpeak-Latenzen typisch. Mit der transkortikalen und spinalen Magnetstimulation werden Läsionen der Pyramidenbahn dokumentiert.

McDonald-Kriterien

Die Diagnosestellung der MS erfolgt anhand der McDonald-Kriterien, vorwiegend mittels der MRT. Auch bei einem KIS kann so mit dem Nachweis der räumlichen und zeitlichen Dissemination die Diag-nose einer MS gestellt werden. Ein typischer Li-quorbefund wird nicht mehr zwingend gefordert. Ausgehend von einer ersten Referenz-MRT 30 Tage nach klinischer Erstmanifestation erfolgt eine stan-dardisierte Kontrolluntersuchung nach weiteren 30 Tagen. Jede T2-Läsion, die im Verlauf neu auf-tritt, gilt als Nachweis der zeitlichen Dissemination

15

◻ Tab. 15.3 McDonald Diagnosekriterien der MS

Schübe	Klinisch objektivierbare Läsionen	Zusätzlich erforderliche Befunde
Schubförmige Verlaufsformen (RRMS, SPMS)		
≥2	≥2	Keine
≥2	1	Räumliche Disseminierung durch – positive MRT **oder** – ≥2 charakteristische Läsionen in der MRT und positiver Liquor **oder** – 2. Schub mit unterschiedlichem Läsionsort
1	≥2	Zeitliche Disseminierung durch – positive MRT **oder** – 2. Schub
1	1	Räumliche Disseminierung durch – positive MRT **oder** – ≥2 charakteristische Läsionen in der MRT und positiver Liquor **und** Zeitliche Disseminierung durch – positive MRT **oder** – 2. Schub
Primär chronisch-progrediente Verlaufsform (PPMS)		
Klinik		Notwendige paraklinische Befunde
Symptome vereinbar mit MS **und** Progression über >1 Jahr (retro- oder prospektiv)		Mindestens 2 der 3 folgenden Bedingungen: – positive kranielle MRT (9 T2-Läsionen **oder** ≥4 T2-Läsionen mit Latenzverzögerung der VEP – positive spinale MRT (2 fokale T2-Läsionen) – fakultativ: positiver Liquor
MRT-Kriterien		
Räumliche Disseminierung		Mindestens 3 der 4 folgenden Bedingungen: – 1 Gd-anreichernde Läsion **oder** 9 T2-Läsionen – ≥1 infratentorielle Läsion – ≥1 juxtakortikale Läsion – ≥3 periventrikuläre Läsionen 1 spinale Läsion ersetzt 1 infratentorielle Läsion und wird für die T2-Läsionszahl oder als Gd-anreichernde Läsion mitgezählt
Zeitliche Disseminierung		– ≥1 neue Gd-anreichernde Läsion 30 Tage nach Beginn des 1. Schubs **oder** – ≥1 neue T2-Läsion zu einem beliebigen Zeitpunkt im Vergleich zu einer Referenz-MRT, die >30 Tage nach Beginn des 1. Schubs durchgeführt wurde
Liquor-Kriterien		
Positiver Liquor		– oligoklonale Banden im Liquor **oder** – erhöhter IgG-Index

und ersetzt den früher geforderten zweiten klinischen Schub.

Eine klinisch sichere MS liegt vor, wenn die Kriterien erfüllt sind und keine andere Diagnose die Symptome erklärt (◻ Tab. 15.3). Sind die Symptome verdächtig auf eine MS ohne alle Kriterien zu erfüllen, liegt eine »mögliche MS« vor.

15.1.6 Therapie

Schubtherapie

Therapie der Wahl im akuten MS-Schub ist die **Kortikosteroidpulstherapie**. Die kurze, hochdosierte Gabe von Methylprednisolon (1 g täglich für 3 bis 5 Tage) führt zu einer rascheren Rückbildung klinischer Symptome und zu einer signifikanten Reduktion kontrastmittelaufnehmender frischer Herde in der MRT. Langzeitwirkungen auf den Verlauf sind nicht belegt. Eine niedrig dosierte Kortikoiddauertherapie ist obsolet.

Bei schweren Schüben ohne Besserung ist eine Wiederholung der Steroidtherapie in höherer Dosierung bis zu 2 g täglich über 5 Tage möglich, alternativ kommt eine **Plasmapherese** in Frage.

Immunmodulatorische Basistherapie (◘ Tab. 15.4)

Die immunmodulatorische Basistherapie ist vor allem bei der schubförmig-remittierenden MS wirksam; etwa 30–40 % der Schübe lassen sich vermeiden. Dabei gelten Interferon-β (IFN-β)-1a bzw. -1b und Glatiramerazetat als Mittel der ersten Wahl, intravenöse Immunglobuline (IVIG) und Azathioprin als Reservemedikamente. Der monoklonale Antikörper Natalizumab oder Fingolimod kommen bei Therapieversagen von IFN-β oder besonders hoher Entzündungsaktivität in Frage. Für die PPMS steht keine therapeutische Option mit Evidenz aus kontrollierten Studien zur Verfügung; nicht selten wird eine regelmäßige Kortikosteroid-Pulstherapie durchgeführt.

Die Hauptindikation für **Interferon-β (IFN-β)** liegt in der Behandlung der gesicherten, schubförmig remittierenden MS. IFN-β-1a und IFN-β-1b haben gleiche biologische Eigenschaften; sie werden s.c. gegeben und wirken immunmodulierend und entzündungshemmend. Es lässt sich eine signifikante Reduktion der Schubfrequenz und der Entzündungsaktivität in der MRT erreichen, z. T. auch ein geringer positiver Effekt auf die Krankheitsprogression. Bei SPMS ist IFN-β allerdings nur bei noch vorhandener Schubaktivität sinnvoll. Ein Behandlungsbeginn mit IFN-β nach dem 1. Schub (KIS) führt zu einer signifikanten Verzögerung bis zum Auftreten des 2. Schubs und damit bis zur Manifestation einer gesicherten MS.

IFN-β führt zu grippeähnlichen Nebenwirkungen, Veränderungen des Blutbilds und der Leberwerte. Daneben kommen lokale Hautirritationen vor. Depressive Verstimmungen wurden unter der Behandlung beobachtet (Cave: Suizidalität!). Alle IFN-β können zur Induktion von neutralisierenden Antikörpern 6–18 Monate nach Therapiebeginn führen, welche die Wirksamkeit von IFN-β herabsetzen.

Glatiramerazetat (GLA) ist eine synthetische Mischung aus Peptiden, die die Aminosäuren L-Glutaminsäure, L-Lysin, L-Alanin und L-Tyrosin enthalten. Die Substanz wirkt auf T-Lymphozyten, der genaue Wirkmechanismus ist nicht bekannt. In der Behandlung der RRMS erfolgt die tägliche Applikation s. c. mit einem vergleichbaren Effekt wie IFN-β auf die Schubfrequenz und die MRT-Befunde. Die Wirkung setzt allerdings erst mit einer Latenz von vier bis sechs Monaten ein. Neben lokalen Hautirritationen und Induration kann es zu einer bis zu 30 Minuten anhaltenden Flush-Symptomatik kommen, sog. systemische Postinjektionsreaktion.

Der aus der Therapie der Psoriasis bekannte Immunmodulator **Fumarsäure** wird in 240 mg-Tabletten zweimal täglich eingenommen. Typische Nebenwirkungen sind vor allem in der Eindosierungsphase Magen-Darm-Beschwerden mit Diarrhoen und Erytheme (Flush).

Teriflunomid ist ein Pyrimidin-Synthese-Hemmer und wird in einer täglichen Dosis von 7 oder 14 mg peroral eingenommen. Häufigste Nebenwirkungen sind gastrointestinale Beschwerden, Haarausfall und ansteigende Leberwerte.

Natalizumab ist ein monoklonaler Antikörper, der gegen die α4-Integrin-Kette auf aktivierten Leukozyten gerichtet ist und die T-Zell-Migration in das ZNS verhindert. Die Wirkung auf die Schubfrequenz, die Anzahl kontrastmittelaufnehmender Läsionen in der MRT und die Behinderungsprogression ist deutlich stärker als bei IFN-β oder Glatiramerazetat. Häufigste Nebenwirkungen von Natalizumab sind allergische Reaktionen und Fatigue. Da unter Natalizumab eine progressive multifokale Leukenzephalopathie (PML) durch JC-Virus als lebensbedrohliche Nebenwirkung auftreten kann, wird die Substanz nur bei hochaktiver MS oder Versagen anderer Basistherapien unter Sicherheitsauflagen empfohlen. Wurden zuvor andere Immuntherapeu-

◻ Tab. 15.4 Immuntherapeutika zur Behandlung der MS

Wirkstoff	Dosierung	Indikation	Kontraindikationen	Nebenwirkungen
IFN-β-1a	30 μg, 1-mal wöchentlich i. m.	KIS, RRMS	Schwangerschaft und Stillzeit, Depression, Leberinsuffizienz	Grippeähnliche Symptome, lokale Hautirritation, Kopfschmerzen, Anstieg der Leberenzyme, Leukopenie
IFN-β-1a	22 oder 44 μg, 3-mal wöchentlich s. c.	KIS, RRMS, SPMS		
IFN-β-1b	250 μg, jeden 2. Tag s. c.	KIS, RRMS, SPMS		
Glatiramerazetat	20 mg, 1-mal täglich s. c.	KIS, RRMS	Schwangerschaft	Lokale Hautirritation, systemische Postinjektionsreaktion, Lymphadenopathie
Natalizumab	300 mg, 4-wöchentlich i. v.	RRMS Eskalation	Schwangerschaft, Risiko für opportunistische Infektionen vor allem PML!, Malignome	Infektionen, Urtikaria, Kopfschmerzen, Schwindel, Erbrechen, Übelkeit, Arthralgien
Fingolimod	Täglich 0,5mg Kps. per os	RRMS Eskalation	Schwangerschaft, Lebererkrankungen; AV-Block; Makulaödem	Herpesinfektionen; Bradykardie, Hypotension, Makulaödem
Fumarat	240mg 2xtgl. per os	RRMS	Schwangerschaft	Magen-Darm-Beschwerden, Hautrötungen, Flush
Teriflunomid	7mg oder 14mg tgl. per os	RRMS	Schwangerschaft, Lebererkrankungen	Magen-Darm-Beschwerden, Haarausfall, veränderte Leberwerte
Azathioprin	2–3 mg/kgKG, täglich oral	RRMS	Schwangerschaft und Stillzeit, Impfung mit Lebendimpfstoffen	Myelosuppression, Übelkeit, Karzinogenität
Intravenöse Immunglobuline	0,2 g/kgKG, 4-wöchentlich i. v.	RRMS (off-label) vor allem im Wochenbett	Niereninsuffizienz, IgA-Mangel	Kopfschmerzen, Myalgien, Übelkeit
Mitoxantron	5–12 mg/m² KOF, 3-monatlich i. v., max. kumulative Gesamtdosis 100 mg/m² KOF	Rasche Progredienz bei SPMS	Schwangerschaft und Stillzeit, Infektionen, Herzerkrankung	Myelosuppression, Infektionen Kardiotoxizität, gastrointestinale Symptome, Gonadotoxizität, Alopezie
Alemtuzumab	Infusionen über 12 Wochen	Eskalation bei RRMS	Schwangerschaft und Stillzeit, Immunabwehrschwäche, Allergie	Infektionen, Autoimmunthyreoiditis, Immunthromozytopenie
Cyclophosphamid	500–1000 mg/m² KOF, monatlich i. v.	Rasche Progredienz bei SPMS (off-label)	Schwangerschaft und Stillzeit, Infektionen, Blasenerkrankungen	Myelosuppression, gastrointestinale Symptome, Urotoxizität, Gonadotoxizität, Alopezie, Karzinogenität

tika eingesetzt, muss eine Auswaschphase berücksichtigt werden. Durch Bestimmung des JC-Virus-Antikörperstatus ist eine Risikostratifizierung möglich; die Behandlungsdauer sollte möglichst 2 Jahre nicht überschreiten.

Bei Auftreten einer PML wird neben dem Aussetzen der Natalizumabtherapie eine Plasmaseparation empfohlen. Wegen des Risikos des inflammatorischen Immunrekonstitutionssyndromes (IRIS) müssen die Patienten intensivmedizinisch überwacht werden. Kommt es zu einem IRIS, werden hochdosiert Kortikoide gegeben.

Alemtuzumab ist ein gegen das Oberflächenantigen CD 52 gerichteter monoklonaler Antikörper, der in der Lymphomtherapie eingesetzt wird und bei der RRMS deutlich besser als Interferone auf die Schubreduktion wirkt, die Krankheitsprogression jedoch nicht verhindert. Nebenwirkungen sind, neben Infektionen, die Entwicklung einer Autoimmunthyreoiditis und einer Immunthrombozytopenie.

Rituximab, ein monoklonaler CD 20-Antikörper, ist in der Onkologie (Non-Hodgkin-Lymphom, Leukämie) und Rheumatologie (rheumatoide Arthritis, Vaskulitiden) zugelassen. Die Substanz wird erfolgreich bei der Neuromyelitis optica eingesetzt.

Fingolimod wurde als erster oraler Immunmodulator zur Therapie der hochaktiven MS oder bei Versagen anderer Basistherapien unter Sicherheitsauflagen zugelassen. Schwere Lebererkrankungen, Herzrhythmusstörungen und Infektionen müssen durch entsprechende Diagnostik ausgeschlossen sein. Die 0,5 mg Kapseln werden einmal täglich eingenommen; bei der Ersteinstellung und nach jedem Pausieren der Therapie ist eine EKG-Überwachung über 6 Stunden (Risiko der Bradykardie! Kein Einsatz bei AV-Block!) erforderlich. Wegen des Risikos von Herpesinfektionen ist bei fehlenden Antikörpern eine VZV-Impfung vor Therapiebeginn sinnvoll. Da ein Makulaödem auftreten kann, sollten die Patienten augenärztlich voruntersucht und überwacht werden. Die Substanz verhindert über die Modulation von Sphingosin-1-Phosphat (S1P)-Rezeptoren reversibel die Auswanderung von Lymphozyten aus den Lymphknoten.

Azathioprin wird heute in der Behandlung der RRMS kaum noch eingesetzt. Hauptindikation dieser Substanz ist die Basistherapie der Neuromyelitis optica (NMO). Neben gastrointestinalen Nebenwirkungen muss ein geringfügig erhöhtes Risiko der Entstehung von Malignomen bedacht werden.

Intravenöse Immunglobuline (IVIG) führen zu einer Reduktion der Schubrate und können als Ausweichpräparat in Schwangerschaft und Stillzeit bei RRMS zur Schubprophylaxe verwendet werden.

Eskalationstherapie

Eine Eskalationstherapie mit Natalizumab, Fingolimod oder Mitoxantron wird bei hoher Schubfrequenz oder Krankheitsprogression trotz immunmodulatorischer Basistherapie empfohlen.

Mitoxantron wirkt als Anthrazendion-Zytostatikum immunsuppressiv auf proliferierende Lymphozyten. Eingesetzt wird die Substanz bei gefährdeten Patienten mit progredienter Behinderung und hochaktiver Erkrankung. Die Dosierung (intravenöse Gabe alle 3 Monate) und der Leukozytennadir müssen in einem Chemotherapiepass dokumentiert werden. Mitoxantron besitzt eine kumulative Kardiotoxizität, so dass eine Gesamtdosis von 100 mg/m^2 Körperoberfläche nicht überschritten werden darf. Eine regelmäßige transthorakale Echokardiographie mit Bestimmung der linksventrikulären Ejektionsfraktion ist erforderlich. Da auch ein erhöhtes Risiko akuter Leukosen besteht, sollte die Indikation sehr streng gestellt werden.

Das alkylierende Zytostatikum **Cyclophosphamid** führt häufig zu gastrointestinalen Symptomen, Blutbildveränderungen und einer hämorrhagischen Zystitis; wegen des hohen Risikos der Entwicklung sekundärer Malignome (Blasenkarzinom, Lymphome) wird die Substanz nur in verzweifelten Fällen eingesetzt, ggf. sogar in Verbindung mit einer autologen Knochenmarkstransplantation.

Vor Beginn einer immunsuppressiven Therapie mit Zytostatika müssen Patientinnen über Amenorrhoe und Infertilität aufgeklärt werden. Männer sollten auf die Möglichkeit der Kryokonservierung von Sperma hingewiesen werden.

Symptomatische Therapie

Medikamentös werden Spastik (Baclofen), Gangstörung (4-Aminopyridin), Blasenentleerungsstörungen (Oxybutinin) oder depressive Verstimmungen (SSRI) behandelt. Schmerzen und Dysästhesien sprechen auf Gabapentin oder Pregabalin, Hirnstammanfälle auf Carbamazepin an. Die physikalische Therapie hilft bei Störungen der Motorik und Koordination und die neuropsychologische Rehabilitation bei kognitiven Defiziten.

15.2 Varianten der MS

Bei der **akuten disseminierten Enzephalomyelitis (ADEM)** handelt es sich um eine monophasische Erkrankung, häufig mit Bewusstseinsstörung, epileptischen Anfällen, spastischen Paresen und Optikusneuritis. Der Liquor ist entzündlich verändert, die Letalität beträgt bis 20 %. In der Therapie werden hochdosiert Kortikosteroide, die Plasmapherese und ggf. Cyclophosphamid eingesetzt.

Die **diffuse Schilder-Sklerose** führt zu einer symmetrischen Entmarkung der Hemisphärenmarklager mit psychischen Symptomen, Visusminderung und spastischen Paresen im Kindesalter.

Die **konzentrische Sklerose (Balo)** mit einer spastischen Tetraparese und psychischen Störungen zeigt einen tödlichen Verlauf innerhalb von Wochen bis Monaten im Kindesalter.

Die **maligne MS (Marburg-Variante)** bei Kindern und Jugendlichen mit Fieber, Bewusstseinsstörung und hoher Letalität stellt weniger als 5 % aller MS-Varianten dar.

Para- und postinfektiöse Enzephalomyelitiden treten nach Masern, Windpocken und Röteln, seltener auch nach Mumps, Keuchhusten und Influenza sowie anderen Virusinfektionen auf. Auch die **postvakzinale Enzephalomyelitis** ist immunologisch bedingt. Sie tritt ein bis zwei Wochen nach der Impfung auf und kann akut oder subakut verlaufen mit Bewusstseinsstörungen, spastischen Paresen, Hirnnervenausfällen und Kleinhirnzeichen. Häufig sind epileptische Anfälle. Beschrieben ist sie nach Tollwut-, Typhus-, Paratyphus-, Cholera-, Pocken- und Keuchhustenschutzimpfung.

15.3 Neuromyelitis optica (Devic-Syndrom)

Bei der **Neuromyelitis optica (NMO, Devic-Syndrom)** handelt es sich nicht um eine Variante der MS, sondern um ein eigenständiges B-Zell-vermitteltes immunologisches Krankheitsbild. Es kombi-

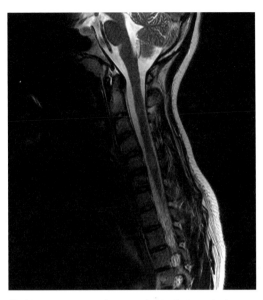

◻ **Abb. 15.5** Langstreckige spinale Herdläsionen in der zervikalen MRT (T2 sagittal) bei Neuromyelitis optica

nieren sich eine (häufig bilaterale) Optikusneuritis und eine schwere meist zervikale Querschnittsmyelitis mit deutlicher Behinderung. Die spinalen Herde in der MRT überschreiten typischerweise eine Längsausdehnung von 2 Wirbelhöhen (◻ Abb. 15.5). Im Liquor sind eine Pleozytose und Eiweißerhöhung nachweisbar, oligoklonale Banden fehlen oft. Im Serum lassen sich die spezifischen Aquaporin 4-(NMO)-Antikörper nachweisen. Therapeutisch werden bei der B-Zell-vermittelten Erkrankung akut eine Plasmapherese durchgeführt und der monoklonale CD20-Antikörper Rituximab gegeben; die Basistherapie erfolgt mit Azathioprin.

❶ Cave
Die korrekte Diagnosestellung ist wichtig, da sich das Krankheitsbild unter den in der MS-Behandlung eingesetzten Interferonen verschlechtern kann.

15.4 Leukodystrophien

Es handelt sich um hereditäre Markscheiden-Erkrankungen des Nervensystems aufgrund von Störungen des Myelinmetabolismus. Die Erkrankungen manifestieren sich im Kindesalter und lassen sich zum Teil laborchemisch, zum Teil bioptisch sichern.

15.4.1 Metachromatische Leukodystrophie

Bei der metachromatischen Leukodystrophie kommt es zu Ablagerungen von Sulfatiden im ZNS bei Arylsulfatase-A-Mangel, der sich bei der Untersuchung von Urin und Leukozyten nachweisen lässt.

> **Klinik**
>
> Klinische Leitsymptome sind die Kombination von spastischen und peripheren Lähmungen, die Optikusatrophie und Taubheit sowie neuropsychologische Störungen bis zur Demenz.

Die Marklagerzerstörung lässt sich in der MRT nachweisen, der Liquor zeigt eine Eiweißerhöhung. Der Tod tritt innerhalb von wenigen Jahren ein.

15.4.2 Adrenoleukodystrophie

Bei der Adrenoleukodystrophie handelt es sich um eine geschlechtsgebundene rezessiv vererbte Erkrankung, die Jungen und junge Männer zwischen dem 7. und 20. Lebensjahr betrifft.

> **Klinik**
>
> Eine spastische Tetraparese ist mit einer Nebenniereninsuffizienz kombiniert.

15.4.3 Adrenomyeloneuropathie

Bei der Adrenomyeloneuropathie (AMN) sind in der dritten Dekade Spastik, Polyneuropathie mit deutlich verlängerten Nervenleitgeschwindigkeiten und autonome Störungen kombiniert. Im Urin betroffener Patienten sind überlangkettige Fettsäuren nachweisbar.

Eine Übersicht über weitere Leukodystrophien und die erforderliche Diagnostik gibt die folgende ◘ Tab. 15.5:

◘ **Tab. 15.5** Leitsymptome, radiologische Befunde und Labordiagnostik wichtiger Leukodystrophien des Erwachsenenalters

Erkrankung	Leitsymptome	Radiologische Befunde	Labordiagnostik
Leukodystrophien mit bekanntem Stoffwechseldefekt und genetisch determinierte metabolische Erkrankungen mit sekundärer Beteiligung der weißen Substanz			
X-Chromosomale Adrenoleukodystrophie (X-ALD)			
Adrenomyeloneuropathie (AMN)	Spastische Paraparese, PNP, querschnittartige sensible Störungen, neurogene Blasenstörungen, sexuelle Funktionsstörungen	Initial bei > 50 % normales cMRT, bilaterale Pyramidenbahnläsionen, bei 50 % zusätzlich flächig-konfluierende Demyelinisierung bevorzugt parietookzipital sMRT: thorakal betonte Spinalmarkatrophie	Very long chain fatty acids (VLCFA)
Adulte zerebrale Form (ACER)	Psychose, demenzielles Syndrom, später: neurologische Störungen wie bei AMN, Bulbärsyndrom, Erblindung Nebennierenunterfunktion (50–70 %)	Demyelinisierung des Splenium corporis callosum und der angrenzenden parietookzipitalen weißen Substanz (80 %) oder des Genu corporis callosum und der angrenzenden frontalen weißen Substanz (20 %), randständiges KM-Enhancement	Very long chain fatty acids (VLCFA)

◻ Tab. 15.5 (Fortsetzung)

Erkrankung	Leitsymptome	Radiologische Befunde	Labordiagnostik
Metachromatische Leukodystrophie	Psychose, demenzielles Syndrome, spastische Paraparese, Ataxie, PNP Spät: Epilepsie, bulbäre Symptome	Symmetrische periventrikuläre, parietookzipital betonte T2-Signalanhebung, radiäre Streifung. Basalganglien häufig signalgemindert. Keine Kontrastmittelaufnahme. Später sekundäre Atrophie	Arylsulfatase A Sulfatide
Globoidzell-Leukodystrophie (Morbus Krabbe)	Sehr heterogen, Kombination zentraler Symptome (spastische Paresen, Ataxie, Dystonie) und PNP Spät: bulbäre Symptome, Epilepsie	Anfangs Normalbefunde möglich. Später T2-Signalanhebung in den Stammganglien, Capsula interna, Corona radiata, Corpus callosum, symmetrisch parietookzipital und Pyramidenbahnbefall, Cerebellum, Nucleus dentatus	β-Galaktosidase
Morbus Fabry	Ischämische Hirninfarkte, Demenz, neuropathischer Schmerz, Hypohidrose, Angiokeratome, Cornea verticillata, Kardiomyopathie, Nephropathie	T1-Signalanhebung und T2*-Signalabsenkung im Pulvinar thalami. Multifokale Signalveränderungen konsistent mit lakunär ischämischen Läsionen, z. T. hämorrhagisch	α-Galaktosidase
Gangliosidose (GM1, GM2)	Extrapyramidalmotorische Störungen, besonders faziale Dystonie, Dysarthrie, Demenz SCA oder ALS-ähnliche Symptomatik bei GM2, selten: Ophthalmoplegie, sensible PNP	T2-Signalanhebung im Nucleus caudatus und Putamen. T2-Absenkung im Globus pallidus Bilaterale, flaue T2-Signalanhebung im Marklager, sekundäre Hirnatrophie	β-Galaktosidase (GM 1) Hexosamidase A,B (GM 2)
Mukolipidose, Typ IV	Langsam progrediente spastische Tetraparese, Demenz. Okuläre Symptome (Hornhauttrübung, Retinadegeneration)	Atrophie des Corpus callosum, T1-Siganlanhebung im Marklager, T2*-Signalabsenkung (Ferritinablagerungen) in den Stammganglien, später: Hirnatrophie, inkl. Cerebellum	
Zerebrotendinöse Xanthomatose (CTX)	Ataxie, demenzielle Syndrome. Katarakt, Xanthome an der Achillessehne, Durchfälle	T2-Signalanhebungen im Cerebellum und den Pedunculi cerebelli. Kalzifikationen	C27-Steroid-26-Hydroxylase erniedrigt, Cholestanol erhöht

Leukodystrophien ohne bekannten Stoffwechseldefekt

Vanishing white matter disease (VWMD)	Häufig Symptombeginn nach Bagatelltrauma: Psychosyndrome, Psychosen, epileptische Anfälle, später: Demenz und zunehmende neurologische Symptome wie Ataxie und Spastik. Ovariendysfunktion	Ausgedehnte T2-Signalanhebungen der zerebralen Marklager beidseits, zystische Degeneration (FLAIR, PD), streifiges Muster in FLAIR-Sequenzen. Geschwollene, später atrophische Gyri. U-Fasern erhalten	Erhöhte Glycinwerte

Tab. 15.5 (Fortsetzung)

Erkrankung	Leitsymptome	Radiologische Befunde	Labordiagnostik
Leukenzephalopathie mit Beteiligung von Hirnstamm/Rückenmark und erhöhtem Laktat (LBSL)	Langsam progrediente, beinbetonte spastische Tetraparese, Epilepsie, spät: leichte kognitive Störungen. Schubartige Verschlechterungen (bei Bagatelltraumen) möglich. Leichte PNP	Teilweise flächige, teilweise multilokulär fleckige T2-Signalanhebungen der zerebralen und zerebellären Marklager, Corpus callosum und Hirnstamm. Signalanhebungen in Projektion auf die langen Rückenmarkbahnen	Inkonsistent erhöhte Laktatwerte mitochondrialer Aspartyl-tRNA-Synthetase-2-Mangel
Sonstige Leukodystrophien			
Zerebral autosomal-dominante Arteriopathie mit subkortikalen Infarkten und Leukenzephalopathie (CADASIL)	Schlaganfallähnliche Ereignisse, affektive Störungen, subkortikale Demenz. Akute (reversible) Bewusstseinsstörungen. Migräneanamnese	Multifokale, fleckig-konfluierende T2-Signalanhebungen im subkortikalen Marklager mit temporaler Betonung, Basalganglien, Capsula externa und Hirnstamm. Lakunäre Defekte in T1 und FLAIR. Mikroblutungen in T2*, kleinfleckige Diffusionstörungen.	Osmophile Granula in der Basalmembran der Arteriolen (Elektronenmikroskopie)
Morbus Alexander	Progrediente spastische Paresen, Pseudobulbärparalyse, Gaumensegel-Myoklonus	T2-Signalanhebung der Marklager (frontal betont), und im Hirnstamm. Periventrikulärer T2-signalarmer Randsaum. Kontrastmittelanreicherungen periventrikulär ependymal, Basalganglien (fleckig), Nucleus dentatus, Thalamus und Hirnstamm	Nicht bekannt

ALS amyotrophe Lateralsklerose; *DD* Differenzialdiagnose; *MRS* Magnetresonanzspektroskopie; *MS* multiple Sklerose; *PNP* Polyneuropathie; *SCA* spinozerebelläre Ataxie.

In Kürze

Multiple Sklerose (MS)
- Multifaktoriell bedingte Immunerkrankung des ZNS
- Verlaufsformen: Rezidivierende remittierende MS (RRMS), Primär chronisch progrediente MS (PPMS), Sekundär chronisch progrediente MS (SPMS)
- Klinisch isoliertes Syndrom (KIS): Auftreten eines ersten, für die MS typischen Ereignisses
- Retrobulbärneuritis, internukleäre Ophthalmoplegie, dissoziierter Nystagmus, paroxymale Dysarthrie und Ataxie, tonische Hirnstammanfälle, Transversalsyndrom mit Lhermitte-Zeichen, Fatigue
- Diagnose: MRT: zeitliche und räumliche Dissemination, Liquor: oligoklonale Banden, multimodal evozierte Potentiale (VEP, AEP, SSEP, MEP)
- Therapie:
  - Schubbehandlung – Kortikosteroidpulstherapie, Plasmapherese
  - Immunmodulatorische Basistherapie mit Interferonen, Glatiramerazetat, Fumarat, Teriflunomid
  - Eskalation mit Natalizumab, Fingolimod, Mitoxantron

▼   ▼

Neuromyelitis optica
- B-Zell-vermitteltes Krankheitsbild mit Optikusneuritis und Querschnittsmyelitis
- Spinale Herde in der MRT überschreiten eine Längsausdehnung von 2 Wirbelhöhen
- Spezifische Aquaporin 4-(NMO)-Antikörper
- Akut Plasmapherese oder Rituximab, Basistherapie mit Azathioprin

Epilepsien

Peter Berlit

16.1   Häufigkeit und Vorkommen   – 293

16.2   Ätiologie und Ursachen   – 293
16.2.1   Provozierte (Gelegenheits-)Anfälle   – 293
16.2.2   Idiopathische (genetische) Epilepsie   – 294
16.2.3   Residualepilepsie   – 294
16.2.4   Symptomatische Epilepsie   – 294

16.3   Pathogenese   – 294

16.4   Klassifikation epileptischer Anfälle   – 295
16.4.1   Partielle (fokale) Anfälle   – 295
16.4.2   Generalisierte Anfälle   – 296
16.4.3   Altersspezifische Epilepsieformen   – 297

16.5   Ursachen epileptischer Anfälle   – 297

16.6   Diagnose   – 298
16.6.1   EEG   – 298
16.6.2   Provokationsmethoden   – 298
16.6.3   Evozierte Potenziale   – 298
16.6.4   Neuroradiologische Diagnostik   – 298
16.6.5   Magnetenzephalographie   – 299

16.7   Differenzialdiagnose epileptischer Anfälle   – 299

16.8   Therapie   – 299
16.8.1   Indikation zur antikonvulsiven Therapie   – 299
16.8.2   Prinzipien der antikonvulsiven Therapie   – 300
16.8.3   Substanzen   – 300

16.9   Operative Verfahren   – 301

P. Berlit, *Basiswissen Neurologie*,
DOI 10.1007/978-3-642-37784-6_16, © Springer-Verlag Berlin Heidelberg 2013

16.10   Status epilepticus – 302

16.10.1   Grand-mal-Status – 302

16.10.2   Status komplexer partieller Anfälle   – 302

16.10.3   Absencenstatus   – 302

16.10.4   Epilepsia partialis continua   – 302

16.11   Nichtepileptische Anfälle – 302

16.11.1   Definition   – 302

16.11.2   Reflektorische Synkopen   – 303

16.11.3   Kardiale Synkopen   – 303

16.11.4   Orthostatische Dysregulation   – 304

16.11.5   Endokrine Störungen   – 304

16.11.6   Psychogene Anfälle   – 304

16.11.7   Amnestische Episode   – 304

16.11.8   Sturzanfälle ohne Bewusstseinsverlust   – 305

16.12   Schlaf-Wach-Regulationsstörungen – 305

16.12.1   Narkolepsie   – 305

16.12.2   Hypersomnien   – 305

16.12.3   Hyposomnien   – 306

Ein epileptischer Anfall wird durch eine umschriebene oder generalisierte synchrone Entladung zerebraler Neurone hervorgerufen. Der einzelne epileptische Anfall kann als Gelegenheitsanfall provoziert sein (z. B. durch Alkoholentzug, Hypoglykämie). Erst beim wiederholten, unprovozierten Auftreten epileptischer Anfälle liegt die Erkrankung Epilepsie vor. Nach der Art der hirnelektrischen Entstehung werden partielle (fokale) und generalisierte Anfälle unterschieden. Der einzelne epileptische Anfall kann sich in Form von motorischen, sensiblen oder sensorischen Symptomen, psychischen Veränderungen, Bewusstseinsstörung oder Sturzattacken zeigen. Etwa 10 % der Bevölkerung zeigt eine erhöhte Anfallsbereitschaft, in 5 % kommt es im Laufe des Lebens zum einzelnen epileptischen Anfall, bei 0,5 % entwickelt sich eine Epilepsie. Etwa 90 % aller Anfallskranken haben ihren ersten Anfall bis zum 25. Lebensjahr. Bei genetischen Faktoren liegt eine idiopathische Epilepsie, bei Anfällen nach perinataler Hirnschädigung eine Residualepilepsie und bei fassbarer Ursache (Tumor, Blutung, Entzündung) eine symptomatische Epilepsie vor. Für die antikonvulsive Behandlung stehen mehr als 20 verschiedene Substanzen zur Verfügung. Durch eine Monotherapie werden mindestens 50 % aller erwachsenen Kranken anfallsfrei, durch Umstellung auf ein anderes Antikonvulsivum oder Hinzugabe eines zweiten Präparates (*add-on*-Therapie) je weitere 15 %. Ein Drittel aller Epilepsien gilt als pharmakoresistent und macht invasive Verfahren (z. B. Epilepsiechirurgie) erforderlich.

Die 7-jährige Grundschülerin fällt in der Klasse durch Unkonzentriertheit beim Unterricht auf. Wie die Lehrerin den Eltern berichtet, sei sie oft wie abwesend. Zweimal habe sie einen komischen Blick zur Decke beobachtet.
Die frühkindliche Entwicklung war bisher nach unkomplizierter Geburt unauffällig.
Bei der neurologischen Untersuchung ergeben sich keine Auffälligkeiten. Im EEG zeigen sich wiederholt generalisierte 3/sec. Spike-wave-Komplexe.
Damit kann auf eine zerebrale Bildgebung verzichtet werden. Bei idiopathischer Absencen-Epilepsie wird eine Therapie mit Ethosuximid begonnen.

16.1 Häufigkeit und Vorkommen

Grundsätzlich kann jedes menschliche Gehirn mit einem epileptischen Anfall reagieren. So werden bei der Elektrokrampftherapie oder nach der Injektion von Krampfgiften bei jedem Menschen epileptische Anfälle ausgelöst.

Etwa 10 % der Bevölkerung zeigt eine erhöhte Anfallsbereitschaft, in 5 % kommt es zum einzelnen epileptischen Anfall, aber nur bei 0,5 % entwickelt sich eine Epilepsie. Die jährliche Neuerkrankungsrate liegt bei 46/100.000. Etwa ein Drittel aller Epilepsien tritt erstmals nach dem 60. Lebensjahr auf – mit steigender Frequenz. Ein weiteres Drittel manifestiert sich im Kindesalter, wobei die Häufigkeit bis zum 18. Lebensjahr abnimmt.

Die Neigung, mit epileptischen Anfällen zu reagieren, ist bei Kindern epilepsiekranker Eltern auf das etwa 4-fache erhöht. Dies gilt sowohl für symptomatische als auch für Epilepsien ohne nachweisbare Ursache (kryptogene Epilepsie).

16.2 Ätiologie und Ursachen

16.2.1 Provozierte (Gelegenheits-)Anfälle

Krampfanfälle können bei Säuglingen und Kleinkindern in Zusammenhang mit fieberhaften Infekten (**Fieberkrämpfe**) auftreten. Bei prolongierten Anfällen und solchen mit persistierenden neurologischen Ausfällen (etwa 10 %) muss mit der Entwicklung einer Epilepsie im späteren Lebensalter gerechnet werden.

Im Erwachsenenalter werden provozierte Anfälle vor allem im **Alkoholentzug** nach übermäßigem Alkoholgenuss, nach **Schlafentzug** und als **Medikamentennebenwirkung** beobachtet. Eine Reihe von Substanzen und Medikamenten kann die zentrale Krampfschwelle senken und somit zu Gelegenheitsanfällen führen (◘ Tab. 16.1).

◘ Tab. 16.1 Substanzen als Auslöser epileptischer Anfälle

In therapeutischer Dosierung	Neuroleptika, trizyklische Thymoleptika, Myotonolytika, Sympathomimetika, Analgetika, Antirheumatika, Antibiotika
Durch indirekte Effekte	Infusionen (durch Überwässerung), Antidiabetika, Insulin (durch Hypoglykämie), Oxcarbazepin, Schleifendiuretika (durch Hyponatriämie)
Bei Überdosierung	Diphenylhydantoin, Carbamazepin, Theophyllin, Isoniazid, Acetylsalicylsäure, Clozapin, Antihistaminika
Bei intravenöser Gabe	Theophyllinderivate, Penicillin, Narkotika, Cephalosporine, Piparazine, Pirazetam
Bei intrathekaler Gabe	Antibiotika, Zytostatika, Baclofen, Kontrastmittel
Entzug von Substanzen	Antikonvulsiva (!), Benzodiazepine, Barbiturate, Clomethiazol, Alkohol, Drogen
Drogenabusus	Kokain, Heroin, LSD

16.2.2 Idiopathische (genetische) Epilepsie

Wenn für die Ätiologie eines epileptischen Anfallsleidens genetische Fakto ren eine Rolle spielen, wird von einer idiopathischen Epilepsie gesprochen.

16.2.3 Residualepilepsie

Lassen sich die Anfälle auf eine perinatale Hirnschädigung (Hypoxie, Infektionen, Rhesusinkompatibilität) zurückführen, liegt eine Residualepilepsie vor.

16.2.4 Symptomatische Epilepsie

Findet sich eine fassbare Ursache für die Epilepsie (Tumor, Blutung, Gefäßfehlbildung, Entzündung), handelt es sich um eine symptomatische Epilepsie. Sowohl der Residualepilepsie als auch den symptomatischen Formen liegen strukturelle oder metabolische Veränderungen des Gehirns zugrunde.

16.3   Pathogenese

Der epileptische Anfall resultiert aus einer pathologischen Erregungsbildung im Nervengewebe mit abnormer Synchronisation der Neuronenaktivität, die nicht ausreichend gehemmt wird, wobei ein Ungleichgewicht zwischen erregender (Glutamat, As-

partat) und hemmender (GABA – Gamma-Amino-Buttersäure) Neurotransmission eine Rolle spielt. Epileptische Anfälle sind klinisch durch plötzlich auftretende Verhaltens- oder Befindensstörungen mit dem elektrophysiologischen Korrelat abnormer exzessiver oder synchroner Entladungen ausreichend großer Neuronengruppen gekennzeichnet. Der iktuale Zustand dauert meist nicht länger als 2 Minuten. Je nach Ursprungsort reicht die Phänomenologie von Aussetzern oder fokalen Entäußerungen bis zu komplexen Bewegungsmustern. Die postiktuale Nachphase kann bei älteren Patienten durchaus bis zu 24 Stunden anhalten und mit neurologischen Ausfällen oder psychischen Veränderungen (Depression, Aggression) einhergehen. Subjektiv wahrgenommene Symptome zu Anfallsbeginn (Aura) sind bereits Teil des Anfalls und geben wichtige Hinweise auf den Ausgangspunkt.

Der pathologische Prozess lässt sich im **Elektroenzephalogramm (EEG)** darstellen, wenn die EEG-Ableitung während des Anfallsgeschehens erfolgt. Interiktal kann das EEG regelrecht sein. Zu einer Senkung der Krampfschwelle durch vermehrte Erregungsbildung führen Hypoglykämie, Hyperhidrose, Hyperventilation (Alkalose) und Schlafentzug. Bei bestimmten Patienten können sensible oder sensorische Reize Anfälle auslösen, so z. B. Flickerlicht (photogene Epilepsie), Geräusche (musikogene Epilepsie), Lesen (Leseepilepsie). Azidose und Kalziumzufuhr heben die Krampfschwelle an.

Epilepsie ist ein chronischer Zustand des Gehirns mit einer erhöhten Neigung, epileptische

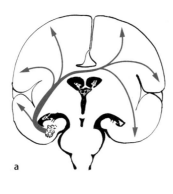

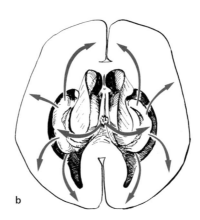

Abb. 16.1a-b Entstehungsort epileptischer Anfälle. **a** Partielle epileptische Anfälle entstehen an einer umschriebenen Stelle des Gehirns, z. B. im Temporallappen. **b** Generalisierte Anfälle breiten sich von subkortikalen Strukturen simultan über beide Hemisphären aus (zentrenzephale Entstehung)

Anfälle hervorzubringen. Die Diagnose einer Epilepsie erfordert das Auftreten mindestens eines unprovozierten epileptischen Anfalls; sofern keine Hinweise auf einen chronisch zu Anfällen disponierenden Zustand vorliegen, ist das Auftreten mehrerer Anfälle zur Diagnosestellung erforderlich.

16.4 Klassifikation epileptischer Anfälle

Die Klassifikation der epileptischen Anfälle orientiert sich am Entstehungsmodus des Anfalles (● Abb. 16.1a-b). Partielle Anfälle haben einen umschriebenen kortikalen Ursprung, sie können sekundär generalisieren. Bei generalisierten Anfällen geht die pathologische Erregungsausbreitung von subkortikalen Strukturen (zentrenzephale Epilepsie) aus.

16.4.1 Partielle (fokale) Anfälle

Einfache fokale Anfälle

Einfache fokale Anfälle zeigen **keine Bewusstseinsstörung**. Als Initialsymptom eines tonisch-klonischen Anfalles werden sie auch als Aura bezeichnet. Sie können einhergehen mit:

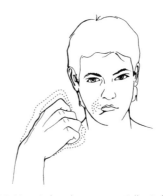

Abb. 16.2 Motorischer elementar partieller Anfall (Jackson-Anfall)

Klinik	

Motorischen Symptomen, die sich im Sinne eines **March** über verschiedene Muskelgruppen ausbreiten (Jackson-Anfall, ● Abb. 16.2); es kann sich auch um Drehbewegungen (Versivanfall) oder Vokalisationsanfälle handeln. Postiktual kann eine vorübergehende Lähmung der betroffenen Gliedmaße resultieren (Todd-Lähmung).

Epilepsia partialis continua (Kozevnikov-Epilepsie). Hierbei liegt ein umschriebener Focus vor, der

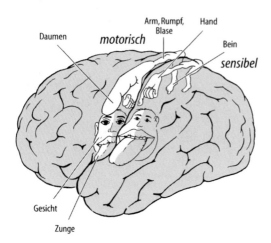

Abb. 16.3 Die Ausbreitung elementar partieller Anfälle (motorisch oder sensibel) entspricht oft dem Homunculus über der Hirnrinde

zu Stunden und Tage anhaltenden klonischen Zuckungen der entsprechenden Muskelgruppen führt.

Sensible Symptome eines partiellen Anfalles bestehen in Parästhesien – Kribbelmissempfindungen, die entsprechend der kortikalen Ausbreitung der epileptischen Aktivität wandern (sensibler Jackson-Anfall, **Abb. 16.3**).

Sensorische Symptome sind Geruchs- und Geschmackshalluzinationen, akustische Sensationen und optische Wahrnehmungen, beispielsweise Lichtblitze.

Vegetative Symptome sind vorübergehende Blässe, Übelkeit und Schwitzen.

Isolierte **psychische Symptome** eines einfach partiellen epileptischen Anfalles sind relativ selten – es kann zu einem Angstgefühl, einem Entfremdungserlebnis (*dreamy state*), zum Gefühl des schon einmal Erlebthabens (*déjà-vu*), des Fremdartigen bei bekannter Situation (*jamais-vu*), aber auch zu mnestischen oder kognitiven Symptomen kommen.

Komplexe fokale Anfälle

Komplexe fokale Anfälle gehen mit einer **Bewusstseinsstörung** einher (psychomotorische Anfälle). Während des Anfalls kommt es häufig zu Automatismen im Bereich von Mund (Kauen, Schmatzen), Händen (Nesteln, Hantieren) oder des ganzen Körpers (zielloses Umhergehen und Verrichten von Tä-

tigkeiten). Die ausschließliche Bewusstseinsstörung wird als Dämmerzustand bezeichnet. Für das Anfallereignis besteht nachfolgend eine **Amnesie**.

Jeder partielle Anfall kann sekundär generalisieren, so dass es zu einem fokal eingeleiteten Grand-mal-Anfall kommt.

16.4.2 Generalisierte Anfälle

Generalisierte Anfälle zeigen einen subkortikalen Ursprung, sie können sowohl konvulsiv als auch nicht konvulsiv sein.

Absencen

Absencen sind durch eine sekundendauernde Störung des Bewusstseins gekennzeichnet. Liegen gleichzeitig klonische, atonische, tonische Komponenten oder Automatismen vor, wird von **atypischen Absencen** gesprochen.

Myoklonische Anfälle

Zu den myoklonischen Anfällen zählen die **juvenilen myoklonischen Anfälle (Impulsiv-Petit-mal)** im jungen Erwachsenenalter mit sekundendauernden Myoklonien des Schulter- oder Beckengürtels, die meist morgens auftreten und zu rasch ausfahrenden Bewegungen mit Wegwerfen von Gegenständen (Arme) bzw. Hinstürzen (Beine) führen.

Im Kleinkindesalter treten **Blitz-, Nick- und Salaamkrämpfe** auf.

Akinetische Anfälle

Akinetische Anfälle sind durch einen plötzlichen Sturz bei Tonusverlust charakterisiert.

Grand mal

Tonisch-klonische Anfälle (Grands maux) beginnen mit einer sekundendauernden tonischen Verkrampfung, in der es häufig zu Zungenbiss und Einnässen kommt. Danach 3- bis 4-minütige klonische Phase mit generalisierten klonischen Muskelzuckungen, wobei Zungenmyoklonien dazu führen, dass der Speichel im Mund zu Schaum geschlagen wird. Es folgt ein mehrminütiger Terminalschlaf (**Abb. 16.4**). Daneben lassen sich ausschließlich tonische oder rein klonische Anfälle abgrenzen. Alle diese Formen des Grand mal gehen

16

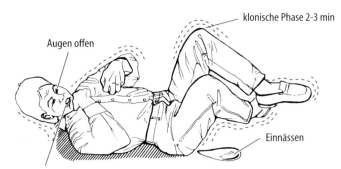

klonische Phase 2-3 min

Augen offen

Einnässen

Zungenbiss mit blutigem Speichel

☐ **Abb. 16.4** Grand mal

mit einer Bewusstseinsstörung und postiktaler Amnesie für das Anfallsereignis einher. Postiktale Ausfallserscheinungen (Todd-Symptomatik) kommen vor.

16.4.3 Altersspezifische Epilepsieformen

Partielle idiopathische Epilepsien

Bei den partiellen Epilepsien zeigen sich idiopathisch mit altersgebundenem Beginn die
- benigne kindliche Epilepsie mit zentrotemporalen Spikes im EEG (**Rolando-Epilepsie**) und die
- kindliche Epilepsie mit okzipitalen Spikes (**Gastaut-Epilepsie**).

Generalisierte idiopathische Epilepsien

Unter den generalisierten Epilepsien treten idiopathisch mit altersgebundenem Beginn auf:
- benigne **Neugeborenenkrämpfe,**
- benigne kindliche **myoklonische Epilepsie** (2. bis 4. Lebensjahr),
- kindliche **Absencen-Epilepsie,**
- juvenile **Absencen-Epilepsie** (Pyknolepsie; 6. bis 12. Lebensjahr),
- juvenile **myoklonische Epilepsie** (Impulsiv-Petit-mal; Pubertät und junges Erwachsenenalter),
- **Aufwach-Grand-mal-Epilepsie** (Jugendliche, junges Erwachsenenalter).

Nicht differenzierte Anfälle

Eine Reihe von Anfällen kann **symptomatisch** oder **kryptogen altersgebunden** auftreten. Hierzu gehören:
- Blitz-, Nick- und Salaam-Krämpfe (**West-Syndrom**) im 1.–3. Lebensjahr,
- das **Lennox-Gastaut-Syndrom** mit myoklonisch astatischen Anfällen zwischen dem 2.–6. Lebensjahr und
- myoklonische Absencen des Kindesalters.

Eine Reihe von Epilepsien lässt sich nicht sicher als generalisiert oder fokal klassifizieren. Hierzu gehören:
- Neugeborenenkrämpfe
- schwere myoklonische Epilepsie des Kleinkindesalters
- Epilepsie mit Spike-wave-Entladungen im synchronisierten Schlaf
- Aphasie-Epilepsie-Syndrom (Landau-Kleffner)

Schlaf-Grands-maux sind ebenfalls nicht sicher als generalisiert oder fokal einzuordnen.

16.5 Ursachen epileptischer Anfälle

Symptomatische generalisierte oder partielle epileptische Anfälle können sich in jedem Lebensalter erstmals manifestieren. Die wichtigsten Ursachen in den einzelnen Altersgruppen sind:
- Im **Kindesalter** ZNS-Infektionen, perinatale Hirnschädigung, angeborene Stoffwechselerkrankungen, Fehlbildungen, Verletzungen

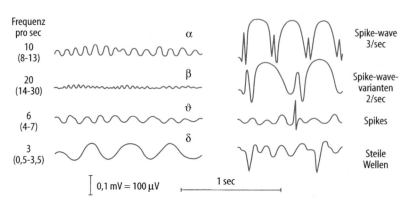

◘ Abb. 16.5 Frequenzbänder des EEG und pathologische Kurvenformen

- Im **10. bis 25. Lebensjahr** frühkindlicher Hirnschaden, Trauma, ZNS-Infektion, Gefäßmissbildung
- Im **25. bis 60. Lebensjahr** (Spätepilepsie) Hirntumoren, Trauma, frühkindlicher Hirnschaden, Entzündungen
- Jenseits des **60. Lebensjahres** zerebrovaskuläre Erkrankungen, Hirntumoren und Hirnmetastasen

16.6   Diagnose

16.6.1 EEG

Diagnostische Methode der Wahl in der Abklärung epileptischer Anfälle und Syndrome ist das EEG. Wenn eine Ableitung während des epileptischen Anfalles gelingt, zeigt sich die fokale (bei partiellen Anfällen) oder generalisierte (bei generalisierten Anfällen) Erregungsbildung in Form von Spitzenpotenzialen.

Für eine Reihe von Anfallsformen gibt es charakteristische EEG-Muster. Hierzu gehören die Absencen-Epilepsie mit 3/s spike-wave, die BNS-Krämpfe mit der sogenannten Hypsarrhythmie und die Polyspike-wave-Abläufe bei juveniler myoklonischer Epilepsie (◘ Abb. 16.5). Lassen sich beim erwachsenen Anfallskranken typische Spike-wave-Muster nachweisen, so zeigt dies immer eine Entstehung des Epilepsieleidens im Kindesalter an.

Das interiktale EEG kann auch bei Vorliegen einer Epilepsie unauffällig sein; ein regelrechtes EEG schließt damit ein Anfallsleiden nie aus. Zur Lokalisation epileptogener Herde können Tiefenableitungen eingesetzt werden. Langzeit-EEG-Aufzeichnungen oft in Verbindung mit Videoüberwachung zielen auf das Aufzeichnen eines Anfallsereignisses, um es diagnostisch einordnen zu können.

16.6.2 Provokationsmethoden

In der EEG-Diagnostik werden als Provokationsmethoden Hyperventilation, Photostimulation und Schlafentzug eingesetzt.

16.6.3 Evozierte Potenziale

Die visuell evozierten Potenziale können bei bestimmten hereditären Epilepsien (Myoklonus-Epilepsie Unverricht-Lundborg) überhöhte Potenzialantworten zeigen.

16.6.4 Neuroradiologische Diagnostik

Die neuroradiologische Diagnostik (MRT, CT, Angiographie) dient dem Nachweis bzw. Ausschluss symptomatischer Ursachen des Anfallsleidens. Jedes erstmalige epileptische Anfallsereignis sollte mittels MRT abgeklärt werden, sofern das EEG nicht eine idiopathische Genese belegt.

16.6.5 Magnetenzephalographie

Die apparativ aufwendige Magnetenzephalographie kann umschriebene Hirnfunktionsstörungen aufdecken.

16.7 Differenzialdiagnose epileptischer Anfälle

In der Praxis muss der tonisch-klonische epileptische Anfall von der **Synkope** und dem **psychogenen Anfall** abgegrenzt werden. Die REM-Schlafstörung ist eine wichtige Differentialdiagnose zum Schlaf-Grand mal.

Klinik

Typisch für den tonisch-klonischen epileptischen Anfall ist die Dauer von mindestens 2 Minuten, die resultierende Amnesie beträgt häufig bis zu 15 Minuten. Postiktuale neurologische und psychische Symptome sind möglich. Die Synkope dauert maximal 10 bis 60 Sekunden mit nur kurzer partieller Amnesie. Beim psychogenen Anfall ist die Dauer oft deutlich länger; es liegen weder eine Bewusstseinsstörung noch eine Amnesie vor. Während die Synkope in typischer Weise von einem **präsynkopalen Syndrom** mit Schwarzwerden vor den Augen, Schwindel, Speichelsekretion und Tinnitus eingeleitet wird, tritt der epileptische Anfall aus völligem Wohlbefinden heraus auf, oder aber wird von einer **Aura** (einem partiellen Anfall) mit sensorischen, sensiblen oder motorischen Symptomen eingeleitet. Häufig gibt der Kranke ein unangenehmes, nicht näher zu definierendes Gefühl im Bereich des Magens an (**epigastrische Aura**). Bei einem Grand mal kommt es häufig zu einem **lateralen Zungenbiss** und zu Urinabgang; subkonjunktivale und periorbitale Einblutungen (Forellenphänomen) sind möglich. Der Patient hat häufig am nächsten Tag Gliederschmerzen (Muskelkater). Bei einer

▼

Synkope kommt es häufig zu kurzen Myoklonien (konvulsive Synkope), aber nur extrem selten zu einem Zungenbiss, eine postiktale Umdämmerung fehlt.
Die Augen sind im epileptischen Anfall geöffnet, die Pupillen lichtstarr. Bei der Synkope driften die Bulbi bei offenen Augen nach oben. Beim psychogenen Anfall werden die Augen geschlossen gehalten, oft sogar beim Versuch sie passiv zu öffnen zugekniffen. Bei der REM-Schlafstörung sind die Augen geschlossen, nach dem Wecken unmittelbare Traumerinnerung.

In der Labordiagnostik können die wiederholte Bestimmung von CK und Prolaktin weiterhelfen, die beim Grand mal häufig (jedoch nicht obligat!) postiktual erhöht sind.

16.8 Therapie

16.8.1 Indikation zur antikonvulsiven Therapie

Die medikamentöse Behandlung wird i. d. R. erst nach dem zweiten unprovozierten epileptischen Anfall begonnen. Bei folgenden Gegebenheiten kann die Therapie schon nach dem ersten Anfall in die Wege geleitet werden:

- Hinweise auf eine idiopathische Epilepsie mit typischem EEG-Befund, genetischer Belastung und charakteristischen Anfallsformen (Absencen, juvenile myoklonische Anfälle, Aufwach-Grand mal)
- Erster Anfall symptomatischer Genese mit nachgewiesener epileptogener zerebraler Läsion (Hirntumor, Kavernom, Angiom, Zustand nach SHT, Enzephalitis, Hirninfarkt)
- Behandlungswunsch seitens des Patienten bei erheblichen sozialen Konsequenzen durch weitere Anfälle (exponierter Beruf, Arbeitsplatzsituation, Kraftfahreignung)

16.8.2 Prinzipien der antikonvulsiven Therapie

Grundsätzlich sollte in der antikonvulsiven Behandlung eine **Monotherapie** mit einem Medikament der ersten Wahl angestrebt werden. Bei erwachsenen Patienten kommt es in 50 % zu Anfallsfreiheit. Bei nicht ausreichendem Ansprechen Einsatz eines zweiten Mittels der ersten Wahl in Monotherapie (Anfallsfreiheit in weiteren 10 bis 15 %). Erst bei ungenügender Wirksamkeit einer ausreichend dosierten Monotherapie mit zwei verschiedenen Substanzen werden additiv andere Medikamente eingesetzt (add on-Therapie: Anfallsfreiheit in weiteren 10 bis 15 %).

Für **fokale Epilepsien** kommen Levetiracetam, Carbamazepin, Oxcarbazepin, Lamotrigin, Phenytoin, Topiramat, Zonisamid und Valproinsäure in Frage, für **generalisierte Epilepsieformen** Valproinsäure, Lamotrigin, Phenobarbital und Topiramat. Ethosuximid wird nur zur Behandlung von **Absencen** eingesetzt.

 Cave

Die Unterscheidung in generalisierte und fokale Epilepsien ist wichtig, da beispielsweise Carbamazepin generalisierte Epilepsien verschlechtern kann!

Die Wirkstoffauswahl erfolgt unter Berücksichtigung möglicher Nebenwirkungen und Interaktionen zwischen den Wirkstoffen. Die klassischen Antikonvulsiva (Carbamazepin, Phenytoin, Phenobarbital) sind Enzyminduktoren mit hohem Interaktionsrisiko.

 Cave

Bei gleichzeitiger oraler Antikonzeption kann es zu Anfallsrezidiven und zum Nachlassen der kontrazeptiven Wirkung kommen!

Da etwa zwei Drittel aller Epilepsien lebenslang behandelt werden müssen, sind neuere Substanzen günstiger. Besonders geeignet für die Langzeittherapie sind Levetiracetam und Lamotrigin. Bei generalisierten Epilepsien wirkt der Enzyminhibitor Valproinsäure besser als Lamotrigin.

Problematisch kann die Umstellung auf Generika unter laufender Therapie sein. Unter dem Aspekt der Fahrtauglichkeit sollten Herstellerwechsel vermieden werden.

Bei pharmakoresistenten partiellen epileptischen Anfällen mit epileptogenem Fokus im EEG (ggf. sind Tiefenableitungen, z. B. über Pharynxelektroden erforderlich) oder MRT-Veränderungen (Ammonshornsklerose, Gliose, Hamartome) kommt die stereotaktische oder offene **Epilepsiechirurgie** in Frage.

16.8.3 Substanzen

Valproinsäure ist Medikament der ersten Wahl bei idiopathischen Epilepsien mit Absencen, juvenilen myoklonischen Anfällen und Aufwach-Grandsmaux. Vor allem bei Kindern kann es innerhalb der ersten sechs Monate nach Therapiebeginn zu einer schweren Hepatopathie kommen. Dysraphische Störungen sind bei Einnahme während der Gravidität möglich. Eine Gewichtszunahme mit Hyperandrogenismus, ein Haltetremor und Gerinnungsstörungen sind als Nebenwirkungen zu beachten.

Levetiracetam ist wegen der guten Verträglichkeit und dem Fehlen von Interaktionen Medikament der ersten Wahl bei fokalen Epilepsien. Nur selten kommt es zu psychischen Nebenwirkungen (Reizbarkeit, Kognition).

Lamotrigin wirkt in der Monotherapie bei fokalen und generalisierten Anfallsformen. Allergische Reaktionen kommen vor. Nachteil ist die erforderliche sehr langsame Aufdosierung der Substanz.

Barbiturate (Phenobarbital, Primidon) können als Alternative bei idiopathischen Epilepsien mit Absencen eingesetzt werden. Bei Langzeittherapie ist eine Polyfibromatose (Dupuytren-Kontraktur, schmerzhafte Schultersteife) möglich. Über ein Vitamin-D-Defizit kann eine Osteopathie, über ein Vitamin-K-Defizit bei Neugeborenen eine erhöhte Blutungsneigung und über ein Folsäuredefizit eine megaloblastische Anämie resultieren. Dabei kommt es häufig zu Sedierung und kognitiver Beeinträchtigung.

Ethosuximid wird erfolgreich bei der isolierten Absencen-Epilepsie eingesetzt; liegen gleichzeitig andere Anfallsformen vor, so erfolgt die Behandlung mit Valproinsäure oder Lamotrigin.

Carbamazepin und Oxcarbazepin werden bei fokalen und symptomatischen Epilepsien eingesetzt. Bei Carbamazepin kommt es häufig zu Müdigkeit, Schwindel, Sehstörungen, Übelkeit und Gangstörungen. Fibromatöse Veränderungen, Haarausfall, Osteopathie, allergische Exantheme, selten auch Leukopenie und Polyneuropathie sind im Langzeitverlauf beschrieben. Oxcarbazepin hat insgesamt weniger Nebenwirkungen, bedingt aber häufig Hyponatriämien. Eine Überdosierung kann epileptische Anfälle auslösen! Die Folgesubstanz Eslicarbazepin führt seltener zu Hyponatriämien.

Topiramat kann bei fokaler und generalisierter Epilepsie gegeben werden. Zu beachten sind kognitive Nebenwirkungen sowie eine relevante Gewichtsabnahme in 10 % der Fälle; selten Nephrolithiasis.

Zonisamid wirkt in der Monotherapie bei fokalen Anfallsformen.

Phenytoin (Diphenylhydantoin) wird bei symptomatischen Epilepsien eingesetzt. Nebenwirkungen sind die Gingiva-Hyperplasie, Hypertrichose, Osteopathie und bei Neugeborenen eine erhöhte Blutungsneigung aufgrund eines Vitamin-K-Defizites. Eine Anämie, Leukopenie oder Thrombozytopenie können in den ersten Behandlungswochen auftreten. Bei Langzeittherapie kommen irreversible Kleinhirnatrophien vor, weshalb die Substanz kaum noch eingesetzt wird. Phenytoin hat den Vorteil der parenteralen Gabe, z. B. beim Status epilepticus.

Gabapentin und Pregabalin können vor allem bei älteren Patienten zur Monotherapie fokaler Epilepsien eingesetzt werden. Vorteil ist die geringe Rate von Interaktionen mit anderen Medikamenten; eine Sedierung ist aber häufig.

Benzodiazepine (Lorazepam, Diazepam, Midazolam, Clonazepam) werden in erster Linie zur parenteralen Therapie in Akutsituationen, vor allem beim Status epilepticus, eingesetzt. Dabei hat Lorazepam den Vorteil, dass die Substanz nicht sediert und keine Atemdepression macht. Bei Langzeitbehandlung besteht die Gefahr der Gewöhnung.

Vigabatrin kann beim West-Syndrom gegeben werden. Irreversible konzentrische Gesichtsfeldstörungen in über 40 % der Fälle und psychiatrische Neuerkrankungen limitieren den Einsatz.

Felbamat ist wegen des Risikos von Panzytopenien (aplastische Anämie) und Leberversagen nur zur Behandlung des therapieresistenten Lennox-Gastaut-Syndroms zugelassen.

Eine Zulassung zur Add-on-Therapie bei fokalen Epilepsien haben Lacosamid, Eslicarbazepin, Retigabin und Perampanel.

16.9 Operative Verfahren

Eine Indikation zur **epilepsiechirurgischen Behandlung** ist bei pharmakoresistenter fokaler Epilepsie gegeben. Wenn trotz ausreichend hoch dosierter, hinreichend langer Therapie mit mindestens zwei Antikonvulsiva der ersten Wahl eine hohe Anfallsfrequenz oder erhebliche Nebenwirkungen die Lebensqualität deutlich einschränken, erfolgt die prächirurgische Diagnostik mit MRT, EEG-Tiefenableitungen und neuropsychologischer Untersuchung, eventuell auch PET oder SPECT. Bei Vorliegen umschriebener Läsionen, z. B. einer Hippokampussklerose in der MRT, sind die Erfolgsaussichten am größten. Meist erfolgt die resektive Chirurgie am Temporallappen in Form der selektiven Amygdala-Hippokampektomie. Bei gesichert epileptogenen Herdläsionen kommen Topektomien in Frage.

Der **Vagusnervstimulator** ist ein Stimulationsgerät, das wie ein Herzschrittmacher implantiert wird. Die Reizelektrode stimuliert den linken N. vagus alle fünf Minuten. Die Wirksamkeit des Vagusnervstimulators zeigt sich nach 6 Monaten und ist mit der Wirksamkeit eines neuen Antiepileptikums vergleichbar; Nebenwirkungen sind Heiserkeit und Kribbelparästhesien im Halsbereich. Die Indikation zur Implantation ist bei pharmakoresistenten Anfällen gegeben, wenn eine epilepsiechirurgische Behandlung nicht in Frage kommt.

Die tiefe Hirnstimulation des vorderen Thalamuskerns kann ebenfalls bei pharmakoresistenten Anfällen eine Alternative darstellen.

16.10   Status epilepticus

Während es sich beim einzelnen epileptischen Anfall grundsätzlich um ein selbstlimitiertes Geschehen handelt, das keiner akuten medikamentösen Therapie bedarf, kann der Status epilepticus lebensgefährlich sein. Als Status epilepticus wird das serielle Auftreten epileptischer Anfälle bezeichnet, ohne dass es zwischenzeitig zu einem Abklingen der epileptischen Aktivität kommt. Ein häufiger Auslöser ist das abrupte Absetzen einer antikonvulsiven Behandlung.

16.10.1   Grand-mal-Status

Lebensgefährlich ist der Grand-mal-Status, bei dem der Patient zwischen den einzelnen Grands maux das Bewusstsein nicht wiedererlangt und ein Sauerstoffdefizit entwickelt. In der **Akutbehandlung** werden zunächst Vitamin B$_1$ (Cave: Wernicke-Enzephalopathie) und Glukose (Cave: Hypoglykämie) gegeben, dann unter Beatmungsbereitschaft Benzodiazepine (Lorazepam, Clonazepam, Diazepam, Midazolam) parenteral. Falls der Status hiermit nicht zu durchbrechen ist, kommt die parenterale Gabe von Phenytoin, Valproat, Levetiracetam, Phenobarbital, Lacosamid und schließlich die Vollnarkose zur Anwendung.

16.10.2   Status komplexer partieller Anfälle

An einen epileptischen Dämmerzustand sollte bei psychopathologisch auffälligen Patienten mit Bewusstseinsstörung gedacht werden. Das EEG zeigt epilepsietypische Veränderungen, die Behandlung des Status komplexer partieller Anfälle erfolgt mit Lorazepam sublingual oder Benzodiazepinen bzw. Phenytoin oder Levetiracetam parenteral.

16.10.3   Absencenstatus

Die Therapie eines Absencenstatus erfolgt mit Benzodiazepinen, z. B. Lorazepam parenteral; als Ausweichpräparat eignet sich Valproinsäure.

16.10.4   Epilepsia partialis continua

Die Epilepsia partialis continua wird mit Benzodiazepinen oder Diphenylhydantoin parenteral behandelt. Hierbei muss beachtet werden, dass eine Phenytoinüberdosierung wiederum epileptische Anfälle auslösen kann.

16.11   Nichtepileptische Anfälle

Eine Reihe von Erkrankungen kann zu Stürzen, Bewusstseinsstörungen und motorischen Entäußerungen führen, die von epileptischen Phänomenen abgegrenzt werden müssen. Zugrunde liegt dabei keine gesteigerte hirnelektrische Aktivität, sondern eine vorübergehende Unterbrechung zerebraler Funktionen.

16.11.1   Definition

Klinik

Häufigste Form eines nichtepileptischen Anfalles ist die Synkope, die i. d. R. von einem präsynkopalen Syndrom mit Ohrrauschen, Leeregefühl im Kopf, Schwarzwerden vor den Augen und Übelkeit eingeleitet wird. Es folgt eine sekundendauernde Bewusstseinstrübung mit Hinstürzen oder Vornübersacken des Kranken, der Patient ist blass. Nach der Synkope ist der Patient direkt wieder bewusstseinsklar und orientiert.
Bei der **konvulsiven Synkope** dauert die Bewusstseinstrübung bis zu 50 s. an, und eine tonische Verkrampfung der Nackenmuskulatur sowie der Arm- und Handbeuger treten auf. Auch bei dieser Form sind Zungenbiss oder Einnässen extrem selten.

Häufigkeit Die **Lebenszeitprävalenz** von Synkopen liegt bei etwa 30 % mit einem Altersgipfel von 15–19 Jahren. Dabei sind die reflektorischen Synkopen am häufigsten (30 %), gefolgt von kardialen Synkopen (20 %) und orthostatischer Dysregulation (10 %). Medikamenten-Nebenwirkungen und neurologisch-psychiatrische Erkrankungen sind

◘ **Tab. 16.2** Ursachen orthostatischer Dysregulation

Neurologische Ursachen	Sonstige Ursachen
Zentral: Multiple Systematrophie, Parkinson-Syndrome, MS Hirnstammläsionen (z. B. Infarkte, Enzephalitis) Querschnittlähmungen Läsionen zentraler Sympathikusbahnen (traumatisch, entzündlich, tumorös) **Peripher:** Pandysautonomie Polyneuropathien (bei Diabetes mellitus, Amyloidose, entzündlich, paraneoplastisch, toxisch, genetisch – HMAN) Botulismus Dopamin-β-Hydroxylase-Defekt	**Herzerkrankungen:** Myokardinfarkt, Herzinsuffizienz, Herzrhythmusstörungen, Aorten-, Mitralklappenstenose **Volumenmangel:** Unzureichende Flüssigkeitszufuhr oder Flüssigkeitsverlust **Endokrine Erkrankungen:** Hypothyreose, Nebennierenrindeninsuffizienz, Hypophyseninsuffizienz **Medikamentöse Verursachung:** L-Dopa, Dopaminagonisten, Antihypertensiva, Diuretika, Vasodilatantien, Psychopharmaka (Neuroleptika, Antidepressiva)

stets zu bedenken. Während die reflektorischen Synkopen eine günstige Langzeitprognose haben, ist die Mortalität nach kardialen Synkopen hoch (bis zu 55 %!).

16.11.2 Reflektorische Synkopen

Bei der **neurokardiogenen oder vagovasalen Synkope** kommt es bei längerem Stehen zu einer Orthostase (herabgesetzter Sympathikotonus) mit reflektorischer Bradykardie durch erhöhten Vagotonus bei herabgesetzter Herzfüllung; der Schellong-Versuch oder eine Kipptisch-Testung können die Diagnose belegen. Auch die **Schlucksynkope** beim raschen Trinken kalter Flüssigkeiten, die **Schrecksynkope** und die **Lachsynkope** kommen reflektorisch über einen gesteigerten Vagotonus zustande. Die **Miktionssynkope** betrifft vor allem Kinder und Männer, die beim Wasserlassen im Stehen (vor allem nachts) kollabieren. Es spielen sowohl pressorische als auch reflektorische Momente eine Rolle. Entscheidend ist die Beratung des Patienten bezüglich Auslöser und physikalischer Gegenmanöver (Hinlegen, Kreuzen der Beine).

Ein erhöhter Vagotonus ist auch für die reflektorische Synkope beim **hypersensitiven Karotissinus** verantwortlich. Die Synkope tritt in typischer Weise beim Schlipsbinden oder anderen Manipulationen am Hals auf; der Karotissinusdruckversuch ist pathologisch (Asystolie von mehr als 3 s im EKG oder massiver Blutdruckabfall).

Beim **posturalen Tachykardie-Syndrom (POTS)** junger Frauen kommt es nach längerem Stehen zu einer zunehmenden Tachykardie mit Blutdruckabfall und Synkope.

Deutlich seltener ist ein gesteigerter **Sympathikotonus**, wie beispielsweise beim Phäochromozytom, für Synkopen verantwortlich.

Eine zentrale vegetative Dysregulation bei Erkrankungen in der hinteren Schädelgrube führt zu den sog. *cerebellar fits*.

16.11.3 Kardiale Synkopen

Zu den kardialen Ursachen zählen vor allem bradykarde oder tachykarde Herzrhythmusstörungen. Im EKG sprechen der Nachweis einer Sinusbradykardie <40/min, wiederholte SA-Blockierungen oder Sinuspausen >3 sec für eine Arrhythmie als Synkopen-Ursache. Zu achten ist auch auf AV-Blockierungen und QT-Zeit-Verlängerungen (*Torsades-de-pointes*-Arrhythmie, Romano-Ward-Syndrom). Die Implantation eines Loop-Recorders ist bei wiederholtem unklarem Bewusstseinsverlust sinnvoll, um relevante Herzrhythmusstörungen nicht zu übersehen. Die Versorgung mit einem Herzschrittmacher kann erforderlich werden.

Auch eine reduzierte Herzauswurfleistung, beispielsweise bei Herzvitien, fulminanter Lungenembolie, Kardiomyopathie oder Schockzuständen, kann zu Synkopen führen. Eine entsprechende vaskuläre Ursache liegt beim dissoziierenden Aneurysma und beim Aortenbogensyndrom (Takayasu) vor.

16.11.4 Orthostatische Dysregulation

Eine **hypoadrenerge Dysregulation** wird oft nach längerer Immobilisierung, bei Infekten oder Exsikkose beobachtet. Der **Ausfall des Sympathikus** durch Medikamente (z. B. Antihypertensiva) oder bei neurologischen Erkrankungen (multiple Systematrophie [MSA-P], generalisierte Dysautonomie, Polyneuropathien, Parkinson-Syndrom) kann zu Synkopen führen (◘ Tab. 16.2). Therapeutisch werden Midodrin oder Fludrocortison eingesetzt.

Eine seltene Ursache der orthostatischen Intoleranz stellt der anlagebedingte Mangel des Enzyms Dopamin-ß-Hydroxylase dar, welcher die Bildung von Noradrenalin verhindert und der Substitution bedarf.

Der Schellong-Test ist Methode der Wahl zum Nachweis orthostatischer Regulationsstörungen. Vorteil ist die einfache Durchführbarkeit als »bedside-test« mit Überprüfung der physiologischen aktiven Orthostase im Unterschied zur passiven Orthostase bei der Kipptischuntersuchung.

16.11.5 Endokrine Störungen

Endokrine Störungen können sowohl zu Synkopen als auch zu epileptischen Anfällen führen.

Hypoglykämie

Dem **hypoglykämischen Schock** gehen Tachykardie, Übelkeit, Unruhe und Schweißneigung voraus; diese Warnsymptome können bei der autonomen diabetischen Polyneuropathie fehlen, sodass diese Patienten besonders gefährdet sind. In der Hypoglykämie kann es zu variablen fokalen neurologischen Ausfällen kommen; durch die Hypoglykämie ausgelöste epileptische Anfälle sind möglich.

Hypokalzämie

Bei Hypokalzämie kommt es zu **tetanischen Anfällen**, die durch Parästhesien im Bereich von Händen und Gesicht eingeleitet werden und mit Karpopedalspasmen und unwillkürlichen Muskelkontraktionen im Gesicht und Extremitätenbereich einhergehen. Das Bewusstsein ist dabei erhalten. Die gesteigerte Muskelerregbarkeit lässt sich durch Muskelzuckungen bei Beklopfen des Fazialisstammes (Chvostek-Zeichen), des Nervus peronaeus (Lust-Zeichen) und das Trousseau-Zeichen mit Pfötchenstellung der Finger nach Kompression des Oberarmes durch einen Stauschlauch dokumentieren. Die tonischen Muskelverspannungen sind schmerzhaft – eine umgehende Kalziumsubstitution ist erforderlich.

Hyperventilation

Differenzialdiagnostisch abgegrenzt werden muss die **Hyperventilationstetanie**, bei der ein Angstgefühl und das Gefühl von Luftnot zu einer Mehratmung führen, die über das Abatmen von Kohlendioxid zu einem Mangel an ionisiertem Kalzium führt. Die Patienten sind bewusstseinsklar, sie schildern begleitend Herzrasen, Kopfdruck, Schwindel – durch Rückatmung in einen Papier- oder Plastikbeutel lässt sich der Anfall durchbrechen. Eine Hyperventilation kann auch epileptische Gelegenheitsanfälle auslösen.

16.11.6 Psychogene Anfälle

Zu den psychogenen Anfällen gehören die respiratorischen Affektkrämpfe der Kleinkinder, das Hyperventilationssyndrom und der eigentliche psychogene Anfall, der nicht selten in Kombination mit einem echten epileptischen Anfallsleiden auftritt und oft einen demonstrativen Charakter (arc de cercle) hat. Psychogene Anfälle treten meist »vor Publikum« auf, Augen werden zugekniffen, Verletzungen sind selten. Eine amnestische Lücke besteht nicht.

16.11.7 Amnestische Episode

Bei der amnestischen Episode (**transitorische globale Amnesie**) zeigen die Kranken über mehrere

Stunden einen Zustand, der von Ratlosigkeit und Unsicherheit gekennzeichnet ist, in dem durchaus sinnvolle Handlungen ausgeführt werden können, für den jedoch im Nachhinein eine amnestische Lücke besteht. In der Erkrankungsphase wiederholt der Patient stereotyp Fragen und zeigt eine retrograde Amnesie. Differenzialdiagnostisch muss vor allem der epileptische Dämmerzustand berücksichtigt werden. Sofern keine begleitenden neurologischen Symptome vorliegen, ist die Prognose günstig. Eine invasive Diagnostik (Angiographie) ist nicht erforderlich. Bei diesen Kranken werden gehäuft ein offenes Foramen ovale und eine Migräneanamnese gefunden. In der Auslösung spielen pressorische Manöver und Temperaturschwankungen eine Rolle. Temporale Diffusionsstörungen können in der MRT nach der Episode vorübergehend nachweisbar sein. Eine spezifische Therapie ist nicht erforderlich.

16.11.8 Sturzanfälle ohne Bewusstseinsverlust

Drop attacks sind Stürze durch plötzlichen Tonusverlust in den Beinen (»als würde jemand die Beine wegziehen«). Ebenso wie bei den **kryptogenen Sturzattacken** älterer Frauen ist die Genese unklar. Stets müssen extrapyramidale Erkrankungen (supranukleäre Lähmung), ein kommunizierender Hydrozephalus oder spinale Läsionen ausgeschlossen werden.

Treten Stürze beim längeren Stehen, nicht hingegen beim Gehen auf, kann ein Oberflächen-EMG mit Nachweis eines 15 Hz-Tremors der Beinmuskeln zur Diagnose eines **orthostatischen Tremors** führen, der mit Clonazepam oder Gabapentin behandelt wird.

16.12 Schlaf-Wach-Regulationsstörungen

16.12.1 Narkolepsie

Mit einer Prävalenz von 50/100.000 ist die Narkolepsie ein häufiges Krankheitsbild. Es kommt zu einer Verminderung Hypocretin-haltiger Neurone im dorsolateralen Hypothalamus und zu einer Dysfunktion der Amygdala. Infektiöse und Autoimmune Auslöser werden diskutiert.

Klinik

Zur Narkolepsie gehören die tagsüber auftretenden **Schlafanfälle** mit plötzlichem Einschlafen für Minuten bis zu einer Stunde, die **Hypovigilanzzustände** mit automatischen Handlungsabläufen bei geordnetem Dämmerzustand, die **Kataplexie** mit plötzlichem Tonusverlust und Sturz, der durch affektive Erregungen ausgelöst wird, und die **Wachanfälle**, bei denen der Patient in der Phase des Einschlafens und Aufwachens bei erhaltenem Bewusstsein bewegungsunfähig daliegt. Diese Schlaflähmung kann durch Außenreize unterbrochen werden, der Patient erlebt den Zustand angstbesetzt. Nach den **hypnagogen Halluzinationen**, die vor allem in der Phase des Einschlafens in Form von visuellen oft unangenehmen Wahrnehmungen bestehen, muss der Patient gezielt gefragt werden.

Diagnostik Das Elektroenzephalogramm dokumentiert bei der Narkolepsie tagsüber Vigilanzstörungen und in der Schlafableitung einen frühen REM-Schlaf. Bei der Narkolepsie mit Kataplexie besteht eine hochspezifische Reduktion von Hypocretin im Liquor. 98 % der kaukasischen Patienten haben den HLA-Typ DRB1.

Therapie Natrium-Oxybat bessert alle Symptome der Narkolepsie. Tagesschläfrigkeit wird mit Modafinil oder Methylphenidat behandelt. Die Therapie von Kataplexie, hypnagogen Halluzinationen und Schlaflähmung erfolgt mit Thymoleptika (Venlafaxin, Fluoxetin, Clomipramin). IVIG können in der Frühphase der Erkrankung versucht werden.

16.12.2 Hypersomnien

Obstruktives Schlaf-Apnoe-Syndrom (OSAS)

Eine häufige Ursache des tagsüber vermehrt auftretenden Schlafbedürfnisses ist das Schlafapnoesyndrom, wobei die häufigere **obstruktive Form** mit intermittierend auftretendem Pharynxkollaps von der **zentralen Form** mit verringertem Atemantrieb bei Hirnstamm- und Zervikalmarkprozessen abgegrenzt werden muss. Die Differenzierung erfolgt mittels kombinierter Registrierung von nasalem Luftstrom, Thoraxatemexkursionen und Sauerstoffsättigung des Blutes im Schlaflabor.

Klinik

Beim obstruktiven Schlafapnoesyndrom kommt es durch Erschlaffen der Schlundmuskulatur und Zurückfallen der Zunge zu repetitiver Verlegung der Atemwege. Ursächlich können Rachen-, Kiefer- und Nasenveränderungen sowie Übergewicht sein; hierher gehört als Sonderform das **Pickwick-Syndrom** bei exzessiver Fettsucht. Häufig sind vom obstruktiven Schlafapnoe-Syndrom ältere Männer betroffen. Ein gehäuftes Auftreten ist nach Schlaganfall und beim Parkinson-Syndrom zu beobachten. Typisch sind nächtliches, zyklisches, lautes Schnarchen mit Apnoephasen und tagsüber eine vermehrte Einschlafneigung. Nächtlich erhöhte Blutdruckwerte (Non-Dipper bei der Langzeit-Blutdruck-Messung) sind typische Folge des OSAS. Das OSAS ist unabhängiger Risikofaktor für kardiovaskuläre Ereignisse (Schlaganfall, Herzinfarkt).

Therapie der Wahl (>90 % Erfolg) ist die nächtliche nasale Überdruckbeatmung mit CPAP-Maske (CPAP – *continuous positive airway pressure*). Weniger wirksam sind Unterkieferprotrusionsschienen oder operative Verfahren.

Zentrale alveoläre Hypoventilation

Bei der zentralen alveolären Hypoventilation im Schlaf (Undines Fluch) zeigt der Patient Apnoephasen durch fehlendes Ansprechen der Chemorezeptoren (Verlust der automatischen Atmung im Schlaf), sobald er einschläft. Das Krankheitsbild wird vor allem bei Hirnstammerkrankungen gesehen. Ein Behandlungsversuch kann mit Analeptika und antriebssteigernden Thymoleptika erfolgen. Oft sind eine assistierte Beatmung, ein Zwerchfellschrittmacher oder ein Drucksystem erforderlich.

Kleine-Levin-Syndrom

Für das Kleine-Levin-Syndrom sind periodische, einige Tage andauernde Schlafphasen und eine Bulimie (Fress-Sucht) bei jungen Männern typisch.

Periodische Hypersomnie

Bei der periodischen Hypersomnie kommt es zu Schlafphasen über mehrere Tage, wobei entzündliche Hirnerkrankungen, Stoffwechselerkrankungen und Hirntumoren ursächlich sein können. Stets sollten ein ursächliches Restless-legs-Syndrom oder periodische Beinbewegungen im Schlaf polysomnographisch ausgeschlossen werden.

16.12.3 Hyposomnien

Hyposomnien (Ein- und Durchschlafstörungen) treten vor allem bei psychiatrischen Erkrankungen (Depression, Schizophrenie) und bei Medikamenten- oder Alkoholeinwirkung auf. Typische neurologische Ursache ist das Restless-legs-Syndrom.

Verschiebung der Zeitachse

Störungen des Schlaf-Wach-Rhythmus können sich bei Verschiebungen der Zeitachse einstellen, so beim *Jet lag*, bei Schichtarbeit oder sonstiger Verschiebung der zirkadianen Rhythmik. Hierbei muss bedacht werden, dass jede Verschiebung des Schlaf-Wach-Rhythmus im Zusammenhang mit der entsprechenden Disposition auch zu epileptischen Gelegenheitsanfällen führen kann.

Parasomnie

Parasomnien sind durch motorische oder psychische Auffälligkeiten im Schlaf gekennzeichnet. Hierher gehören der **Pavor nocturnus** der Kinder, das Schlafwandeln (**Somnambulismus**) und das nächtliche Einnässen (**Enuresis nocturna**) jenseits des 5. Lebensjahres. Auch die benignen Schlafmyoklonien und das Zähneknirschen im Schlaf (Bruxismus) sind hier einzuordnen. Bei den **periodischen Beinbewegungen** im Schlaf helfen wie beim Restless-legs-Syndrom L-Dopa oder Dopaminagonisten.

Die **REM**-Schlafverhaltensstörung ist durch motorische und vokale Entäußerungen in der zweiten Nachthälfte gekennzeichnet. Dabei kann der Patient aus dem Bett stürzen. Beim Wecken erinnert sich der Patient an lebhafte Trauminhalte. Extrapyramidal-motorischen Erkrankungen, insbesondere der Lewy-Körperchen Demenz, geht diese Störung häufig voraus.

In Kürze

Anfallsentitäten

- Partielle Anfälle haben immer einen fokalen kortikalen Ursprung. Sie treten ohne (einfach partiell) oder mit (komplex partiell) Bewusstseinsstörung und Amnesie auf und können sekundär generalisieren.
- Die Symptomatologie gibt einen Hinweis auf den Entstehungsort.
- Generalisierte Anfälle haben einen subkortikalen Ursprung und können konvulsiv oder nicht konvulsiv (z. B. Absencen) sein.
- Behandlung: Partielle Anfälle: Levetiracetam, Carbamazepin; Generalisierte Anfälle: Lamotrigin, Valproinsäure

Status epilepticus

- Serielles Auftreten epileptischer Anfälle ohne Abklingen der Aktivität im Intervall
- Auslöser: häufig abruptes Absetzen einer antikonvulsiven Behandlung oder Infekte
- Akutbehandlung: Vitamin B_1 und Glukose, Benzodiazepine (Lorazepam)

Kopfschmerzsyndrome

Peter Berlit

17.1   **Kopfschmerzen ohne strukturelle Läsion**   **– 310**

17.1.1   Migräne   – 310

17.1.2   Trigemino-autonome Kopfschmerzen   – 312

17.2   **Arteriitis cranialis (temporalis; Riesenzellarteriitis)**   **– 315**

17.3   **Weitere gefäßbedingte Kopfschmerzformen**   **– 316**

17.3.1   Karotidodynie   – 316

17.3.2   Gefäßdissektionen   – 316

17.3.3   Sinusthrombose   – 316

17.3.4   Posteriore Leukenzephalopathie   – 316

17.3.5   Reversibles Vasokonstriktionssyndrom (RCVS)   – 317

17.4   **Neuralgien**   **– 317**

17.4.1   Trigeminusneuralgie   – 317

17.4.2   Glossopharyngeusneuralgie   – 318

17.4.3   Andere Neuralgien   – 319

17.5   **Kopfschmerzsyndrome bei nichtvaskulären neurologischen Erkrankungen**   **– 319**

17.5.1   Kopfschmerzen durch Liquorunterdruck   – 319

17.5.2   Pseudotumor cerebri   – 320

17.6   **Kopfschmerzen bei Erkrankungen anderer Organe**   **– 320**

P. Berlit, *Basiswissen Neurologie*,
DOI 10.1007/978-3-642-37784-6_17, © Springer-Verlag Berlin Heidelberg 2013

17.1 Kopfschmerzen ohne strukturelle Läsion

Zu den Kopfschmerzen ohne strukturelle Läsion zählen der Spannungs- oder Muskelkontraktionskopfschmerz, die Migräne mit rezidivierenden, einseitig beginnenden Kopfschmerzen, Übelkeit und visueller Aura, sowie die trigeminoautonomen Kopfschmerzformen mit meist einseitigem Schmerz und fokaler autonomer Begleitsymptomatik (z. B. Cluster-Kopfschmerz).

Die 23-jährige Studentin stellt sich wegen häufiger Kopfschmerzen vor. Dabei handele es sich um einen meist linksseitig auftretenden, sehr beeinträchtigenden Schmerz mit Lärm- und Lichtempfindlichkeit sowie Übelkeit. Sie müsse sich dann ins Bett zurückziehen. Ausgelöst werden die Attacken durch bestimmte Speisen und Getränke (Käse, Rotwein). Sie treten prämenstruell und im Gefolge von Stress-Situationen auf – meist dann, wenn der Stress vorbei sei. Sie habe zweimal vor den Kopfschmerzen einen unscharfen hellen Fleck beim Sehen bemerkt, der zu Leseschwierigkeiten führte. Sie habe etwa 3 bis 4 Attacken pro Monat. Paracetamol helfe nicht ausreichend. Die neurologische Untersuchung ist ebenso wie eine kraniale MRT unauffällig. Es wird die Diagnose einer Migräne mit und ohne Aura gestellt. Zur Anfallsbehandlung wird Sumatriptan verordnet und die Patientin gebeten einen Kopfschmerzkalender zu führen.

17.1.1 Migräne

Klinik

Die Migräne ist ein idiopathisches organisches Leiden mit rezidivierenden halbseitigen Kopfschmerzen, welche von vegetativen Symptomen (Übelkeit, Erbrechen) begleitet sind. Die Dauer beträgt 4 bis 72 Stunden, eine Verstärkung tritt bei körperlicher Aktivität auf, es besteht eine Photo- und Phonophobie.

Die Inzidenz beträgt 7 % für Männer und 13 % für Frauen. Die Anfallstherapie erfolgt mit der Kombination eines Antiemetikums (Metoclopramid oder Domperidon) und einem Analgetikum (Acetylsalicylsäure, Paracetamol, Ibuprofen, Naproxen, Diclofenac), bei schweren Migräneattacken 5-HT-Rezeptoragonisten (Triptane). Eine medikamentöse Prophylaxe ist durch Betarezeptorblocker, Kalziumantagonisten oder Antikonvulsiva (Valproat, Topiramat) möglich. Bei chronischer Migräne ist auch Onabotulinumtoxin wirksam.

Epidemiologie

Migräne ist eine der häufigsten Kopfschmerzformen und betrifft 6–8 % aller Männer sowie 12–14 % aller Frauen. Die Lebenszeitprävalenz liegt bei Frauen über 30 %. Die höchste Inzidenz findet sich zwischen dem 35. und 45. Lebensjahr, wobei Frauen zwei- bis dreimal häufiger betroffen sind als Männer. Vor der Pubertät beträgt die Häufigkeit der Migräne 4–5 % bei ausgewogener Geschlechtsverteilung. Die Erstmanifestation ist während der Pubertät oder im jüngeren Erwachsenenalter am häufigsten.

Pathogenese

Es kommt zu einer sich über den Kortex ausbreitenden, neuronalen, elektrischen Erregbarkeitsminderung (*spreading depression*), die durch humorale Faktoren im trigeminovaskulären System ausgelöst wird,

Tab. 17.1 Auslösende Faktoren der Migräne

Östrogenentzug	Prämenstruelle Phase, Hormonpräparate
Katecholaminspiegeländerungen	Phasen der Entlastung nach Stress (Wochenend- oder Feierabendmigräne)
Alimentäre Faktoren	Tyraminhaltige Nahrungsmittel, Käse, Schokolade, Rotwein, Koffeinentzug
Medikamente	Nitrate, Nitrite, Histamin
Umweltfaktoren	Flackerlicht, Lärm, Aufenthalt in großer Höhe, Kälte, verqualmte Räume
Technische Gifte	Kohlenmonoxid, Blei, Insektizide
Psychologische Faktoren	Erwartungsangst, Stress
Andere Faktoren	Hypoglykämie, Schlafentzug, Infekte

◻ Tab. 17.2 Aurasymptome

Form	Häufigkeit	Symptome
Visuelle Migräne (Flimmerskotom)	95 %	Flimmern vor den Augen mit zentralem Skotom, oft auf homonymen Gesichtsfeldern
Sensible Migräne	30 %	Unilaterale Par- oder Hypästhesien
Hemiplegische Migräne	10 %	Lähmungen, Aphasie, familiäres Auftreten
Vestibuläre Migräne	10 %	Schwindel, Hörstörungen
Basilarismigräne	5 %	Dysarthrie, Doppelbilder, zerebelläre Symptome, Paraparese oder Bewusstseinsstörung

wobei Triggerfaktoren eine Rolle spielen (◻ Tab. 17.1). Die Freisetzung von Serotonin aus Thrombozyten und von Histamin aus Mastzellen führt zur Eröffnung kapillärer Shunts und erhöhter Kapillarpermeabilität (aseptische perivaskuläre Entzündung).

Ein nachgewiesener Gendefekt auf Chromosom 19, der einen P/Q-Kalziumkanal kodiert, spricht dafür, dass es sich bei der Migräne um eine **genetisch determinierte Ionenkanalkrankheit** handelt.

Formen

Nach ihrer Symptomatologie lässt sich die Migräne wie folgt klassifizieren:

Migräne ohne Aura Rezidivierend auftretende Hemikranie über 4 bis 72 Stunden mit vegetativen Begleitsymptomen. Die Kopfschmerzen beginnen häufig im Nacken und breiten sich dann über die Kopf- und Schläfenregion bis in das Gesicht aus. Die Hemikranie wechselt von Attacke zu Attacke die Seite, oft besteht eine bevorzugte Seitenlokalisation. Die heftigen pulsierenden Kopfschmerzen nehmen bei körperlicher Betätigung zu und sind begleitet von Appetitlosigkeit (95 %), Übelkeit (80 %), Erbrechen (50 %), Lichtscheu (60 %) und Lärmempfindlichkeit (50 %).

Migräne mit Aura (Migraine accompagnée, klassische Migräne) Bei etwa 10–15 % der Patienten treten vor oder seltener während der Kopfschmerzphase neurologische Reiz- und Ausfallerscheinungen auf, die als Migräneaura bezeichnet werden (◻ Tab. 17.2). Am häufigsten sind Symptome des visuellen Kortex mit Wahrnehmung von Lichtblitzen, Fortifikationen (gezackten Lichtlinien) und Gesichtsfelddefekten. Typischerweise entwickeln sich die Symptome über einen Zeitraum von 10–20 min und bilden sich dann langsam wieder zurück; sie lassen sich nicht zerebralen Gefäßterritorien zuordnen. Danach beginnt die eigentliche Kopfschmerzphase. Vor allem bei älteren Patienten treten auch isolierte Auren ohne Kopfschmerzen auf.

Status migränosus (komplizierte Migräne) Migräneattacke, die länger als 72 Stunden anhält, oft bei Medikamentenabusus.

Chronische Migräne Mehr als 15 Kopfschmerztage pro Monat, oft spielt ein Substanzübergebrauch eine Rolle.

Migräne-assoziierter Hirninfarkt Selten kommt es im Rahmen eines Migräneanfalles zu einem MR-tomographisch nachweisbaren Hirninfarkt (vor allem bei jüngeren Frauen, die rauchen und/oder gleichzeitig Ovulationshemmer einnehmen).

Kindliche Migräne Bei Kindern sind die Attacken kürzer und können sich ausschließlich als heftige Übelkeit und Erbrechen (abdominelle Migräne) oder Schwindel äußern.

Diagnostik

Die Diagnose ergibt sich aus der Anamnese. Das EEG zeigt im Intervall vor allem unter Hyperventilation höher gespannte Potentiale, bei Ableitung während einer Aura fokale Störungen. Die bildgebenden Verfahren (CT, MRT) sind unauffällig.

Therapie

Auslösende Faktoren müssen erfragt und ausgeschaltet werden.

Anfallstherapie Im Akutstadium **Anfallskupierung** mit Acetylsalicylsäure (ASS), Ibuprofen, Diclofenac oder Naproxen in Kombination mit einem Antiemetikum (Metoclopramid oder Domperidon), bei Versagen Gabe von Triptanen. Die Serotonin-5-HT-Rezeptoragonisten Sumatriptan, Zolmitriptan, Naratriptan, Rizatriptan, Eletriptan, Almotriptan und Frovatriptan sind spezifische Migränemittel, die in oraler Form, als Zäpfchen, Nasenspray oder subkutan zur Verfügung stehen. Triptane wirken nicht nur auf den Schmerz, sondern auch auf die typischen Begleiterscheinungen wie Übelkeit und Erbrechen. Die früher oft eingesetzten Mutterkornalkaloide (Ergotamintartrat, Dihydroergotamin) werden heute kaum noch gegeben.

Bei lange dauernden Migräneattacken können gegen Ende der pharmakologischen Wirkung der Triptane die Migränekopfschmerzen wieder auftreten. Insbesondere in solchen Fällen sollten ein Triptan und ein nichtsteroidales Antirheumatikum kombiniert eingesetzt werden.

Alle Triptane können wie Ergotamin oder Analgetika bei zu häufiger Einnahme zu **medikamenteninduzierten Dauerkopfschmerzen** führen. Bedrohliche Nebenwirkungen, wie Myokard-, Hirninfarkt oder Herzrhythmusstörungen, sind nur bei Kontraindikationen (koronare Herzkrankheit) zu befürchten. Aus Sicherheitsgründen sollten Patienten bei einer Migräne mit Aura das Triptan erst nehmen, wenn die Aurasymptome abgeklungen sind. Wenn gleichzeitig SSRI eingenommen werden, besteht das Risiko eines Serotoninsyndroms.

Intervalltherapie Die Indikation zu einer medikamentösen Prophylaxe der Migräne besteht bei **mehr als drei Migräneattacken pro Monat** sowie bei **sehr langen** und bei **komplizierten Migräneattacken**.

Die **Intervalltherapie** erfolgt mit Betablockern (Metoprolol, Propranolol), Kalziumantagonisten (Flunarizin) oder Antikonvulsiva (Valproinsäure, Topiramat) über mindestens drei Monate. Dabei sollte die medikamentöse Therapie durch Verfahren der Verhaltenstherapie und durch regelmäßigen Ausdauersport ergänzt werden.

Bei chronischer Migräne helfen Topiramat und Onabotulinumtoxin-Injektionen.

17.1.2 Trigemino-autonome Kopfschmerzen

Als trigemino-autonome Kopfschmerzen werden Schmerzen im Kopf und Gesicht bezeichnet, die mit lokalen vegetativen Begleiterscheinungen einhergehen. Hierzu gehören der Clusterkopfschmerz, die chronische paroxysmale Hemikranie, und das SUNCT-Syndrom (*short lasting unilateral neuralgiform headache with conjunctival injection and tearing*). Die Hemicrania continua und der *Hypnic headache* zeigen zwar auch eine Hemikranie, autonome Symptome fehlen hingegen.

Cluster-Kopfschmerz (Bing-Horton-Kopfschmerz)

Definition Hierbei handelt es sich um einen einseitigen, unerträglichen Schmerz im Bereich der Orbita, Stirn oder Schläfe, der zwischen 15 und 20 min andauert. Die Schmerzen treten über einige Wochen rezidivierend auf. Remissionen von Monaten oder Jahren bei der episodischen Form sind möglich. Zu einem chronischen Cluster-Kopfschmerz ohne Remission kommt es in 20 % d. F. Ein Seitenwechsel im Verlauf ist in bis zu 30 % möglich.

> **Klinik**
>
> Clusterkopfschmerzen sind schwerste einseitige Schmerzattacken mit ipsilateralen autonomen Symptomen. Typische Begleitsymptome sind einseitige konjunktivale Injektion, Tränensekretion, Nasenkongestion mit Rhinorrhoe, ipsilaterale Hyperhidrose der Stirn, Horner-Syndrom und Lidödem (◘ Abb. 17.1). Während der Schmerzen innere Unruhe mit Bewegungsdrang. Die Schmerzattacken dauern 15 min bis zu 3 Stunden und treten häufig in den Nachtstunden, oft zur selben Uhrzeit, auf. In der akuten Phase 1 bis 8 Attacken pro Tag, für Wochen bis wenige Monate andauernd. Anfallsfreie Phasen von Monaten bis Jahren.

17

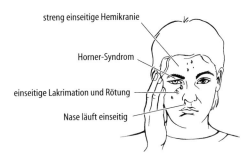

streng einseitige Hemikranie

Horner-Syndrom

einseitige Lakrimation und Rötung

Nase läuft einseitig

◻ **Abb. 17.1** Cluster-Kopfschmerz (Bing-Horton-Syndrom)

Pathogenese Genetische Ursachen sind wahrscheinlich.

Epidemiologie Männer sind 3-mal häufiger als Frauen betroffen, das Haupterkrankungsalter ist das 3. Lebensjahrzehnt. 80 % der Patienten leiden unter der episodischen Form, 20 % unter einem chronischen Clusterkopfschmerz. Die mittlere Dauer der Clusterperioden beträgt acht Wochen. Zwei Drittel der Betroffenen sind starke Raucher.

Differenzialdiagnose Neben den anderen trigemino-autonomen Kopfschmerzen müssen bedacht werden:

— Akuter Glaukomanfall (die Pupille ist erweitert, nicht verengt!)
— Trigeminusneuralgie im 1.Ast
— Tolosa-Hunt-Syndrom: Parese des 3., 4. und/oder 6. Hirnnerven mit Sensibilitätsstörung im 1. Trigeminusast bei unspezifischer granulomatöser Entzündung des Sinus cavernosus
— Als Raeder-Syndrom wird die Kombination von Horner-Syndrom und Trigeminusneuralgie des ersten Astes bezeichnet. Vorkommen bei Entzündungen, Tumoren oder Gefäßprozessen.
— Symptomatische Schmerzen bei Metastase im Bereich der mittleren Schädelgrube oder Schädelbasis
— Arteriovenöse Malformationen im Kleinhirnbrückenwinkel
— Kavernome im Hirnstamm
— Subarachnoidalblutung (beidseitiger, oft okzipital betonter, anhaltender Kopfschmerz)

Therapie Im Akutstadium hilft Sauerstoffinhalation (7–10 Liter 100 %iger Sauerstoff für 10 bis 20 min über eine Gesichtsmaske), alternativ Sumatriptan subkutan oder als Nasenspray zur Anfallskupierung.

Eine Stoßtherapie mit Kortikosteroiden kann die Attackenserie unterbrechen.

Zur Rezidivprophylaxe (Intervalltherapie) kommen Verapamil, Topiramat oder Lithium in Frage.

Bei pharmakoresistenten Fällen können die bilaterale Okzipitalis-Stimulation oder die Tiefenhirnstimulation des hinteren unteren Hypothalamus in jeweils etwa 50 % helfen.

Chronisch paroxysmale Hemikranie

Die Attacken dauern nur wenige Minuten und treten häufiger als beim Cluster-Kopfschmerz auf. Frauen sind 3-mal häufiger als Männer betroffen; das mittlere Erkrankungsalter beträgt 35 Jahre. Auch diese Variante trigeminoautonomer Kopfschmerzen kann episodisch oder chronisch auftreten.

Klinik

Typisch ist das tägliche Auftreten zahlreicher Attacken mit schwerem unilateralem Schmerz in der Orbita, Stirn oder Schläfe für 2 bis 30 min, begleitet von ipsilateraler konjunktivaler Injektion, Lakrimation, Rhinorrhoe, Augenlidödem oder Schwitzen der Stirn und des Gesichtes.

Über 80 % der Patienten sprechen auf die Gabe von Indometacin an.

SUNCT-Syndrom (Short lasting unilateral neuralgiform headache with conjunctival injection and tearing)

Klinik

Sehr seltenes Krankheitsbild mit kurz dauernden, häufigen Attacken eines unilateralen, orbitalen oder temporalen stechenden Schmerzes, der zwischen 5 und 45 sec anhält. Begleitend treten eine ipsilaterale konjunktivale Injektion und Lakrimation auf. Die Attacken treten bis zu 200-mal am Tag auf.

▼

Die Schmerzspitzen können wie beim episodischen Cluster-Kopfschmerz von freien Intervallen unterbrochen sein. Kutane Reize im Gesicht lösen wie bei der Trigeminusneuralgie manchmal die Attacken aus.

In der Therapie Es können Antikonvulsiva (Lamotrigin, Gabapentin, Valproinsäure, Carbamazepin, Topiramat) versucht werden.

Sonstige idiopathische Kopfschmerzformen

Die **Hemicrania continua** tritt im dritten Lebensjahrzehnt auf, Frauen sind deutlich häufiger betroffen.

Es liegt ein kontinuierlicher halbseitiger Kopf- und Gesichtsschmerz für mehrere Monate vor, meist besteht der Kopfschmerz länger als drei Monate ohne Remissionen. Bei Exazerbationen treten einzelne autonome Begleitsymptome auf. Indometacin ist die einzig wirksame Therapie (drei mal täglich 50 mg bis 100 mg).

Beim primären **Schlafkopfschmerz** (*hypnic headache*) handelt es sich um diffuse Kopfschmerzen, die streng schlafbezogen auftreten. Neben Indometacin und Lithium kann Koffein vor dem Schlafengehen versucht werden.

Der zu einem bestimmten Zeitpunkt, aber ohne fassbaren Auslöser neu aufgetretene tägliche Kopfschmerz (»*new daily persistent headache*«) ist schwer zu behandeln. Versucht werden können Valproinsäure und Trizyklika.

Der **Kopfschmerz bei sexueller Aktivität** tritt plötzlich während des Orgasmus auf und muss von einer Subarachnoidalblutung abgegrenzt werden (CT, MRT, LP). Meist spontanes Sistieren innerhalb weniger Stunden.

Pressorische Kopfschmerzen können beim Husten oder bei körperlicher Anstrengung resultieren.

Der **Höhenkopfschmerz** tritt als hypoxischer Kopfschmerz bei zu raschem Aufstieg in große Höhen auf. Sauerstoffgabe hilft prompt und ist wichtig, um einer Höhenkrankheit vorzubeugen.

Der **idiopathische stechende Kopfschmerz** wird mit Indometacin behandelt.

Kopfschmerz vom Spannungstyp

Der Kopfschmerz vom Spannungstyp ist die häufigste Kopfschmerzform überhaupt, meist multifaktorieller Genese.

Klinik

Es handelt sich um Stunden oder Tage andauernde, dumpfe, diffuse Kopfschmerzen »wie ein Band um den Kopf« ohne Übelkeit oder Erbrechen. Alltagstätigkeiten sind trotz des Kopfschmerzes möglich. Der episodische Spannungskopfschmerz zeigt eine 1-Jahres-Prävalenz von über 60 %, wobei Frauen häufiger betroffen sind.

Zu den Auslösern zählen eine erhöhte Schmerzempfindlichkeit perikranialer Muskeln, Fehlhaltungen und Verspannungen, oft auch berufliche oder private Belastungssituationen.

Zur Akutbehandlung können Analgetika (ASS, Paracetamol, Metamizol) und NSAR (Ibuprofen, Naproxen) gegeben werden. Auch die lokale Anwendung von Pfefferminzöl kann helfen.

 Cave
Bei dieser Kopfschmerzform sollten möglichst nur kurz Analgetika eingesetzt werden; es besteht ein hohes Risiko für die Entwicklung eines substanzinduzierten Dauerkopfschmerzes!

Von einem **chronischen Kopfschmerz** wird bei **mehr als 15 Schmerztagen pro Monat für mindestens ein viertel Jahr** gesprochen. Bei einer 1-Jahres-Prävalenz von 4 % entfallen 1,5 % auf den chronischen Spannungskopfschmerz. Abgegrenzt werden müssen die chronische Migräne (0,5 %), der *new daily persistent headache* (0,1 %) und der substanzinduzierter Dauerkopfschmerz (1 bis 2 %).

In der Intervalltherapie werden nicht-medikamentöse Maßnahmen, wie Verhaltenstherapie, Ausdauersport und Entspannungstechniken, mit trizyklischen Thymoleptika (Amitryptilin, Doxepin) kombiniert. Während Akupunktur helfen kann, waren Studien zu Botulinumtoxin beim Spannungskopfschmerz negativ.

Kopfschmerzen durch Substanzeinwirkung

Kopfschmerzen nach Substanzentzug treten bei Alkoholentzug (Katerkopfschmerz), Koffeinentzug, Entzug von Analgetika und nach Gabe von Narkotika auf.

Einzelne Substanzen können aber auch akut für maximal wenige Stunden diffuse Kopfschmerzen auslösen (Nitrat- oder Nitrit-Präparate, Hot-dog-Syndrom; Natriumglutamat: China-Restaurant-Syndrom).

Besonders problematisch sind anhaltende Kopfschmerzen bei übermäßigem Gebrauch von Schmerzmitteln. Solche **substanzinduzierten Dauerkopfschmerzen** werden nach längerfristiger Einnahme von Kombinationsanalgetika, Ergotderivaten oder Triptanen vor allem bei Frauen gesehen, die an einer anderen Kopfschmerzform leiden. Bei zugrunde liegender Migräne sollte Topiramat gegeben werden, um die Attackenfrequenz zu senken. Entscheidend ist stets der Medikamentenentzug mit Unterstützung durch ein multiprofessionales Team (Neurologe, Schmerztherapeut, Psychologe).

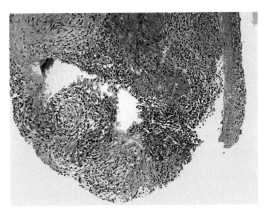

◻ **Abb. 17.2** Histologischer Befund bei Arteriitis cranialis

17.2 Arteriitis cranialis (temporalis; Riesenzellarteriitis)

Die Arteriitis cranialis ist eine immunologisch bedingte generalisierte Riesenzellarteriitis mit bevorzugter Beteiligung der A. carotis externa und ihrer Äste. Jährliche Inzidenz 15/100.000 Einwohner. Krankheitsbeginn jenseits des 50. Lebensjahres, meist 7. oder 8. Dekade. In 50 % Vergesellschaftung mit einer Polymyalgia rheumatica.

Klinik

Klinisch bestehen unangenehme bohrende Dauerkopfschmerzen, gelegentlich temporal betont, mit vermehrt geschlängelter, geschwollener und druckempfindlicher A. temporalis. Zunahme der Schmerzen beim Kauen durch Ischämie der Masseteren (**Claudicatio masticatoria**). Durch Miteinbeziehung der Ziliararterien

▼

Sehstörungen bis zur plötzlichen irreversiblen Erblindung. In 60 % Allgemeinsymptome wie bei einem konsumierenden Prozess (Müdigkeit, Inappetenz, Gewichtsabnahme). Morgensteifigkeit mit Muskelschmerzen im Bereich der großen Gelenke (**Polymyalgia rheumatica**) in 50 %. In 10 % zerebrale Ischämien durch Miteinbeziehung der intrakraniellen Arterien, meist Posterior-Stromgebiet, sehr selten Aortenbogensyndrom durch Riesenzellarteriitis des Aortenbogens.

Diagnostik Diagnostisch relevant ist die BSG-Beschleunigung auf mindestens 50, meist mehr als 100 in der ersten Stunde. Das C-reaktive Protein (CRP) ist deutlich erhöht und gilt als Aktivitätsmarker. Begleitend hypochrome Anämie und Hepatopathie.

Die Gefäßentzündung kann mittels Duplexsonographie (Halo-Zeichen) und KM-gestützter MRT (Anreicherung der Gefäßwand) nachgewiesen werden. Absicherung der Diagnose durch ausreichend lange (2 cm) **Temporalisbiopsie** mit pathologisch-histologischer Untersuchung. Es findet sich eine **Riesenzellarteriitis** (◻ Abb. 17.2). Falsch negative Befunde sind durch diskontinuierlichen Gefäßwandbefall möglich.

Therapie Die Therapie der Wahl ist bereits bei begründetem Verdacht die **hochdosierte Kortikosteroidgabe** (initial 80–100 mg täglich).

> ❗ Cave
>
> Die Therapie mit Kortikosteroiden sollte umgehend angesetzt werden (Gefahr der Erblindung!), auch wenn noch keine Temporalbiopsie zu einem gesicherten Ergebnis geführt hat.

Anhand von Klinik, BSG- und CRP-Werten Dosisreduktion unter 20 mg innerhalb von etwa 8 Wochen; niedrig dosierte Dauerbehandlung für mindestens 2 Jahre. Methotrexat wird als steroidsparende Substanz eingesetzt.

17.3 Weitere gefäßbedingte Kopfschmerzformen

Zu den sonstigen gefäßbedingten Kopfschmerzformen zählen die Kopfschmerzen bei Dissektionen, Hirnvenenerkrankungen (Sinusthrombose, Tolosa-Hunt-Syndrom), intrakraniellen Blutungen (Subarachnoidalblutung, intrazerebrale Blutung, sub-/epidurales Hämatom), Gefäßmalformationen (Aneurysma, arteriovenöses Angiom), bei zerebralen Vaskulitiden, aber auch Kopfschmerzen bei der posterioren Leukenzephalopathie und dem reversiblen Vasokonstriktionssyndrom (bei Hypertonus, Eklampsie).

17.3.1 Karotidodynie

Eine vermehrte Druckempfindlichkeit der Karotiden mit Schwellung und verstärkten Pulsationen im Halsbereich kommt vorwiegend bei Frauen im Alter von 40 bis 60 Jahren bei der fibromuskulären Dysplasie vor. Begleitend können Kopfschmerzen auftreten. Meist spontane Remission innerhalb von wenigen Wochen. Die Nierenarterien sollten geschallt werden, um Stenosen hier nicht zu übersehen. Es besteht das Risiko einer sekundären Hypertonie und von Dissektionen.

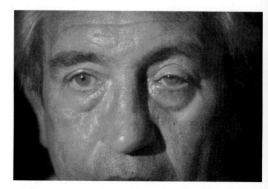

☐ **Abb. 17.3** Horner-Syndrom links

17.3.2 Gefäßdissektionen

Die Karotisdissektion tritt akut mit halbseitigen Kopfschmerzen (Hemikranie) und häufig begleitendem Horner-Syndrom (☐ Abb. 17.3) oder anderen Hirnnervenausfällen auf. Vertebralisdissektionen führen zu einem einseitigen Nacken-Hinterkopfschmerz. Nach einem Intervall von Stunden bis Tagen können zerebrale Ischämien durch arterio-arterielle Embolien aus Appositionsthromben auftreten.

17.3.3 Sinusthrombose

Diffuse Kopfschmerzen sind neben einer Bewusstseinsstörung, fokalen neurologischen Ausfällen oder epileptischen Anfällen Leitsymptom der Sinusvenenthrombose. Vor allem im Wochenbett, aber auch bei Frauen, die Ovulationshemmer einnehmen, muss an diese Genese gedacht werden.

17.3.4 Posteriore Leukenzephalopathie

> **Klinik**
>
> Dieses Krankheitsbild zeigt sich klinisch bei hypertensiver Enzephalopathie mit Kopfschmerzen, Übelkeit, Erbrechen und Sehstörungen sowie zum Teil mit Bewusstseinsstörungen und Krampfanfällen. Vorkommen auch beim Eklampsie-Präeklampsie-Syndrom,
> ▼

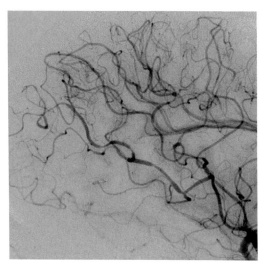

◘ Abb. 17.4 Multilokulärer Vasospasmus bei RCVS

systemischen Lupus erythematodes und unter immunsuppressiver Therapie (Interferon-α, Ciclosporin oder Tacrolimus). Die klinischen Symptome treten meist dramatisch schnell aus relativem Wohlbefinden heraus auf, haben aber eine gute Prognose nach Ausschalten der Noxe.

In der MRT findet sich eine Hyperintensität in T2-gewichteten Bildern bilateral okzipital und in den angrenzenden Regionen des Temporallappens; nach Gadoliniumgabe zeigt sich ein streifiges Enhancement (► Abb. 10.19).

17.3.5 Reversibles Vasokonstriktions-syndrom (RCVS)

Leitsymptom des reversiblen Vasokonstriktions-syndroms sind heftige *thunderclap*-artige Kopf-schmerzen. Fokale Symptome resultieren aus zere-bralen Ischämien. Oberflächliche Subarachnoidal-blutungen kommen vor. Es finden sich diffuse mul-tiple Stenosen der intrazerebralen Gefäße, die sich innerhalb von maximal 3 Monaten vollständig zu-rückbilden (◘ Abb. 17.4). Stets sollte angiographisch ein Aneurysma ausgeschlossen werden. Auslöser

des RCVS sind Eklampsie, Wochenbett, Drogen und Medikamente (Triptane, Ergotderivate, Immunsup-pressiva u.a.). Therapeutisch kann Nimodipin ver-sucht werden.

17.4 Neuralgien

Neuralgien sind charakterisiert durch einen attacken-weisen, sekundendauernden Schmerz im Versor-gungsbereich eines einzelnen (Hirn)-Nerven durch Ir-ritation oder Läsion des entsprechenden Nervs. The-rapie der Wahl ist die Gabe eines Antikonvulsivums (z. B. Carbamazepin).

17.4.1 Trigeminusneuralgie

Klinik

Heftige, sekundendauernde, blitzartig einschie-ßende Schmerzen im Ausbreitungsgebiet eines oder mehrerer Trigeminusäste, die durch Berüh-ren von Triggerpunkten oder Bewegungen im Gesichtsbereich (waschen, rasieren, sprechen, essen, kauen) ausgelöst werden. Meist perio-disches Auftreten mit täglichen Attacken für einige Wochen und Monate, dann jahrelange freie Intervalle. Bei der **idiopathischen Form** besteht kein neurologisches Defizit, es ist der 2. und/oder 3. Trigeminusast betroffen. Eine Irrita-tion des Nervs durch Gefäßschlingen im Bereich des Hirnstamms scheint eine Rolle zu spielen.

Das Manifestationsalter liegt jenseits des 40. Lebens-jahres.

Wenn Gefühlsstörungen im Trigeminusversor-gungsgebiet bestehen, motorische Trigeminusaus-fälle oder Symptome anderer Hirnnerven vorliegen, oder aber der erste Trigeminusast mitbetroffen ist, sollte eine **symptomatische Trigeminusneuralgie** ausgeschlossen werden. Zu denken ist an die Mul-tiple Sklerose (oft beidseitig), HNO-Entzündungen, Aneurysma und Tumoren der hinteren Schädel-grube.

Diagnostik Zur Basisdiagnostik gehören das MRT und die Lumbalpunktion. Eventuell können eine

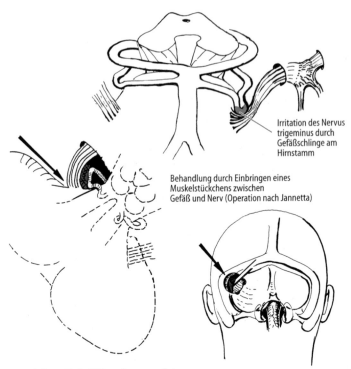

Irritation des Nervus
trigeminus durch
Gefäßschlinge am
Hirnstamm

Behandlung durch Einbringen eines
Muskelstückchens zwischen
Gefäß und Nerv (Operation nach Jannetta)

◨ **Abb. 17.5** Operation nach Jannetta bei Trigeminusneuralgie

Angiographie oder HNO-ärztliche Untersuchungen erforderlich werden.

Therapie Die membranstabilisierenden Substanzen Carbamazepin oder Oxcarbazepin sind Mittel der ersten Wahl, alternativ werden Phenytoin, Gabapentin, Baclofen, Pimozid, Pregabalin oder Lamotrigin gegeben.

Operativ kann eine selektive **Thermokoagulation** des Ganglion Gasseri perkutan Schmerzfreiheit erzeugen. Es besteht jedoch in bis zu 20 % das Risiko der **Anästhesia dolorosa** (unangenehmer kribbelnder oder brennender Dauerschmerz im Versorgungsgebiet der koagulierten Äste).

Das Prinzip der mikrochirurgischen Dekompression des N. trigeminus an seiner Austrittsstelle am Hirnstamm nach subokzipitaler Kraniotomie (**Jannetta-Operation**) besteht in der Abschirmung des Nerven von ihn komprimierenden Gefäßschlingen durch ein dazwischen eingebrachtes Muskelgewebsstückchen oder Kunststoff (◨ Abb. 17.5). Eine Einzeitbestrahlung (»Strahlenchirurgie«) kommt alternativ in Frage, zeigt aber schlechtere Langzeitergebnisse.

17.4.2 Glossopharyngeusneuralgie

Klinik

Leitsymptom sind stechende Schmerzattacken im Bereich von Ohr, Zungengrund, Tonsillen und Kieferwinkel ausgelöst durch Schlucken, Sprechen, Husten und Berührungen der Rachenhinterwand. Schmerzcharakter und Verlaufsdynamik wie bei der Trigeminusneuralgie mit paroxysmalen Schmerzattacken und Triggerzonen.

Symptomatisches Vorkommen bei Tumoren im HNO-Bereich und im Bereich der hinteren Schädelgrube.

Therapie Diese erfolgt mit Carbamazepin oder anderen Antikonvulsiva.

◻ Tab. 17.3 Andere Neuralgien	
N. intermedius-Neuralgie	Schmerzparoxysmen in der Tiefe des Gehörganges
Laryngicus-superior-Neuralgie	Schmerzattacken im Bereich von Rachen und Submandibularregion
Okzipitalneuralgie	Schmerzen okzipital (Versorgungsgebiet der Nn. occipitales major oder minor)

17.4.3 Andere Neuralgien

Beispiele für andere Neuralgien finden sich in der ◻ Tab. 17.3.

Differenzialdiagnosen

Aurikulotemporalis-»Neuralgie« Durch Fehleinsprossung geschädigter Nervenfasern in das Parotisgewebe (z. B. nach Operationen oder Entzündungen) tritt das Symptom des **Geschmacksschwitzens** mit lokaler Hautrötung und Hyperhidrose im Versorgungsgebiet des Nervs beim Essen stark gewürzter Speisen auf.

Eagle-Syndrom Dieses tritt mit einseitig bohrendem Gesichtsschmerz durch einen elongierten Processus styloideus auf.

Costen-Syndrom Es wird symptomatisch mit präaurikulären und temporalen Schmerzen, Verkrampfungen der Kaumuskulatur und Zungenbrennen durch Kiefergelenksfunktionsstörung.

Atypischer Gesichtsschmerz Dieser zeigt sich mit einseitigen, unangenehm bohrenden Dauerschmerzen, oft der unteren Gesichtshälfte. Therapieversuch mit Amitryptilin.

17.5 Kopfschmerzsyndrome bei nichtvaskulären neurologischen Erkrankungen

Zu den Kopfschmerzen bei nichtvaskulären neurologischen Erkrankungen zählen der gesteigerte Liquordruck (Pseudotumor cerebri, Hydrozephalus), der Liquorunterdruck (postpunktioneller Kopfschmerz, Liquorfistel), die Kopfschmerzen bei zere-
▼

braler Raumforderung, bei entzündlichen Erkrankungen (Meningitis, Enzephalitis) und bei zerebraler Raumforderung. Bei Hirndruck im Rahmen einer zerebralen Raumforderung treten bevorzugt nächtliche und frühmorgendliche Kopfschmerzen auf, eventuell mit Nüchternerbrechen.

17.5.1 Kopfschmerzen durch Liquorunterdruck

Klinik

Es handelt sich um einen positionsabhängigen diffusen Nacken- und Hinterkopfschmerz mit Übelkeit. Der Schmerz manifestiert sich in aufrechter Körperhaltung (Sitzen, Stehen) und bessert sich prompt beim Hinlegen.

Am häufigsten postpunktionelles Auftreten Stunden bis Tage nach einer Lumbalpunktion oder Myelographie, bis zu drei Wochen anhaltend. Die MRT zeigt eine Verdickung der Meningen mit Enhancement nach Gadoliniumgabe; selten begleitend Abduzensparese. Therapeutisch Koffeintabletten und ggf. Eigenblutpatch epidural.

Dieselben Kopfschmerzen können spontan bei Vorhandensein einer **Liquorfistel** auftreten. Die Fistel lässt sich in der spinalen MRT, myelographisch oder szintigraphisch nachweisen und muss operativ gedeckt werden. Wenn keine Fistel gefunden wird, großflächiger epiduraler Eigenblutpatch.

17.5.2 Pseudotumor cerebri

Von einem Pseudotumor cerebri wird gesprochen, wenn die Symptome eines Hirntumors mit Kopfschmerzen und Stauungspapillen vorliegen, die zerebrale Bildgebung aber unauffällig ist. Vorkommen vor allem bei übergewichtigen Patienten in der 3. Lebensdekade. Hormonelle Ursachen und eine Sinusvenenthrombose müssen ausgeschlossen werden.

Der erhöhte Druck ist bei der Lumbalpunktion messbar, die auch zur Akuttherapie eingesetzt wird. Medikamentöse Behandlung mit Acetazolamid und Topiramat.

17.6   Kopfschmerzen bei Erkrankungen anderer Organe

Erkrankungen der Augen (Glaukom, Brechungsfehler, Heterophorie), des HNO-Gebietes (Sinusitis, Tumoren) und der Zähne können zu Kopfschmerzen führen. Erkrankungen der Halswirbelsäule bedingen gelegentlich okzipital betonte Kopfschmerzen. Bei internistischen Erkrankungen wie Hypertonus, Leberleiden und Infektionskrankheiten (Malaria, Thyphus) sind begleitende Kopfschmerzen häufig.

Trigemino-autonome Schmerzen
- Cluster-Kopfschmerz: einseitiger, unerträglicher Schmerz im Bereich der Orbita mit Lakrimation und Rhinorrhoe; Akuttherapie mit O_2
- SUNCT-Syndrom: unlilateraler, orbitaler oder temporaler Schmerz + konjunktivale Injektion und Lakrimation bis zu 200-mal am Tag, Therapie: Antikonvulsiva

Arteriitis cranialis (temporalis)
- Riesenzellarteriitis mit schwerpunktmässiger Beteiligung der A. carotis externa und ihrer Äste
- Bohrender Dauerkopfschmerz mit vermehrt geschlängelter, druckempfindlicher A. temporalis, Zunahme der Schmerzen beim Kauen, Gefahr der AION
- BSG, CRP, Halozeichen im Ultraschall, Temporalisbiopsie
- Therapie: Kortikosteroide (schon bei Verdacht!)

In Kürze
Migräne
- Ohne Aura: rezidivierende Hemikranie über 4 bis 72 Stunden mit vegetativen Begleitsymptomen (Appetitlosigkeit, Übelkeit, Erbrechen, Lichtscheu, Lärmempfindlichkeit)
- Mit Aura: neurologische Reiz- und Ausfallerscheinungen vor dem eigentlichen Schmerzbeginn (Flimmerskotom etc.)
- Komplizierte Migräne: länger als 72 Stunden anhaltend
- Therapie
  - Anfallstherapie mit ASS, Ibuprofen, Diclofenac oder Paracetamol + Antiemetika oder mit Triptanen
  - Intervalltherapie (prophylaktisch) mit Betablockern, Kalziumantagonisten (Flunarizin) oder Antikonvulsiva (Valproinsäure, Topiramat)

▼

Neurologie und Innere Medizin

Peter Berlit

18.1   Alkohol und Nervensystem   – 323

18.1.1   Alkoholintoxikation   – 323

18.1.2   Alkoholhalluzinose   – 323

18.1.3   Alkoholentzug   – 324

18.1.4   Wernicke-Korsakow-Syndrom   – 325

18.1.5   Marchiafava-Bignami-Syndrom   – 325

18.1.6   Kleinhirnrindenatrophie   – 326

18.1.7   Zentrale pontine Myelinolyse (ZPM) – osmotisches Demyelinisierungssyndrom   – 326

18.1.8   Neuropathien   – 327

18.1.9   Myopathien   – 327

18.1.10   Fetales Alkoholsyndrom   – 327

18.2   Vaskulitiden   – 327

18.2.1   Primäre Vaskulitiden   – 328

18.2.2   Sekundäre Vaskulitiden   – 329

18.3   Neurosarkoidose   – 330

18.4   Paraneoplastische Syndrome   – 330

18.4.1   Anti-Hu-Syndrom   – 330

18.4.2   Kleinhirndegeneration   – 331

18.4.3   Polyneuropathien   – 331

18.4.4   Myoklonus-Opsoklonus-Syndrom   – 331

18.4.5   Retinopathie   – 331

18.4.6   Lambert-Eaton myasthenes Syndrom (LEMS)   – 332

18.4.7   Dermatomyositis   – 332

P. Berlit, *Basiswissen Neurologie*,
DOI 10.1007/978-3-642-37784-6_18, © Springer-Verlag Berlin Heidelberg 2013

18.5 **Neurologische Symptome bei endokrinen und metabolischen Erkrankungen** – 332

18.5.1 Klinik der Enzephalopathien – 332

18.5.2 Neurologische Symptome bei Niereninsuffizienz – 333

18.5.3 Neurologische Symptome bei Lebererkrankungen – 333

18.5.4 Porphyrien – 334

18.5.5 Vitaminmangelkrankheiten und Hypervitaminosen – 335

18.5.6 Störungen des Elektrolyt- und Wasserhaushaltes – 336

18.5.7 Endokrine Störungen – 336

18.5.8 Toxische Schädigungen des Nervensystems – 337

18.5.9 Neurologische Symptome als Medikamentennebenwirkung – 338

Insbesondere bei älteren Patienten führen Infektionen, Elektrolytstörungen, Medikamente und endokrine Regulationsstörungen häufig zu neurologischen Symptomen. Bewußtseinsstörungen, delirante Syndrome, epileptische Anfälle und neuromuskuläre Manifestationen sollten an eine internistische Verursachung denken lassen.

Am Tag nach der Versorgung einer Schenkelhalsfraktur mit einer Totalendoprothese fällt die 78-jährige Patientin dem Pflegeteam durch zunehmende Verwirrtheit auf. Trotz angeordneter Bettruhe versucht sie aufzustehen, entfernt sich den venösen Zugang und verweigert die Einnahme der verordneten Schmerzmittel. Der hinzugezogene Neurologe findet eine nicht orientierte Patientin mit Unruhe, Aggressivität und verworrenen sprachlichen Äußerungen vor. Es fallen ein Tremor der Hände, eine Tachykardie und erhöhte Temperaturen von 38°C auf.
Während bei postoperativ leicht erhöhtem CRP der Procalcitoninwert normal ist, sodass sich ein septisches Geschehen ausschließen lässt, ergeben sich laborchemisch Hinweise auf eine Exsikkose und eine Hyponatriämie.
Es wird die Diagnose eines Prädelirs gestellt. Obwohl eine Alkoholanamnese nicht bekannt ist, erfolgt vorsorglich eine Injektion von 100 mg Vitamin B_1. Unter der niedrig dosierten Gabe von Lorazepam und Flüssigkeitszufuhr sowie vorsichtiger Natriumsubstitution (< 0,6 mmol/h) innerhalb von 3 Stunden deutliche Besserung. Die neuropsychologische Testung im Verlauf ergibt den Befund einer beginnenden Demenz. Es wird eine Therapie mit Donepezil und Quetiapin zur Nacht eingeleitet, sowie eine Pflegestufe für die Patientin beantragt.

18.1 Alkohol und Nervensystem

Der Alkoholentzug bei chronischem Alkoholismus kann zum Prädelir mit epileptischen Gelegenheitsanfällen, zum Delirium tremens oder zum Wernicke-Korsakow-Syndrom (Vitamin-B_1-Mangel) führen. 3 % der Bevölkerung sind alkoholkrank, 5 % der Alkoholiker erleiden Delirien. Häufige Folgen des chronischen Alkoholismus sind die Kleinhirnrindenatrophie und die alkoholische Polyneuropathie.

Während bereits die einmalige übermäßige Alkoholzufuhr zu einer exogenen Psychose führt, bedingen der intermittierende oder kontinuierliche Konsum von Äthylalkohol Schädigungen von inneren Organen und Nervensystem

18.1.1 Alkoholintoxikation

Wesentlicher Faktor der Neurotoxizität des Alkohols ist die Aktivierung von Glutamatrezeptoren durch exzitatorische Aminosäuren. Die klinischen Symptome der Alkoholintoxikation korrelieren mit dem Blutalkoholspiegel:

- Bei 0,3 $^0/_{00}$ (6, 5mmol/l) bestehen Stimmungsänderungen mit vermehrtem Rede- und Handlungsdrang, reduzierter Selbstkontrolle und eingeschränkten kognitiven Fähigkeiten.
- Bei 1 $^0/_{00}$ (21,7 mmol/l) treten Zeichen der vestibulären und zerebellären Dysfunktion mit Nystagmus, Doppelbildern, Dysarthrie und Ataxie auf.
- Bei 2,5 $^0/_{00}$ (44 mmol/l) resultieren Bewusstseinsstörungen bis zum Koma, sowie vegetative Symptome mit Hypotonie und Hypothermie.
- Ein Alkoholblutspiegel von 5 $^0/_{00}$ (mehr als 108 mmol/l) führt in der Regel zum **Tod durch Atemdepression**. Bei chronischen Alkoholikern kann die Toleranzentwicklung zur Verträglichkeit auch höherer Alkoholkonzentrationen führen.

Jede Alkoholintoxikation kann zu **amnestischen Lücken** (*Blackouts*) über Neurotransmitterstörungen führen.

Beim **pathologischen Rausch** handelt es sich um eine bis zu Stunden dauernde exogene Psychose, die bei herabgesetzter Toleranz durch Alkohol ausgelöst wird und mit einem ängstlichen Erregungszustand, situativer Verkennung und Sinnestäuschungen einhergeht. Für das Zustandsbild besteht nachfolgend eine Amnesie.

18.1.2 Alkoholhalluzinose

Langjähriger schwerer Alkoholabusus kann in diese seltene Komplikation münden.

Klinik

Leitsymptome sind akustische Halluzinationen (vor allem nachts) und ängstliche Gespanntheit. Zu den ungeformten, elementaren Wahrnehmungen zählen Summen, Läuten oder Klicken. Oft hören die Patienten dialogisierende Stimmen mit beschimpfendem Charakter, die als bedrohlich erlebt werden. Es kommt zu Verfolgungswahn und Angst; Alkoholentzugssymptome fehlen. Rezidive und ein chronischer Verlauf mit Entwicklung einer Psychose resultieren in 20 %.

Die Therapie erfolgt mit Neuroleptika.

18.1.3 Alkoholentzug

Die Zufuhr größerer Alkoholmengen über kurze Zeit oder kleinerer Alkoholmengen über längere Zeit führt zu einer physischen Abhängigkeit, die bei Sistieren oder Reduktion der Äthylalkoholzufuhr neurologische Symptome hervorrufen kann.

Klinik

Die Symptome beginnen wenige Stunden nach dem Alkoholentzug und erreichen ihr Maximum innerhalb von 1 bis 2 Tagen. Typisch für das **Prädelir** sind ein Haltetremor der Hände, ein reduziertes Auffassungsvermögen, vermehrte Schweißneigung, Fieber, Tachykardie, Übelkeit und Erbrechen; Schlafstörungen und agitierte Unruhe bei Verwirrtheit sind weitere Symptome. In dieser Phase treten auch gehäuft **epileptische Gelegenheitsanfälle** auf, wobei bis zu 6 nicht fokal eingeleitete, tonisch klonische Krampfanfälle innerhalb von 6 Stunden auftreten können. Aus dem prädeliranten Stadium entwickelt sich bei 5 % aller Kranken das Alkoholdelir (**Delirium tremens**) mit Agitiertheit, Schlafstörung, vorwiegend optischen Halluzinationen, illusionären Verkennungen und vermehrter Suggestibilität. Autonome
▼

◨ Tab. 18.1 Leitsymptome des Delirs

Neuropsychiatrische Symptome
Gedächtnisstörungen und Desorientiertheit
Motorische Unruhe, Übererregbarkeit, Schlafstörungen, Tremor
Affektive Störungen mit Heiterkeit oder Angst (Selbst- und Fremdgefährdung!)
Epileptische Anfälle in 20 %, vor allem im Prädelir
Illusionäre Verkennungen
Optische und taktile Halluzinationen (Würmer, Käfer, kleine Elefanten auf der Haut)
Suggestibilität (der Patient liest vom leeren Blatt ab)
Vegetative Symptome
Fieber bis 38,5°C
Hypertonie bis 180/110 mmHg
Tachykardie
Hyperhidrose

Störungen mit Herzrhythmusstörungen und Blutdruckregulationsstörungen können zum Tod des Patienten führen.

Das **Alkoholdelir** ist eine lebensbedrohliche Folge des chronischen Alkoholismus mit psychotischer und vegetativer Symptomatik. Etwa 20 % der Delirkranken machen Rezidive durch. Spontane Erholung nach 5–7 Tagen. Letalität unbehandelt 15 %, bei optimaler Therapie 2 % (◨ Tab. 18.1).

Delirante Bilder kommen auch im Medikamenten- oder Drogenentzug, bei Vergiftungen, als Medikamentennebenwirkung (z. B. Antibiotika) oder bei entzündlichen Erkrankungen vor. Insbesondere bei älteren Patienten kommt es postoperativ auf der Intensivstation in bis zu 30 % zu akuten Verwirrtheitszuständen mit Denkstörungen, Unruhe, Halluzinationen und epileptischen Anfällen. Auch diese Formen des Prädelirs zeigen autonome Begleitsymptome (Fieber, Tachykardie, Hypertonie, Schwitzen, Tremor).

Therapie Zu den allgemeinen Maßnahmen zählen die Kontrolle der Vitalfunktionen, die parenterale Gabe von Vitamin B_1 100 mg und eine ausreichende Flüssigkeitszufuhr; eine Hyponatriämie darf wegen der Gefahr der zentralen pontinen Myelinolyse (Steigerung des Na-Spiegels maximal 0,6 mmol/h) nur langsam ausgeglichen werden. Magnesium- und Kaliumsubstitution.

Beim Prädelir können Carbamazepin oder Clomethiazol gegeben werden. Die **medikamentöse Therapie des Delirs** erfolgt mit Clomethiazol oder Tranquilizern (Diazepam, Chlordiazepoxid) in Kombination mit Haloperidol.

 Cave
Da **Clomethiazol** bei parenteraler Gabe zum Atemstillstand führen kann, sollte die Substanz nur oral gegeben werden. Eine intensivmedizinische Überwachung ist stets erforderlich!

Epileptische Gelegenheitsanfälle bedürfen keiner zusätzlichen antikonvulsiven Therapie, es sei denn, die Anfälle treten als Status epilepticus auf.

18.1.4 Wernicke-Korsakow-Syndrom

Die Wernicke-Enzephalopathie und das von Korsakow beschriebene amnestische Syndrom treten in 80 % gemeinsam auf.

Die **Wernicke-Enzephalopathie** kommt durch einen Vitamin-B_1-Mangel zustande. Beim Thiaminmangel spielen Mangelernährung, Resorptionsstörungen oder ein gesteigerter Bedarf eine Rolle. Neben dem chronischen Alkoholabusus können auch gastrointestinale Erkrankungen, die Anorexia nervosa, eine Hyperemesis gravidarum oder die chronische Dialyse ursächlich sein. Erhöhte Kohlenhydratzufuhr kann zu einem relativen Thiaminmangel führen.

 Cave
Bei bekannter Alkoholanamnese dürfen Glukoseinfusionen erst nach Thiamingabe i.v. gegeben werden!

Das Korsakow-Syndrom entsteht nicht nur bei Thiaminmangel, sondern auch bei Temporallappenerkrankungen (Tumor, Enzephalitis), bei hepati-

scher Enzephalopathie oder einer Kohlenmonoxidvergiftung.

Klinik

Die Symptomatik der Wernicke-Enzephalopathie beginnt meist subakut mit Doppelbildern und ataktischer Gangstörung. Es zeigen sich Augenmuskelparesen (vor allem N. abducens), ein Blickrichtungsnystagmus, eine internukleäre Ophthalmoplegie (INO), Bewusstseinsstörungen und eine vegetative Dysregulation. In 80 % tritt eine Korsakow-Psychose mit Merkfähigkeits- und Gedächtnisstörungen, Konfabulationen und Desorientiertheit hinzu. Die Gedächtnisstörung betrifft vor allem das Kurzzeitgedächtnis (Sekundengedächtnis), Konfabulationen sind häufig.

Pathologisch-histologisch finden sich symmetrische Parenchymnekrosen mit Hämorrhagien in den paraventrikulären Regionen von Thalamus, Hypothalamus, Corpora mammillaria, dem Mittelhirn und im Kleinhirnwurm.

Diagnostik Im Serum ist die Transketolaseaktivität erniedrigt, da dieses Enzym Thiamin als Kofaktor benötigt. Pyruvat und Laktat sind erhöht. Das EEG ist unspezifisch verändert. Im MRT zeigen sich Hämorrhagien und Ödemzonen in Thalamus, Mesenzephalon und Kleinhirn.

Therapie

 Cave
Bereits bei Verdacht auf eine Wernicke-Enzephalopathie muss Vitamin B_1 substituiert werden!

Die parenterale Thiamingabe führt zu einer raschen Besserung der Okulomotorikstörungen, mnestische Defizite bilden sich meist nur unvollständig zurück. Die Mortalität des Wernicke-Korsakow-Syndroms beträgt bis zu 40 %.

18.1.5 Marchiafava-Bignami-Syndrom

Diese seltene Komplikation wird vor allem bei langjährigen Rotweintrinkern (Italien, Frankreich) mit

Fehlernährung gesehen. Dabei scheint der hohe Methanolgehalt im Rotwein eine Rolle zu spielen. Es kommt zu einer symmetrischen Demyelinisierung des Corpus callosum und des Centrum semiovale. Die Balkendegeneration kann in der MRT dargestellt werden.

Leitsymptome sind Krampfanfälle, kognitive Störungen, eine Hyperreflexie, Tremor und Ataxie, positive Pyramidenbahnzeichen, ggf. auch Aphasie und Dysarthrie. Akute Verläufe mit Bewusstseinsstörungen und chronische Verlaufsformen mit Entwicklung einer Demenz sind möglich.

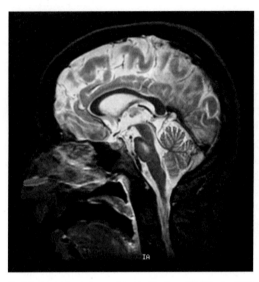

☐ **Abb. 18.1** Zentrale pontine Myelinolyse (ZPM) in der MRT

18.1.6 Kleinhirnrindenatrophie

Die bei chronischem Alkoholismus auftretende Degeneration der Purkinje-Zellen des Kleinhirnvorderlappens führt zu einer Gang- und Standataxie. Die MRT zeigt eine Atrophie vorwiegend des Kleinhirnwurms und -vorderlappens.

Klinik

Über einen Zeitraum von mehreren Wochen entwickelt sich die beinbetonte Ataxie mit axialer Instabilität Das rhythmische 3/s-Schwanken in antero-posteriorer Richtung (Standtremor) führt zu einem Wackeln, ohne dass der Patient stürzt. Ataktische Störungen der oberen Extremität und okulomotorische Symptome sind seltener.

Neben Alkoholkarenz sind die parenterale Gabe von Thiamin und Krankengymnastik zu empfehlen. Eine teilweise Remission ist bei Alkoholabstinenz möglich.

18.1.7 Zentrale pontine Myelinolyse (ZPM) – osmotisches Demyelinisierungssyndrom

Ursächlich spielen akute metabolische Veränderungen, vor allem die zu rasche Korrektur einer Hyponatriämie sowie eine Hyperosmolarität eine Rolle. Die zentrale Brücke scheint hierbei besonders vulnerabel zu sein. Neben der weitgehend symmetrischen Entmarkung im Bereich der Brücke können auch extrapontine symmetrische Läsionen der weißen Substanz des Kleinhirns, der Stammganglien sowie des Rückenmarks (spinale zentrale Myelinolyse) auftreten. Das osmotische Demyelinisierungssyndrom findet sich in 40 % beim chronischen Alkoholismus, daneben aber auch im terminalen Nieren- oder Leberversagen und bei Malignomen.

Klinik

Klinisch oft zweizeitiger Verlauf: Zunächst symptomatische Hyponatriämie (Bewusstseinsstörungen, epileptische Anfälle, Verwirrtheit) mit Rückbildung unter Therapie; wenige Tage nach zu rascher Korrektur der Hyponatriämie dann Symptome der ZPM.
Es resultieren spastische Para- oder Tetraparesen, eine Dysarthrie und Dysphagie sowie Störungen der Blickmotorik. Neben einer diskreten Symptomatik mit Sprech- und Schluckstörungen kommen schwere Verläufe mit Tetraparese und Bewusstseinsstörung bis hin zu einem *Locked-in*-Syndrom vor.

Die Demyelinisierungen können in der MRT visualisiert werden (◘ Abb. 18.1). Auch subklinische Myelinolysen sind möglich.

18.1.8 Neuropathien

Kompressionssyndrome

Neben der alkoholischen Polyneuropathie (15–40 % aller Alkoholiker) mit distal symmetrischer Verteilung an den Beinen, Parästhesien und Spontanschmerzen, druckdolenten Nervenstämmen und Reflexverlust sind Kompressionssyndrome peripherer Nerven häufig. Diese werden vor allem durch Druckschädigung bei Fehllagerung (Parkbanklähmung des N. radialis) hervorgerufen. Bei deutlicher Markscheidenschädigung in der neurophysiologischen Zusatzdiagnostik ist ein Therapieversuch mit einem Vitamin-B-Komplex gerechtfertigt. Gegen die häufigen begleitenden Wadenkrämpfe hilft Chinin.

Optikusneuropathie (Tabak-Alkohol-Amblyopie)

Die Optikusneuropathie kommt aufgrund eines Mangels an B-Vitaminen (B_1, B_{12}, Riboflavin) zustande. Da eine toxische Genese durch Alkohol oder Tabak nicht erwiesen ist, ist der Begriff Tabak-Alkohol-Amblyopie irreführend.

Die subakute Demyelinisierung der Sehnerven führt zu bilateralem Verschwommensehen, Visusminderung, gestörtem Farbsehen (Rot-Grün) und Zentralskotom.

Die visuell evozierten Potenziale zeigen eine verminderte Amplitude und in 40 % eine verlängerte Latenz.

In frühen Stadien kann die parenterale Gabe von B-Vitaminen eine Besserung des Visus bewirken. Ohne Therapie schreitet die Erkrankung bis zur irreversiblen Optikusatrophie mit Erblindung fort.

18.1.9 Myopathien

Die **akute Myopathie** tritt nach einem Alkoholexzess innerhalb von wenigen Stunden mit schmerzhafter proximaler Muskelschwäche, lokalen Schwellungen und Druckempfindlichkeit auf. Begleitend kommt es zu Schluckstörungen und kongestivem Herzversagen. Ein Nierenversagen bei Myoglobinurie und massiver Erhöhung der CK kann resultieren. Begleitend Elektrolytstörungen mit Hyperkaliämie. Therapie durch Dialyse bzw. Plasmaseparation.

Die **chronische alkoholische Myopathie** führt zu einer nicht schmerzhaften proximalen Schwäche der Schulter- bzw. Hüftmuskulatur mit gelegentlichen Muskelkrämpfen und mäßiggradiger CK-Erhöhung im Serum. Oft besteht gleichzeitig eine Kardiomyopathie. Durch Alkoholkarenz bessert sich die Myopathie meist eher als die Polyneuropathie.

Bei der **hypokaliämischen Myopathie** des Alkoholikers handelt es sich um akut einsetzende, proximal betonte, schmerzlose Extremitätenparesen bei schwerer Hypokaliämie. Die Kaliumsubstitution ist Therapie der Wahl.

18.1.10   Fetales Alkoholsyndrom

Eine Alkoholembryopathie tritt bei 10 % der Kinder von alkoholkranken Müttern auf.

> **Klinik**
>
> Typisch sind Untergewicht und Wachstumsverzögerung, kraniofaziale Missbildungen (Mikrozephalie, Epikanthus, verkürzter Nasenrücken), verzögerte geistige Entwicklung und andere Missbildungen (Hydrocephalus internus, Herzvitien). Häufiger als das Vollbild der Alkoholembryopathie sind isolierter geistiger Entwicklungsrückstand und ausgestanzte kraniofaziale Fehlbildungen vor allem bei Alkoholmissbrauch im 1. Trimenon.

Eine spezifische Therapie existiert nicht.

18.2   Vaskulitiden

Bei den systemischen Vaskulitiden handelt es sich um immunologisch bedingte Gefäßwandentzündungen unbekannter Ätiologie, bei denen sich entweder die Inflammation direkt in der Gefäßwand abspielt (primäre Vaskulitiden) oder bei anderem Sitz des

▼

Autoimmunprozesses die Entzündung auf die Gefäßwand übergreift (sekundäre Vaskulitiden, z. B. bei
Kollagenosen). Bei den primären Vaskulitiden spielen
pathogenetisch Antikörper gegen das Zytoplasma
neutrophiler Leukozyten (ANCA) oder zirkulierende
Immunklompexe eine Rolle.

Bei der primären Angiitis des ZNS (PACNS) oder
des PNS spielt sich die Entzündung nur an den
Gefäßen des Nervensystems ab. Leitsymptome der
zerebralen Beteiligung sind Hirninfarkte, Kopfschmerzen und Enzephalopathie, Leitsymptome
einer PNS-Beteiligung ist die schmerzhafte Mononeuritis multiplex. Die Diagnosesicherung erfolgt
bioptisch.

18.2.1 Primäre Vaskulitiden

Takayasu-Arteriitis

Bei dieser zweiten Variante der Riesenzellarteriitis
(neben der Arteriitis cranialis – ▶ Abschn. 17.2)
kommt es zum Verschluss der großen vom Aortenbogen abgehenden Gefäße (Aortenbogensyndrom).
Mit einem Geschlechtsverhältnis von 4 zu 1 sind
vorwiegend junge Frauen (<50 Jahre) betroffen.

> **Klinik**
>
> Leitsymptome sind Kopfschmerzen, Synkopen
> und fehlende periphere Pulse (*pulseless
> disease*) bei indirekten Hinweisen auf eine
> Hypertonie (Augenhintergrund, Linksherz-
> vergrößerung im Thoraxröntgen).

Die Diagnose wird MR-angiographisch gesichert,
die Therapie erfolgt mit Kortikoiden und Cyclophosphamid, Antihypertensiva sowie interventionellen oder gefäßchirurgischen Korrekturen.

Polyarteriitis nodosa und eosinophile Granulomatose mit Polyangiitis (EGPA Churg-Strauss)

Die klassische Polyarteriitis nodosa und die EGPA
führen häufig zu einer Beteiligung des peripheren
Nervensystems in Form einer schmerzhaften Mononeuritis multiplex (in etwa 70 % der Krankheits-
fälle).

> **Klinik**
>
> Neurologische Leitsymptome sind neben der
> schmerzhaften asymmetrischen Polyneuro-
> pathie Hirninfarkte und Enzephalopathie.
> Die Polyarteriitis nodosa zeigt eine Beteiligung
> von Nieren und Herz, die EGPA eine Einbezie-
> hung der Lunge (flüchtige Infiltrate, Asthma
> bronchiale).

Laborchemisch findet sich bei der Polyarteriitis nodosa in 10 % eine positive Hepatitis-Serologie, was
in der Therapie berücksichtigt werden muss.

Bei der EGPA finden sich eine Eosinophilie und
IgE-Erhöhung. Beide Krankheitsbilder können mit
erhöhten p-ANCA einhergehen. Die Diagnose
wird bei Vorliegen einer Polyneuritis über eine
Muskel- und Nervenbiopsie gesichert. Die Behandlung erfolgt mit Kortikosteroiden und Immunsuppressiva.

Granulomatose mit Polyangiitis (GPA Wegener)

> **Klinik**
>
> Bei der GPA können die Granulome im
> Hals-Nasen-Ohren-Gebiet zu Drucksymptomen
> im Bereich der Schädelbasis führen: Exoph-
> thalmus, Doppelbilder, Hirnnervenparesen.
> Im Generalisationsstadium mit Lungen- und
> Nierenbeteiligung führt die systemische
> Vaskulitis zu Ischämie, Blutung und Polyneuro-
> pathie.

Im Serum sind die c-ANCA spezifisch erhöht. In
der Therapie werden Kortikosteroide und Cyclophosphamid oder Rituximab zur Remissionsinduk-
tion und nachfolgend Azathioprin oder Methotrexat eingesetzt.

Morbus Behçet

Das Behçet-Syndrom manifestiert sich vor allem bei
türkischen Patienten im 4. Lebensjahrzehnt.

18

> **Klinik** ▮
>
> Typisch ist die rezidivierende Trias Augen-
> entzündung (Iridozyklitis, Hypopyoniritis),
> Stomatitis aphthosa und aphthöse Entzün-
> dung des Genitale. Nach durchschnittlich
> 5 Jahren kann ein Neuro-Behçet mit den
> Symptomen der Meningoenzephalitis (80 %)
> oder eines Pseudotumor cerebri bei Sinus-
> venenthrombose (20 %) auftreten.

> schmerzen sowie Hirnnervenausfälle, extra-
> pyramidale Symptome (vor allem Choreo-
> athetose), Koordinationsstörungen und
> Myelopathien. Seltener kommt es zu einer
> Einbeziehung von peripherem Nerv (sym-
> metrische Polyneuropathie der Beine),
> neuromuskulärer Synapse (Myasthenie) und
> Muskel.

Es findet sich eine lymphomonozytäre Liquorpleozytose, die entzündlichen Veränderungen sind in
der MRT nachzuweisen. Neben der Gabe von Kortikosteroiden und Azathioprin kommt die Therapie
mit Chlorambucil in Frage.

Primäre Angiitis des ZNS (PACNS)

Die PACNS mit Kopfschmerzen, fokalen neurologischen Ausfällen, psychischen Veränderungen und
epileptischen Anfällen kann über eine Hirnbiopsie
gesichert werden. Sie ist sehr selten; die Behandlung
erfolgt mit Kortikosteroiden und Cyclophosphamid. Nach Erreichen einer Remission wird Methotrexat gegeben.

18.2.2 Sekundäre Vaskulitiden

Systemischer Lupus erythematodes (SLE)

Beim SLE handelt es sich um eine häufige generalisierte Autoimunerkrankung mit Antikörpern
gegen Zellkernbestandteile (ANA, dsDNA). Das
Haupterkrankungsalter ist das 20.–40. Lebensjahr,
Frauen sind im Verhältnis 8:1 deutlich häufiger betroffen.

> **Klinik** ▮
>
> Neben der Beteiligung von Haut, Gelenken,
> Herz und Nieren kommt es oft zu einer
> ZNS-Beteiligung. Die wichtigsten neuro-
> logischen Symptome sind organische
> Psychosen, epileptische Anfälle und Kopf-
> ▼

Immunologische Befunde deuten darauf hin, dass
die ZNS-Symptome durch direkt mit dem Nervengewebe reagierende Autoantikörper (antineuronale
Antikörper) hervorgerufen werden; daneben können eine Vaskulitis oder eine immunologisch bedingte Koagulopathie (sekundäres Antiphospholipid-Syndrom) ursächlich sein. Über kardiogene
Embolisierung kann eine Endokarditis Libmann-
Sacks zu Hirninfarkten führen.

MRT und Liquordiagnostik sind diagnostische
Methoden der Wahl. Haut- und Nierenbiopsien
sichern die Diagnose. Laborchemisch lassen sich
antinukleäre Antikörper (ANA) praktisch immer,
die krankheitsspezifischen Doppelstrang-DNA-
Antikörper in 70 % der Fälle nachweisen. Vor allem
Antiphospholipid-Antikörper (Lupus Antikoagulans, Kardiolipin-AK) sind mit zerebral ischämischen Symptomen vergesellschaftet. Die Behandlung erfolgt mit Kortikosteroiden und Immunsup-
ressiva.

Rheumatoide Arthritis (RA)

Die RA wird über Rheumaserologie und CCP-Antikörper diagnostiziert. Neben einer Einbeziehung
von peripherem Nervensystem und Muskulatur
kann es aufgrund einer atlantoaxialen Instabilität bei
Erkrankung des Bandapparates zu einer Rücken-
markkompression kommen. Eine operative Stabilisierung ist dann erforderlich.

Reversibles Vasokonstriktionssyndrom (RCVS)

Bei Infektionen, tumorassoziiert, nach Medikamenteneinnahme (auch Immunsuppressiva!) und insbesondere bei Drogenabusus (Amphetamine) kann
ein RCVS auftreten und muss in der Differentialdiagnose der Vaskulitiden bedacht werden.

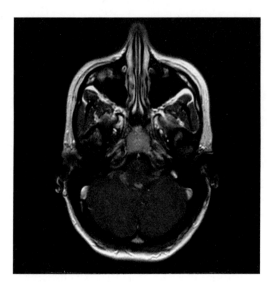

◘ Abb. 18.2 Neurosarkoidose. Meningeale KM-aufnehmende Knötchen im Bereich des Hirnstamms (MRT, T1 nach KM)

18.3   Neurosarkoidose

Es handelt sich um eine multisystemische Granulomatose mit nicht-verkäsenden epitheloidzelligen Granulomen, vor allem der Lunge, mit häufiger Haut- und Augenbeteiligung. Betroffen sind junge Erwachsene mit einer Prävalenz von bis zu 20/100.000.

Klinik

In 5 % treten neurologische Symptome (Neurosarkoidose) auf, bei jedem zweiten Kranken als Erstsymptom der Erkrankung! Häufigste Manifestation sind rezidivierende kombinierte Hirnnervenausfälle, eine aseptische Meningitis oder zerebrale Granulome, die zu Liquorzirkulationsstörungen oder epileptischen Anfällen führen. Ein Befall von Hypothalamus und Hypophyse äußert sich durch Diabetes insipidus, Hypersomnie oder Bulimie. Auch Affektionen des Rückenmarks, der peripheren Nerven oder der Muskulatur kommen vor.

In der MRT zeigen sich Verdickungen der Meningen und KM-aufnehmende Granulome (◘ Abb. 18.2); der Liquor ist oft unspezifisch entzündlich

verändert. Eine Erhöhung von *Angiotensin converting enzyme* (ACE) oder Lysozym ist wenig sensitiv. Die Diagnose wird bioptisch aus Hiluslymphknoten, Muskel oder Meningen gesichert.

Die Therapie erfolgt mit Kortikoiden.

18.4   Paraneoplastische Syndrome

Als paraneoplastisch werden Symptome in Verbindung mit einem Tumorleiden bezeichnet, die sich nicht auf eine direkte Auswirkung des Tumors zurückführen lassen. Paraneoplastische Syndrome sind meist immunologisch bedingt, sie treten am häufigsten beim kleinzelligen Bronchialkarzinom (SCLC) auf. Alle bekannten paraneoplastischen Antikörper sollten im Verdachtsfall in einem erfahrenen Labor mit zwei unabhängigen Methoden (Immunoblot, Immunhistochemie) systematisch bestimmt werden. Die Art des nachgewiesenen Antikörpers hilft bei der Suche nach dem zugrunde liegenden Tumor. Die meisten klinischen Syndrome (Lambert-Eaton-Myastheniesynrom, limbische Enzephalitis, Kleinhirndegeneration und Dermatomyositis) können auch nicht tumorassoziert auftreten.

Eine Übersicht über relevante Antikörper gibt ◘ Tab. 18.2.

18.4.1 Anti-Hu-Syndrom

Die paraneoplastische Enzephalomyelitis durch Anti-Hu-Antikörper tritt meist beim kleinzelligen Bronchialkarzinom, seltener bei Mamma-, Ovarial- und Kolonkarzinom auf. Sie ist gekennzeichnet durch eine:

- **limbische Enzephalitis** mit Depression, Gedächtnisstörungen, Fieber und symptomatischer Epilepsie (in 20 % paraneoplastisch),
- **bulbäre Enzephalitis** mit Hirnnervenausfällen und extrapyramidalen Symptomen (in 10 % paraneoplastisch),
- **subakute sensible Neuronopathie** mit Parästhesien, distal betonten Schmerzen und Sensibilitätsstörungen (in 20 % paraneoplastisch).

◻ Tab. 18.2 Klinisch relevante paraneoplastische Antikörper

Antikörper	Paraneoplastisches Syndrom	Typischer Tumor
Anti-Hu (ANNA 1)	Limbische Enzephalitis, Kleinhirndegeneration, Enzephalomyelitis, Sensorische Neuronopathie, Neuropathien (sm, autonom)	Kleinzelliges Bronchialkarzinom(SCLC), Neuroblastom, Prostatakarzinom, Merkelzell-Karzinom
Anti-Yo (PCA-1)	Kleinhirndegeneration	Ovarial-, Uterus- und Mammakarzinom
Anti-CV2 (CRMP5)	Enzephalomyelitis Limbische Enzephalitis, Kleinhirndegeneration, Enzephalomyelitis, Chorea, Neuropathien	SCLC, Thymom
Anti-Ma1	Limbische Enzephalitis, Rhombenzephalitis, Neuropathien	Mammakarzinom, Lungenkarzinom
Anti Ma2	Limbische Enzephalitis, Rhombenzephalitis	Keimzelltumoren
Anti-Ri (ANNA 2)	Hirnstammenzephalitis	Mammakarzinom, SCLC
Anti-Ma2 (Ma/Ta)	Opsoklonus-Myoklonus, Rhombenzephalitis, Myelitiden, Kleinhirndegeneration	Mammakarzinom, SCLC, Ovarialkarzinom
Anti-Amphiphysin	Stiff-person-Syndrom, Limbische Enzephalitis, Rhombenzephalitis, Kleinhirndegeneration, Neuropathien	Mammakarzinom, SCLC

18.4.2 Kleinhirndegeneration

Die subakute zerebelläre Degeneration ist in 50 % paraneoplastischer Genese und findet sich vor allem bei Mamma-, Lungen- und Ovarialkarzinom, oft mit Purkinjezellantikörpern (Anti-Yo) assoziiert. Leitsymptome sind Rumpf- und Extremitätenataxie sowie zerebelläre Dysarthrie. MRT und CT können die Kleinhirnatrophie zeigen, aber auch unauffällig sein.

18.4.3 Polyneuropathien

Eine **sensomotorische Polyneuropathie** wird vornehmlich bei Paraproteinämien mit monoklonaler Gammopathie beobachtet. Ein Plasmozytom oder die Makroglobulinämie Waldenström, aber auch eine benigne Gammopathie können zugrunde liegen (monoklonale Gammopathie unklarer Signifikanz – MGUS). Es handelt sich um eine vorwiegend demyelinisierende Polyneuropathie der Beine. Die Behandlung erfolgt mittels Plasmapherese oder IVIG.

Selten kann es zum Bild der chronischen intestinalen Pseudoobstruktion aufgrund einer **autonomen Polyneuropathie** kommen.

Beim Bronchialkarzinom oder Lymphom kann auch eine sensomotorische Polyneuropathie als paraneoplastisches Syndrom auftreten.

18.4.4 Myoklonus-Opsoklonus-Syndrom

Das Myoklonus-Opsoklonus-Syndrom mit konjugierten unregelmäßigen horizontalen Augenzuckungen nach Blicksakkaden und Myoklonien tritt im Kindesalter in 50 % paraneoplastisch beim Neuroblastom auf. Bei Erwachsenen in 20 % tumorassoziiert bei Mamma-, Lungen- und Keimzellmalignomen.

18.4.5 Retinopathie

Retinopathien treten bei Karzinomen und beim Melanom auf. Neben Anti-Hu- und CRMP5- wurden

Anti-Recoverin-Antikörper gefunden. Zugrunde liegende Tumore sind SCLC, Thymom oder Melanom.

18.4.6 Lambert-Eaton myasthenes Syndrom (LEMS)

Das LEMS ist in 60 % paraneoplastischer Genese und kommt bevorzugt beim kleinzelligen Bronchialkarzinom vor. Autoantikörper führen zu einer Beeinträchtigung der Acetylcholin-Ausschüttung aus den Vesikeln im präsynaptischen Anteil der neuromuskulären Synapse.

Klinik

Bei pathologischer Ermüdbarkeit der Muskulatur zeigt sich bei zunehmender Innervation wieder eine Zunahme der Muskelkraft. Diese **Fazilitation** lässt sich durch die repetitive Reizung in der Elektromyographie dokumentieren. Daneben bestehen autonome Funktionsstörungen (trockener Mund).

Es lassen sich Antikörper gegen die spannungsabhängigen Kalziumkanäle der präsynaptischen Membran nachweisen. Die Therapie erfolgt symptomatisch mit Aminopyridin sowie mit Immunsuppressiva.

18.4.7 Dermatomyositis

Eine Dermatomyositis ist 30 % mit einem Tumorleiden assoziiert. Die wichtigsten Tumoren sind Bronchial-, Ovarial-, Uterus- und Pankreaskarzinome. Jo1-, Mi2-, SRP-Muskelautoantikörper sind im Serum nachweisbar. Neben Kortikosteroiden und Azathioprin können IVIG helfen.

Diagnostik Zur Suche nach paraneoplastischen Antikörpern sollte jedes Serum mittels Immunhistochemie sowie mit Immunoblot untersucht werden. Bei positivem Antikörperbefund muss konsequent nach einem Tumor gesucht werden, einschließlich Ganzkörper-PET.

Therapie Durch die Behandlung des assoziierten Tumors lässt sich das paraneoplastische Syndrom oft bessern. Dies gilt für das Lambert-Eaton-Syndrom, die Dermatomyositis und die Neuronopathie. Sofern ein Opsoklonus-Myoklonus-Syndrom im Kindesalter mit einem Neuroblastom vergesellschaftet ist, bildet es sich in der Regel nach der Tumorentfernung vollständig zurück. Bei allen anderen Krankheitsbildern erfolgt ein Behandlungsversuch mit Kortikosteroiden und Immunsuppressiva. Die Plasmapheresebehandlung oder die Gabe von Immunglobulinen sollte bei Therapieversagern versucht werden.

18.5 Neurologische Symptome bei endokrinen und metabolischen Erkrankungen

Nieren-, Leber-, Schilddrüsen- und Nebenschilddrüsenerkrankungen sind wichtige Ursachen einer metabolischen Enzephalopathie. Die zentrale pontine Myelinolyse tritt bei Alkoholikern durch zu raschen Ausgleich einer Hyponatriämie auf. Wichtige Vitaminmangelerkrankungen sind die funikuläre Myelose (Vitamin B_{12}) und die Wernicke-Enzephalopathie (Vitamin B_1). Neurologische Symptome treten bei der hepatischen intermittierenden Porphyrie oft medikamenteninduziert auf (Urinverfärbung, Deltaaminolävulinsäure im Serum).

18.5.1 Klinik der Enzephalopathien

Enzephalopathien finden sich bei metabolischen Störungen, hormonellen Regulationsstörungen, Elektrolytstörungen, Vitaminmangelzuständen, Infektionen und bei Autoimmunerkrankungen.

Klinik

Klinisch zeigt sich meist eine Bewusstseinsstörung, quantitativ (Somnolenz, Sopor, Koma) oder qualitativ (Desorientiertheit, Verwirrtheit, Illusionen, Halluzinationen). Hinzu kommen Persönlichkeitsveränderungen, kognitive Störungen (Aufmerksamkeit, Konzentration,

▼

Wahrnehmung und Gedächtnis), Störungen des Schlaf-Wach-Rhythmus und psychomotorische Auffälligkeiten. Neurologische Herdsymptome sind bei Hypoglykämie und Urämie, epileptische Anfälle bei Hypoglykämie, Elektrolytstörungen und fulminanten Enzephalopathien möglich. Die Geschwindigkeit, in der eine Störung auftritt, hat dabei wesentlichen Einfluss auf die Wahrscheinlichkeit des Auftretens von Krampfanfallen.

18.5.2 Neurologische Symptome bei Niereninsuffizienz

Sowohl das periphere als auch das zentrale Nervensystem können bei Nierenfunktionsstörungen geschädigt werden. Während das akute Nierenversagen zu einer exogenen Psychose, epileptischen Anfällen, fokalen neurologischen Symptomen und Bewusstseinsstörungen führt, resultieren bei der chronischen Niereninsuffizienz die nephrogene Polyneuropathie und Enzephalopathie.

Enzephalopathie

Bei der Enzephalopathie müssen die zerebrale Funktionsstörung aufgrund der Niereninsuffizienz und Folgen der Dialysebehandlung voneinander abgegrenzt werden.

> **Klinik**
>
> Patienten mit akutem Nierenversagen zeigen initial eine Lethargie mit Verwirrtheit und Desorientiertheit. Im Verlauf sind psychotische Symptome, Hirnnervensymptome (N. facialis), eine Dysarthrie und Faszikulationen häufig. Oft besteht eine Hyperreflexie mit Fußkloni.
> Bei chronischer Niereninsuffizienz zeigen sich eine allgemeine Abgeschlagenheit, Schlafstörungen mit Tagesmüdigkeit, eine Dysarthrie und Ataxie. Häufig sind Aufmerksamkeitsstörungen, Gedächtnisstörungen, eine innere Unruhe und Irritabilität. Kopfschmerzen, Übelkeit, ein vermehrtes Kälteempfinden und ein Pruritus kommen vor.

Das EEG korrespondiert meist gut mit dem Ausmaß der zerebralen Funktionsstörung; es zeigt eine Allgemeinveränderung mit Auftreten frontotemporal akzentuierter triphasischer Potenziale. Für die Manifestation der zerebralen Funktionsstörung bei Niereninsuffizienz ist die Akuität des Geschehens wichtiger als die individuelle Höhe der Nierenretentionswerte im Serum.

Dialyseenzephalopathie Diese mit Sprechstörungen, Myoklonien und grobem Zittern (Asterixis) vergesellschaftete Enzephalopathie ist mit den modernen Verfahren selten geworden. Das **Dysequilibriumsyndrom** bei Dialyse kommt durch den Gradienten zwischen Liquor und Blut bei zu rascher Eliminierung von Harnstoff zustande.

Wernicke-Enzephalopathie Sie kann auch bei Dialysepatienten durch eine Senkung des Thiaminspiegels auftreten; bei der Symptom-Trias Bewusstseinsstörung, Ataxie und Störung der Okulomotorik muss an dieses Krankheitsbild gedacht werden.

Polyneuropathie

Die nephrogene Polyneuropathie zeigt in erster Linie sensible Symptome, wobei Wadenkrämpfe und ein sekundäres Restless-legs-Syndrom häufig sind. Am Shunt-Arm kommt es oft zum Auftreten eines Karpaltunnelsyndroms.

18.5.3 Neurologische Symptome bei Lebererkrankungen

Die Erhöhung von Ammoniak im Serum bei chronischen Lebererkrankungen mit portokavalem Shunt führt zur hepatischen Enzephalopathie.

> **Klinik**
>
> Änderungen der Persönlichkeit, Störungen des Schlaf-Wach-Rhythmus mit erhöhter Tagesschläfrigkeit, Störungen der Aufmerksamkeit und Konzentration sowie diskrete motorische Störungen sind initial charakteristisch. Apraktische Störungen und eine visuelle Agnosie
> ▼

finden sich bei hepatischer Enzephalopathie im Verlauf. Ein grober Haltetremor (Asterixis, *flapping tremor*) und Bewusstseinsstörungen treten in Abhängigkeit von der Akuität der Störung hinzu. Patienten mit Leberzirrhose und hepatischer Enzephalopathie zeigen häufig extrapyramidale Symptome wie bei einem Parkinson-Syndrom.

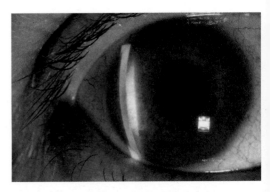

◘ Abb. 18.3 Kayser-Fleischer-Ring der Kornea

Das Elektroenzephalogramm dokumentiert eine Allgemeinveränderung mit frontotemporal betonten langsamen Wellen. In über 90 % zeigt die MRT bilateral symmetrisch im Pallidum Hyperintensitäten in T1-gewichteten Bildern; diese Veränderungen entstehen bei portokavalem Umgehungskreislauf durch Manganablagerungen bei erhöhtem Plasma-Manganspiegel im Rahmen der Leberzirrhose. Eine Korrelation zum Ausmaß der Enzephalopathie besteht nicht. Zur Behandlung erfolgt eine Eiweißrestriktionsdiät, es werden Lactulose und Neomycin zur Reduktion der ammoniakbildenden Bakterien der Darmflora gegeben.

Morbus Wilson Beim Morbus Wilson (hepatolentikuläre Degeneration) kommt es durch Kupferspeicherung im Gewebe zu Veränderungen im Bereich der Basalganglien, des Hirnstamms und des Zerebellums. Es handelt sich um eine autosomal-rezessive Störung des hepatischen Kupferstoffwechsels, die zu einem verminderten Einbau von Kupfer in Apo-Coeruloplasmin führt.

Die Inzidenz beträgt 20 pro 1 Million. Am Wilson-Gen sind mehr als 350 verschiedene Punktmutationen identifiziert. Manifestation meist zwischen dem 10. und 25. Lebensjahr, erste Lebersymptome oft auch schon früher. Ein Familienscreening wird empfohlen.

Klinik

Typische neurologische Symptome sind verwaschene Sprache, Tremor, Dystonie, Koordinations-, Gang-, Schluck- sowie Aufmerksamkeitsstörungen, emotionale Labilität und Verhaltensauffälligkeiten.

Der **Kayser-Fleischer-Ring** der Kornea wird mittels Spaltlampenuntersuchung dokumentiert (◘ Abb. 18.3), die Stammganglienveränderungen in der MRT. Laborchemisch finden sich eine erhöhte Harnkupferausscheidung, ein erniedrigter Serumcoeruloplasminspiegel, und ein erniedrigtes Serumkupfer bei erhöhtem freien Serumkupfer (mehr als 10 % des Gesamtserumkupfers).

Die Therapie erfolgt mit **D-Penicillamin** oder alternativ **Trientine**, welche als Chelatbildner die renale Kupferausscheidung erhöhen. **Zinksalze** verhindern die intestinale Kupferresorption.

18.5.4 Porphyrien

Bei den Porphyrien handelt es sich um hereditäre Enzymdefekte der Hämsynthese in den Erythrozyten (**erythropoetische Porphyrien**) oder der Leber (**hepatische Porphyrien**). Die erythropoetischen Formen werden autosomal-rezessiv, die hepatischen überwiegend autosomal-dominant vererbt. Symptomatisch können Porphyrien bei toxischer Schädigung und bei Lebererkrankungen anderer Genese auftreten.

Eine Reihe von Medikamenten kann porphyrische Schübe auslösen. Hierzu zählen vor allem Sedativa und Tranquilizer, Antikonvulsiva, Antikoagulantien, Chemotherapeutika und Antibiotika, Antirheumatika und Analgetika, Anästhetika, Hormone und Theophyllinpräparate. Die Substanzen sind mit Ausweichpräparaten in der Roten Liste zusammengestellt.

Klinik	

Neurologische Symptome treten bei einem Mangel der Porphobilinogen(PBG)-Desaminase (der akuten intermittierenden Porphyrie hepatischer Genese) auf. Leitsymptome sind kolikartige Oberbauchschmerzen mit Übelkeit und Erbrechen, asymmetrische sensomotorische Polyneuropathien mit ausgeprägten sensiblen Reizsymptomen (Hyperpathie, Parästhesien, Spontanschmerzen) sowie epileptische Anfälle und exogene Psychosen. Typisch ist ein schubförmiger Verlauf mit Erkrankungsphasen von Tagen bis Wochen.

Während der Erkrankungsattacken werden Porphyrine vermehrt in Stuhl und Urin ausgeschieden. Bei Zimmertemperatur verfärbt sich der Urin dunkel. Zum Porphobilinogennachweis im Urin dient der **Schwartz-Watson-Test**, die **Deltaminolaevulinsäure im Serum** ist erhöht, die PBG-Desaminase-Aktivität in den Erythrozyten deutlich erniedrigt.

Therapie Die Behandlung im akuten Stadium erfolgt mittels forcierter Diurese und hochdosierter Gabe von Glukose und Hämarginat. Entscheidend ist das Vermeiden auslösender Substanzen.

18.5.5 Vitaminmangelkrankheiten und Hypervitaminosen

Vitamin A

Ein Mangel an diesem Vitamin kann zu Nachtblindheit und Optikusatrophie führen. Bei Hypervitaminosen kommt es zum Pseudotumor cerebri.

Vitamin B$_1$

Der Mangel an Vitamin B$_1$ ist für die Wernicke-Enzephalopathie und die Polyneuropathie bei Beriberi-Krankheit veranwortlich.

Nikotinsäure

Der Nikotinsäuremangel führt zum Krankheitsbild der Pellagra mit der klinischen Trias von Demenz, Dermatitis und Diarrhoen.

Vitamin B$_6$

Der Vitamin-B$_6$-Mangel spielt vor allem medikamentös ausgelöst bei Therapie mit Isoniazid oder Nitrofurantoinen eine Rolle. Es resultieren Polyneuropathien und (selten) kindliche Krampfanfälle. Auch die Vitamin-B$_6$-Hypervitaminose kann zu einer Polyneuropathie führen.

Vitamin B$_{12}$

Ein Vitamin-B$_{12}$-Mangel kann zu funikulärer Myelose, megaloblastärer Anämie, exogener Psychose und Polyneuropathie führen.

Folsäure

Auch der Folsäuremangel kann eine funikuläre Myelose bedingen. Für die Polyneuropathien unter enzyminduzierenden Antikonvulsiva soll ein Folatmangel verantwortlich sein.

Vitamin C

Der Vitamin-C-Mangel führt zum Krankheitsbild des Skorbuts. Die begleitende hämorrhagische Diathese kann zu zerebralen Blutungskomplikationen führen.

Vitamin D

Der Vitamin-D-Mangel kann zu Tetanie, vor allem bei Menschen dunkler Hautfarbe zu rachitischer Myopathie (*Immigrant's syndrome*) und zu epileptischen Gelegenheitsanfällen führen. Extrapyramidale Symptome in Form von Hyperkinesen oder auch einem Parkinson-Syndrom können resultieren. Vermutlich kommt die Osteomalazie unter Antikonvulsiva (Phenytoin) über eine Vitamin-D-Stoffwechselstörung zustande.

Vitamin E

Ein Mangel an Vitamin E kann für eine langsam progrediente Kleinhirnatrophie verantwortlich sein.

Vitamin K

Der Vitamin-K-Mangel führt zu Gerinnungsstörungen, ggf. mit intrakraniellen Blutungskomplikationen. Vor allem unter Antikoagulantientherapie mit Kumarinen (Vitamin K-Antagonisten) werden häufiger intrazerebrale und subdurale Hämatome beobachtet.

18.5.6 Störungen des Elektrolyt- und Wasserhaushaltes

Natrium

Sowohl bei Hypo- als auch bei Hypernatriämie kann es zum Krankheitsbild der **zentralen pontinen Myelinolyse** kommen, wobei vermutlich die zu rasche Änderung des Natriumspiegels für die Entmarkung im Bereich der Brücke und anderen Hirnregionen (extrapontine Myelinolyse) verantwortlich ist.

> **Klinik**
>
> Klinisch können Bewusstseinsstörungen, epileptische Anfälle, fokale neurologische Auffälligkeiten bis hin zum *Locked-in*-Syndrom auftreten. Blande Verläufe kommen vor.

Die Entmarkung lässt sich in der MRT dokumentieren (◘ Abb. 18.1). Das Syndrom kommt beim Alkoholiker, bei Tumorleiden, beim Syndrom der inadäquaten Sekretion des antidiuretischen Hormons (SIADH) und bei Wasserintoxikation im Rahmen psychiatrischer Erkrankungen vor.

Kalium

Eine generalisierte Muskelschwäche ist das Leitsymptom der **Hypokaliämie**, in Folge von Nieren- und Magen-Darm-Erkrankungen oder durch Medikamenteneinwirkung.

Auch bei **Hyperkaliämien** kommt es zur generalisierten Muskelschwäche; der Patient ist jedoch vor allem durch Herzarrhythmien vital gefährdet. Auch hier stellen Medikamente die Hauptursache dar.

Kalzium

> **Klinik**
>
> Leitsymptome der **Hyperkalziämie** sind Obstipation und generalisierte Muskelschwäche. Daneben können exogene Psychose, Delir, Bewusstseinsstörungen und Kopfschmerzen auftreten.

Ursachen sind der primäre Hyperparathyreoidismus, maligne Tumoren (Knochenmetastasen, para-neoplastisch) und längerfristige Immobilisierung des Patienten.

Eine **Hypokalziämie** führt zur Tetanie.

18.5.7 Endokrine Störungen

Schilddrüse

> **Klinik**
>
> Die **Hypothyreose** zeigt im akuten Stadium eine organische Psychose mit deutlicher Verlangsamung und Apathie, Kopfschmerzen, Halluzinationen, intellektuellen Einbußen und im Verlauf Bewusstseinsstörungen bis zum Koma. Bei chronischer Hypothyreose resultieren die Kleinhirnatrophie mit Gang- und Standataxie, die vorwiegend sensible Polyneuropathie der Beine, das Karpaltunnelsyndrom sowie die Myopathie mit verzögerter Erschlaffung bei Auslösen von Muskeleigenreflexen, Wulstbildung bei Beklopfen der Muskulatur (Myödem) und Muskelkrämpfen. Zu den Hirnnervensymptomen gehören Hörstörung, Tinnitus, Schwindel, Ptose und Dysphonie.
> Die **Hyperthyreose** führt zu einer vermehrten Irritabilität und **Erregbarkeit** bei vermindertem Schlafbedürfnis und Heißhunger ohne Gewichtszunahme. Häufig ist die thyreotoxische Myopathie mit proximaler Muskelschwäche, daneben kommen distal betonte Polyneuropathien vor. Periodische Lähmungen und myasthene Symptome können auftreten. Häufiger sind der Exophthalmus, die Ophthalmoplegie und die Optikusatrophie bei **endokriner Orbitopathie**.

Mit Schilddrüsenantikörpern assoziiert (TPO) ist die **Hashimoto-Enzephalopathie**, die sich mit Kortikoiden behandeln lässt: Steroid-responsive Enzephalopathie bei Autoimmunthyreoiditis (SREAT).

Nebenschilddrüse

Der Hypoparathyreoidismus führt zur Tetanie, zu epileptischen Gelegenheitsanfällen und extrapyramidalen Symptomen. Daneben können eine Myopathie, ein Pseudotumor cerebri und Magen-Darm-Symptome auftreten.

18

Stammganglienverkalkungen (Kalziumphosphatablagerungen bei hohem Phosphatspiegel) finden sich oft beim Hypoparathyreoidismus (Fahr-Syndrom). Sie treten auch beim Pseudohypoparathyreoidismus sowie selten beim Hyperparathyreoidismus auf.

Im Rahmen des Hyperparathyreoidismus kommt es zu psychischen Auffälligkeiten (Demenz, depressive Syndrome, Schlafstörungen), Myopathien und zerebellären Symptomen.

> **In Kürze**
> - Metabolische Enzephalopathien sind durch Bewusstseinsstörungen, exogene Psychose und epileptische Anfälle charakterisiert. Im EEG Allgemeinveränderung mit triphasischen Potenzialen.
> - Die zentrale pontine Myelinolyse tritt durch Osmolaritätsänderungen bei zu raschem Ausgleich einer Hyponatriämie auf.
> - Wichtige Vitaminmangelerkrankungen sind die funikuläre Myelose (Vit. B_{12}) und die Wernicke-Enzephalopathie (Vit. B_1).
> - Neurologische Symptome treten bei der hepatischen intermittierenden Porphyrie oft medikamenteninduziert auf (Dunkelfärbung des Urins, Deltaaminolävulinsäure im Serum).

18.5.8 Toxische Schädigungen des Nervensystems

Wichtige Intoxikationen mit neurologischen Symptomen sind die Bleivergiftung (Enzephalopathie, Bleifallhand, Zahnfleischsaum, basophile Tüpfelung der Erythrozyten), Thalliumvergiftung (sensomotorische Polyneuropathie, Mees-Querstreifen der Nägel, exogene Psychose und epileptische Anfälle), Arsenvergiftung (Polyneuropathie mit Alopezie, Mees-Streifen, Hyperkeratosen und Pigmentveränderungen), Quecksilbervergiftung (Geschmacksstörungen, Bewusstseinsstörungen, Tremor, Vigilanzstörungen und epileptische Anfälle) und Opiatvergiftung (Bewusstseinsstörung, Atemdepression und Stecknadelkopfpupillen).

Vergiftungen

Die **Bleivergiftung** kommt bei Arbeit mit bleihaltigen Farben oder mit bleihaltigem Benzin über Einatmung zustande, seltener über den Genuss falsch gelagerter Flüssigkeiten.

> **Klinik**
>
> Die **Bleienzephalopathie** ist durch eine Persönlichkeitsänderung mit vermehrter Irritabilität und Bewusstseinsstörungen gekennzeichnet. Epileptische Anfälle und Kleinhirnzeichen können hinzutreten. Oft bestehen gleichzeitig Magen-Darm-Beschwerden mit kolikartigen Magenschmerzen, Polyneuropathie und Myopathie. Bei der Polyneuropathie ist oft schwerpunktmäßig die vom N. radialis versorgte Muskulatur betroffen (**Blei-Fallhand**). Begleitende Haut- und Schleimhautsymptome sind die Grauverfärbung der Haut und der dunkle Zahnfleischsaum.

Laborchemisch fällt die basophile Tüpfelung der Erythrozyten bei Erhöhung des Bleispiegels in Serum und Harn auf. Die Behandlung erfolgt mit Chelatbildnern (Penicillamin, EDTA).

Thalliumvergiftungen kommen vor allem bei Einnahme von Ratten- und Mäusevernichtungsmitteln in suizidaler Absicht vor.

> **Klinik**
>
> Nach Magen-Darm-Symptomen kommt es im Verlauf von Tagen zu einer sensomotorischen Polyneuropathie mit distaler Hyperpathie und proximalen Paresen. Zu den Begleitsymptomen gehören die Mees-Querstreifen der Nägel und Hautveränderungen. Zentralnervöse Symptome sind die exogene Psychose und epileptische Anfälle.

Die Akutbehandlung besteht in Magenspülung und Gabe von Berliner Blau, ggf. wird eine Dialyse durchgeführt.

Zu **Arsenvergiftungen** kann es bei Kontakt mit Insektenmitteln und arsenhaltigen Farben kommen.

> **Klinik**
>
> Auch hier ist eine Polyneuropathie mit Hautveränderungen (Alopezie, Mees-Streifen, Hyperkeratosen und Pigmentveränderungen) kombiniert. Initial treten oft Diarrhöen auf.

Die Gabe von Dimercaptopropansulfonsäure (DMPS) ist neben einer Magenspülung Therapie der Wahl.

Die **Quecksilbervergiftung** kommt bei Industriearbeitern vor.

> **Klinik**
>
> Symptome sind Geschmacksstörungen, Schluckstörungen, gastrointestinale Beschwerden und Niereninsuffizienz. Zu den neurologischen Symptomen gehören Bewusstseinsstörungen, Tremor, Vigilanzstörungen und epileptische Anfälle.

Auch hier wird DMPS als Antidot gegeben.

Die **Kohlenmonoxidvergiftung** kommt in suizidaler Absicht (Einleiten von Abgas ins Auto) und bei Vergiftungen in Parkgaragen oder beim Camping (Standheizung) vor.

Es resultiert eine Hypoxie ohne Zyanose (rosiges Aussehen) mit Bewusstseinsstörung bis zum Koma. Der Nucleus lentiformis reagiert besonders empfindlich auf die Hypoxie – hier stellt sich im Verlauf eine symmetrische Entmarkung in der MRT dar. Wenn die akute Vergiftung überlebt wird, kann ein Parkinson-Syndrom resultieren.

Vergiftungen mit Acetylcholinesterasehemmern (Insektizide, Triorthokresylphosphat) führen zu Magen-Darm-Beschwerden, verstärkter Speichel- und Bronchialsekretion, generalisierter Muskelschwäche mit Faszikulationen, Atemlähmung und Bewusstseinsstörung. Es besteht eine Miose. Antidot ist Atropin.

Der **Botulismus** tritt beim Erwachsenen vornehmlich als Lebensmittelvergiftung (Konserven, Geräuchertes) durch Verunreinigung mit Botulinumtoxinen des anaeroben Bakteriums Clostridium botulinum auf. Selten kommt ein Wundbotulismus bei Drogenabhängigen vor.

Nach gastrointestinalen Symptomen treten Hirnnervensymptome auf (8 Stunden bis 1 Woche nach der Vergiftung). Die neurologische Klinik ist initial durch die 4D's gekennzeichnet: Diplopie, Dysarthrie, Dysphagie, Dysphonie. Im Verlauf kommt es zu einer absteigenden Tetraparese mit autonomen Begleitsymptomen (Mydriasis, Mundtrockenheit). Im EMG zeigen sich niedrige Amplituden bei unauffälligem Dekrement-Test.

In der Therapie werden Cholinesterasehemmer eingesetzt. Das Antitoxin vom Pferd wirkt nur innerhalb der ersten 24 Stunden und hat ein hohes Anaphylaxierisiko.

Opiatvergiftungen bedingen eine Bewusstseinsstörung mit Atemdepression und maximaler Miosis (Stecknadelkopfpupillen). Die Behandlung erfolgt mit Naloxon.

Barbituratvergiftungen führen zu Bewusstseinsstörung, Reflexausfall und Atemlähmung. Die Patienten werden beatmet und einer forcierten Diurese zugeführt, soweit nicht die Substanz noch innerhalb der ersten drei Stunden mittels Magenschlauch aus dem Magen-Darm-Trakt entfernt werden kann.

Die Vergiftung mit **trizyklischen Thymoleptika** führt in erster Linie zu anticholinergen Symptomen mit Hyperpyrexie, Pupillenerweiterung, Tachykardie, Hochdruck und Herzleitungsstörungen. Epileptische Anfälle und Bewusstseinsstörungen treten hinzu. Physostigmingabe ist Therapie der Wahl neben der forcierten Diurese.

18.5.9 Neurologische Symptome als Medikamentennebenwirkung

 Cave
Etwa 5 % aller Krankenhausaufnahmen ist auf die Medikation zurück zu führen!

Dabei spielen Antikoagulantien, Diuretika, Antidiabetika und Schmerzmittel zahlenmäßig die größte Rolle. Der Hirninfarkt bei zu niedriger INR, Blutungen bei zu hoher INR, Hypoglykämien mit epileptischen Anfällen oder Verwirrtheit bei Exsikkose unter Diuretika sind typische neurologische Folgeerscheinungen.

Besonders bei älteren Patienten können zahlreiche Substanzen aufgrund von Interaktionen, Sedierung und anticholinergen Nebenwirkungen das Sturzrisiko erhöhen und das Auftreten von Verwirrtheitszuständen begünstigen. Zu solchen potentiell inadäquaten Präparaten gehören trizyklische Thymoleptika, lang wirkende Sedativa und Benzodiazepine. Wichtig ist stets die strenge Indikationsstellung mit langsamer Aufdosierung, Multimedikationen sollten grundsätzlich vermieden werden. Oftmals führen Auslass- und Absetzversuche schon zur Rückbildung neurologischer oder psychischer Symptome.

Häufige **neurologische Nebenwirkungen** sind:

- **Hyperkinesen** unter Neuroleptika, Antiemetika, Antihistaminika, Kalziumantagonisten und Parkinson-Medikamenten
- **Tremor** bei Valproinsäure, Lithium
- **Epileptische Anfälle** unter Antidiabetika (Hypoglykämie!), Diuretika (Hyponatriämie!), Analeptika, Neuroleptika, trizyklischen Thymoleptika, Theophyllin und Sympathikomimetika. Auch die Überdosierung von Antikonvulsiva kann Anfälle auslösen!
- **Myopathische Symptome** unter Statinen, Ampicillin, Kortikosteroiden, Penicillamin, Paracetamol, Vincristin und bei Laxantienabusus
- **Kopfschmerzen** werden beobachtet als substanzinduzierter Dauerkopfschmerz bei regelmäßiger Einnahme von Analgetika, NSAR (nicht-steroidalen Antirheumatika), vor allem bei Kombinationspräparaten, Ergotderivaten und Triptanen.
  Als Nebenwirkung treten Kopfschmerzen häufig bei Einnahme von Nitraten, Antihistaminika, Sympathomimetika, Antihypertensiva (Hydralazine, Prazosin, Nifedipin), Theophyllin, der Kombination von Acetylsalicylsäure und Dipyridamol, Protonenpumpenhemmern wie Omeprazol und Lansoprazol, H_2-Rezeptor-Antagonisten wie Cimetidin und Ranitidin und L-Dopa-Präparaten und Dopamin-Agonisten wie Bromocriptin auf. Pseudotumor cerebri unter Tetrazyklinen oder Hormonpräparaten. Eine aseptische Meningitis kann durch NSAR (Ibuprofen) und Antibiotika ausgelöst werden.
- **Psychische Auffälligkeiten** (Verwirrtheitszustände, affektive Störungen) werden gesehen

unter den meisten Parkinson-Medikamenten, bei Einnahme von Barbituraten und Benzodiazepinen, von Appetitzüglern, von Analgetika, Kortikosteroiden, Antibiotika und einigen Antihypertensiva (vor allem Diuretika).

- **Enzephalopathien** mit Verwirrtheit und neurologischen Symptomen (Tremor, Myoklonien) kommen unter Intoxikationen mit Lithium, Carbamazepin oder Valproinsäure vor.
- Das **Serotoninsyndrom** tritt unter der Kombination von MAO-Hemmern mit SSRI auf.
  - Häufig medikamenteninduziert sind das **PRES** (► Abschn. 17.3.4) und das RCVS (► Abschn. 17.3.5).

In Kürze

Alkohol

- Gelegenheitsanfälle sind im Alkoholentzug häufig.
- Prädelir und Delir werden mit Clomethiazol per os behandelt.
- Okulomotorikstörungen sprechen für eine Wernicke-Enzephalopathie bei Vitamin-B_1-Mangel, ein amnestisches Syndrom für eine Korsakow-Psychose.
- Wegen der Gefahr der zentralen pontinen Myelinolyse darf eine Hyponatriämie nur langsam ausgeglichen werden.
- Kleinhirnatrophie, Neuro- und Myopathie sind weitere Folgeschäden des chronischen Alkoholismus.

Neurosarkoidose

- Kombinierte Hirnnervenausfälle, aseptische Meningitis oder zerebrale Granulome
- Therapie mit Kortikoiden

Paraneoplastische Syndrome

- Symptome in Verbindung mit einem Tumorleiden, die sich nicht auf eine direkte Auswirkung des Tumors zurückführen lassen
- Wichtige Beispiele: Lambert-Eaton-Myastheniesynrom, limbische Enzephalitis,

▼

Kleinhirndegeneration, Neuronopathie
und Dermatomyositis
- Immunologisch bedingt, am häufigsten
  beim kleinzelligen Bronchialkarzinom
  (SCLC)
- Im Verdachtsfall Immunoblot und Immunhistochemie

Klinische Fälle:
Fallbeispiele und Fragen

Peter Berlit

P. Berlit, *Basiswissen Neurologie*,
DOI 10.1007/978-3-642-37784-6_19, © Springer-Verlag Berlin Heidelberg 2013

19.1   Fall 1

19.1.1   Fallbericht

Seit 4 Tagen kommt es bei einer 46-jährigen Hausfrau zu positionsabhängigen Schwindelattacken, die mit Übelkeit einhergehen. Der Drehschwindel tritt beim Hinsetzen, Aufstehen, aber auch beim Umdrehen im Bett auf. Er tritt kurz nach dem jeweiligen Positionswechsel mit einer Latenz von 5–30 s nach Lageänderung ein und hält wenige Sekunden an. Eine begleitende Hörstörung besteht nicht. Aus der früheren Vorgeschichte sind eine vor 4 Jahren durchgeführte Cholezystektomie und eine mit L-Thyroxin substituierte Hypothyreose bekannt.

19.1.2   Untersuchungsbefund

Die körperliche Untersuchung ist bei der Patientin unauffällig.

19.1.3   Diagnostik

Bislang wurden keine diagnostischen Maßnahmen durchgeführt.

? Leitfragen
- Wie lautet Ihre Verdachtsdiagnose?
- Welche Diagnostik ist erforderlich, um Ihre Verdachtsdiagnose zu erhärten?
- Wie schätzen Sie den Einsatz von Antivertiginosa ein?
- Welches ist die Therapie der Wahl?
- Wie beurteilen Sie die Prognose der Erkrankung?

19

Antworten und Kommentare ▶ Seite 374

19.2 Fall 2

19.2.1 Fallbericht

Eine 26-jährige Patientin berichtet über seit dem 15. Lebensjahr in unregelmäßigen Abständen auftretende, halbseitige Kopfschmerzen, die mit Übelkeit einhergehen und bis zu 24 Stunden anhalten. Die Kopfschmerzen würden vorwiegend in den Tagen vor der Menstruation auftreten. Weitere Begleitsymptome werden negiert.

Die aktuelle Vorstellung erfolgt wegen heftigster, diffuser Kopfschmerzen, die während einer Mountainbike-Tour in den Bergen aufgetreten sind. Die Patientin hatte während der Tour plötzlich starke Kopfschmerzen bemerkt, sei dabei auch etwas benommen gewesen, habe aber noch ca. 10 km nach Hause radeln können. Sie stellt sich am Tag nach dem Ereignis notfallmäßig wegen anhaltender Kopfschmerzen vor.

19.2.2 Untersuchungsbefund

Bei der neurologischen Untersuchung zeigt sich ein endgradiger Meningismus. Die Dehnungszeichen nach Lasègue sind fraglich positiv. Fokal neurologische Defizite liegen nicht vor.

19.2.3 Diagnostik

Die CCT zeigt den folgenden Befund (◻ Abb. 19.1 CCT):

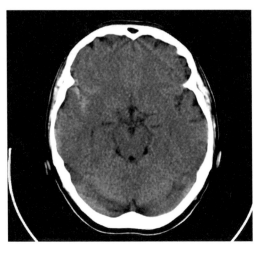

◻ Abb. 19.1 CCT

❓ Leitfragen
- Wie beurteilen Sie die Befunde der neurologischen Untersuchung?
- Was können Sie in der CCT-Abbildung erkennen?
- Wie lautet Ihre Verdachtsdiagnose?
- Ist eine weiterführende Diagnostik erforderlich, um Ihre Verdachtsdiagnose zu erhärten?
- Welches ist die Therapie der Wahl?
- Welche Komplikationen sind zu erwarten?
- Kann Komplikationen vorgebeugt werden?

Antworten und Kommentare ▶ Seite 375

19.3   Fall 3

19.3.1   Fallbericht

Ein 61-jähriger Bürokaufmann erkrankt in den Vormittagsstunden akut mit einem gerichteten Dreh-schwindel und heftigem Erbrechen. Er raucht 15–20 Zigaretten täglich, darüber hinaus sind keine Gefäß-risikofaktoren oder relevante Vorerkrankungen bekannt.

19.3.2   Untersuchungsbefund

Bei der Untersuchung des bettlägerigen, deutlich beeinträchtigten Patienten finden Sie einen horizontal-rotatorischen Spontannystagmus nach links. Die Hörprüfung ist unauffällig. Kopfschmerzen werden auf gezieltes Fragen verneint.

19.3.3   Diagnostik

Bislang wurden keine diagnostischen Maßnahmen durchgeführt.

? Leitfragen
- An welche Krankheitsbilder denken Sie, wenn Sie die geschilderten Symptome berücksichtigen?
- Welche Diagnostik ist erforderlich, um Ihre Differenzialdiagnosen abzuklären?
- Ist eine Schnittbildgebung erforderlich?
- Welches ist die Therapie der Wahl?
- Wie beurteilen Sie die Prognose der Erkrankung?

19

Antworten und Kommentare ▶ Seite 377

19.4 Fall 4

19.4.1 Fallbericht

Ein 44-jähriger Patient kommt einen Tag nach der Rückkehr aus seinem Frankreichurlaub wegen einer akut aufgetretenen Halbseitenschwäche links zur stationären Aufnahme. Er berichtet, dass er am Vortag frühmorgens in Südfrankreich losgefahren sei und die ganze Strecke den PKW alleine gefahren habe. Am Abend sei er gegen 23 Uhr zu Hause angekommen und direkt zu Bett gegangen.

Am nächsten Morgen war es dann beim Ausladen des Gepäcks aus dem Wagen zu der Halbseiten-schwäche links gekommen, die ihn in die Klinik führt.

Gefäßrisikofaktoren, kardiale oder sonstige ernste Vorerkrankungen sind nicht bekannt.

19.4.2 Untersuchungsbefund

Bei der neurologisch-klinischen Untersuchung zeigt sich eine geringgradige brachiofazial betonte Hemi-parese li mit gesteigerten Muskeleigenreflexen und positivem Zeichen nach Babinski, sowie eine Hemihy-pästhesie li.

19.4.3 Diagnostik

Die MRT zeigt folgenden Befund (◳ Abb. 19.2 MRT des Schädels):

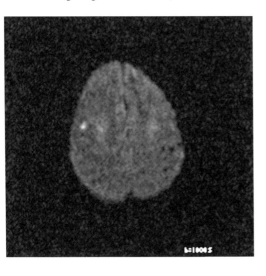

◳ **Abb. 19.2** MRT des Schädels

❓ Leitfragen
- Wie lautet Ihre Verdachtsdiagnose?
- Welche Ätiologie ist anzunehmen?
- Um welche MR-Technik handelt es sich bei der ◳ Abb. 19.2 MRT des Schädels? Was zeigt sie?
- Welche weiterführenden, diagnostischen Schritte ergreifen Sie?
- Wie sieht die Behandlung aus?

Antworten und Kommentare ▶ Seite 379

19.5   Fall 5

19.5.1   Fallbericht

Ein 46-jähriger Tierarzt, bei dem eine Hypercholesterinämie bekannt ist, wird notfallmäßig zu einer komplizierten Geburt bei einer Kuh gerufen. Er stellt bei der Untersuchung eine Beckenendlage fest und entwickelt das Kalb durch manuelle Extraktion mit größter körperlicher Anstrengung. Nach Entwicklung des Kalbes kollabiert er, ist für wenige Sekunden nicht ansprechbar. Danach ist ihm schwindelig, er hat beim Laufen das Gefühl, es ziehe ihn nach rechts und er spricht undeutlich. Es bestehen heftige rechtsseitige Hinterkopf- und Nackenschmerzen. Es erfolgt die notfallmäßige Einweisung in die Klinik.

19.5.2   Untersuchungsbefund

Bei der neurologischen Untersuchung zeigt sich ein Horner-Syndrom rechts. Es bestehen eine Hemiataxie rechts sowie eine dissoziierte Empfindungsstörung für Temperatur und Schmerz der linken Körperhälfte. Der Patient gibt eine Sensibilitätsstörung für alle Qualitäten in der rechten Gesichtshälfte an. Bei der Phonation zeigt sich eine Gaumensegelparese rechts.

19.5.3   Diagnostik

Vor der notfallmäßigen stationären Aufnahme werden keine diagnostischen Maßnahmen durchgeführt.

> **? Leitfragen**
> - An welches Krankheitsbild denken Sie unter Berücksichtigung der Anamnese und der neurologischen Untersuchung?
> - Welche Ätiologie vermuten Sie?
> - Wie gehen Sie diagnostisch vor?
> - Welche Therapie empfehlen Sie?
> - Mit welchen Komplikationen müssen Sie rechnen?

19

Antworten und Kommentare ▶ Seite 381

19.6 Fall 6

19.6.1 Fallbericht

Eine 47-jährige Patientin wird von ihrem Ehemann vorgestellt, weil ihm und den Kindern seit einigen Monaten eine zunehmende Bewegungsunruhe bei der Patientin aufgefallen ist. Sie könne nicht mehr ruhig sitzen, zappele ständig umher, laufe auch komisch. Die Patientin selbst gibt an, sie fühle sich gesund, habe aber in der letzten Zeit etwas vermehrt Probleme in ihrem Beruf als Sekretärin. Sie habe das Gefühl, das Gedächtnis sei schlechter geworden.

Die frühere Vorgeschichte der Patientin ist unauffällig. Es besteht keine regelmäßige Medikamenteneinnahme. Sie raucht ca. 15 Zigaretten täglich, darüber hinaus sind keine Gefäßrisikofaktoren bekannt. Sie hat zwei gesunde Kinder im Alter von 20 und 25 Jahren, keine Geschwister. Die Mutter ist im Alter von 41 Jahren an den Folgen eines metastasierenden Mammakarzinoms verstorben, der Vater im höheren Lebensalter an einem Schlaganfall.

19.6.2 Untersuchungsbefund

Bei der neurologisch-klinischen Untersuchung zeigen sich multilokulär plötzlich einschießende, unwillkürliche Bewegungen, die sowohl die Extremitäten als auch den Rumpf und die Gesichtsmuskulatur betreffen. Die Patientin ist nicht in der Lage, die Zunge herausgestreckt zu halten, ohne dass sie unwillkürlich immer wieder herein- und herausgeschoben wird. Die Hyperkinesen führen zu einem bizarren Bewegungsmuster beim Gehen, weil immer wieder einschießende Spontanbewegungen den natürlichen Bewegungsablauf behindern. Die Muskeleigenreflexe sind seitengleich sehr lebhaft auslösbar. Bei Auslösung des Patellarsehnenreflexes kommt es zu einem lebhaften Nachzucken nach der eigentlichen Reflexantwort. Sogenannte Pyramidenbahnzeichen oder sensible Defizite bestehen nicht. Eine Koordinationsstörung im Sinne einer Ataxie liegt nicht vor. Tonusänderungen der Muskulatur finden sich nicht. Psychopathologisch fällt eine Verlangsamung der Patientin auf, mit Merkfähigkeits- und Kurzzeitgedächtnisstörung. Psychotische Symptome liegen nicht vor.

19.6.3 Diagnostik

Vor der aktuellen Vorstellung wurden keine diagnostischen Maßnahmen durchgeführt.

❓ Leitfragen
— Wie lautet Ihre Verdachtsdiagnose?
— Wie gehen Sie diagnostisch vor, um Ihre Verdachtsdiagnose zu sichern?
— Welche Therapie schlagen Sie vor?
— Wie beurteilen Sie die Prognose der Erkrankung?

Antworten und Kommentare ▶ Seite 383

19.7   Fall 7

19.7.1   Fallbericht

Eine 23-jährige Patientin kommt zur stationären Aufnahme, da sie sich seit 3 Tagen abgeschlagen und matt fühlt und zunehmende diffuse Kopfschmerzen entwickelt hat. Der die Patientin begleitende Freund berichtet, dass seine Freundin seit 2 Tagen kaum noch etwas gegessen habe, sehr apathisch gewesen sei und seit einem Tag im abgedunkelten Zimmer auf dem Sofa gelegen habe.

Aus der Vorgeschichte ist erwähnenswert, dass nach einem Reitunfall mit stumpfem Bauchtrauma wegen eines Milzrisses eine Splenektomie erfolgte. Darüber hinaus ist die Vorgeschichte unauffällig.

19.7.2   Untersuchungsbefund

Bei der neurologisch-klinischen Untersuchung ist die Patientin somnolent. Das Lasègue-Zeichen ist bds bei etwa 50° positiv. Es besteht ein ausgeprägter Meningismus, febrile Temperaturen von 38,7°C liegen vor. Psychopathologisch wirkt die Patientin deutlich verlangsamt, ohne sonstige Auffälligkeiten.

19.7.3   Diagnostik

Vor der aktuellen Vorstellung erfolgten keine diagnostischen Maßnahmen.

? Leitfragen
- Wie lautet Ihre Verdachtsdiagnose?
- Wie gehen Sie diagnostisch vor?
- Welche Therapie ist erforderlich?
- Welche Komplikationen kennen Sie?
- Wie kann man Komplikationen vorbeugen?

19

Antworten und Kommentare ▶ Seite 385

19.8 Fall 8

19.8.1 Fallbericht

Eine 24-jährige Patientin stellt sich wegen unangenehmer nächtlicher Schmerzen im rechten Arm bei Ihnen vor. Sie ist im 7. Monat schwanger (Primipara). Sie gibt an, dass sie nachts wegen unerträglicher Schmerzen im rechten Arm aufwache. Dabei komme es zu Kribbelparästhesien im Bereich der rechten Hand, sodass sie das Gefühl habe, sie müsse die Hand ausschütteln. Danach würden die Beschwerden nachlassen und sie könne weiterschlafen, wache aber pro Nacht drei- bis viermal wegen der Schmerzen und Missempfindungen auf. Auf gezieltes Befragen werden Press-, Husten- oder Niesschmerzen verneint. Die Patientin kann nicht sicher sagen, ob nur einige Finger oder die ganze Hand kribbeln, wenn die Beschwerden auftreten.

Die frühere Vorgeschichte ist unauffällig – es sind keine ernsthaften Vorerkrankungen bekannt. Die Familienanamnese ist unauffällig.

19.8.2 Untersuchungsbefund

Bei der neurologisch-klinischen Untersuchung zeigt sich eine diskrete Schwäche des M. opponens pollicis rechts. Bei längerer Beugung im Handgelenk kommt es nach ca. 3 Minuten zu Kribbelparästhesien der ersten 3 Finger.

19.8.3 Diagnostik

Bislang sei keine Diagnostik durchgeführt worden.

? Leitfragen

- Wie lautet Ihre Verdachtsdiagnose?
- Wie heißt der geschilderte Test?
- Wie sichern Sie Ihre Verdachtsdiagnose?
- Wie sieht die Behandlung aus?

Antworten und Kommentare ▶ Seite 387

19.9   Fall 9

19.9.1   Fallbericht

Ein 39-jähriger Verwaltungsangestellter stellt sich ambulant vor, weil er seit einigen Wochen bei körperlicher Anstrengung eine Schwäche der Beine bemerkt habe. So ist ihm beispielsweise beim längeren Tennisspiel mit erheblicher Laufarbeit eine Gefühlsstörung beider Beine aufgefallen. Er habe aufhören müssen zu spielen, weil vor allem sein rechtes Bein weggeknickt sei. Wenige Tage später habe er ähnliche Beschwerden nach mehrstündiger Gartenarbeit bemerkt. Es hätten Gefühlsstörungen bis in Höhe der Leisten bestanden und das rechte mehr als das linke Bein sei schwach gewesen. Diese Ereignisse hätten sich noch zweimal nach körperlicher Belastung wiederholt, sodass er sich jetzt zur Abklärung der Beschwerden vorstelle.

Gefäßrisikofaktoren sind bei dem Patienten nicht bekannt. Der Vater ist an den Folgen eines Bronchialkarzinoms verstorben, die Mutter lebt und ist gesund; er habe zwei gesunde Geschwister. Es bestehen keine ernsthaften Vorerkrankungen in der eigenen Anamnese.

19.9.2   Untersuchungsbefund

Bei der neurologisch-klinischen Untersuchung ist der Befund durchgehend regelrecht. Nach 30-minütiger Belastung auf dem Fahrradergometer zeigt sich eine leichte Paraparese der Beine mit einer Sensibilitätsstörung unterhalb der Leisten.

19.9.3   Diagnostik

Bislang sei keine Diagnostik durchgeführt worden.

? Leitfragen
- An welche Diagnosen denken Sie?
- Wo ist der Ort der Schädigung anzunehmen?
- Wie sieht das weitere diagnostische Vorgehen aus?
- Welches sind die therapeutischen Optionen?

19

Antworten und Kommentare ▶ Seite 389

19.10 Fall 10

19.10.1 Fallbericht

Ein 38-jähriger LWK-Fahrer bemerkt beim Entladen seines Anhängers nach einer längeren Fahrt einen plötzlichen, heftig einschießenden Rückenschmerz, der ihn zu einer gebeugten Haltung zwingt. Dabei kommt es zu einer Schmerzausstrahlung an der Beinaußenseite über die Unterschenkelvorderseite bis zur großen Zehe rechts. Der Schmerz ist so unangenehm, dass die notfallmäßige Einlieferung in die Klinik erfolgt. Aus der früheren Vorgeschichte sind bereits seit mehreren Jahren bestehende, intermittierende Rückenschmerzen zu erwähnen, wobei es jedoch nie zu einer Schmerzausstrahlung in die Beine gekommen ist. Durch eine Schnittverletzung sei es zum Verlust des Endgliedes des 4. Fingers der linken Hand gekommen. Als Jugendlicher habe er eine Commotio cerebri bei einem Mopedunfall erlitten. Darüber hinaus ist die Vorgeschichte unauffällig.

19.10.2 Untersuchungsbefund

Bei der neurologisch-klinischen Untersuchung ist das Lasègue-Zeichen rechts bei 40° positiv. Das gekreuzte Lasègue-Zeichen ist endgradig positiv. Es besteht eine diskrete Parese des M. extensor hallucis longus rechts. Der Tibialis-posterior-Reflex ist rechtsseitig ausgefallen. Der Patient gibt eine Hypästhesie und mehr noch Hypalgesie an der Unterschenkelaußenseite und der Innenseite des Fußrückens bis zur großen Zehe an. Darüber hinaus besteht eine Oberflächensensibilitätsstörung an der Innenseite des rechten proximalen Oberschenkels. Der Patient ist ausgesprochen schmerzgeplagt und nur sehr eingeschränkt zu untersuchen.

19.10.3 Diagnostik

Bislang wurde keine Diagnostik durchgeführt.

? **Leitfragen**
- Wie ist das klinische Syndrom einzuordnen?
- Was ist das gekreuzte, was das umgekehrte Lasègue-Zeichen?
- Welche Bedeutung hat der Tibialis-posterior-Reflex?
- Welche Verdachtsdiagnose stellen Sie?
- Wie gehen Sie diagnostisch weiter vor?
- Welches sind die vordringlichen Maßnahmen bei diesem Patienten?

Antworten und Kommentare ▶ Seite 391

19.11   Fall 11

19.11.1   Fallbericht

Ein 38-jähriger Patient stellt sich wegen heftigster, rechtsseitiger, fronto-orbital lokalisierter Kopfschmerzattacken vor. Der Patient gibt an, er habe diese Kopfschmerzattacken vorwiegend in den Nachtstunden, meist gegen 2 Uhr morgens. Es bestehe dann ein unerträglicher Schmerz fronto-orbital rechts. Das rechte Auge würde tränen, und das rechte Nasenloch sei verstopft. Der Schmerz wäre so schlimm, dass er nicht liegen bleiben könne, sondern umhergehen müsse. Nach etwa einer halben Stunde würde der Kopfschmerz dann wieder abklingen.

Diese nächtlichen Kopfschmerzattacken habe er jetzt bereits seit 12 Tagen. Die üblichen Schmerzmittel (Paracetamol, ASS) würden nicht helfen.

19.11.2   Untersuchungsbefund

Bei der neurologischen Untersuchung zeigt sich bei dem ansonsten unauffälligen, athletisch gebauten Patienten ein diskretes Horner-Syndrom rechts mit Ptose und Miose.

19.11.3   Diagnostik

Das EEG ist unauffällig. Laborchemisch bestehen keine Auffälligkeiten.

❷ Leitfragen
- Wie lautet Ihre Diagnose?
- Welche apparative Zusatzdiagnostik ist erforderlich?
- Wie sieht die Therapie aus?

19

Antworten und Kommentare ▶ Seite 393

19.12   Fall 12

19.12.1   Fallbericht

Ein 69-jähriger Patient stellt sich wegen bereits seit längerem bestehender, unangenehmer Rücken- und Gelenkschmerzen vor. Er sei bereits bei mehreren Orthopäden in Behandlung gewesen, die ihm weder mit physikalisch-therapeutischen Maßnahmen (Fango, Massagen) noch mit lokalen Infiltrationen oder Medikamenten hätten befriedigend helfen können. Hinzu komme, dass er insgesamt schwerfälliger geworden sei und sich nicht mehr so wendig bewegen könne wie früher. Dies führe er auf die Gelenksteifigkeit zurück.

Aus der Vorgeschichte sind eine seit 3 Jahren bestehende Angina pectoris, eine milde arterielle Hypertonie sowie eine vor einem Jahr durchgeführte, linksseitige Katarakt-Operation zu erwähnen.

Regelmäßige Einnahme von ASS, Metoprolol und Hydrochlorothiazid.

19.12.2   Untersuchungsbefund

Bei der neurologisch-klinischen Untersuchung des Patienten fällt auf, dass der Bewegungsablauf verlangsamt ist. Beim Gehen schwingt der rechte Arm nicht ausreichend mit, die Wendeschrittzahl beträgt 6. Die Sprechweise ist monoton und leise. Es zeigt sich eine rechtsbetonte Tonuserhöhung der Extremitäten. Der Glabellareflex habituiert spät. Die Muskeleigenreflexe sind seitengleich mittellebhaft auslösbar. Das Babinski-Zeichen ist negativ. Es besteht keine Oberflächensensibilitätsstörung. Eine Pallhypästhesie von 5/8 liegt beidseits vor. Die Dehnungszeichen sind negativ. Passiv sind alle Gelenke frei beweglich. Psychopathologisch bestehen keine Auffälligkeiten.

19.12.3   Diagnostik

In der Labordiagnostik fallen eine latente Hyperthyreose mit herabgesetztem TSH bei normalen T3- und T4-Werten sowie eine Hypercholesterinämie auf. Keine Schilddrüsenautoantikörper. Die Rheumaserologie einschliesslich CCP-Antikörpern und ANA ist negativ, es finden sich allerdings Borrelien-IgG und -IgM-Titer im Serum.

? Leitfragen

- Wie lautet Ihre Verdachtsdiagnose unter Berücksichtigung der Anamnese und des Untersuchungsbefundes?
- Welche weiterführende Diagnostik ist erforderlich?
- Sollte eine Schnittbildgebung erfolgen?
- Welche Therapie schlagen Sie vor?

Antworten und Kommentare ▶ Seite 395

19.13   Fall 13

19.13.1   Fallbericht

Ein 18-jähriger Schüler stellt sich vor, weil er seit mehreren Wochen intermittierend Doppelbilder bemerkt. Vor allem am späten Vormittag habe er Schwierigkeiten, könne auf die Tafel geschriebene Dinge nicht mehr sauber lesen, seinen Mitschülern sei aufgefallen, dass die Augen kleiner geworden seien. Dies habe er auch selbst bemerkt, wenn er in den Spiegel geschaut habe. Wenn er Mittagsruhe einhalte, würden sich diese Beschwerden immer wieder spontan bessern.

Die frühere Vorgeschichte wie auch die Familienanamnese des Patienten sind vollkommen unauffällig. Der Patient hat zwei gesunde Geschwister im Alter von 14 und 16 Jahren.

19.13.2   Untersuchungsbefund

Bei der neurologischen Untersuchung ist der Befund durchgehend regelrecht, insbesondere zeigen sich keine Augenmotilitätsstörungen. Allerdings stellt sich beim längeren Blick an die Decke nach 1 ½ Minuten eine rechtsbetonte Ptose ein. Es bestehen keine psychopathologischen Auffälligkeiten.

19.13.3   Diagnostik

Bei der augenärztlichen Untersuchung seien keine Besonderheiten festgestellt worden.

? Leitfragen
- Wie heißt der Test, der in der Fallgeschichte geschildert wird?
- An welche Diagnose denken Sie?
- Wie gehen Sie diagnostisch weiter vor?
- Wie sieht die Therapie aus?

19

Antworten und Kommentare ▶ Seite 397

19.14   Fall 14

19.14.1   Fallbericht

Ein 29-jähriger Patient, verheiratet, 3 Kinder, wird stationär aufgenommen. Seine Familienanamnese ist unauffällig, ernsthafte Vorerkrankungen sind nicht bekannt.

Die Aufnahme erfolgt wegen einer Sprech- und Schluckstörung. Seit 4 Wochen bestehen zunehmende Kopfschmerzen und Abgeschlagenheit. Der Allgemeinzustand ist reduziert bei subfebrilen Temperaturen. Bereits seit 4–5 Tagen liegt eine leichtgradige linksseitige Hemiparese vor.

19.14.2   Untersuchungsbefund

Bei der neurologisch-klinischen Aufnahmeuntersuchung fallen eine Dysarthrie und Dysphagie bei Paresen des 9. und 12. Hirnnerven rechts auf. Horizontale Blickparese nach rechts, latente Hemiparese links mit Absinken im Arm- und Beinhalteversuch und Feinmotorikstörung der linken Hand. Durchgehende Steigerung der Muskeleigenreflexe auf der linken Seite. Keine psychischen Auffälligkeiten.

19.14.3   Diagnostik

Labordiagnostik: BSG 34/62 mm n. W., Leukozyten 2600, Hämoglobin 11,3 g/dl, Thrombozyten 180 /nl, Fibrinogen-Spaltprodukte 8000 ng/ml. Unauffällige Rheumaserologie, ANA und ENA. C3 und C4 sowie CRP regelrecht. TPHA-Test positiv.

Liquordiagnostik: 25 Zellen, Eiweiß 112 mg/dl, Glukose 12 mg/dl (Blutglukose 98), kein Nachweis von oligoklonalen Banden.

Die Ultraschalldiagnostik der hirnversorgenden Gefäße ist unauffällig. Die MRT zeigt nach Gabe von paramagnetischem Kontrastmittel folgenden Befund (◘ Abb. 19.3 Kraniale MRT):

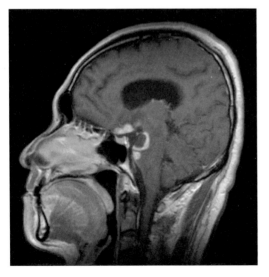

◘ **Abb. 19.3** Kraniale MRT

? **Leitfragen**

- An welche Verdachtsdiagnosen denken Sie?
- Welche Schnittebene der MRT ist in der ■ Abb. 19.3 Kraniale MRT dargestellt? Wie beschreiben Sie den Befund in der MRT?
- Wie ist das weitere diagnostische Vorgehen?
- Welche Therapie würden Sie empfehlen?

19

Antworten und Kommentare ▶ Seite 399

19.15   Fall 15

19.15.1   Fallbericht

Eine 60-jährige Patientin mit einem seit 12 Jahren bekannten systemischen Lupus erythematodes stellt sich bei Ihnen vor. Bei Diagnosestellung lagen ein Schmetterlingserythem, Photosensibilität und eine Nephritis vor. Die Diagnose ist histologisch durch eine Nierenbiopsie gesichert. Die Behandlung erfolgt nach initialer Gabe von Kortikosteroiden und Cyclophosphamid mit Chloroquin als Monotherapie. Darunter bestehe seit 10 Jahren eine Vollremission.

Die aktuelle Vorstellung in der Neurologie erfolgt wegen seit einigen Monaten zunehmenden Gefühlsstörungen der Hände und Füße mit Paresen der Fuß- und Zehenheber sowie –senker bei zunehmend unsicherem Gangbild. Beklagt werden schmerzhafte Parästhesien und eine Hyperalgesie der Hände und Füße.

19.15.2   Untersuchungsbefund

Bei der neurologisch-klinischen Untersuchung zeigen sich distale Paresen der unteren Extremitäten vom Kraftgrad 4/5 mit Atrophien der Wadenmuskulatur, aber auch der kleinen Handmuskulatur. Handschuh- und sockenförmige Sensibilitätsstörungen bestehen für alle Qualitäten mit sensibler Ataxie bei Pallanästhesie der unteren Extremitäten. Die Achillessehnenreflexe sind beidseits ausgefallen, ansonsten lebhafte Muskeleigenreflexe.

In der neurophysiologischen Zusatzdiagnostik zeigt sich eine schwere sensomotorische Neuropathie der Bein- mehr als der Armnerven vom axonalen Schädigungstyp ohne Hinweis auf eine autonome Beteiligung.

19.15.3   Diagnostik

Labordiagnostik: BSG 8/17 mm n. W., das CRP ist regelrecht. ANA 1:40 (normal bis 1:10), Antikörper gegen Doppelstrang-DNA <13 U/ml (normal), ENA und ANCA negativ, ACE ebenso wie C3 und C4 im Normbereich. Regelrechte Werte für Folsäure und Vitamin B12. Lupus Antikoagulans, Kardiolipin-Antikörper negativ. Aldolase im Serum 1,4 U/l.

Liquordiagnostik: 2 Zellen, Protein 34 mg/dl; Glukose 72 mg/dl. Oligoklonale Banden negativ.

? Leitfragen

- Wie lautet Ihre Diagnose?
- Welcher neurophysiologische Befund dürfte bei der Patientin zur Diagnose der axonalen Nervenschädigung geführt haben?
- An welche Ursachen ist zu denken?
- Wie ist das weitere diagnostische Vorgehen?
- Welche therapeutischen Optionen gibt es?

Antworten und Kommentare ▶ Seite 401

19.16   Fall 16

19.16.1   Fallbericht

Ein 68-jähriger Patient stellt sich bei Ihnen mit Schmerzen im Rücken und in den Beinen vor, die ab einer Gehstrecke von 100 m auftreten. Die Schmerzen strahlen zur Beinrückseite aus.

Wenn der Schmerz auftritt, muss der Patient sich hinsetzen; wenn er beispielsweise vor einem Schaufenster stehen bleibt, persistiert der Schmerz. Allerdings bessern sich die Beschwerden auch beim Vornüberbeugen des Rumpfes.

Zum Einkaufen oder bei Unternehmungen mit seiner Frau benutzt der Patient das Fahrrad. Radfahren ist auch länger als 1 Stunde ohne Schmerzen möglich.

Aus der Vorgeschichte sind eine vor einem Jahr durchgeführte Prostataresektion bei Adenom und ein Nikotinabusus von 15 Zigaretten täglich zu erwähnen.

19.16.2   Untersuchungsbefund

Der neurologische Befund ist vollkommen regelrecht.

19.16.3   Diagnostik

Es wird eine lumbale MRT angefertigt (◘ Abb. 19.4 Lumbale MRT):

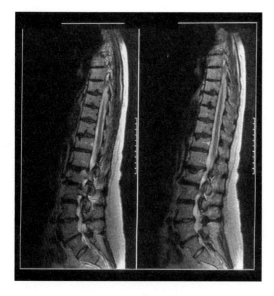

◘ **Abb. 19.4** Lumbale MRT

? Leitfragen

- Wie lautet Ihre Verdachtsdiagnose?
- An welche Ursache ist zu denken?
- Was zeigt die MRT?
- Welche weitere Diagnostik ist erforderlich?
- Wie ist das therapeutische Vorgehen?

Antworten und Kommentare ▶ Seite 403

19.17   Fall 17

19.17.1   Fallbericht

Ein 56-jähriger Betriebswirt erkrankt akut mit einem Magen-Darm-Infekt, der auf den Genuss von Fisch bei einem Restaurantbesuch zurückgeführt wird. Die Bauchkrämpfe mit Diarrhoen, Übelkeit und Erbrechen waren innerhalb weniger Tage unter symptomatischer Therapie abgeklungen. 2 Wochen nach der Gastroenteritis entwickeln sich Lähmungen beider Füße, die innerhalb von 24 Stunden bis zur Hüfte aufsteigen. Schmerzen oder Gefühlsstörungen werden nicht angegeben.

An Vorerkrankungen sind eine vor 2 Jahren durchgeführte Schilddrüsenoperation und eine arterielle Hypertonie zu erwähnen. Der Patient nimmt regelmäßig L-Thyroxin und Losartan ein.

19.17.2   Untersuchungsbefund

Bei der neurologischen Untersuchung zeigt sich eine distal betonte deutliche Paraparese der Beine. Der Patient kann nur mit Unterstützung von 2 Hilfspersonen wenige Schritte gehen. Die Beineigenreflexe sind nicht, die Armeigenreflexe kaum auslösbar. Es besteht eine diskrete sockenförmige Hypästhesie. Keine Pyramidenbahnzeichen.

19.17.3   Diagnostik

Die routinemäßig erhobenen Laborbefunde im Serum sind regelrecht.

❓ Leitfragen
- Wie lautet Ihre Verdachtsdiagnose?
- An welche Auslöser ist zu denken?
- Sind Antibiotika erforderlich?
- Wie ist das weitere diagnostische Vorgehen?
- Sind spezielle Blutuntersuchungen erforderlich?
- Wie sieht die Therapie aus?
- Welche Komplikationen sind zu bedenken?
- Welche prophylaktischen Maßnahmen empfehlen Sie?

19

Antworten und Kommentare ▶ Seite 404

19.18   Fall 18

19.18.1   Fallbericht

Eine 69-jährige Patientin kommt zur Vorstellung wegen einer seit 4 Monaten langsam progredienten Gangstörung mit Unsicherheit vor allem im Dunkeln. In den letzten Wochen habe sie zunehmende Müdigkeit, Abgeschlagenheit und Gedächtnisprobleme bemerkt.

An Gefäßrisikofaktoren werden eine arterielle Hypertonie mit Metoprolol, eine Hypercholesterinämie mit Atorvastatin und ein Diabetes mellitus mit Metformin behandelt, darüber hinaus sind keine ernsten oder chronischen Vorerkrankungen bekannt.

19.18.2   Untersuchungsbefund

Bei der neurologisch-klinischen Untersuchung zeigt sich eine geringgradige spastische Tetraparese mit gesteigerten Muskeleigenreflexen und positivem Zeichen nach Babinski beidseits. Es besteht eine deutliche Stand- und Gangunsicherheit bei Pallanästhesie der unteren Extremitäten. Eine Oberflächensensibilitätsstörung liegt ab der Leiste sowie handschuhförmig ab Unterarmmitte vor. Der Romberg-Versuch ist pathologisch. Die Patientin ist psychisch verlangsamt mit mnestischer Störung.

19.18.3   Diagnostik

Pathologische Laborbefunde: Blutzucker 169 mg/dl, HbA1c 7,8 %. Harnsäure 8,0 mg/dl, Triglyzeride 189 mg/dl, GOT 18 U/l, GPT 21 U/l, LDH 2155 U/l. Thrombozyten 533/nl, Erythrozyten 3,1 Mill, Hb 6,3 g/dl; MCV 128 fl.

Es wird eine MRT veranlasst (■ Abb. 19.5ab Spinale MRT):

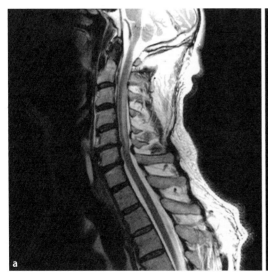
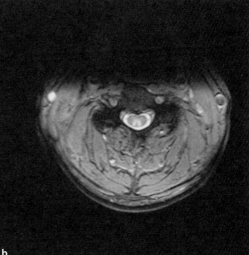

■ **Abb. 19.5ab** Spinale MRT

? **Leitfragen**

- Wie ordnen Sie das klinische Syndrom ein?
- Wie interpretieren Sie die Laborbefunde?
- Was zeigt die MRT?
- Welche weitere Diagnostik ist erforderlich?
- Wie sieht die Therapie aus?

19

Antworten und Kommentare ▶ Seite 406

19.19 Fall 19

19.19.1 Fallbericht

Eine 59-jährige Verkäuferin erkrankt akut an einer peripheren Gesichtslähmung links. Parallel sind reißende Gliederschmerzen aufgetreten, gefolgt von einer Schwäche der rechten Hand und des linken Beines.

Vorerkrankungen liegen nicht vor.

19.19.2 Untersuchungsbefund

Bei der neurologischen Untersuchung findet sich neben der peripheren Fazialisparese li auch eine leichte Fazialisschwäche re. Es liegt eine Parese der Fingerbeuger und des Thenar rechts sowie der Beinstrecker und Plantarflektoren links vor. Abschwächung von BSR und RPR rechts sowie PSR und ASR links.

19.19.3 Diagnostik

Der Serumbefund ist unauffällig; im Liquor finden sich 34 Zellen lymphomonozytär. Liquorglukose und -protein sind normal. Keine oligoklonalen Banden.

Es zeigt sich ein Fazialisleitungsblock beidseits. Elektroneurographisch auch asymmetrische Leitungsblocks der Extremitätennerven.

? Leitfragen
- Wie interpretieren Sie den Liquorbefund?
- Wie lautet Ihre Verdachtsdiagnose?
- Ist eine weiterführende Diagnostik erforderlich?
- Welche Therapie empfehlen Sie?

Antworten und Kommentare ▶ Seite 408

19.20   Fall 20

19.20.1   Fallbericht

Eine 54-jährige Patientin kommt wegen einer rasch progredienten Gangstörung zur Vorstellung. Bereits seit 3 Monaten erhalte Sie eine Schmerztherapie wegen einer linksseitigen thorakalen Interkostalneuralgie. Eingenommen werden Tramadol und Amitryptilin.

An Gefäßrisikofaktoren wird eine arterielle Hypertonie mit Metoprolol behandelt, eine Hypercholesterinämie ist bekannt (aktuell Gesamtcholesterin 214 mg/dl, bislang keine Therapie); es bestehen keine sonstigen ernsten oder chronischen Vorerkrankungen.

19.20.2   Untersuchungsbefund

Bei der neurologisch-klinischen Untersuchung zeigt sich eine Oberflächensensibilitätsstörung linksseitig unterhalb der Mamille; direkt oberhalb findet sich ein hyperpathisches Dermatom. Es besteht eine latente Parese des linken Beines mit gesteigerten Muskeleigenreflexen und positivem Zeichen nach Babinski. Sehr lebhafte Reflexe auch rechtsseitig. Linksbetont unsicheres Gangbild mit Zirkumduktion des linken Fußes. Das Lhermitte-Zeichen ist positiv. Es findet sich eine Pallhypästhesie von 4/8 bimalleolär.

19.20.3   Diagnostik

Bislang ist keine Diagnostik durchgeführt worden.

? **Leitfragen**
- Was ist ein positives Lhermitte-Zeichen und worauf weist es Sie hin?
- Welche Höhenlokalisation vermuten Sie?
- Wie ordnen Sie das klinische Bild ein?
- Welche weiterführende Diagnostik ist erforderlich?
- Welche Therapie schlagen Sie vor?

19

Antworten und Kommentare ▶ Seite 410

19.21   Fall 21

19.21.1   Fallbericht

Eine 37-jährige Patientin hat seit der Entbindung Ihres zweiten Kindes vor 10 Tagen diffuse Kopfschmerzen. Zweimalig kommt es zum Auftreten einer Hypästhesie rechts, erst im Arm, dann im Gesicht, die für wenige Minuten andauert. Es entwickeln sich anhaltende Sprachprobleme.

19.21.2   Untersuchungsbefund

Bei der neurologischen Untersuchung zeigt sich eine vorwiegend amnestische Aphasie. Es besteht eine latente Hemiparese rechts mit gesteigerten Muskeleigenreflexen. Das Babinski-Zeichen ist rechts positiv.

19.21.3   Diagnostik

Eine MRT wird veranlasst (◘ Abb. 19.6 Kraniale MRT):

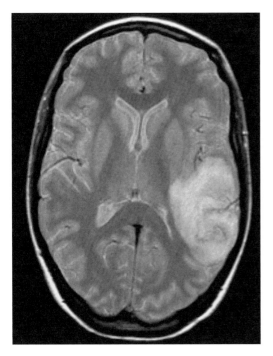

◘ **Abb. 19.6** Kraniale MRT

❓ **Leitfragen**
- Wie lautet Ihre Verdachtsdiagnose?
- Was zeigt die MRT? Um welche Untersuchungstechnik handelt es sich?
- Wie ist das weitere diagnostische Vorgehen?
- Sind spezielle Blutuntersuchungen erforderlich?
- Wie sind die wiederholten sensiblen Störungen zu interpretieren?
- Wie sieht die Therapie aus?

Antworten und Kommentare ► Seite 411

19.22   Fall 22

19.22.1   Fallbericht

Eine 74-jährige Patientin wird nach 4-wöchiger unspezifischer Symptomatik mit Abgeschlagenheit, Inappetenz, morgendlichen Schulterschmerzen und anhaltenden diffusen Kopfschmerzen wegen einer akut aufgetretenen Hemiparese links stationär aufgenommen.

Vor 2 Wochen ist eine Erblindung des rechten Auges aufgetreten; seither regelmäßige Einnahme von ASS 100 mg bei augenärztlicher Diagnose einer anterioren ischämischen Optikusneuropathie (AION).

19.22.2   Untersuchungsbefund

Bei der neurologisch-klinischen Untersuchung zeigt sich eine mittelgradige, brachiofazial betonte, Hemiparese links mit Hemihypästhesie, gesteigerten Muskeleigenreflexen und positivem Babinski-Zeichen. Amaurose rechts mit amaurotischer Pupillenstarre.

19.22.3   Diagnostik

Pathologisch Laborbefunde: BSG 86/127 mm n. W., CRP 21,4 mg/dl (normal < 0,5), Gamma-GT 28 U/l, Erythrozyten 3,1 Mill, Hb 10,2 g/dl, MCV 78 fl, Alkalische Phosphatase 320. Große Gerinnung unauffällig. Kollagenose-Screening ohne Auffälligkeiten.

Liquordiagnostik: Der Liquor ist vollkommen regelrecht mit 2 Zellen ohne Hinweis auf eine intrathekale IgG-Synthese.

In der kranialen MRT (⬛ Abb. 19.7 Kraniale MRT) zeigt sich ein auffälliger Befund, die MRA dokumentiert Auffälligkeiten der intrakraniellen Gefäße (⬛ Abb. 19.8 MRA der intrakraniellen Gefäße), die sich angiographisch bestätigen (⬛ Abb. 19.9 DSA der intrakraniellen Gefäße):

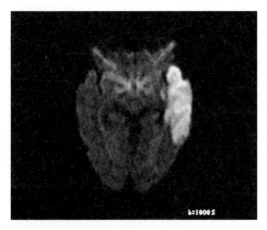

⬛ **Abb. 19.7** Kraniale MRT

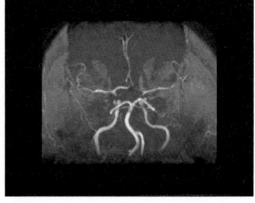

⬛ **Abb. 19.8** MRA der intrakraniellen Gefäße

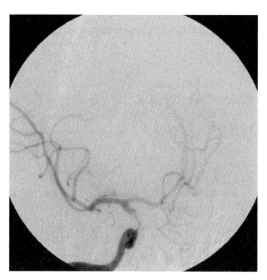

◻ **Abb. 19.9** DSA der intrakraniellen Gefäße

? **Leitfragen**

— Wie lautet Ihre klinische Verdachtsdiagnose?

— Wie interpretieren Sie MRT und DSA?

— Wie ist die AION einzuordnen?

— Wofür sprechen die morgendlichen Schulterschmerzen?

— Welche zusätzliche Diagnostik ist erforderlich?

— Welche Therapie empfehlen Sie?

— Was ist bei der Behandlung zu bedenken?

Antworten und Kommentare ▶ Seite 413

19.23   Fall 23

19.23.1   Fallbericht

Ein 66-jähriger Bauingenieur kommt wegen diffuser Kopfschmerzen, die vor allem nachts sowie in den frühen Morgenstunden auftreten würden, zur stationären Aufnahme. Die Ehefrau berichtet über eine seit einigen Wochen bestehende auffällige Apathie und Interesselosigkeit. Trotz Verordnung eines antriebssteigernden SSRI (selektive Serotonin-Reuptake-Inhibitor) sei keine Besserung der Symptome eingetreten.

19.23.2   Untersuchungsbefund

Bei der neurologischen Untersuchung zeigt sich eine diskrete Pronation des linken Arms im Armvorhalteversuch, MER li > re, das Babinski-Zeichen ist linksseitig positiv. Im psychischen Befund fallen eine Bradyphrenie und eine Antriebsminderung auf.

19.23.3   Diagnostik

Es wird eine MRT veranlasst (◘ Abb. 19.10 Kraniale MRT)

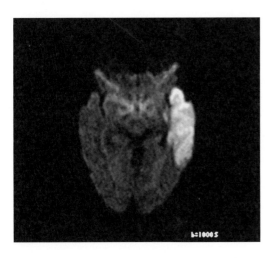

◘ **Abb. 19.10** Kraniale MRT

❓ Leitfragen
- ▬ Wie lautet Ihre klinische Verdachtsdiagnose?
- ▬ Wie interpretieren Sie die MRT?
- ▬ Welche zusätzliche Diagnostik ist erforderlich?
- ▬ Welche Therapie empfehlen Sie?

19

Antworten und Kommentare ▶ Seite 415

19.24 Fall 24

19.24.1 Fallbericht

Eine 76-jährige Patientin kommt wegen diffuser Kopfschmerzen, die vor allem nachts sowie in den frühen Morgenstunden auftreten würden, zur Aufnahme. Die Tochter berichtet über eine seit einigen Wochen bestehende, auffällige Apathie und Interesselosigkeit. Trotz Verordnung eines SSRI sei keine Besserung der Symptome eingetreten.

19.24.2 Untersuchungsbefund

Bei der neurologischen Untersuchung zeigen sich keine Paresen oder Sensibilitätsstörungen. MER li > re, das Babinski-Zeichen ist linksseitig positiv. Im psychischen Befund fallen eine Bradyphrenie und Antriebsminderung auf.

19.24.3 Diagnostik

Es wird eine CCT veranlasst (◨ Abb. 19.11 Kraniale CT):

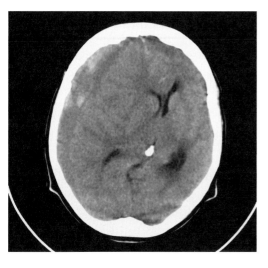

◨ **Abb. 19.11** Kraniale CT

? Leitfragen
- Wie lautet Ihre klinische Verdachtsdiagnose?
- Wie interpretieren Sie die CCT?
- Welche zusätzliche Diagnostik ist erforderlich?
- Welche Therapie empfehlen Sie?

Antworten und Kommentare ▶ Seite 416

19.25   Fall 25

19.25.1   Fallbericht

Eine 24-jährige MS-Patientin mit schubförmigem Verlauf der Erkrankung wird von ihrem neuen Freund in ein Erlebnis-Schwimmbad eingeladen. Während des Saunabesuches kommt es zu einer deutlichen Lähmung beider Beine. Die Patientin ist nicht in der Lage, allein die Sauna zu verlassen, sondern muss von ihrem Freund gestützt und fast getragen werden. Sie duscht und zieht sich mit Hilfe des Freundes an, der sie ins Krankenhaus bringt. Hier kann sie bereits wieder alleine vom Auto zur neurologischen Ambulanz gehen.

In der Notaufnahme gibt sie eine seit 14 Monaten bestehende Intervalltherapie mit Glatiramerazetat an. Seit einem Jahr ist es nicht mehr zu einer Symptomverschlechterung oder neuen Symptomen gekommen.

19.25.2   Untersuchungsbefund

Es liegt ein dissoziierter Nystagmus bds vor, sonst sind die Hirnnerven unauffällig. Die Untersuchung des Augenhintergrundes ergibt eine temporale Abblassung links. Bei Prüfung mit Ishiharatafeln findet sich eine Rot-Grün-Schwäche des linken Auges, der Visus ist regelrecht.

Es zeigt sich eine mäßige Paraspastik der Beine mit beidseits positivem Babinski-Zeichen. Bei insgesamt sehr lebhaften MER bestehen spät erschöpfliche Fuß- und Patellarkloni beidseits.

Es besteht ein etwas unsicherer   Knie-Hacken-Versuch bei regelrechtem Finger-Nase-Versuch und Eudiadochokinese.

Eine Oberflächen- oder Tiefensensibilitätsstörung liegt nicht vor, der psychische Befund ist regelrecht.

19.25.3   Diagnostik

Eine MRT wird durchgeführt (◻ Abb. 19.12a-d Kraniale MRTa-d):

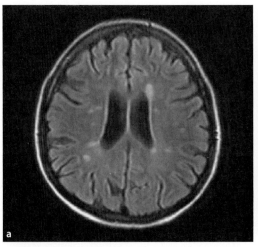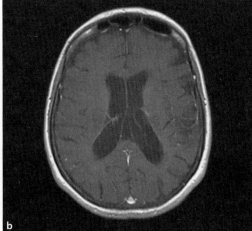

◻ **Abb. 19.12a, b** Kraniale MRT

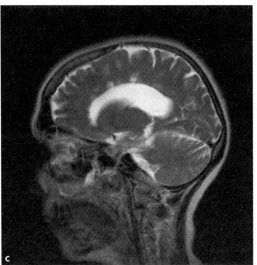 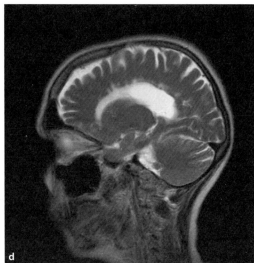

◩ **Abb. 19.12c, d** Kraniale MRT

❓ **Leitfragen**

— Wie ist der neurologische Befund zu interpretieren?
— Was bedeutet die vorübergehende hochgradige Paraparese der Beine?
— Handelt es sich um einen Schub der Erkrankung?
— Welche weiterführende Diagnostik ist nötig?
— Muss eine Kortikosteroid-Stoßtherapie erfolgen?
— Welche Pathogenese ist anzunehmen?
— Kann die Intervalltherapie mit Glatiramerazetat eine Rolle spielen?
— Welche Konsequenzen ergeben sich für die Betreuung der Patientin?
— Welche Untersuchungen sind bei MS-Patienten besonders wichtig?

Antworten und Kommentare ▶ Seite 417

Klinische Fälle: Antworten und Kommentare

Peter Berlit

P. Berlit, *Basiswissen Neurologie*,
DOI 10.1007/978-3-642-37784-6_20, © Springer-Verlag Berlin Heidelberg 2013

20.1   Fall 1

20.1.1   Falldiskussion

Bei der Patientin liegt die Symptomatik eines **benignen peripheren Lagerungsschwindels** vor. Typisch sind die Auslösung durch Lageänderung, das Auftreten mit Latenz und die kurze Dauer der Beschwerden.

Pathophysiologisch kommt der benigne periphere Lagerungsschwindel durch abgelöste und verklumpte Otolithenpartikel zustande, welche als Pfropf in den betroffenen Bogengang hineingeraten sind (Kanalolithiasis). Bei jeder Änderung der Kopfposition gelangen die Partikel an den tiefsten Punkt des Bogenganges und lösen dabei eine Endolymphbewegung aus, die Schwindel und Nystagmus hervorruft. Die kurze Latenz vor Auftreten der Beschwerden erklärt sich durch die verzögerte Endolymphbewegung.

20.1.2   Differenzialdiagnosen

- Neuritis vestibularis
- Morbus Menière
- Vestibularisparoxysmie
- Vestibuläre Migräne

20.1.3   Klinische Untersuchung und weiterführende Diagnostik

- Aufgrund der typischen Anamnese sollten bei der Patientin **Lagerungsproben** durchgeführt werden
- Der Lagerungstest kann mit oder ohne Verwendung einer **Frenzel-Brille** erfolgen
- Beim häufigen Lagerungsschwindel des hinteren vertikalen Bogenganges kommt es bei der Lagerung auf das betroffene Ohr nach einer kurzen Latenz zu einem **Drehschwindel**, welcher mit einem vorübergehenden, vorwiegend rotatorischen **Nystagmus** mit Schlagrichtung zum unteren betroffenen Ohr einhergeht. Typischerweise hält dieser Nystagmus für etwa 5–10 s an. Wenn die Patientin wieder in die aufrechte Position hingesetzt wird, kommt es zu einem kurzen Nystagmus in umgekehrte Richtung
- Bei typischem klinischen Befund sind darüber hinausgehende diagnostische Maßnahmen (zerebrale Bildgebung, Überprüfung der thermischen Erregbarkeit der Gleichgewichtsorgane, akustisch evozierte Potenziale oder Ultraschalldiagnostik der Vertebralarterien) nicht erforderlich!

20.1.4   Therapie

Da es sich um ein mechanisches Problem handelt (Kanalolithiasis), hilft eine medikamentöse Therapie mit Antivertiginosa nicht weiter. Therapie der Wahl ist die Durchführung eines **Deliberationsmanövers** nach Semont oder Epley (► Abschn. 5.7.2). Bereits nach einmaliger Anwendung liegen die Remissionsraten zwischen 50 und 70 %, bei wiederholter Anwendung werden nahezu alle Patienten geheilt. Dabei können diese Manöver auch mit Hilfe einer illustrierten Anleitung – auch als Video – als Selbstbehandlung durchgeführt werden.

> **In Kürze**
> - Benigner peripherer Lagerungsschwindel
> - Deliberationsmanöver nach Semont oder Epley
> - Sehr gute Prognose, Remissionsrate nahezu 100 %

20

Fall 1 ► Seite 342

20.2   Fall 2

20.2.1   Falldiskussion

Anamnestisch liegt bei der Patientin eine **Migräne ohne Aura** vor. Hierzu passen die periodisch auftretende Hemikranie und die vegetative Begleitsymptomatik (Übelkeit); auch das prämenstruelle Auftreten und die Erstmanifestation um das 15. Lebensjahr sind charakteristisch.

Entscheidend ist es bei Kranken mit Kopfschmerzanamnese auf eine Änderung des Kopfschmerzcharakters zu achten!

Die aktuelle Symptomatik unterscheidet sich maßgeblich von der Migräneanamnese. Nicht nur die Intensität der Kopfschmerzen ist anders, es liegen diffuse Kopfschmerzen vor, die nicht von der charakteristischen Begleitsymptomatik der Migräneattacken begleitet sind.

Bei der neurologisch-klinischen Untersuchung ergeben sich Hinweise auf eine meningeale Reizung mit endgradigem Meningismus und positivem Dehnungszeichen nach Lasègue. Aufgrund des plötzlichen Auftretens der Symptomatik ist eine Meningitis wenig wahrscheinlich, vielmehr muss bis zum Beweis des Gegenteiles von einer **Subarachnoidalblutung (SAB)** ausgegangen werden.

20.2.2   Differenzialdiagnosen

- Migräne
- Meningitis
- Gefäßdissektion
- Reversibles Vasokonstriktionssyndrom
- Akutes HWS-Syndrom

20.2.3   Klinische Untersuchung und weiterführende Diagnostik

- Bei der Patientin ist bereits eine kraniale CT durchgeführt worden. Eine Schnittbildgebung des Gehirnes ist zwingend erforderlich (kraniale CT oder eine MRT). Bei der MRT reichen die Standardmessungen (T1- und T2-Wichtungen) nicht aus, es müssen hämsensitive Sequenzen (T2*, PD) gefahren werden. Da im vorliegenden Falle die Schnittbildgebung innerhalb von 24 Stunden erfolgte, ist von einer Treffsicherheit der Bildgebung von 92 % auszugehen.
- Im vorliegenden Fall zeigt die CT eine SAB im Bereich der Inselzisterne rechts (◼ Abb. 20.1).
- Bei unauffälliger CT bzw. MRT hätte ergänzend eine Lumbalpunktion (LP) erfolgen müssen, welche im Falle einer SAB eine gleichmäßige Blutbeimengung dokumentiert. Im Unterschied zur artifiziellen Blutung durch die Punktion zeigt der Liquor nach dem Zentrifugieren eine Xanthochromie, was bei diagnostischer Unsicherheit ebenso wie die Dreigläserprobe weiterhilft (► Abschn. 1.3.1).
- Ist die Diagnose der SAB durch CT, MRT oder LP gesichert, muss nach der Blutungsquelle gefahndet werden. Hierzu ist eine konventionelle Angiographie (digitale Subtraktionsangiographie – DSA) aller hirnversorgenden Gefäße erforderlich. 20 % aller Kranken zeigen mehr als ein Aneurysma!
- Häufigste Aneurysmalokalisationen sind die A. cerebri anterior und die Mediatrifurkation. Die Blutverteilung in der CT bei dieser Patientin macht ein **Mediaaneurysma** rechts wahrscheinlich.
- Wenn bei Diagnose einer SAB die Angiographie unauffällig ist, sollte nach 4–6 Wochen eine Kontrollangiographie erfolgen, um zu verhindern, dass ein durch Spontanthrombosierung nicht darstellbares Aneurysma übersehen wird. Lediglich bei der rein perimesenzephalen SAB ist eine Kontrollangiographie nicht erforderlich.

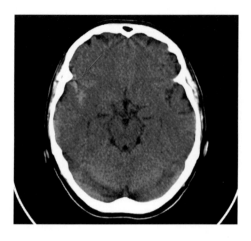

Abb. 20.1 SAB im Bereich der Inselzisterne rechts

20.2.4   Therapie

Wird ein Aneurysma nachgewiesen, so kommen die Embolisation des Aneurysmas mittels Platinspiralen (**Coiling**) oder die operative Ausschaltung des Aneurysmas durch einen Clip auf den Hals des Aneurysmas (**Clipping**) in Frage. Die Morbidität ist bei der endovaskulären Therapie geringer, nach einem Clipping ist der Langzeiteffekt sicherer (ein Reeinstrom ist bei gecoilten Aneurysmen im Verlauf häufig). Beim Vergleich Coiling versus Clipping schneidet insgesamt das Coiling besser ab. Oft entscheiden Lokalisation, Größe und Form des Aneurysmas sowie anatomische Varianten des Circulus arteriosus Willisii über die eine oder andere Therapiemethode. Idealerweise wird das Vorgehen zwischen Neurologen, Neuroradiologen und Neurochirurgen abgestimmt.

Zu den typischen Komplikationen der Subarachnoidalblutung zählen die **Rezidivblutung**, der **Hirninfarkt durch Vasospasmus**, die Entwicklung eines **Hydrozephalus** und eine **Hyponatriämie**. Das Risiko einer **Rezidivblutung** ist in den ersten Tagen am größten, sodass ein Coiling oder Clipping so schnell wie möglich erfolgen soll. Das Risiko eines Vasospasmus ist ab dem 3. Tag gegeben (▶ Abschn. 11.2.4). Der **Vasospasmus und** die **Hyponatriämie** treten häufig simultan auf. Die Natriumstoffwechselstörung sollte medikamentös ausgeglichen werden.

Einer **Ischämie** kann durch die Gabe des zentral wirksamen Kalziumantagonisten Nimodipin vorgebeugt werden. Nach Ausschaltung des Aneurysmas kommt auch eine Triple-H-Therapie (Hypervolämie, Hämodilution und Hypertonie) in Frage. Bei ausgeprägten Subarachnoidalblutungen können Blutkoagel die Liquorwege blockieren und zu einem **Hydrozephalus occlusus** führen. In solchen Fällen kommt es zu einer sekundären Eintrübung, dann ist die Indikation zur externen Liquordrainage gegeben.

Auch Jahre nach einer SAB kann es durch Resorptionsstörungen zur Entwicklung eines **Hydrozephalus communicans** kommen, der über eine therapeutische Lumbalpunktion diagnostiziert und mittels eines ventrikuloatrialen Shunts behandelt wird.

In Kürze

— Subarachnoidalblutung

— Mediaaneurysma

— Kraniale CT oder MRT zwingend erforderlich

— Clipping oder Coiling des Aneurysmas

Fall 2 ▶ Seite 376

20.3 Fall 3

20.3.1 Falldiskussion

Bei dem akuten Krankheitsbild des Bürokaufmannes mit Drehschwindel und Erbrechen ist unter Berücksichtigung des neurologisch-klinischen Befundes mit Nachweis eines rotatorischen Spontannystagmus eine **vestibuläre Genese** anzunehmen.

> Betroffen ist bei einem horizontalen Spontannystagmus nach links das rechte Vestibularorgan.

20.3.2 Differenzialdiagnosen

- Neuritis vestibularis
- M. Menière
- Vestibuläre Migräne
- Pseudovestibulärer Kleinhirninfarkt

20.3.3 Klinische Untersuchung und weiterführende Diagnostik

- Die unauffällige Hörprüfung spricht gegen einen M. Menière, der typischerweise mit Tinnitus und Hörreduktion einhergeht.
- Kopfschmerzen in Verbindung mit der Drehschwindelsymptomatik würden für eine vestibuläre Migräne sprechen. Bei Kindern und älteren Menschen kann auch Schwindel isoliert als Migräneäquivalent auftreten.
- Bei einem pseudovestibulären Hirninfarkt wären typischerweise zusätzliche Hirnstamm- oder Kleinhirnzeichen im Rahmen der neurologischen Untersuchung zu erwarten.
- Untersuchungsmethode der Wahl ist die **kalorische Testung** des Vestibularorganes: Bei dem betroffenen Patienten zeigt sich ein Ausfall der thermischen Erregbarkeit des betroffenen Labyrinths. Dieser Befund ist typisch für eine **Neuritis vestibularis**. Ursächlich ist eine Entzündung des N. vestibularis durch reaktivierte Viren der Herpesgruppe anzunehmen (▶ Abschn. 5.7.2).
- Wenn durch die kalorische Testung der Ausfall des Vestibularorganes bewiesen ist, ist eine Schnittbildgebung (CT, MRT) nur dann erforderlich, wenn weitere neurologische Symptome vorliegen.
- Auch eine Lumbalpunktion ist nur bei weiteren Symptomen erforderlich.

20.3.4 Therapie

Die Behandlung besteht zunächst in der Gabe von Antivertiginosa und Antiemetika bei Einhaltung von Bettruhe. Durch die ausschleichende Gabe von Prednisolon, beginnend mit 100 mg täglich oral, kann die vestibuläre Restitution unterstützt werden. Etwa ab dem 3. Tag sollten Gleichgewichtsübungen unter krankengymnastischer Anleitung erfolgen, um eine bessere Kompensation zu erreichen. In den ersten Tagen greift die zentrale Kompensation; die Restitution der peripheren Läsion benötigt in der Regel mehrere Wochen.

In Kürze
- Neuritis vestibularis
- Kalorische Testung des Vestibularorganes
- Bettruhe, Antivertiginosa, Antiemetika, Prednisolon, Gleichgewichtsübungen
- Günstige Prognose

Fall 3 ► Seite 344

20.4 Fall 4

20.4.1 Falldiskussion

Der klinisch neurologische Untersuchungsbefund spricht für ein rechtshirniges Mediasyndrom geringen Ausmaßes.

Die Tatsache, dass bei dem 44-jährigen Patienten keine Gefäßrisikofaktoren bekannt sind, macht eine arterioarterielle Embolie aus vorgeschalteten Gefäßen eher unwahrscheinlich.

Die mehrstündige Immobilisierung beim Autofahren könnte eine **venöse Stase** und damit Thromben in den Beinvenen begünstigt haben; die Symptomatik war bei einem Valsalva-Manöver (pressorisches Manöver) beim Ausladen des Gepäckes aufgetreten. Diese anamnestischen Angaben sollten an eine **paradoxe Embolie** aus dem venösen System denken lassen!

Wesentliche Voraussetzung für eine paradoxe Hirnembolie ist das Vorliegen eines **Rechts-Links-Shuntes**. Hierbei handelt es sich typischerweise um ein **offenes Foramen ovale** (liegt bei 20 bis 30 % aller Menschen vor).

Es kann hierbei unterschieden werden zwischen einem **permanenten Rechts-Links-Shunt** und einem nur fehlenden Zusammenwachsen von Septum primum und Septum secundum. Im letzteren, häufigeren Fall sorgt der höhere Druck im linken Vorhof dafür, dass das Foramen ovale verschlossen bleibt. Wenn es zu einer Druckerhöhung im kleinen Kreislauf kommt (Pressen, Husten, Valsalva-Manöver) kann vorübergehend der Druck im rechten Vorhof höher als jener im linken sein, so dass ein **transienter Rechts-Links-Shunt** möglich wird.

Für die Beweiskette ist der Nachweis der Venenthrombose erforderlich.

20.4.2 Differenzialdiagnosen

- Arterioarterielle Embolie
- Kardiale Hirnembolie
- Koagulopathie
- Vasopathien, Vaskulitis

20.4.3 Klinische Untersuchung und weiterführende Diagnostik

- Die in der ▶ Abb. 19.2 vorliegende MRT-Untersuchung stellt eine Diffusionswichtung dar mit einer kleinen frischen Ischämie im Mediastromgebiet rechts, wobei die kortexnahe Lokalisation für eine embolische Genese des Infarktes spricht.
- Als Suchtest für einen Rechts-Links-Shunt ist der sog. **Bubbles-Test** geeignet, bei dem ein nicht lungengängiges Kontrastmittel venös injiziert und mittels kontinuierlicher Ableitung der Blutflussgeschwindigkeit der mittleren Hirnarterie bds durch die transkranielle Dopplersonographie (TCD) festgestellt wird, ob das Kontrastmittel innerhalb von 6 Herzzyklen im arteriellen Stromgebiet zerebral auftaucht. Wenn auf diese Art und Weise der Bubbles-Test positiv ist, muss eine transösophageale **Echokardiographie (TEE)** durchgeführt werden, die den direkten Nachweis des offenen Foramen ovale und etwaiger assoziierter Auffälligkeiten, insbesondere eines Septumaneurysmas, erlaubt.
- Nachweis einer zugrunde liegenden Venenthrombose mittels **Ultraschalldiagnostik** oder Phlebographie. Ein laborchemischer Hinweis wäre die Erhöhung der D-Dimere im Serum.

20.4.4   Therapie

Für die Behandlung einer paradoxen Hirnembolie mit resultierendem Mediasyndrom, wie sie bei diesem Patienten vorliegt, stehen die Gabe von Thrombozytenaggregationshemmern, die orale Antikoagulation und der interventionelle oder operative Verschluss des offenen Foramen ovale (Persistierendes Foramen ovale – PFO) zur Verfügung.

Ein erhöhtes Rezidivrisiko zeigen lediglich diejenigen Patienten, bei denen ein offenes Foramen ovale mit einem Septumaneurysma kombiniert ist. Lediglich in solchen Fällen kann ernsthaft ein interventioneller oder operativer PFO-Verschluss diskutiert werden. In der Regel wird ein solcher Eingriff erst bei einem Zweitereignis trotz medikamentöser Behandlung durchgeführt.

Bezüglich der Medikation entscheidet der Nachweis einer Venenthrombose. Wenn eine **Venenthrombose** vorliegt, wird entsprechend den angiologischen Richtlinien eine Antikoagulation, z. B. mit **Vitamin K-Antagonisten** für 3–6 Monate durchgeführt, in allen anderen Fällen werden 100 mg **Acetylsalicylsäure** verordnet. Der vorübergehende, prophylaktische Einsatz von niedermolekularem Heparin in Phasen längerer Immobilisierung (Transkontinentalflüge, längere Bettlägerigkeit) ist sinnvoll. Stets sollte eine zugrunde liegende Koagulopathie (beispielsweise Antiphospholipidsyndrom oder pathologische APC-Resistenz) ausgeschlossen werden.

In Kürze

- Paradoxe Hirnembolie mit resultierendem Mediasyndrom
- Ultraschalldiagnostik oder Phlebographie zum Nachweis einer Venenthrombose
- Bubbles-Test zum Nachweis eines Rechts-Links-Shuntes
- Therapie mit oraler Antikoagulation oder Aggregationshemmern
- Interventioneller oder operativer PFO-Verschluss nur im Wiederholungsfall bei zusätzlichem Nachweis eines Septumaneurysmas

Fall 4 ▶ Seite 345

20.5 Fall 5

20.5.1 Falldiskussion

Das klinische Syndrom in diesem Falle entspricht einem **Wallenberg-Syndrom** rechts (▶ Abschn. 10.5.7). Ursächlich sind typischerweise ein Verschluss der ipsilateralen Arteria vertebralis oder der PICA (der hinteren unteren Kleinhirnarterie: *posterior inferior cerebellar artery*).

Interessant ist im geschilderten Fall das Auftreten der Symptomatik in Verbindung mit großer körperlicher Anstrengung. Während der Schwindel mit Fallneigung nach rechts und die Dysarthrie gut mit der Symptomatik des Wallenberg-Syndromes zu erklären sind, bleiben der kurze Kollaps und die heftigen rechtsseitigen Hinterkopf- und Nackenschmerzen ungewöhnlich. Der Kollaps könnte durch eine pressorische Synkope zu erklären sein; die Schmerzsymptomatik stellt aber einen wichtigen Hinweis auf die wahrscheinliche Ätiologie des Hirninfarktes dar.

Es muss in diesem Falle unbedingt an eine **Vertebralisdissektion** rechts gedacht werden. Dabei kommt es zu einem Einriss der Gefäßwand mit intramuralem Hämatom.

20.5.2 Differenzialdiagnosen

- Hirnstamminfarkt anderer Genese
- Hirnstammblutung
- Basilarismigräne
- Subarachnoidalblutung

20.5.3 Klinische Untersuchung und weiterführende Diagnostik

- Zum Nachweis des Infarktes in der dorsolateralen Medulla oblongata ist die Durchführung einer kranialen Magnetresonanztomographie mit Diffusionswichtung erforderlich. Durch Knochenartefakte im Bereich der Schädelbasis ist die CT zu unsicher.
- In der Duplexsonographie kann bei abrupten Kalibersprüngen und atypisch gelegenen Stenosen der Verdacht auf eine Vertebralisdissektion geäußert werden; transversale Schichten der Magnetresonanztomographie erlauben die direkte Darstellung des Wandhämatoms in T1-gewichteten fettsupprimierten Sequenzen. Es zeigt sich eine echoreiche sichelförmige Struktur in der Arterienwand, welche das durchströmte Lumen einengt. I. d. R. ist eine digitale Subtraktionsangiographie zur Diagnosestellung nicht erforderlich.

20.5.4 Therapie

Behandlungsmethode der Wahl bei einem Hirnstamminfarkt mit Wallenberg-Syndrom, dem eine Vertebralisdissektion zugrunde liegt, ist die **initiale Vollheparinisierung mit nachfolgender oraler Antikoagulaion** für einen Zeitraum von 6 Monaten. Duplexsonographische und MR-angiographische Verlaufskontrollen sind erforderlich, um die Entwicklung von dissektionsbedingten Pseudoaneurysmen im Verlauf nicht zu übersehen. Insbesondere bei Pseudoaneurysmen im V3- und V4-Abschnitt der Vertebralarterie ist eine Rupturgefahr mit dem Risiko der Subarachnoidalblutung gegeben, sodass in diesen Fällen eine Coil-Embolisation des Pseudoaneurysmas empfohlen wird.

In Kürze

- Hirnstamminfarkt mit Wallenberg-Syndrom und zugrunde liegender Vertebralisdissektion
- Kraniale Magnetresonanztomographie zum Nachweis des Hirnstamminfarktes
- Duplexsonographie und Magnetresonanztomographie zum Nachweis der Vertebralisdissektion
- Initiale Vollheparinisierung mit nachfolgender oraler Antikoagulation
- Gefahr von dissektionsbedingten Pseudoaneurysmen

20

Fall 5 ▶ Seite 346

20.6 Fall 6

20.6.1 Falldiskussion

Bei der Patientin liegt ein **hyperkinetisches Syndrom** vor, wobei es sich um eine choreatiforme Bewegungsstörung handelt. Geschildert werden die **Chamäleonzunge** und das sog. **Gordon-II-Phänomen** mit lebhaftem Nachzucken nach Auslösung des Patellarsehnenreflexes (▶ Abschn. 14.2.1). Darüber hinaus ergeben sich Hinweise auf kognitive Beeinträchtigungen.

Die unauffällige Vorgeschichte und fehlende Medikamenteneinnahme sprechen gegen eine Spätdyskinesie infolge der Einnahme eines Dopaminrezeptorblockers. Hierbei wäre an Neuroleptika, aber auch an Antiemetika zu denken.

Hinweise für eine Chorea Sydenham ergeben sich anamnestisch ebenfalls nicht – kein fieberhafter Infekt, keine rheumatische Erkrankung. Für eine senile Chorea ist die Patientin zu jung.

Insbesondere die Kombination von choreatischem Syndrom und dementieller Entwicklung spricht für die Annahme einer **Chorea Huntington**. Da es sich hierbei um eine CAG-Triplet-Wiederholung im Huntingtin-Gen handelt, die autosomal-dominant vererbt wird, ist die **Familienanamnese** entscheidend. Im vorliegenden Falle kann die Mutter Konduktorin gewesen und vor einer klinischen Manifestation an dem Mammakarzinom verstorben sein. Deshalb sollte gezielt nach den Verwandten mütterlicherseits gefragt werden.

20.6.2 Differenzialdiagnosen

- Spätdyskinesie infolge Medikamenteneinnahme
- Chorea Sydenham
- Senile Chorea
- L-Dopa-induzierte Hyperkinesen

20.6.3 Klinische Untersuchung und weiterführende Diagnostik

- Die Absicherung der Diagnose Chorea Huntington erfolgt nach einem dokumentierten Aufklärungsgespräch und schriftlicher Einwilligung durch die Patientin mittels Untersuchung der Genmutation aus einer Blutprobe.
- Eine zerebrale Bildgebung, eine Liquordiagnostik oder neurophysiologische Untersuchungen sind nicht zwingend erforderlich.

20.6.4 Therapie

Tiaprid oder Tetrabenazin können zur **symptomatischen Behandlung der Hyperkinesen** eingesetzt werden; eine kausale Therapie ist nicht möglich. Begleitende Depressionen sollten bevorzugt mit Sulpirid oder selektiven Serotoninwiederaufnahmehemmern (SSRI) therapiert werden.

In Kürze

- Chorea Huntington
- Humangenetische Diagnostik
- Nur symptomatische, keine kausale Therapie möglich
- Schlechte Prognose: chronisch fortschreitende Erkrankung mit zunehmender Behinderung, durchschnittliche Krankheitsdauer 10 bis 15 Jahre

Fall 6 ▶ Seite 347

20.7 Fall 7

20.7.1 Falldiskussion

Im vorliegenden Fall muss der klinische Befund an eine **meningeale Reizung** denken lassen. Das subakute Auftreten und die febrilen Temperaturen sprechen für eine entzündliche Genese. Die Bewusstseinstrübung bei der Patientin spricht gegen eine virale und für eine **bakterielle Meningitis**. Die Müdigkeit und Abgeschlagenheit im Vorfeld sind typische Allgemeinsymptome im Prodromalstadium einer bakteriellen Meningitis (▶ Abschn. 9.1).

Der Zustand nach Splenektomie begünstigt insbesondere die Manifestation einer bakteriellen Meningitis durch Streptococcus pneumoniae.

20.7.2 Differenzialdiagnosen

— Meningokokkenmeningitis
— Virale Meningitis
— Pilzmeningitis
— Spontane Subarachnoidalblutung
— Hirnabszess
— Sinusvenenthrombose

20.7.3 Klinische Untersuchung und weiterführende Diagnostik

— Entscheidende diagnostische Maßnahme ist die Lumbalpunktion zur Bestätigung der Entzündung und zum Nachweis des Erregers.
— Bei der bewusstseinsgestörten Patientin muss vor der Lumbalpunktion unbedingt eine zerebrale Bildgebung erfolgen!
— Notfallmäßig wird Blut abgenommen, nicht nur zur Routinediagnostik mit Differenzialblutbild und CRP-Bestimmung, sondern auch für eine Blutkultur. Mittels Blutkultur gelingt der Erregernachweis in 50 % der Fälle.
— Bei unauffälliger CT oder MRT erfolgt die Lumbalpunktion mit Zellzählung, Bestimmung von Protein, Glukose und Laktat sowie Gramfärbung.
— Im Falle der Pneumokokkenmeningitis sind in der Gramfärbung grampositive Kokken zu erwarten (Sensitivität etwa 80 %).
— Es können zerebrale Komplikationen (z. B. Hirnödem, Hydrozephalus, Hörstörungen) und extrazerebrale Komplikationen (z. B. Sepsis, Elektrolytstörungen, Verbrauchskoagulopathie) auftreten (▶ Tab. 9.1). Insbesondere in der ersten Woche müssen die Patienten überwacht werden.

20.7.4 Therapie

Standardantibiotika für die Therapie der bakteriellen Meningitis sind **Penicillin G und Cephalosporine der 3. Generation** wie Cefotaxim oder Ceftriaxon. Direkt vor der ersten Antibiotikaapplikation werden 10 mg **Dexamethason** gegeben; diese **adjuvante Behandlung** wird über 4 Tage durchgeführt. Hierdurch lassen sich die Letalität und das Risiko von Dauerschäden (sensorineurale Ertaubung!) insbesondere bei der Pneumokokkenmeningitis reduzieren.

Bei einer Listerienmeningitis muss Ampicillin anstelle von Penicillin G gegeben werden; auch Cephalosporine helfen nicht gegen diesen Erreger! Wenn die Gegebenheiten eine nosokomiale Infektion begünstigen, sollte Vancomycin hinzugegeben werden.

In Kürze
- Bakterielle Meninigitis
- Bei Bewusstseinsstörung erst zerebrale Bildgebung, dann Liquorpunktion
- Liquorpunktion und Blutkultur zum Nachweis des Erregers
- Penicillin G und Cephalosporine der 3. Generation bei bakterieller Meningitis
- Ampicillin bei Listerienmeningitis
- Prognose abhängig vom Therapiebeginn
- Komplikationen kann durch die frühe Gabe von Dexamethason vorgebeugt werden.

20

Fall 7 ▶ Seite 348

20.8 Fall 8

20.8.1 Falldiskussion

Die Patientin schildert die typische Symptomatik einer **Brachialgia nocturna paraesthetica** – nächtliche Armschmerzen mit Kribbelparästhesien. Diese Symptomatik muss – insbesondere bei einer schwangeren Patientin – an ein **Karpaltunnelsyndrom** denken lassen. Es ist häufig, dass die Patient(inn)en Schmerzen im gesamten Arm angeben und nicht richtig lokalisieren können, welche Finger von den Parästhesien betroffen sind.

Die diskrete Schwäche des M. opponens pollicis ist mit der Diagnose eines Karpaltunnelsyndroms vereinbar.

Im vorliegenden Falle dürfte die vermehrte Ödemneigung in der Schwangerschaft ursächlich sein.

20.8.2 Differenzialdiagnosen

- Interosseus-anterior-Syndrom
- Pronator-teres-Syndrom
- C6-Syndrom
- C7-Syndrom
- Armplexusneuritis

20.8.3 Klinische Untersuchung und weiterführende Diagnostik

- Bei den sensiblen Störungen der ersten drei Finger nach längerer Beugung im Handgelenk handelt es sich um einen positiven Phalen-Test.
- Zusätzlich sollte Druck über dem Karpaltunnel ausgeübt werden. Wenn dies zu den typischen Parästhesien der ersten 3 Finger volar führt, wäre dies ein positives **Hoffmann-Tinel-Zeichen.**
- Die klinische Diagnose wird gestützt durch eine Elektroneurographie mit Messung der distalen motorischen Latenz und der sensiblen Nervenleitgeschwindigkeit über der Strecke des Karpaltunnels (▶ Abschn. 3.3.1).

20.8.4 Therapie

Da die Beschwerden ausschließlich nachts auftreten, ist die Ruhigstellung des Armes auf einer **nächtlichen volaren Unterarmschiene** sinnvoll; diese dient der Fixierung des Handgelenkes in 180°-Stellung. Nur bei Beschwerdepersistenz trotz dieser Maßnahme käme die lokale Injektionsbehandlung mit Kortikosteroiden in Frage. Eine orale Medikation sollte in Anbetracht der Schwangerschaft eher unterbleiben. Die **Prognose ist günstig**, da sich die Symptomatik meist nach der Entbindung zurückbildet. Aus diesem Grunde ist keine Indikation zu einem operativen Vorgehen gegeben.

In Kürze

- Karpaltunnelsyndrom mit Brachialgia nocturna paraesthetica
- Positiver Phalen-Test, positives Hoffmann-Tinel-Zeichen
- Elektroneurographie mit Messung der distalen motorischen Latenz und der sensiblen Nervenleitgeschwindigkeit
- Ruhigstellung des Armes auf einer nächtlichen volaren Unterarmschiene
- Günstige Prognose

Fall 8 ▶ Seite 349

20.9 Fall 9

20.9.1 Falldiskussion

Im vorliegenden Falle handelt es sich um eine **Claudicatio-Symptomatik** der unteren Extremitäten. Die Tatsache, dass Schmerzen fehlen, spricht gegen das Vorliegen einer peripheren arteriellen Verschlusskrankheit (pAVK). Auch eine neurogene Claudicatio bei Lumbalkanalstenose ist entsprechend der geschilderten Anamnese auszuschließen, weil das Leitsymptom hierbei ebenfalls Schmerzen sind, die den Patienten zwingen sich hinzusetzen, um eine Entlordosierung der Wirbelsäule zu erreichen (neurogene Claudicatio).

Bei diesem Patienten kommt es belastungsabhängig zu **sensiblen Störungen beider Beine** und offensichtlich auch zu einer **Schwäche des rechten Beines**, welches bei Belastung weggeknickt sei. Die sensiblen Störungen werden bis in Höhe der Leisten geschildert, so dass ein sensibles Niveau in Höhe L1 anzunehmen ist.

Die rechts betonte Paraparese der Beine beim Belastungstest spricht ebenso wie die Sensibilitätsstörung für eine **spinale Genese** der Beschwerden. Die Tatsache, dass eine Sensibilitätsstörung vorliegt, schließt eine neuromuskuläre Übertragungsstörung (Myasthenie) aus.

Differenzialdiagnostisch ist weiterhin an eine **belastungsabhängige spinale Ischämie**, beispielsweise bei fortgeschrittener Arteriosklerose im Bereich der Aorta abdominalis mit entsprechendem Umgehungskreislauf, zu denken. Hiergegen spricht die Tatsache, dass es sich um einen 39-jährigen Patienten handelt ohne relevante Gefäßrisikofaktoren.

Aus diesem Grunde muss eine **vaskuläre Malformation** des Rückenmarkes mit Steal-Symptomatik bedacht werden. Die häufigste spinale Fehlbildung ist die **spinale Durafistel**, bei der es durch den Kurzschluss zwischen einer einzelnen Wurzelarterie und den Rückenmarksvenen zu einer spinalen Varikosis kommt. Belastungsabhängig nimmt die Schwellung der dorsal gelegenen Rückenmarksvenen zu und führt zu einem kongestiven Ödem des Rückenmarkes, welches die klinische Symptomatik hervorruft (▶ Abschn. 6.3.3). Wenn eine Behandlung nicht rechtzeitig in die Wege geleitet wird, kann ein permanentes neurologisches Defizit resultieren. In der Regel wird die Diagnose dieses Krankheitsbildes viel zu spät gestellt!

20.9.2 Differenzialdiagnosen

- Periphere arterielle Verschlusskrankheit (pAVK)
- Neurogene Claudicatio bei Lumbalkanalstenose
- Myasthenia gravis
- Spinale Ischämie bei fortgeschrittener Arteriosklerose der Aorta abdominalis oder Aortenaneurysma
- Vaskuläre Malformation

20.9.3 Klinische Untersuchung und weiterführende Diagnostik

- Als erster diagnostischer Schritt sollte eine **MRT** des thorakolumbalen Überganges erfolgen.
- Im Falle einer spinalen Durafistel stellen sich die erweiterten spinalen Venen dorsal des Rückenmarkes in der MRT dar.
- Zum Nachweis des Fistelpunktes wird eine **spinale Angiographie** angeschlossen.
- Zum sicheren Ausschluss eines Aortenaneurysmas ist eine Abdomensonographie sinnvoll.

20.9.4   Therapie

Wenn die spinale Durafistel nachgewiesen ist, kommen therapeutisch entweder der **interventionelle Verschluss der Fistel mit Fibrinkleber** oder die **operative Unterbindung** im Rahmen eines kleinen neurochirurgischen Eingriffes in Frage. Die rechtzeitige Behandlung führt ein solcher Eingriff zur Heilung des Patienten.

In Kürze
- Spinale Durafistel
- MRT thorakolumbaler Übergang, anschließend spinale Angiographie
- Interventioneller Verschluss der Fistel oder operative Unterbindung
- Günstige Prognose bei rechtzeitigem Eingriff, häufig wird die Diagnose zu spät gestellt

Fall 9 ▶ Seite 350

20.10 Fall 10

20.10.1 Falldiskussion

Der LKW-Fahrer leidet unter einer **akuten Lumboischialgie**. Ein positives gekreuztes Lasègue-Zeichen liegt vor, wenn Schmerzen bei Anheben des gegenseitigen Beines auftreten (▶ Abschn. 3.2.2). Das umgekehrte Lasègue-Zeichen wird untersucht, indem in Bauchlage das gestreckte Bein angehoben wird; es ist positiv bei Wurzelreizungen oberhalb von L4.

Die Schmerzausstrahlung an der Beinaußenseite entlang zur Unterschenkelvorderseite und zur großen Zehe rechts spricht für eine Irritation der Wurzel L5 rechts. Entsprechend zeigt die motorische Prüfung eine Schwäche des M. extensor hallucis longus rechts (Kennmuskel des Myotoms L5). Die Sensibilitätsstörung im Bereich von Unterschenkel und Fuß ist ebenfalls mit einer Kompression der Wurzel L5 rechts vereinbar (▶ Abschn. 3.2.2).

Der **Tibialis-posterior-Reflex** hilft ein L5-Syndrom differenzialdiagnostisch gegenüber einer Peroneusparese abzugrenzen: Bei einem L5-Syndrom ist der Tibialis-posterior-Reflex herabgesetzt oder ausgefallen, bei einer Peroneusparese ist bei ansonsten identischer Klinik dieser Reflex erhalten, da die periphere Reflexbahn über den N. tibialis geht.

Ein ausgesprochenes Warnsymptom stellt die Sensibilitätsstörung an der Innenseite des rechten proximalen Oberschenkels im sogenannten Reithosenareal dar, da hierbei die sakralen Segmente betroffen sind und dieser Befund für eine Kompression mehr als einer Wurzel und damit für einen **sequestrierten Prolaps** sprechen könnte.

Damit ist die Verdachtsdiagnose eines mediolateralen sequestrierten nach unten verlagerten **Bandscheibenvorfalles** im Zwischenwirbelraum LWK 4/LWK 5 zu stellen.

20.10.2 Differenzialdiagnosen

- Beinplexus-Affektion
- Parese des N. peroneus oder N. ischiadicus
- Pathologische Wirbelfrakturen (bei Tumorleiden oder Entzündung)
- Tumoren von Nervenwurzeln oder angrenzenden Strukturen
- Tethered-Cord-Syndrom

20.10.3 Klinische Untersuchung und weiterführende Diagnostik

- Bei Hinweisen auf eine **Kauda-Kompression** (Sensibilitätsstörung im Reithosenareal mit dem Risiko der Blasen-Mastdarm-Störung!) **muss notfallmäßig eine Bildgebung** im betroffenen Segment erfolgen!
- Der **lumbalen MRT** wäre der Vorzug zu geben. Alternativ Myelographie mit Myelo-CT in den betroffenen Segmenten.
- Eine Restharnbestimmung mittels Ultraschall ist im vorliegenden Fall wenig aussagekräftig, weil auch das heftige Schmerzsyndrom zu einem reflektorischen Harnverhalt führen kann.

20.10.4   Therapie

Wenn sich der Befund eines sequestrierten Bandscheibenvorfalles mit **Kauda-Kompression** bestätigt, wäre die Indikation zur **notfallmäßigen Operation innerhalb von 24 Stunden** gegeben. Dieser Eingriff muss offen erfolgen – ein minimalinvasiver Eingriff bietet keine ausreichende Sicherheit für die erforderliche Wurzelentlastung.

Bei einem **lateralen Bandscheibenvorfall** in der Etage L4/5 kann zunächst konservativ behandelt werden mit **Bettruhe, physikalischer Therapie und analgetischer Behandlung**. Hierunter Restharn-kontrolle und tägliche Kontrolle der Paresen. Bei Ausbleiben der Besserung innerhalb von 1–2 Wochen wäre die Indikation zur Operation ebenfalls gegeben.

In Kürze

- ▬ Mediolateraler Bandscheibenvorfall
- ▬ Lumbale MRT
- ▬ Bandscheibenvorfall mit Kauda-Kompression: Notfallmäßige Operation innerhalb von 24 Stunden
- ▬ Lateraler Bandscheibenvorfall: Bettruhe, physikalische Therapie und analgetische Behandlung

Fall 10 ▶ Seite 351

20.11   Fall 11

20.11.1   Falldiskussion

Der 38-jährige Patient schildert die typische Symptomatik eines **Cluster-Kopfschmerzes**. Hierzu passen der streng einseitige frontoorbitale Kopfschmerz mit einseitiger Lakrimation und Rhinorrhoe. Nicht selten kommt es im Rahmen der Symptomatik zu einem einseitigen Horner-Syndrom. Auch die Tatsache, dass die Schmerzattacken vorwiegend in den Nachtstunden auftreten sowie das männliche Geschlecht passen zu dieser Diagnose (▶ Abschn. 17.1.2).

Im Unterschied zur akuten Migräneattacke, bei der sich der Patient ins Bett zurückzieht und Bewegungen, Geräusche und Licht meidet, ist der Schmerz beim Cluster-Kopfschmerz so ausgeprägt, dass der Patient umhergehen muss und nicht im Bett bleiben kann.

Beim Cluster-Kopfschmerz werden die **episodische Variante** mit täglichen Kopfschmerzattacken für wenige Wochen und dann monatelangen freien Intervallen (deshalb Cluster-Kopfschmerz!) sowie der **chronische Cluster-Kopfschmerz** ohne freie Intervalle unterschieden.

20.11.2   Differenzialdiagnosen

- Andere trigemino-autonome Kopfschmerzen (CPH, SUNCT)
- Akuter Glaukomanfall
- Trigeminusneuralgie im 1. Ast
- Tolosa-Hunt-Syndrom, Raeder-Syndrom
- Karotisdissektion
- Arteriovenöse Malformationen im Kleinhirnbrückenwinkel
- Subarachnoidalblutung

20.11.3   Klinische Untersuchung und weiterführende Diagnostik

- Bei typisch geschilderter Symptomatik ist eine **weiterführende Diagnostik nicht erforderlich** – auf eine Computertomographie oder Magnetresonanztomographie kann ebenso wie auf die Durchführung einer Ultraschalldiagnostik der hirnversorgenden Gefäße verzichtet werden.
- Diagnostisch hilfreich ist die Inhalation von Sauerstoff während der Attacke.

20.11.4   Therapie

Im Akutstadium hilft **Sauerstoffinhalation** (7–10 Liter 100 %iger Sauerstoff für 10 bis 20 min über eine Gesichtsmaske), die bei der Mehrzahl der Patienten in der Lage ist, die Kopfschmerzattacke zu kupieren. Alternativ kann ein Triptan eingesetzt werden.

Falls erforderlich kommt für die Intervalltherapie die Verordnung von Verapamil oder Lithium in Frage. Beim episodischen Cluster-Kopfschmerz kann der vorübergehende Einsatz von Kortikosteroiden helfen.

In Kürze
- Episodischer Cluster-Kopfschmerz
- Bei typischer Klinik weiterführende Diagnostik nicht erforderlich
- Im Akutstadium Sauerstoffinhalation, alternativ Sumatriptan

Fall 11 ▶ Seite 352

20.12 Fall 12

20.12.1 Falldiskussion

Rücken- und Gelenkschmerzen wechselnder und diffuser Lokalisation können erster Hinweis auf eine **extrapyramidal motorische Erkrankung** sein. Der Mehrzahl der Patienten und deren Angehörigen fällt darüber hinaus auf, dass die Beweglichkeit insgesamt nachlässt, wobei dann häufig Ursache und Wirkung vertauscht werden.

Das geschilderte klinische Bild ist mit der Diagnose eines **idiopathischen Parkinson-Syndromes** vereinbar: Als Ausdruck der gestörten Stellreflexe zeigt sich die erhöhte Wendeschrittzahl von 6 (normal wäre bis 4), es wird ein rechts betonter Rigor der Extremitäten bei Hypokinese geschildert. Das idiopathische Parkinson-Syndrom beginnt charakteristischerweise einseitig betont, bei diesem Patienten rechts betont mit herabgesetzter Beweglichkeit des rechten Armes und rechts betontem Rigor.

Anamnestisch ergeben sich keine Anhaltspunkte für das Vorliegen eines medikamentös ausgelösten Parkinson-Syndromes.

Bei einem vaskulären Parkinson-Syndrom (der Patient hat eine Hypercholesterinämie, eine arterielle Hypertonie und mit der Angina pectoris ist er sicherlich ein Gefäßpatient) wäre eher eine Gangapraxie im Sinne eines Lower-body-Parkinson zu erwarten, nicht hingegen Einschränkungen der Beweglichkeit im Bereich der oberen Extremitäten.

Klinische Anhaltspunkte für das Vorliegen einer (Neuro-) Borreliose ergeben sich nicht, sodass es sich bei dem Laborbefund um einen Durchseuchungstiter handeln dürfte.

20.12.2 Differenzialdiagnosen

- Medikamentös ausgelöstes Parkinson-Syndrom
- Vaskuläres Parkinson-Syndrom
- Depressiver Verstimmungszustand
- Wilson-Krankheit
- Multisystemerkrankungen
- Subkortikale arteriosklerotische Enzephalopathie (SAE)
- Kommunizierender Hydrozephalus (NPH)

20.12.3 Klinische Untersuchung und weiterführende Diagnostik

- Für die Diagnose des idiopathischen Parkinson-Syndromes wird gefordert, dass eine **Hypo- oder Akinese** sowie mindestens ein **weiteres Kardinalsymptom** (Tremor, Rigor oder gestörte Stellreflexe) vorliegen (▶ Abschn. 14.2.4).
- Im vorliegenden Fall sind drei klinische Diagnosekriterien gegeben: Hypokinese, Rigor und gestörte Stellreflexe. Ergänzend ist ein Riechtest sinnvoll. Nach einer REM-Schlaf-Verhaltensstörung sollte gezielt gefragt werden.
- Die leichtgradige Pallhypästhesie ist nicht sicher als pathologisch zu werten; die latente Hyperthyreose kann die extrapyramidale Symptomatik nicht erklären (im Unterschied zu einer höhergradigen Hypothyreose!).
- Ein **L-Dopa-Test** sollte durchgeführt werden, bei dem 200 mg L-Dopa mit einem Decarboxylasehemmer verabreicht werden und ein semiquantitativer Befund (z. B. mittels Webster-Skala) vor und nach

der Einnahme erhoben wird. Alternativ kann ein **Apomorphin-Test** parenteral erfolgen; dieser macht allerdings die Vormedikation mit einem Antiemetikum erforderlich.

— Eine zerebrale Bildgebung ist nicht zwingend erforderlich, wäre aber indiziert, wenn atypische klinische Symptome (z. B. Babinski-Zeichen) oder Reflexdifferenzen bzw. Paresen vorlägen

— Mittels szintigraphischer Methoden (L-Dopa-PET, DAT-Scan) lässt sich zwar die Diagnose apparativ stützen, sie sind jedoch nicht routinemäßig erforderlich.

— Wenn der klinische Befund passt und der L-Dopa-Test positiv ist, kann die Diagnose ohne weitere bildgebende Diagnostik gestellt und die Behandlung in die Wege geleitet werden.

20.12.4 Therapie

Wenn sich die Diagnose des Parkinson-Syndromes bestätigt, würde bei dem 69-jährigen Patienten die Behandlung mit einem **L-Dopa-Präparat** begonnen werden. Bei einer Ersteinstellung vor dem 65. Lebensjahr sollte zunächst ausschließlich ein Dopaminagonist eingesetzt werden.

Im vorliegenden Falle dürfte die **Kombination eines L-Dopa-Präparates mit einem Dopaminagonisten** sinnvoll sein, wobei bei kardialer Vorgeschichte möglichst ein Nonergot-Agonist gewählt werden sollte, da bei dieser Substanzgruppe das Risiko von Fibrosen und insbesondere Herzklappenveränderungen nicht gegeben ist. Die Kombination mit einem Dopaminagonisten ist deswegen sinnvoll, weil es unter der Langzeit-Therapie mit L-Dopa im Verlauf zu motorischen Fluktuationen und psychiatrischen Nebenwirkungen kommen kann. Der Patient muss auf die Risiken des plötzlichen Einschlafens (Kfz-Tauglichkeit) und der Impulskontrollstörung (Spielsucht) durch Nonergot-Dopaminagonisten hingewiesen werden.

In Kürze

- Idiopathisches Parkinson-Syndrom
- L-Dopa-Test zur Sicherung der Diagnose
- Therapie mit einem L-Dopa-Präparat, evtl. in Kombination mit einem Dopaminagonisten

Fall 12 ▶ Seite 353

20.13   Fall 13

20.13.1   Falldiskussion

Im vorliegenden Fall muss aufgrund der belastungsabhängigen Symptomatik in erster Linie an eine **neuromuskuläre Übertragungsstörung** gedacht werden. Dabei spricht das jugendliche Alter für das Vorliegen einer **Myasthenia gravis**.

Das Auftreten einer bilateralen rechts betonten Ptose nach längerem Blick an die Decke entspricht einem **positiven Simpson-Test** (▶ Abschn. 2.8.1).

Ergänzend sollten andere Muskelgruppen im Hinblick auf eine myasthene Symptomatik überprüft werden.

Aufgrund der negativen Familienanamnese ist eine okulopharyngeale Muskeldystrophie wenig wahrscheinlich.

20.13.2   Differenzialdiagnosen

— Mitochondriale Myopathien, insbesondere das Kearns-Sayre-Syndrom und die chronisch progressive externe Ophthalmoplegie (CPEO)
— Lambert-Eaton-Myasthenes Syndrom (LEMS)
— Okulopharyngeale Muskeldystrophie

20.13.3   Klinische Untersuchung und weiterführende Diagnostik

— Um die Diagnose der neuromuskulären Übertragungsstörung zu untermauern, sollte ein Test mit einem **Cholinesterasehemmer**, z. B. mit Pyridostigmin oder Edrophoniumchlorid (Tensilon®), durchgeführt werden. Im geschilderten Fall wäre mit einer vorübergehenden Rückbildung der Ptose durch die Substanz zu rechnen.
— Ist der »Tensilon-Test« positiv, wäre der nächste Schritt die Suche nach **Acetylcholinrezeptor-Autoantikörpern**. Sind diese nicht nachweisbar, sollte nach Antikörpern gegen muskelspezifische Rezeptortyrosinkinase (Anti-Musk) gesucht werden.
— Sind Acetylcholinrezeptor-Antikörper nachweisbar, sollten Titin-Antikörper bestimmt und eine **Magnetresonanztomographie oder Computertomographie des Thorax** durchgeführt werden, um nach einer Thymushyperplasie zu suchen bzw. um ein Thymom auszuschließen.

20.13.4   Therapie

Wenn der Patient **Autoantikörper-negativ** ist, erfolgt die Behandlung ausschließlich mit **Cholinesterasehemmern**. Es wird ein Notfallpass ausgefüllt und der Patient darüber aufgeklärt, dass jegliche Medikamente nur nach vorheriger Rücksprache eingenommen werden dürfen. Regelmäßige Verlaufskontrollen, auch im Hinblick auf die Entwicklung von Autoantikörpern, sind erforderlich.

Wenn der Patient **Autoantikörper-positiv** ist, ist die Indikation zur **Thymektomie** gegeben. Diese erfolgt transsternal. Sofern nach der Operation weiter Antikörper nachweisbar sind, wird neben der symptomatischen Behandlung mit **Cholinesterasehemmern** eine immunsuppressive Behandlung in die Wege geleitet. Dabei erfolgt die Einstellung auf Kortikosteroide initial unter stationären Bedingungen, um keine Verschlechterung der myasthenen Symptomatik durch Membraneffekte der Kortikoide zu riskieren. Dieses

Risiko ist vor allem bei generalisierten Myasthenieformen gegeben. Als Immunsuppressivum käme in erster Linie **Azathioprin** in Frage.

In Kürze

- Myasthenia gravis mit positivem Simpson-Test
- Tensilon-Test zur Sicherung der Diagnose
- Bestimmung von Acetylcholinrezeptor-Autoantikörpern bzw. Anti-Musk-Antikörpern
- MRT oder CT des Thorax zum Ausschluss eines Thymoms
- Ist der Patient Autoantikörper-negativ: Therapie mit Cholinesterasehemmern
- Ist der Patient Autoantikörper-positiv: Thymektomie und ggf. immunsuppressive Behandlung

Fall 13 ▶ Seite 354

20.14 Fall 14

20.14.1 Falldiskussion

Die Prodromalsymptome wie Kopfschmerzen, Abgeschlagenheit und subfebrile Temperaturen sprechen für eine **entzündliche Erkrankung**. Das klinische Bild weist auf eine **Affektion des Hirnstammes** hin. Dabei sind sowohl die untere Medulla oblongata mit Paresen des 9. und 12. Hirnnerven als auch die Brücke mit horizontaler Blickparese nach rechts und latenter Hemiparese links betroffen.

In der Labordiagnostik fällt eine **Leukopenie** auf. Auch eine leichte **Anämie** und eine **Thrombozytopenie** liegen vor. Bei leicht beschleunigter BSG ist das C-reaktive Protein regelrecht.

Der **positive TPHA-Test** kann auf eine Lues hinweisen, ein falsch-positiver TPHA-Test kommt auch bei einer Borrelien-Infektion vor.

Der Liquorbefund mit lymphomonozytärer Pleozytose, Eiweißerhöhung und Glukose-Erniedrigung spricht für eine **bakterielle Infektion**, wobei die Konstellation mit niedriger Zellzahl und deutlicher Glukose-Erniedrigung höchst verdächtig ist auf eine **Tuberkulose**.

Bei dem Patienten ergibt sich der dringende Verdacht auf eine Infektion sowohl mit **Tuberkulose** als auch mit **Lues**. Die Blutbefunde legen den Verdacht auf eine Immunabwehrschwäche nahe, so dass auch an eine **HIV-Infektion** gedacht werden muss.

20.14.2 Differenzialdiagnosen

- Syphilis (Lues)
- Borrelieninfektion
- HIV-Infektion
- Mykose
- Sarkoidose
- Listeriose
- Zerebrales Lymphom

20.14.3 Klinische Untersuchung und weiterführende Diagnostik

- Aufgrund des positiven TPHA-Testes sollte eine weiterführende Diagnostik mit einem **Lues-Bestätigungstest** (FTA-Abs- bzw. TPI-Test) und einer **Borrelienserologie** durchgeführt werden.
- Zur Abklärung einer Tuberkulose sollten eine Tuberkulose-**PCR** im Liquor, die Suche nach anderen Manifestationen einer Tuberkulose (Thoraxröntgen!) sowie die Anlage einer **Liquor-, Sputum- und Magensaftkultur** zum Erregernachweis erfolgen.
- Der MRT-Befund – es handelt sich um T1-gewichtete, sagittale Aufnahmen nach Gabe des paramagnetischen Kontrastmittels Gadolinium – ist mit einer **Hirnstammenzephalitis** vereinbar.
- Entzündliche Hirnstammaffektionen sind charakteristisch für die Tuberkulose und die Listeriose.
- Eine Listeriose lässt sich im vorliegenden Fall aufgrund des Liquorbefundes ausschließen. Bei der Listeriose wäre eine vorwiegend granulozytäre Pleozytose von mehreren 100 bis einigen 1000 Zellen im Liquor zu erwarten.
- Zur Abklärung der HIV-Infektion sollte nach Aufklärung und Einwilligung des Patienten ein **HIV-Test** durchgeführt werden.

▬ Die Immunabwehrschwäche muss mittels Bestimmung der T-Zell-Subpopulationen eingeordnet werden. Weitere Sekundärerkrankungen bei HIV-Infektionen müssen ausgeschlossen werden.

▬ Im vorliegenden Fall lag tatsächlich eine **HIV-Infektion mit Tuberkulose** und Syphilis vor.

20.14.4   Therapie

Bereits bei begründetem Verdacht auf eine Tuberkulose muss eine Vierer-Therapie mit Tuberkulostatika in die Wege geleitet werden (▶ Abschn. 9.2.4). Dabei werden Isoniazid, Ethambutol, Pyrimethamin und Rifampicin kombiniert. Die Lues wird mit Penicillin G behandelt.

Eine hochdosierte antivirale Therapie zur Behandlung der HIV-Infektion kommt erst in Frage, wenn die tuberkulostatische Behandlung abgeschlossen ist, da sich die toxischen Nebenwirkungen der Substanzen sonst potenzieren.

In Kürze

▬ HIV-Infektion mit Tuberkulose und Syphilis

▬ Nachweis der HIV-Infektion mittels HIV-Test, Abklärung von Sekundärerkrankungen

▬ Nachweis der Tuberkulose-Infektion mittels PCR, Liquor-, Sputum- und Magensaftkultur, Suche nach anderen Manifestationen

▬ Nachweis der Lues-Infektion mittels TPHA-Test und einem Lues-Bestätigungstest (FTA-Abs- bzw. TPI-Test)

▬ Erst Behandlung der Tuberkulose und Lues, dann der HIV-Infektion

20

Fall 14 ▶ Seite 355

20.15 Fall 15

20.15.1 Falldiskussion

Bei der 60-jährigen Patientin liegt offensichtlich eine weitgehend symmetrische sensomotorische **Polyneuropathie** der Beine mehr als der Hände vor. Charakteristisch sind die handschuh- und sockenförmigen Sensibilitätsstörungen, die ausgeprägte Tiefensensibilitätsstörung mit Pallanästhesie, der Ausfall der Achillessehnenreflexe sowie die distalen Paresen und Muskelatrophien. Häufig zeigen diese Kranken eine deutliche Gangunsicherheit im Dunkeln als Ausdruck der gestörten Tiefensensibilität mit afferenter bzw. sensibler Ataxie.

In der neurophysiologischen Zusatzdiagnostik erweist sich die Polyneuropathie als **axonal**. Das heißt, bei der Messung der Nervenleitgeschwindigkeiten werden weitgehend normale Werte gemessen worden sein, die Amplituden der evozierten Antwortpotenziale sind jedoch herabgesetzt und die Elektromyographie zeigt neurogene Veränderungen der Muskulatur.

Bei der Patientin liegt seit vielen Jahren ein systemischer Lupus erythematodes (SLE) vor. Hierzu passt die leichte Erhöhung der antinukleären Antikörper. Grundsätzlich ist eine Neuropathie mögliche Komplikation des SLE. Die geschilderten Laborbefunde ergeben aber keine Anhaltspunkte dafür, dass aktuell eine Entzündungsaktivität der Grunderkrankung vorliegt. Auch der völlig normale Liquor spricht gegen eine entzündliche Genese der vorliegenden Polyneuropathie.

Die wichtigsten Ursachen einer distal symmetrischen sensomotorischen Polyneuropathie sind der **Diabetes mellitus** und **der chronische Alkoholabusus**. Weder für die eine noch die andere Ursache ergeben sich Anhaltspunkte bei der Patientin. Auch **metabolische Ursachen** sind bei regelrechten Werten für Folsäure sowie Vitamin B_{12} und bei normalem Routinelabor unwahrscheinlich. Vielmehr muss im vorliegenden Fall an eine **toxische Genese** der vorwiegend axonalen Neuropathie gedacht werden. Ursächlich in Frage kommt das über viele Jahre eingenommene Chloroquin.

20.15.2 Differenzialdiagnosen

- Polyneuropathie bei Diabetes mellitus
- Polyneuropathie bei chronischem Alkoholabusus
- Polyneuropathie bei metabolischen Störungen
- Polyneuritis bei SLE
- Chronische inflammatorische demyelinisierende Polyneuritis (CIDP)
- Polyradikulitis nach Zeckenbiss (Borreliose, Garin-Bujadoux-Bannwarth-Syndrom)
- Nephrogene Polyneuropathie

20.15.3 Klinische Untersuchung und weiterführende Diagnostik

- Aufgrund der Laborkonstellation und der bereits durchgeführten neurophysiologischen Zusatzdiagnostik ist eine weiterführende Diagnostik nicht erforderlich.

20.15.4 Therapie

Das über viele Jahre eingenommene Chloroquin muss abgesetzt werden. Zumindest eine teilweise Besserung der beschriebenen Beschwerden ist nach Absetzen des auslösenden Präparates zu erwarten. Eine medikamentöse Therapie hilft lediglich symptomatisch bei Reizsymptomen (Parästhesien, Hyperalgesie); in Frage kommt die Gabe von Gabapentin, Pregabalin oder Carbamazepin.

In Kürze
- Axonale Schädigung mit resultierender symmetrischer, sensomotorischer Polyneuropathie
- Toxische Genese durch jahrelange Einnahme von Chloroquin bei SLE
- Absetzen von Chloroquin erforderlich

Fall 15 ▶ Seite 357

20.16　Fall 16

20.16.1　Falldiskussion

Im vorliegenden Fall handelt es sich um typische Symptome einer **neurogenen Claudicatio**: Schmerzen treten beim Gehen auf, wobei nur das Hinsetzen den Schmerz verbessert. Es reicht nicht, wenn der Patient wie bei der peripheren arteriellen Verschlusskrankheit vor einem Schaufenster stehen bleibt, er muss sich vornüberbeugen bzw. hinsetzen, damit es zu einer Entlordosierung der Wirbelsäule kommt. Sehr typisch ist die Schilderung, dass Radfahren auch für lange Strecken unproblematisch möglich ist. Damit lässt sich eine gefäßbedingte Genese der Claudicatio ausschließen. Durch die sitzende Position beim Radfahren kommt es nicht zur ursächlichen Kauda-Kompression.

Charakteristisch ist auch, dass im Intervall der neurologisch-klinische Befund vollkommen regelrecht ist.

20.16.2　Differenzialdiagnosen

- Periphere arterielle Verschlusskrankheit
- Spinale Raumforderung
- Spinale Durafistel

20.16.3　Klinische Untersuchung und weiterführende Diagnostik

- Zur Abklärung der geschilderten Symptome sollte entweder eine **lumbale MRT** oder eine **Myelographie** mit gezielter Myelo-CT angefertigt werden.
- Häufig findet sich die lumbale Stenose nicht nur in einer Höhe, sondern über mehrere Segmente verteilt. Bei einem Teil der Patienten hilft die Schmerzausstrahlung beim Gehen oder längeren Stehen in der klinischen Höhendiagnostik. Meist ist jedoch in diesen Fällen eine genaue klinische Höhendiagnostik nicht möglich.
- Die MRT zeigt im geschilderten Fall **multisegmentale Einengungen** vor allem in den Höhen LWK 2/3 und LWK 3/4. Dabei spielen offensichtlich nicht nur Bandscheibenverlagerungen von vorne, sondern auch eine Spondylarthrose und Verdickungen der Ligamenta flava mit Einengung von hinten eine Rolle.

20.16.4　Therapie

Da es sich um ein mechanisches Problem handelt, sollte die operative Entlastung der multisegmentalen Einengungen angestrebt werden. Diese muss ggf. mit einer Wirbelsäulenstabilisierungs-Operation verbunden werden.

In Kürze

- Neurogene Claudicatio
- Ursächlich sind multisegmentale Einengungen mit Lumbalkanalstenose
- Lumbale MRT oder eine Myelographie mit gezielter Myelo-CT
- Operative Therapie

Fall 16 ► Seite 358

20.17   Fall 17

20.17.1   Falldiskussion

Im neurologischen Befund wird eine **Schädigung des 2. Motoneurons** dokumentiert mit einer distal betonten Paraparese der Beine und ausgefallenen Beineigenreflexen. Gegen eine spinale Genese der Paraparese der Beine sprechen das Fehlen einer querschnittsförmigen Sensibilitätsstörung und das Fehlen von Pyramidenbahnzeichen. Vielmehr dürfte es sich im vorliegenden Fall um eine **motorische Polyneuropathie** handeln.

Das subakute bis akute Auftreten zwei Wochen nach einer Gastroenteritis muss an eine **akute inflammatorische demyelinisierende Polyneuritis (AIDP)** – an ein **Guillain-Barré-Syndrom (GBS)** denken lassen (▶ Abschn. 4.5). Hierbei handelt es sich um einen medizinischen **Notfall**, und es muss eine sehr rasche weitere Abklärung erfolgen!

20.17.2   Differenzialdiagnosen

- Polyneuropathie bei Lyme-Borreliose
- Vaskulitische Polyneuropathie
- Polyneuropathie bei Sarkoidose
- Myeloradikulitis

20.17.3   Klinische Untersuchung und weiterführende Diagnostik

- Vordringlich für die Diagnosestellung sind die **Liquordiagnostik** und die **neurophysiologische Diagnostik.**
- Im Liquor ist eine **zytoalbuminäre Dissoziation** zu erwarten. Dies heißt, dass im typischen Fall das Protein im Liquor deutlich erhöht ist bei normaler Zellzahl.
- In der neurophysiologischen Diagnostik sind entweder Leitungsblocks mit verlangsamten Nervenleitgeschwindigkeiten (**Demyelinisierung**) oder eine signifikante Amplitudenminderung der evozierten Nervenantwortpotenziale (axonale Schädigung) zu erwarten.
- Im Serum sollte gezielt nach **Gangliosid-Antikörpern** gesucht werden.
- Typischer Erreger der Gastroenteritis im Vorfeld eines GBS wäre **Campylobacter jejuni**. In diesem Falle wären Gm1-Antikörper im Serum zu erwarten. Bei einem pulmonalen Infekt im Vorfeld des GBS wäre eine **Zytomegalie** mit Nachweis von Gm2-Antikörpern am häufigsten.

20.17.4   Therapie

Therapie der Wahl ist die Gabe von **intravenösen Immunglobulinen** (3×10 g über 5 Tage) oder alternativ die viermalige Durchführung einer **Plasmaseparation**. Beide Behandlungsmethoden sind gleichwertig und in der Lage, sowohl den Gesamtverlauf der Erkrankung zu verkürzen als auch die Dauer einer etwaigen Respiratorpflicht. Da der Infekt inzwischen abgeklungen ist, sind **Antibiotika nicht erforderlich.**

Neben dem Risiko der **Atemlähmung** ist die Gefahr einer autonomen Neuropathie mit **lebensgefährlichen Herzrhythmusstörungen** zu bedenken. Aus diesem Grunde muss der Patient auf eine Wachstation aufgenommen werden. Autonome Tests (Herzfrequenzvariation bei Hyperventilation oder Valsalva-Manöver und die Ableitung der sympathischen Hautantwort) dienen der rechtzeitigen Erkennung einer autonomen Nervenmitbeteiligung. Bei Herzrhythmusstörungen kann ein vorübergehender externer Herzschrittmacher erforderlich werden.

Wenn es bei dem Patienten zu einer Lähmung aller 4 Extremitäten kommt (Landry-Verlaufsform des GBS), wäre die Indikation zur Vollheparinisierung gegeben, um thrombembolische Komplikationen zu verhindern. Im Verlauf auftretende Infekte sollten frühzeitig antibiotisch behandelt werden.

Wenn der Patient die akute Phase übersteht, ist die Prognose günstig, wobei Residualsymptome persistieren können.

In Kürze

- Guillain-Barré-Syndrom (GBS) – medizinischer Notfall!
- Liquordiagnostik (zytoalbuminäre Dissoziation) und neurophysiologische Diagnostik erforderlich
- Suche nach Gangliosid-Antikörpern im Serum
- Therapie mit intravenösen Immunglobulinen oder Plasmaseparation, intensivmedizinische Überwachung
- Eine vollkommene Remission stellt sich in 70 % innerhalb spätestens eines Jahres ein. Rezidive treten in 2 bis 5 % auf

Fall 17 ▶ Seite 360

20.18   Fall 18

20.18.1   Falldiskussion

Leitsymptom im geschilderten Fall ist die **afferente Gangstörung**. Die Unsicherheit im Dunkeln spricht ebenso wie die im klinischen Befund geschilderte Pallanästhesie für eine **sensible Ataxie**.

Auch wenn die Patientin einen Diabetes mellitus Typ II hat, kann der vorliegende neurologisch-klinische Befund nicht durch eine diabetische Polyneuropathie hervorgerufen sein. Vielmehr sprechen die spastische Tetraparese mit gesteigerten Muskeleigenreflexen und positiven Babinski-Zeichen für eine **spinale Verursachung**, wobei die Hinterstränge und die Pyramidenbahn betroffen sein müssen. Darüber hinaus bietet die Patientin auch psychopathologische Auffälligkeiten, die über die Folgen eines schlecht eingestellten Diabetes mellitus hinausgehen.

In der laborchemischen Diagnostik zeigen sich neben dem nicht gut eingestellten Diabetes und der leichten Hyperurikämie eine Thrombozytose, eine Erhöhung des LDH und vor allem eine **hyperchrome Anämie**.

Die spinale MRT dokumentiert in den T2-gewichteten Bildern eine Signalanhebung im Bereich der Hinterstränge, passend zum klinischen Befund. Diese lässt sich auch in der axialen Schnittbildgebung gut nachvollziehen.

Dieser Befund muss in erster Linie an eine funikuläre Spinalerkrankung (**funikuläre Myelose**) denken lassen (▶ Abschn. 6.7.1). Daneben können die Tabes dorsalis bei Neurolues und ein Kupfermangel ähnliche Veränderungen in der MRT hervorrufen, führen aber nicht zur hyperchromen Anämie.

20.18.2   Differenzialdiagnosen

- Diabetische Polyneuropathie
- Tabes dorsalis bei Neurolues
- Infektiöse Myelitiden (z. B. Herpesgruppe)
- Spinale Raumforderung
- Subakute Myelitis (z. B. bei MS, SLE)
- Kupfermangel-Myelopathie

20.18.3   Klinische Untersuchung und weiterführende Diagnostik

- Das bereits durchgeführte **spinale MRT** zeigt eine Hinterstrangdegeneration, im Labor zeigt sich eine **hyperchrome Anämie.**
- Entscheidend ist bei dieser Patientin die Bestimmung von **Vitamin B$_{12}$ und Folsäure** im Serum. Um eine intrazelluläre B$_{12}$-Stoffwechselstörung nicht zu übersehen, müssen bei Normbefunden auch Holotranscobalamin und Methylmalonsäure bestimmt werden. Ergänzend kann eine **Gastroskopie** sinnvoll sein.
- Ein **Schilling-Test** dient der Differenzierung der Resorptionsstörung, ist jedoch für die Therapieentscheidung nicht relevant (▶ Abschn. 6.7.1).
- Die weitere Labordiagnostik ergibt bei dieser Patientin: Folsäure: 12,7 nmol/l (Norm 5,7 – 38,3 nmol/l), Vitamin B$_{12}$: 35 pmol/l (Norm 132 – 835 pmol/l).

20

20.18.4 Therapie

Die Behandlung erfolgt mit Vitamin B$_{12}$ parenteral: 1000 μg täglich subkutan für 2 Wochen, dann 1-mal monatlich.

Nach Gabe von 2 Erythrozytenkonzentraten und unter einer Substitutionstherapie mit Vitamin B$_{12}$ 1000 μg täglich s. c. normalisiert sich bei dieser Patientin das Blutbild innerhalb von 7 Tagen. Eine zögerliche Besserung der neurologischen Symptomatik tritt ein.

In Kürze

- Funikuläre Myelose durch Mangel an Vitamin B$_{12}$ mit begleitender hyperchromer Anämie und psychopathologischen Auffälligkeiten
- Spinale MRT (Hinterstrangdegeneration) und Labordiagnostik (Folsäure, Vitamin B$_{12}$, Holotranscobalamin, Methylmalonsäure)
- Substitution der Anämie mit Erythrozytenkonzentraten, subkutane Gabe von Vitamin B$_{12}$

Fall 18 ▶ Seite 361

20.19   Fall 19

20.19.1   Falldiskussion

Leitsymptom bei dieser Patientin ist die asymmetrische bilaterale periphere **Fazialisparese**. Daneben zeigt der neurologische Befund eine **asymmetrische periphere Nervenschädigung**, bei der an der rechten Hand sowohl Ulnaris- als auch Medianus-versorgte Muskeln und im Bereich des linken Beines die Femoralis- und Tibialis-versorgte Muskulatur betroffen sind. Passend zu der asymmetrischen Polyneuropathie sind auch die Reflexe seitendifferent. Als anamnestischer Hinweis auf die mögliche Genese des Krankheitsbildes finden sich reißende Gliederschmerzen.

Bei der Befundkonstellation muss an eine entzündliche Genese der Polyneuropathie – an eine **Polyneuritis bzw. Polyradikulitis** – gedacht werden. Hierzu passend findet sich im Liquor eine lymphomonozytäre leichte Pleozytose bei regelrechtem Liquorprotein und regelrechter Liquorglukose.

Auch ohne entsprechende anamnestische Hinweise muss bei dieser Befundkonstellation an eine **Neuroborreliose** gedacht werden. Nur jeder zweite Patient kann sich an den Zeckenbiss erinnern oder schildert ein typisches Erythema chronicum migrans (▶ Abschn. 4.9).

20.19.2   Differenzialdiagnosen

- Durch andere Erreger bedingte Polyneuritis
- Metabolische Polyneuropathie
- Neurosarkoidose (Boeck)
- Vaskulitische Polyneuropathie
- Paraneoplastische Polyneuropathie
- Botulismus

20.19.3   Klinische Untersuchung und weiterführende Diagnostik

- Entscheidend ist in diesem Falle die **Borrelienserologie** im Serum und im Liquor mit Bildung des entsprechenden Quotienten, der die akute Neuroborreliose belegt (ASI: Antikörper-Spezifitäts-Index).
- Sowohl IgG- als auch IgM-Antikörper gegen Borrelien können im Serum persistieren, sodass ein entsprechender serologischer Befund alleine für die Diagnose einer Neuroborreliose bzw. einer behandlungsbedürftigen Borrelien-Infektion nicht ausreicht (▶ Fall 12).
- Liquorkontrollen im Verlauf der Therapie

20.19.4   Therapie

Die Behandlung erfolgt mit einem **Cephalosporin der 3. Generation**, wobei der Nachweis einer Neuroborreliose eine Therapie über 3 Wochen erforderlich macht. Zur Verlaufskontrolle sollte der Liquorbefund herangezogen werden: Eine Rückbildung der Pleozytose im Verlauf ist zu erwarten.

In Kürze

- Neuroborreliose mit Fazialisparese und asymmetrischer Polyneuropathie
- Liquordiagnostik
- Borrelienserologie (Serum und Liquor!)
- Cephalosporin der 3. Generation über 3 Wochen

20.20   Fall 20

20.20.1   Falldiskussion

Der neurologisch-klinische Befund im vorliegenden Fall spricht für eine **spinale Läsion**. Die Oberflächensensibilitätsstörung unterhalb der Mamille li weist auf eine Läsion in **Höhe des oberen Thorakalmarkes** hin. Das hyperpathische Dermatom Th3 ist mit einer spinalen Läsion in dieser Höhe gut vereinbar und dürfte zur Fehldiagnose der Interkostalneuralgie im Vorfeld geführt haben.

Während die Parese des linken Beines mit gesteigerten Muskeleigenreflexen und positiven Babinski-Zeichen bei der Gefäßpatientin auch Folge eines Anteriorinfarktes rechts sein könnte, ist die geschilderte Sensibilitätsstörung mit dieser Verdachtsdiagnose nicht vereinbar. Auch das **Lhermitte-Zeichen** ist ein typischer Hinweis auf einen spinalen Prozess (▶ Abschn. 1.1.2).

Bis zum Beweis des Gegenteils muss im vorliegenden Fall an einen **spinalen Tumor** gedacht werden. In erster Linie ist dabei ein **Neurinom** zu erwägen, weil dieses typischerweise von der hinteren sensiblen Wurzel ausgeht und oft lange Zeit die reine Symptomatik eines radikulären Schmerzsyndromes im betroffenen Segment verursacht, bevor die Kompression des Rückenmarkes Symptome seitens der langen Bahnen hervorruft.

20.20.2   Differenzialdiagnosen

- Spinales Meningeom
- Wirbelsäulenmetastasen
- Zostermyelitis
- Anteriorinfarkt rechts
- Multiple Sklerose

20.20.3   Klinische Untersuchung und weiterführende Diagnostik

- Entscheidende diagnostische Maßnahme ist die Durchführung einer **zerviko-thorakalen MRT**.
- Zu erwarten wäre in erster Linie ein **Neurinom mit Sanduhrwachstum** (▶ Abschn. 6.3.2). Ausgehend von der sensiblen Wurzel wächst der gutartige Tumor durch das Foramen in den Spinalkanal ein und führt hier dann im Verlauf zur Kompression des ipsilateralen Rückenmarkes. Dies bedingt die ipsilaterale spastische Parese des Beines mit Hypästhesie und Hypalgesie unterhalb der Tumorlokalisation.

20.20.4   Therapie

Therapie der Wahl ist die operative Entfernung des Tumors.

In Kürze

- Neurinom
- Zerviko-thorakale MRT (Sanduhrwachstum)
- Operative Entfernung des Tumors

20

Fall 20 ▶ Seite 364

20.21 Fall 21

20.21.1 Falldiskussion

Die MRT der 37-jährigen sich im Wochenbett befindenden Patientin zeigt eine **Dichteanhebung im hinteren Mediastromgebiet in der T2-Wichtung**. Grundsätzlich könnte es sich bei dem MR-tomographischen Bild um einen hinteren Mediainfarkt handeln, zu dem auch der klinische Befund mit amnestischer Aphasie und latenter Hemiparese passen könnte.

Auch eine Herpes simplex-Enzephalitis kann einen identischen MRT-Befund zeigen.

Bei einer Patientin im Wochenbett, die jung ist und keine Gefäßrisikofaktoren in der Vorgeschichte aufweist, muss jedoch in allererster Linie an eine **Sinusvenenthrombose** gedacht werden!

Die wiederholten sensiblen Störungen bei der 37-jährigen Patientin, die sich vom Arm zum Gesicht ausgebreitet haben, sind Ausdruck **sensibler** elementar-partieller Anfälle (**Jackson-Anfälle**) mit typischem *march of convulsion*.

20.21.2 Differenzialdiagnosen

- Hinterer Mediainfarkt
- Herpes simplex-Enzephalitis
- Hirnabszess
- Hirntumor

20.21.3 Klinische Untersuchung und weiterführende Diagnostik

- Zur Abklärung einer Sinusvenenthrombose ist eine **MRT mit Phasenkontrastangiographie** erforderlich.
- Im vorliegenden Fall wird ein Verschluss des Sinus transversus auf der linken Seite dokumentiert.
- Als laborchemischer Hinweis für eine Sinusvenenthrombose findet sich eine Erhöhung der **D-Dimere** im Serum.
- Eine ursächliche Koagulopathie sollte durch eine entsprechende Screening-Diagnostik ausgeschlossen werden.

20.21.4 Therapie

Therapie der Wahl ist die sofortige **Antikoagulation mit Heparin** (PTT-wirksam), die auch dann erfolgt, wenn es zu zerebralen Einblutungen gekommen ist. Diese Einblutungen bei der Sinusvenenthrombose sind Stauungsblutungen, die keine Kontraindikation gegen die Antikoagulation darstellen. Im Anschluss an die Vollheparinisierung erfolgt die **orale Antikoagulation mit Dicumarol**, welche über ein halbes Jahr unter MRT- und MRA-Kontrolle fortgeführt wird.

Bei wiederholtem Auftreten von sensiblen Jackson-Anfällen auch unter der Antikoagulation ist die vorübergehende Behandlung mit einem **Antikonvulsivum** erforderlich. Dabei sollte bevorzugt ein nicht enzyminduzierendes Präparat gegeben werden, da sonst Interaktionen mit der Antikoagulation zu befürchten wären. In Frage kommt die Gabe von Levetiracetam oder Lamotrigin.

In Kürze

- Sinusvenenthrombose im Wochenbett mit sensiblen Jackson-Anfällen
- MRT und MR-Angiographie notwendig
- Nachweis von D-Dimeren im Serum
- Antikoagulation zunächst mit Heparin, dann mit Dicumarol

Fall 21 ▶ Seite 365

20.22 Fall 22

20.22.1 Falldiskussion

Die 74-jährige Patientin bietet die Symptome einer **konsumierenden systemischen Erkrankung**. Im neurologisch-klinischen Befund zum Zeitpunkt der stationären Aufnahme findet sich ein Mediasyndrom rechts mit brachiofazial betonter sensomotorischer Hemiparese links und positivem Babinski-Zeichen. Die MRT (▶ Abb. 19.7) zeigt in der Diffusionswichtung einen **akuten Mediateilinfarkt rechts**. Die MRA (▶ Abb. 19.8) und die DSA (▶ Abb. 19.9) dokumentieren eine **hochgradige Stenose der intrakraniellen A. carotis interna**.

Die laborchemische Konstellation bei dieser älteren Patientin deutet auf eine entzündliche Erkrankung hin, wobei in erster Linie an eine Vaskulitis zu denken ist. Mit den Kopfschmerzen in der Vorgeschichte und der Amaurose des rechten Auges ist an eine **Arteriitis cranialis** zu denken (▶ Abschn. 17.2). In 50 % ist diese Erkrankung begleitet von einer **Polymyalgia rheumatica**, welche die morgendlichen Schulterschmerzen der Patientin erklärt. Wie zu erwarten, ist der Liquorbefund vollkommen regelrecht.

Die Beteiligung der Ziliararterien bei der Arteriitis cranialis ist typisch (arteriitische AION) und wurde im vorliegenden Fall als arteriosklerotisch fehldiagnostiziert.

20.22.2 Differenzialdiagnosen

- Akuter Mediainfarkt bei Arteriosklerose
- Panarteriitis nodosa oder andere systemische Vaskulitiden
- Paraneoplastisches Syndrom
- Erregerbedingte Arteriitis

20.22.3 Klinische Untersuchung und weiterführende Diagnostik

- Nachweis des akuten Mediateilinfarktes mittels MRT und der Stenose der intrakraniellen A. carotis interna mittels MRA und DSA sind bereits erfolgt.
- Zur Diagnosesicherung der Arteriitis cranialis ist eine **Temporalisbiopsie** angezeigt, welche an einer Stelle erfolgen sollte, die im Ultraschallbefund auffällig ist (Halo-Zeichen).

20.22.4 Therapie

Bei der 74-jährigen Patientin ist die sofortige **hochdosierte Gabe von Kortikosteroiden** erforderlich: Gegeben werden 500–1000 mg Prednisolon als Kurzinfusion über 3–5 Tage, dann wird die Behandlung mit 1 mg/kg Körpergewicht Prednisolon per os fortgeführt. Die Kortikoidtherapie muss über durchschnittlich 2 Jahre durchgeführt werden, so dass eine entsprechende **Osteoporose-Prophylaxe und Infektprophylaxe** erforderlich sind. Als steroidsparende Substanz wird Methotrexat 20 mg pro Woche hinzugegeben (mit einem Folsäurepräparat am Folgetag).

Bezüglich des Hirninfarktes sind Krankengymnastik und Ergotherapie indiziert.

In Kürze

- Akuter Mediateilinfarkt rechts bei hochgradiger Stenose der intrakraniellen A. carotis interna
- Arteriitis cranialis mit Polymyalgia rheumatica
- Diagnostik mit MRT, MRA, DSA und Temporalisbiopsie
- Gabe von Kortikosteroiden; erst hochdosiert, dann 1 mg/kgKG über 2 Jahre; zusätzlich Methotrexat
- Osteoporose- und Infektprophylaxe erforderlich

20

Fall 22 ► Seite 366

20.23 Fall 23

20.23.1 Falldiskussion

Bei dem Patienten stehen diffuse Kopfschmerzen mit Exazerbation in der Nacht und in den frühen Morgenstunden im Vordergrund. Dieser zeitliche Verlauf kann Ausdruck **gesteigerten Hirndrucks** sein.

So unspezifisch diese Symptome sind, weisen die von den Bezugspersonen geschilderten Auffälligkeiten im Sinne einer Apathie und Interesselosigkeit auf eine **zerebrale Raumforderung** oder **diffuse zerebrale Schädigung** hin.

Im neurologischen Untersuchungsbefund finden sich Hinweise auf einen **rechtshirnigen Prozess**.

Die MRT (T1) des 66-jährigen Bauingenieurs zeigt eine polyzyklische **intrazerebrale Raumforderung** mit girlandenförmigem Kontrastmittelenhancement. Unter Berücksichtigung des Lebensalters handelt es sich hierbei mit höchster Wahrscheinlichkeit um ein **Glioblastom** (▶ Abschn. 8.5).

20.23.2 Differenzialdiagnosen

- Subdurales Hämatom
- Hirnabszess
- Andere primäre Hirntumoren
- Zerebrale Metastasen

20.23.3 Klinische Untersuchung und weiterführende Diagnostik

- Eine MRT ist bereits erfolgt (**girlandenförmiges Kontrastmittel-Enhancement**).
- Zur weiterführenden Diagnostik wird eine **DSA** durchgeführt, die pathologische Gefäße zeigt.
- Die stereotaktische **Biopsie** bestätigt den Befund eines hochmalignen Glioblastoma multiforme WHO Grad IV.

20.23.4 Therapie

Eine Tumorresektion ist aufgrund der Lokalisation (Zentralregion) nicht möglich.

Therapeutisch kommen eine **Strahlentherapie** und die Gabe von Temozolomid in Frage. Allerdings lässt sich hierdurch die Überlebenszeit von durchschnittlich 11 Monaten nur um wenige Monate verlängern.

In Kürze

- Glioblastoma multiforme WHO Grad IV
- Sicherung der Diagnose mittels DSA und Biopsie
- Tumorresektion nicht möglich; Strahlentherapie und die Gabe von Temozolomid
- Schlechte Prognose

Fall 23 ▶ Seite 368

20.24   Fall 24

20.24.1   Falldiskussion

Bei der Patientin stehen diffuse Kopfschmerzen mit Exazerbation in den Nacht und in den frühen Morgenstunden im Vordergrund. Dieser zeitliche Verlauf kann Ausdruck **gesteigerten Hirndrucks** sein.

So unspezifisch diese Symptome sind, weisen die von den Bezugspersonen geschilderten Auffälligkeiten im Sinne einer Apathie und Interesselosigkeit auch auf eine **zerebrale Raumforderung** oder **diffuse zerebrale Schädigung** hin.

Im neurologischen Untersuchungsbefund finden sich Hinweise auf einen **rechtshirnigen Prozess.**

Bei der 76-jährigen Patientin zeigt die CCT eine massive **extrazerebrale Raumforderung** mit Kompression des rechtsseitigen Ventrikelsystems und deutlicher Mittellinienverlagerung nach links. Dieser Befund entspricht einem ausgeprägten **subduralen Hämatom.**

20.24.2   Differenzialdiagnosen

- Primärer Hirntumor
- Epidurales Hämatom
- Hirnabszess
- Zerebrale Metastasen

20.24.3   Klinische Untersuchung und weiterführende Diagnostik

- Die bereits durchgeführte CCT ist für die Diagnosestellung ausreichend.

20.24.4   Therapie

Das ausgeprägte subdurale Hämatom bedarf der notfallmäßigen Ausräumung durch **Bohrlochtrepanation.** Die Patientin ist einklemmungsgefährdet! Die sofortige Operation ist lebensrettend und kann zu vollständiger Remission führen.

In Kürze

- Subdurales Hämatom
- Sicherung der Diagnose in der CCT
- Notfallmäßige Ausräumung des Hämatoms durch Bohrlochtrepanation

Fall 24 ► Seite 369

20.25 Fall 25

20.25.1 Falldiskussion

Bei der 24-jährigen Patientin liegt eine **schubförmige Multiple Sklerose** vor, wobei die leichte Paraspastik der Beine nicht zu einer Beeinträchtigung im Alltag führt. Dies entspricht einem EDSS-Wert (*extended disability status score*) auf der Kurtzke-Skala von 2 (▶ Abschn. 15.1.4). Darüber hinaus ergeben sich Hinweise auf eine **abgelaufene Optikusneuritis links** (temporale Abblassung, Rot-Grün-Schwäche) und eine ältere **inkomplette internukleäre Ophthalmologie** (dissoziierter Nystagmus).

Die deutliche Symptomverschlechterung mit Paraparese der Beine beim Saunieren ist **nicht als Schub einzuordnen**, weil sich die Paresesymptomatik bereits nach wenigen Stunden vollständig zurückgebildet hat. Für einen Schub wird gefordert, dass die Symptome mindestens 24 Stunden anhalten und nicht durch Änderungen der Körpertemperatur oder einen Infekt ausgelöst sind. Im vorliegenden Fall liegt eindeutig eine Symptomverstärkung durch Erhöhung der Körpertemperatur beim Saunieren vor. Dies wird als **Uhthoff-Phänomen** bezeichnet und ist neurophysiologisch zu erklären.

20.25.2 Differenzialdiagnosen

- Akuter Schub einer Multiplen Sklerose
- Infektbedingte Symptomverschlechterung

20.25.3 Klinische Untersuchung und weiterführende Diagnostik

- Bei MS-Patienten ist die Untersuchung der Okulomotorik und der Augen besonders wichtig. Bei der motorischen Prüfung sind Gangbild, Kraftentfaltung und Koordination gezielt zu prüfen. Reflexstatus, Babinski-Zeichen und die Prüfung auf Kloni sind wichtig.
- Gezielte Untersuchung von Berührungs- und Schmerzempfinden (Oberflächensensibilität) und Vibrations-, Lageempfinden (Tiefensensibilität)
- Fragen nach Blasen-, Mastdarm- sowie sexuellen Funktionsstörungen
- Zu achten ist auf den psychischen Befund mit besonderem Augenmerk auf kognitive oder affektive Auffälligkeiten.
- Zur Verlaufsdiagnostik bei MS zählen: Kraniale und (gezielt!) spinale MRT mit T1-, T2-, FLAIR-Wichtung und Untersuchung nach Gabe eines paramagnetischen Kontrastmittels. Bei der Patientin zeigt die MRT multiple periventrikuläre Herdläsionen (▶ Abb.19.12b), vor allem ovalär in den Balken einstrahlend (Dawson-Finger; ▶ Abb.19.12c, d). Keine kontrastmittelaufnehmenden Herde (▶ 19.12a).
- Unter den multimodal evozierten Potenzialen kommt den VEP besondere Bedeutung zu.
- Laboruntersuchungen im Serum (BSG, CRP, Leukozyten) und Urin (Nitrit, Leukozyten, Bakterien?) dienen dem Ausschluss interkurrenter Infekte.
- Eine Kontroll-Lumbalpunktion im Verlauf ist zumeist nicht erforderlich.

20.25.4 Therapie

Die Patientin muss **keine Kortikosteroidstoßtherapie** erhalten, da ein Schub nicht vorliegt. Vielmehr ist es wichtig die Patientin über die Harmlosigkeit des Uhthoff-Phänomens aufzuklären. Sie sollte allerdings deutliche Körpertemperaturerhöhungen vermeiden, also auch nicht mehr in die Sauna gehen. Sofern sich das Uhthoff-Phänomen auch bei Alltagstätigkeiten zeigt (Treppensteigen, sonstige körperliche Anstrengung), kommt die symptomatische Behandlung mit **4-Aminopyridin** in Frage. Die Prognose der MS wird durch das Uhthoff-Phänomen nicht verschlechtert.

In Kürze

- Reversible Symptomverschlechterung durch Körpertemperaturerhöhung (Uhthoff-Phänomen) bei schubförmiger MS
- Keine spezifische Therapie erforderlich
- Vermeiden besonderer Wärmeexposition

Uhthoff-Phänomen

Es handelt sich dabei um ein neurophysiologisches Phänomen: Eine Erhöhung der Körpertemperatur führt zu einer linearen Zunahme der Leitgeschwindigkeit bei gesunden Nervenfasern und Beschleunigung der Ionenströme. Beim Gesunden kommt es ab einer kritischen Temperatur von 50°C zu einer Blockade der Erregungsleitung, weil die Aktionsströme zu schnell ablaufen und das Aktionspotenzial zu kurz ist, um eine Erregung des nächsten Schnürringes zu erreichen. Bei einer Schädigung der Myelinschicht, wie sie bei der Multiplen Sklerose typisch ist, sinkt die Kapazität und damit die Blockierungstemperatur. 0,5 bis 1°C Temperaturerhöhung können ausreichen, um die Nervenleitung zu blockieren. Dieses rein funktionelle Phänomen bessert sich, sobald es zur Abkühlung kommt. So haben sich die Symptome auch bei der geschilderten Patientin rasch nach kaltem Duschen gebessert. Das Uhthoff-Phänomen lässt sich apparativ belegen durch die Messung multimodal evozierter Potenziale bei unterschiedlichen Temperaturen. Im vorliegenden Fall ist eine weiterführende Diagnostik nicht erforderlich.

4-Aminopyridin

Hierbei handelt es sich um einen Kaliumkanalblocker, der die temperaturabhängigen Symptomschwankungen minimiert. Es besteht alternativ die Möglichkeit schwer betroffenen Patienten Kühlanzüge bzw. Kühlwesten zu verschreiben, die unter der normalen Kleidung getragen werden können und oft zu einer eindrucksvollen Symptombesserung führen.

20

Fall 25 ► Seite 370

Anhang

Abkürzungsverzeichnis – 420

Abbildungsquellen – 423

Stichwortverzeichnis – 424

Abkürzungsverzeichnis

A	Arteria		CT	Computertomographie
ABRA	A-beta-related-angiitis		CTA	CT-Angiographie
ACTH	Adrenokortikotropes Hormon		CW	Continuous-wave-(Dopplersonographie)
ACE	Angiotensin converting enzyme			
Ach	Acetylcholin		DLB	Demenz mit Lewy bodies
AChR	Acetylcholinrezeptor		DM	Dermatomyositis
AD	Alzheimer Demenz		DMD	Duchenne-Muskeldystrophie
ADCA	Autosomal-dominante zerebelläre Ataxie		DSA	Digitale Subtraktionsangiographie
AEP	Akustisch evozierte Potenziale			
AIDP	Akute inflammatorische demyelinisierende		EAE	Experimentell allergische Enzephalomyelitis
	Polyneuritis		EAN	Experimentell allergische Neuritis
AIDS	Acquired immunodeficiency syndrome		EBV	Epstein-Barr-Virus
AION	Anteriore ischämische Optikusneuropathie		EC-IC-	Extra-/Intrakranieller (Bypass)
AK	Antikörper		ECD	Extrakranielle Dopplersonographie
ALS	Amyotrophe Lateralsklerose		EDMD	Emery-Dreifuss-Muskeldystrophie
AMAN	Akute motorische axonale Neuropathie		EEG	Elektroenzephalographie
ANA	Antinukläere Antikörper		EKG	Elektrokardiographie
ANCA	Antineutrophile zytoplasmatische Antikörper		EMG	Elektromyographie
AOA	Ataxie mit okulomotorischer Apraxie		EP	Evozierte Potentiale
APC	Aktiviertes Protein C			
ASR	Achillessehnenreflex		FAEP	Frühe akustisch evozierte Potenziale
ASS	Acetylsalicylsäure		FNV	Finger-Nase-Versuch
AT-III	Antithrombin III		FSH	Follikelstimulierendes Hormon
AVM	Arteriovenöse Malformation		FSME	Frühsommermeningoenzephalitis
AZA	Azathioprin			
			GABA	Gammaaminobuttersäure
BDS	Beidseits		GBS	Guillain-Barré-Syndrom
BHR	Bauchhautreflex		GH	Growth-Hormon (Wachstumshormon)
BKS	Blutkörperchensenkungsgeschwindigkeit		GOT	Glutamatoxalacetattransaminase
BMD	Becker-Muskeldystrophie		GPA	Granulomatose mit Polyangiitis
BNS	Blitz-Nick-Salaam		GPT	Glutamatpyruvattransaminase
BPPV	Benigner paroxysmaler peripherer Lagerungs-		Gy	Gray
	schwindel			
BSR	Bizepssehnenreflex		HCG	Human chorionic gonadotropin
BWK	Brustwirbelkörper		HE	Hounsfield-Einheiten
BWS	Brustwirbelsäule		HIT	Heparin-induzierte Thrombozytopenie
			HIV	Human immunodeficiency virus
C	Zervikales Segment		HITS	High intensity transient signals
CANVAS	Cerebelläre Ataxie, Neuropathie		HMN	Hereditäre motorische Neuronopathie
	und bilaterale vestibuläre Areflexie-Syndrom		HMSN	Hereditäre motorisch sensible Neuropathie
CCT	Kraniale Computertomographie		HNO	Hals-Nasen-Ohren
CIDP	Chronische inflammatorische demyelinisierende		HNPP	Hereditäre Neuropathie mit Neigung
	Polyneuritis			zu Druckparesen (Pressure Palsies)
CK	Creatinkinase		HSN	Hereditäre sensible Neuropathie
CKMB	Creatinkinase vom Herzmuskeltyp		HSV	Herpes-simplex-Virus
	(muscle brain)		HTLV	Humanes T-lymphotropes Virus
CMCT	Zentralmotorische Leitungszeit		HWK	Halswirbelkörper
CPAP	Continuous positive airway pressure		HWS	Halswirbelsäule
CPEO	Chronische progressive externe Ophthalmo-		Hz	Hertz
	plegie			
CREST	Calcinosis cutis, Raynaud-Syndrom,		IBM	Inclusion body myositis (Einschluss-
	ösophageale Dysfunktion, Sklerodaktylie,			körperchenmyositis)
	Teleangiektasien		i.d.R.	in der Regel
CRP	C-reaktives Protein		IFN	Interferon

Ig	Immunglobulin		NLG	Nervenleitgeschwindigkeit
IgA	Immunglobulin A		NM	Nekrotisierende Myopathie
IgE	Immunglobulin E		NPH	Normaldruckhydrozephalus
IgG	Immunglobulin G		NSE	Neuronenspezifische Enolase
IgM	Immunglobulin M			
INO	Internukleäre Ophthalmoplegie		OKB	Oligoklonale Banden
IPS	Idiopathisches Parkinson-Syndrom		OPCA	Olivopontozerebelläre Degeneration
ITPA	Treponema-pallidum-Antikörper-Index		OSAS	Obstruktives Schlaf-Apnoe-Syndrom
IVIG	Intravenöse Immunglobuline		OZR	Okulozephaler Reflex
KHV	Knie-Hacken-Versuch		pAVK	Periphere arterielle Verschlusskrankheit
KIS	Klinisch isoliertes Syndrom		PBZ	Pyramidenbahnzeichen
KM	Kontrastmittel		pCO$_2$	Kohlendioxidpartialdruck
KOF	Körperoberfläche		PCR	Polymerase chain reaction (Polymerase-
KSS	Kearns-Sayre-Syndrom			kettenreaktion)
			PEG	Perkutane endoskopische Gastrostomie
L	Lumbales Segment		PET	Positronenemissionstomographie
LCM	Leptomeningeale Choriomeningitis		PLP	Proteolipidprotein
LDH	Lactatdehydrogenase		PM	Polymyositis
LEMS	Lambert-Eaton-Myasthenie-Syndrom		PML	Progressive multifokale Leukenzephalopathie
LH	Luteinisierendes Hormon		PNP	Polyneuropathie
LHON	Lebers hereditäre Optikusneuropathie		PNS	Peripheres Nervensystem
LI	Links		pO$_2$	Sauerstoffpartialdruck
LP	Lumbalpunktion		PPMS	Primär progrediente Multiple Sklerose
LWK	Lendenwirbelkörper		PRIND	Prolongiertes reversibles ischämisches
LWS	Lumbale Wirbelsäule			neurologisches Defizit
			PRL	Prolaktin
M	Musculus		PROMM	Proximale myotone Muskeldystrophie
MAG	Myelin-assoziiertes Glykoprotein		PSP	Progressive supranukleäre Parese
MAO	Monoaminooxidase		PSR	Patellarsehnenreflex
MBP	Basisches Myelinprotein		PTA	Perkutane transluminale Angioplastie
MCA	Middle cerebral artery		PTT	Partielle Thromboplastinzeit
MCI	Mild cognitive impairment			
MD	Muskeldystrophie		R	Ramus
MEG	Magnetenzephalographie		RCVS	Reversibles Vasokonstriktionssyndrom
MELAS	Mitochondriale Enzephalomyopathie,		RE	Rechts
	Laktatazidose, schlaganfallähnliche Episoden		REM	Rapid eye movement
MEP	Motorisch evozierte Potenziale		RLS	Restless-legs-Syndrom
MER	Muskeleigenreflex		RPR	Radiusperiostreflex
MERRF	Myoklonusepilepsie mit ragged red fibres		RRF	Ragged red fibres
MG	Myasthenia gravis		RRMS	Rezidivierend remittierende Multiple Sklerose
MGUS	Monoklonale Gammopathie unklarer			
	Signifikanz		S	Sakrales Segment
MILS	Maternally inherited Leigh syndrome		SAB	Subarachnoidalblutung
MLB	Mediales Längsbündel		SAE	Subkortikale arteriosklerotische
MLPA	Multiplex-Ligation-Probe-Amplifikation			Enzephalopathie
MMN	Multifokale motorische Neuropathie		SCA	Spinozerebelläre Ataxie
MMSE	Mini Mental State Examination		SEP	Somatosensibel evozierte Potenziale
MNGIE	Mitochondiale neurogastrointestinale		SHT	Schädel-Hirn-Trauma
	Enzephalopathie		SLE	Systemischer Lupus erythematodes
MRA	Magnetresonanzangiographie		SPECT	Single-Photon-Emissions-Computer-
MRC	Medical Research Council			tomographie
MRT	Magnetresonanztomographie		SPMS	Sekundär chronisch progrediente
MS	Multiple Sklerose			Multiple Sklerose
MSA	Multiple Systematrophie		SSEP	Somatosensibel evozierte Potenziale
			SSPE	Subakute sklerosierende Panenzephalitis
N	Nervus		SSRI	Selektive Serotonin-reuptake-Hemmer
NARP	Neuropathie, Ataxie und Retinitis pigmentosa		SRP	Signal recognition particle

SUNCT	Short lasting unilateral neuralgiform headache with conjunctival injection and tearing
TBC	Tuberkulose
TCD	Transkranielle Dopplersonographie
TEA	Thrombendarteriektomie
TEE	Transösophageale Echokardiographie
Th	Thorakales Segment
TIA	Transitorisch ischämische Attacke
TOF-	Time-of-flight-(Magnetresonanzangiographie)
TPA	Tissue Plasminogenaktivator
TPHA	Treponema pallidum Hämagglutinations-Assay
TPR	Tibialis posterior-Reflex
TSH	Thyreoideastimulierendes Hormon
TSR	Trizepssehnenreflex
TTR	Transthyretin
V	Vena
VEP	Visuell evozierte Potenziale
VGCC	Voltage gated calcium channels
VOR	Vestibulookulärer Reflex
VZV	Varizellen-Zoster-Virus
WFNS	World Federation of Neurological Surgeons
ZML	Zentralmotorische Leitungszeit
ZNS	Zentralnervensystem
ZPM	Zentrale pontine Myelinolyse

Abbildungsquellen

Quelle	Abbildungen
Berlit P (Hrsg) (2011) Klinische Neurologie, 3.Aufl. Springer, Berlin Heidelberg New York Tokio	1.5; 1.7; 1.8; 1.10; 1.15b; 1.17; 1.18; 1.22a,b; 1.25a–e; 1.26a,b; 1.27; 2.2; 2.3; 2.4a,b; 2.5; 2.9; 3.1a,b; 3.2; 3.4; 3.5; 3.6; 3.8a; 3.9a,b; 3.10
Hacke W (2010) Neurologie, 13. Aufl. Springer, Berlin Heidelberg New York Tokio	11.14
Schmidt RF, Lang F (Hrsg) (2011) Physiologie des Menschen, 31. Aufl. Springer, Berlin Heidelberg New York Tokio	1.9
Stöhr M, et al. (2005) Evozierte Potenziale, 4. Aufl. Springer, Berlin Heidelberg New York Tokio	1.13; 1.14; 1.15a; 1.16
Weyreuther M et al. (2006) MRT-Atlas, Springer, Berlin Heidelberg New York Tokio	1.23a,b; 3.1c,d
Zilles K, Rehkämper G (1998) Funktionelle Neuroanatomie. Lehrbuch und Atlas. 3. Aufl. Springer, Berlin Heidelberg New York Tokio	1.4a,b
Die neuropathologischen Abbildungen verdanke ich Frau Prof. Dr. K. Keyvani, Neuropathologisches Institut der Universität Duisburg-Essen	2.1, 2.6a-b, 4.1a-b, 4.3, 4.4, 12.1

Stichwortverzeichnis

A

Aachener-Aphasie-Test 11
Abduzensparese 118
ABRA (A-beta-related-angiitis) 221
Absencen 296
Abszess 187
– kryptogener 187
– epiduraler spinaler 147
– otogener 189
Abulie 18
Adiadochokinese 269
Adson-Manöver 84
Adrenoleukodystrophie 286
AEP (Akustisch evozierte Potentiale) 22
Aggregationshemmer 214
Agnosie 12
AIDS 194
Akathisie 268
Akinese 261, 400
Aktinomykose 189
Aktionsdystonie 258
Aktionsmyoklonien 258
Aktionstremor 258
Akustikusneurinom 127, 167
Alexie 12
Alkoholdelir 324
Alkoholdemenz 240
Alkoholembryopathie 160, 327
Alkoholentzug 324
Alkoholhalluzinose 323
Alkoholintoxikation 323
Alkoholsyndrom 327
– fetales 327
Allodynie 69
Alzheimer-Demenz (AD) 234
Alzheimer-Fibrillen 235
Amaurosis fugax 206
Amnesie 244, 304
– retrograde 244, 252
– transitorische globale 304
Amyloidangiopathie 221, 223
Amyloidneuropathie 106
Amyotrophie, diabetische 99
Amyotrophische Lateralsklerose (ALS) 141
Anästhesia dolorosa 318
Aneurysma 225, 226, 227, 229, 380
– fusiformes 225
– Lokalisation 225
– multiples 229
– paralytisches 226

– rupturiertes 227, 380
– sackförmiges 225
Anfall 293, 295, 296, 299, 302, 304
– akinetischer 296
– epileptischer 293
– fokaler 163, 295
– generalisierter 295
– myoklonischer 296
– nichtepileptischer 302
– partieller 163, 295, 416
– psychogener 299, 304
– tonisch-klonischer 296
Angiographie 34, 228
Angiom 144, 222, 231
– spinales 144
Angiomatose
– enzephalofaziale 159
– zerebelloretinale 159
Angioplastie, perkutane transluminale 214
Anhidrose 69
Anisokorie 15, 119
Anosmie 3, 112
Anosognosie 12
Anteriore ischämische Optikus-
neuropathie (AION) 113
Anteriorinfarkt 207
Anti-Hu-Syndrom 330
Antikoagulation 214
Antikörper-Spezifitäts-Index (ASI) 104
Antikonvulsiva 300
– Substanzen 300
Antiphospholipid-Syndrom 201
Anton-Syndrom 12, 208
Apallisches Syndrom 17
APC-Resistenz 201
Aphasie 11
– amnestische 11
– globale 11
– transkortikale 11
Apomorphintest 262, 401
Apraxie 11
– ideatorische 12
– ideomotorische 11
– konstruktive 12
– Liepmann 12
– okulomotorische 271
Aquaporin-Antikörper 285
Arachnoidalzysten 175
Argyll-Robertson-Pupille 120, 150
Armplexusparese 83
Arnold-Chiari-Syndrom 157
Arsenvergiftung 337

Arteria-chorioidea-anterior-Infarkt 208
Arteriitis temporalis 315, 418
Aspergillose 189
Asterixis 258, 334
Astrozytom 145, 164
– pilozytisches 145, 164
Ataxia teleangiectatica 159
Ataxie 269, 271, 272, 278
– familiär episodische 272
– paroxysmale 278
– sensible 149, 411
– zerebelläre 271
Ataxie-Teleangiektasie-Syndrom (Louis-Bar) 270
Athetose 258
Atlasassimilation 157
Aufwach-Grand-mal-Epilepsie 297
Aura 299
– epigastrische 299
Averaging 20
AV-Fistel 143
– dural 143, 394
Axonotmesis 70, 78

B

Babinski-Zeichen 5
Ballismus 258
Balo-Sklerose 285
Bandscheibenvorfall 70, 396
– konservative Maßnahmen 77
– operative Therapie 77
– traumatischer 145
Barany-Zeigeversuch 6
Barbituratvergiftung 338
Basalganglienerkrankung 257
Basiläre Impression 156
Basilarisverschluss 209, 211
Beevor-Zeichen 74, 89
Bell-Phänomen 121, 122
Bell's palsy 121
Bewegungsstörung 258, 264, 266
– choreatische 258
Bielschowsky-Phänomen 117
Bing-Horton-Kopfschmerz 312, 398
Binswanger-Enzephalopathie 211, 237
Biot-Atmung 17
Blasenstörung 10, 278
Bleienzephalopathie 337
Blei-Fallhand 337
Bleivergiftung 337

Blepharospasmus 266
Blinkreflex 13
Blitzkrämpfe 296
Blutung
– Angiom 224
– epidurale 248
– intrazerebrale 220
– Kavernom 224
– subarachnoidale 225
– subdurale 222, 252
BNS-Krämpfe 158, 296
Bohrlochtrepanation 252
Borrelia burgdorferi 103
Borreliose 103, 413
Brachialgia paraesthetica nocturna
  78, 392
Brachytherapie 164
– interstitielle 164
Bragard-Zeichen 69
Brissaud-Syndrom 124
Broca-Aphasie 11
Brown-Séquard-Plus-Syndrom 138
Brown-Séquard-Syndrom 138
Brucellose 184
Brudzinski-Zeichen 2, 181
Bubbles-Test 384
burning feet 95

C

C5-Syndrom 73
C6-Syndrom 73
C7-Syndrom 73
C8-Syndrom 73
CADASIL 200, 288
Caisson-Krankheit 216
Canalolithiasis 126
CANVAS 128
Cerebellar fits 303
Chamäleonzunge 258
Chamberlain-Linie 156
Charcot-Marie-Tooth-Neuropathie
  105
Charcot-Trias 278
Cheiralgia paraesthetica 82
Cheyne-Stokes-Atmung 16
Chiasma-Kompression 171
Chordom 143, 175
Chorea 264, 265, 388
– gravidarum 265
– Huntington 239, 264
– medikamenteninduziertes
  choreatisches Syndrom 265
– minor Sydenham 265
– senile 265
Chorea Huntington 239, 264
Choreoathetose 266

Choriomeningitis, lymphozytäre 192
Churg-Strauss-Granulomatose 107,
  328
– allergische 328
Chvostek-Zeichen 304
CIDP 101
CK-Erhöhung 140
Claudicatio 75, 144, 146
– intermittens spinalis 146
– ischämische 75
– masticatoria 315
– neurogene 75, 408
– vaskuläre spinale 144, 394
CLIPPERS 193
Clipping 230, 381
Cluster-Kopfschmerz 312, 398
Cogan-Syndrom 128
Coiling 230, 381
Coma vigile 17
Commotio
– cerebri 244
– labyrinthi 244
– spinalis 145
Computertomographie (CT) 38
Contusio spinalis 145
Costen-Syndrom 319
Coxsackie-Infektion 191
Creutzfeldt-Jakob-Krankheit (CJK)
  193, 240
Crouzon-Zeichen 149
CT (Computertomographie) 28, 228

D

Dandy-Walker-Syndrom 157
Dawson Finger 422
Degeneration, hepatolentikuläre 240,
  334
Déjèrine-Syndrom 12
Deliberationsmanöver nach Semont
  126
Delir 14
Delirium tremens 324
Delpech-Lichtblau-Eiweißquotient
  18
Delta-Zeichen 215
Demenz 234, 236, 237
– Alzheimer-Typ 234
– Frontotemporale (FTD) 236
– Lewy-Körperchen (DLB) 236
– Parkinson 262
– zerebrovaskulär-assoziierte 237
Dermatomyositis 332
Dermoidzyste 175
Detrusor-Sphinkter-Dyssynergie 10,
  278
Deviation conjugée 15, 207

Devic-Syndrom 285
Diadochokinese 5
Dissektion 200, 386
Dissoziation, zytoalbuminäre 100, 409
Dopaminagonist 263, 273, 401
Doppelbilder 115
Down-beat-Nystagmus 269
Dreigläserprobe 18, 227
drop attacks 207, 305
Durafistel 222, 231
– spinale 143, 394
Dyskinesie 268, 269
– akute 268
– kopulatorische 268
– respiratorische 268
– tardive 268
Dysmetrie 269
Dysraphie 155
Dysregulation 304
– orthostatische 304
Dystonie 258, 265, 266, 267, 268
– fokale 266
– laryngeale 266
– multifokale 266
– oromandibuläre 266
– paroxysmale 266
– segmentale 266
– tardive 268
– zervikale 267

E

Eagle-Syndrom 319
Echinokokkose 190
Elektroenzephalographie (EEG) 19,
  294
Elektromyographie (EMG) 23
– Myopathie 37
Elsberg-Syndrom 101
Embolisierung, paradoxe 200
EMG (Elektromyographie) 23
Empty sella-Syndrom 171, 176
Empty-triangle-Zeichen 215
Encephalomyelitis disseminata 113
End-of-dose-Akinesie 263
Endstrominfarkt 205
Enhancement 38, 166
– girlandenförmiges 166
Entlastungskraniektomie 213
Enuresis nocturna 306
Enzephalitis 190
– autoimmune 192
– limbische (LE) 192
– NMDAR 193
– Rasmussen 193
– tuberkulöse 404
– virale 191, 194

Enzephalomyelitis 276, 285, 330
– akute disseminierte 285
– experimentell allergische 276
– parainfektiöse 285
– paraneoplastische 330
– postinfektiöse 285
– postvakzinale 285
Enzephalopathie 193, 211, 332, 333,
  337
– hepatoportale 333
– metabolische 337
– nephrogene 333
– spongiforme 193
– steroid-sensitive 336
– subkortikale arteriosklerotische
  (SAE) 211, 237
Enzephalopathie, subkortikale
  arteriosklerotische (SAE) 211, 237
Ependymom 144
Epidermoidzyste 175
Epikonussyndrom 137
Epilepsia partialis continua 295, 302
Epilepsie 162, 189, 251, 293, 294, 295,
  297
– generalisierte 297
– idiopathische 294
– posttraumatische 251
– symptomatische 162, 189, 293, 294
– Therapie 299
– zentrenzephale 295
Epilepsiechirurgie 300
Epley Manöver 126, 379
Erb-Lähmung 83
Erythema chronicum migrans 104
Esthesioneuroblastom 113
Expressionsfraktur 247
Extremitätendystonie 267

F

Fahr-Syndrom 240, 337
Fallhand 82
Faszikulation 4
Fatigue 278
Fazialismyokymien 124
Fazialisparese 104, 121, 167, 413
Felsenbeinfraktur 245
Fettembolien 216
Fibrillation 4
Fibromuskuläre Dysplasie 200
Fieberkrämpfe 293
Fissura-orbitalis-superior-Syndrom
  119, 131
Flaschenzeichen 79, 81
Flimmerskotom 311
floppy infant syndrome 46
fly catchers tongue 268

Folsäure 335
Foramen ovale, offenes 214, 384
Forellenphänomen 299
Foster-Kennedy-Syndrom 113
Fraktur 244, 245
– frontobasale 244
– frontoethmoidale 245
Frakturzeichen 244
– indirektes 244
Fremdreflex 6
Frenzelbrille 124, 127
Friedreich-Ataxie 270
Friedreich-Fuß 270
Froment-Zeichen 81
Frühsommermeningoenzephalitis
  (FSME) 191

G

Gangliosid-Antikörper 100, 409
Gangliosidose 287
Garcin-Syndrom 132, 175
Garin-Bujadoux-Bannwarth-Syndrom
  104
Gardner-Turner Neurofibromatose
  159
Gastaut-Epilepsie 297
Gelegenheitsanfall 293, 324
– epileptischer 324
Gesichtsfeldausfälle 114
Gesichtsschmerz, atypischer 319
Gilles-de-la-Tourette-Syndrom 267
Glasgow Coma Scale 229, 249
Glioblastoma multiforme 165, 420
Glomus-jugulare-Tumor 175
Glossopharyngeusneuralgie 128, 318
Gonyalgia paraesthetica 88
Gordon-Zeichen 5
Gowers-Zeichen 43
Gramfärbung 182
Grand mal 296
Grand-mal-Status 302
Granulomatose Churg Strauss
– allergische 328
– eosinophile 107, 328
Granulomatose mit Polyangiitis 328
Granulome 147, 330
– Sarkoidose 330
– spinale 147
Grenzzoneninfarkte 205
Guillain-Barré-Syndrom (GBS) 99, 119,
  409
Gürtelrose 148

H

Halluzination 305, 324
– hypnagoge 305
Halmagyi-Kopfimpulstest 124
Halswirbelsäulenschleuderverletzung
  145
Haltetremor 258
Hämangioblastom 174
Hämatom 224, 225, 248, 252
– akutes subdurales 248
– chronisch subdurales 252, 421
– epidurales 248
– infratentorielles 224
– intrazerebrales 248
– supratentorielles 225
Hashimoto-Enzephalopathie 336
Hemiballismus 258
Hemicrania continua 314
Hemikranie 313
– chronisch paroxysmale 313
– continua 312, 314
Hemispasmus facialis 124
Hereditäre motorisch sensible
  Neuropathie (HMSN) 105
Hereditäre sensible Neuropathie
  (HSN) 106
Herpes simplex-Enzephalitis 190
Hinterstrangschädigung 149, 411
Hirnabszess 187
Hirndruck 162, 420
– erhöhter 162, 250
Hirndrucktherapie 250
Hirndrucküberwachung 250
Hirnembolie
– kardiale 200
– paradoxe 384
Hirninfarkt 198, 212, 229, 311
– Ätiologie 199
– Diagnostik 203
– Endstrom 205
– Grenzzone 205
– lakunär 205
– Klinik 206
– migräne-assoziiert 311
– Pathogenese 201
– Territorial 205
– Therapie 212
Hirnmetastasen 171
Hirnphlegmone 189
Hirnprolaps 246
Hirnschädigung
– primäre 247
– sekundäre 247
Hirnstammsyndrom, laterales 250,
  253
Hirnstimulation, tiefe 264
Hirntod 251

Hirntrauma 247
– Schweregrade 247
Hirntumoren 162, 420
HIV 194, 404
HIV-assoziierte Enzephalopathie
194
Hoffmann-Tinel-Zeichen 69, 79, 80,
85, 87, 392
Höhenkrankheit 216, 314
Horner-Syndrom 3, 120
Hunt und Hess-Grade 229
Hutchinson-Trias 160
Hydrocephalus 229
Hydromyelie 155
Hydrozephalus 174, 229, 238
– akuter 229
– aresorptivus 229, 238
– communicans 238
– hypersecretorius 174
– okklusiver 238, 381
Hygrom, subdurales 248
Hyperkaliämie 336
Hyperkalziämie 336
Hypermetrie 269
Hypernatriämie 336
Hyperparathyreoidismus 337
Hypersomnie, periodische 306
Hyperthyreose 336
Hyperventilation 304
Hyphidrose 69
Hypocretin 305
Hypokaliämie 336
Hypokalzämie 304, 336
Hypokinese 259, 400
Hyponatriämie 336
Hypoparathyreoidismus 336
Hypophysenadenome 170
Hypopituitarismus (Addison) 170
Hyposmie 112
Hyposomnie 306
Hypothyreose 336
Hypotonie 259
Hypoventilation, zentral alveoläre 306
Hypsarrhythmie 298

I

Icterus gravis neonatorum 160
Imitationsversuch 6
Immunglobuline (IVIG), intravenöse
101
Immunrekonstitutionssyndrom (IRIS)
194, 284
Impression, basiläre 156
Impressionsfraktur 246
Impulsiv-Petit-mal 296, 297
Infarkt, lakunärer 211

Innenohrschwerhörigkeit 125
Instabilität, posturale 259
Intentionstremor 269
Interferenzmuster 25
Interferon 282
Interosseus-anterior-Syndrom 80
Interosseus-posterior-Syndrom 82
Intrazerebrale BLutung (IZB) 220
Ischialgie 72, 396
Ixodes-ricinus-Zecke 103

J

Jackson-Anfall 162, 295, 416
Jackson-Syndrom 131
Jannetta-Operation 318
JC-Virus 194, 283
Jendrassik-Handgriff 6
Jod-Stärke-Methode 7, 70

K

Kakosmie 112
Kanalolithiasis 126, 379
Karotidodynie 316
Karotisdissektion 316
Karotis-Kavernosus-Fistel 232, 252
Karotissinus, hypersensitiver 303
Karotis-Thrombendarteriektomie (TEA)
214
Karpaltunnelsyndrom (CTS) 78
Kataplexie 305
Kaudasyndrom 75, 138
Kausalgie 69
Kausalgie-Dystonie-Syndrom 267
Kavernom 220
Kayser-Fleischer-Kornealring 240, 334
Keilbeinfraktur 245
Kennedy-Syndrom 141
Kernig-Zeichen 2, 181
Kiloh-Nevin-Syndrom 80
Kinderlähmung 148
Kipptischuntersuchung 304
Kleine-Levin-Syndrom 306
Kleinhirndegeneration 331
Kleinhirnerkrankung 268, 271, 272
– autosomal-dominant vererbte 271
– autosomal-rezessiv vererbte 270
– erworbene 272
– idiopathische 272
Kleinhirninfarkte 209
Kleinhirnrindenatrophie 326
Klinisch isoliertes Syndrom (KIS) 277
Klippel-Feil-Syndrom 157
Klonus 4
Klumpke-Lähmung 83

Klüver-Bucy-Syndrom 13
Kohlenmonoxidvergiftung 338
Kolloidzyste 175
Koma 14
Kompartmentsyndrome 90
Kompressionssyndrom 327
Konussyndrom 75, 137
Kopfschmerz 310, 312, 314, 315, 319
– durch Liquorunterdruck 319
– durch Substanzeinwirkung 315
– medikamenteninduziert 312
– trigemino-autonom 312
– vom Spannungstyp 314
Korsakow-Syndrom 325
Kortikosteroidpulstherapie 282
Kozevnikov-Epilepsie 295
Kraniopharyngeom 169
Kryoglobulinämie 107
Kugelberg-Welander-Syndrom 140
Kulissenphänomen 129
Kurtzke-Skala 278

L

L3-Syndrom 74
L4-Syndrom 74
L5-Syndrom 74
Lachsynkope 303
Lagerungsschwindel, benigner
peripherer paroxysmaler 125
Lähmung 68, 84
– faszikuläre 84
– periphere 4, 68
– zentrale 4
Lakune 211
Lambert-Eaton myasthenes Syndrom
(LEMS) 332
Landry-Paralyse 100
Lasègue-Zeichen 2, 69, 74, 181, 396
– gekreuztes 74
– umgekehrtes 2, 74
Lateralsklerose 141
– amyotrophe 141
– primäre 141
L-Dopa-Test 262
Lebers hereditäre Optikusatrophie
(LHON) 113
Legionellose 184
Leitungsaphasie 11
Leitungsschwerhörigkeit 125
Lennox-Gastaut-Syndrom 297
Leptospirose 184
Leriche-Syndrom 147
Leukenzephalopathie 210, 240, 316
– multifokale 240
– posteriore 210, 316
Leukodystrophie 285

Lewis-Sumner-Syndrom 102
Lewy-Körperchen 236
Lhermitte-Zeichen 2, 278
Lichtreaktion, konsensuelle 119
Liquor
– Beurteilung 18
– Punktion 18
Liquordrainage 231
– ventrikuläre 231
Liquorfistel 176, 246, 319
– nasale 246
Liquorunterdrucksyndrom 176, 319
Liquorzirkulationsstörung, post-
    traumatische 252
Little-Syndrom 159
Lobärblutung 221
Locked-in-Syndrom 17, 209
Louis-Bar-Syndrom 159
Löwenstimme 272
lower body-Parkinson 238
Lues 150, 160, 404
– konnatale 160
Luftembolien 216
Lumbago 72, 396
Lumbalpunktion (LP) 238
Lupus erythematodes (SLE) 329
Lust-Zeichen 304
Lyme-Arthritis 104
Lymphom 173
Lysetherapie 213
Lyssa (Tollwut) 192

M

Magnetresonanztomographie (MRT)
    38, 204, 279
Makroangiopathie 205
– zerebrale 199
Malaria 184
– zerebrale 184
Malformation, arteriovenöse 231
– spinale 143
Mal perforans 95
Marchiafava-Bignami-Syndrom 325
march of convulsion 206, 295
Marklagerdystrophie 205, 237
McDonald-Kriterien 280
MD (Muskeldystrophien) 40
Mediainfarkt 207, 384
Medikamentennebenwirkung 338,
    406
Medulloblastom 166
Mees-Querstreifen 337
Meige-Syndrom 266
Melkersson-Rosenthal-Syndrom 124
Meningeom 143, 167
– spinales 143

Meningeosis carcinomatosa 172
Meningitis 180, 184, 246, 390
– aseptische 184
– bakterielle 180
– eitrige 180
– hirndrucksenkende Maßnahme 183
– Komplikationen 183
– lymphozytäre 184
– Mollaret 185
– mykotische 184
– rezidivierende 246
– tuberkulöse 184, 404
– virale 184
Meningoenzephalitis 190
Meningozele 156
MEP (Motorisch evozierte Potenziale)
    23
Meralgia paraesthetica 89
Metastase, zerebrale 171
Migräne 128, 310, 311
– Faktoren, auslösende 310
– kindliche 311
– komplizierte 311
– mit Aura 311
– ohne Aura 311, 380
– vestibuläre 128
Mikroangiopathie 205
– hypertensive 205
– zerebrale 200
Miktionssynkope 303
Mild cognitive impairment (MCI) 234
Miller Fisher-Syndrom 101, 119
Mini-Mental-State-Examination
    (MMSE) 235
Minussymptom 259
Mismatch 204
Möbius-Syndrom 124
Mollaret-Meningitis 185
Mononeuritis multiplex 96, 328
Morbus
– Alexander 288
– Bassen-Kornzweig 106
– Behçet 328
– Charcot-Marie-Tooth 105
– Fabry 287
– Krabbe 287
– Menière 127
– Parkinson 259
– Swanson 106
– Refsum 105, 271
– Riley-Day 106
– Roussy-Levy 106
– Weil 184
– Whipple 184, 240
– Wilson 239, 334
Morton-Metatarsalgie 87
Motoneuronerkrankung 141
Moyamoya-Syndrom 200

MRC-Kraftgrade 68
Mukolipidose 287
Multiple Sklerose (MS) 276, 277, 280,
    283, 285, 422
– Immuntherapeutika 283
– Liquordiagnostik 280
– Marburg-Variante 277, 285
– McDonald-Kriterien 280
– primär chronisch progrediente 277
– rezidivierend remittierende 277
– sekundär chronisch progrediente
    277
– Therapie 282
– Uhthoff-Phänomen 278, 422
Multisystemerkrankung 259
– neurodegenerative 259
Muskelatrophien, spinale (SMA) 140
Muskeldystrophie
– Becker-Kiener 40
– Duchenne 40
– Emery-Dreifuss 41
– fazioskapulohumerale 43
– Hauptmann-Thannhauser 43
– Komplikationen 42
– Molekulardiagnostik 39
Muskeleigenreflex 5
Muskelerkrankung
– Laborparameter 38
Muskelkontraktion 4
Multifokale motorische Neuropathie
    (MMN) 101, 102
Myasthenia gravis 57, 402
– Klassifikation, klinische 59
Myasthenie-Score 60
Myelinolyse
– zentrale pontine 326, 336
Myelitis 147
Myelo-CT 75
Myelomeningozele 156
Myeloneuropathie 149
Myelooptikoneuropathie, subakute
    149
Myelose, funikuläre 148, 411
Myoklonie 258
Myoklonus-Opsoklonus-Syndrom
    272, 331
Myokymien 68
Myopathie 36, 327
– akute 327
– chronische alkoholische 327
– hypokaliämische 327
Myosonographie 38

N

Nackenrigor 2
Nackensteifheit 2

Narkolepsie 305
Neglect 12
Nervenbiopsie, Indikationen 97
Nervenkompressionssyndrome 78
– Therapieprinzip 78
Nervenwurzelläsionen 70
Nervus
– abducens 115, 117
– accessorius 130
– axillaris 83
– cutaneus femoris lateralis 89
– facialis 121, 413
– femoralis 88
– genitofemoralis 89
– glossopharyngeus 128
– hypoglossus 130
– iliohypogastricus 89
– ilioinguinalis 89
– ischiadicus 88
– medianus 78
– musculocutaneus 83
– obturatorius 88
– oculomotorius 115
– olfactorius 112
– opticus 113
– peroneus 85
– radialis 82
– saphenus 88
– suralis 88
– thoracicus longus 83
– tibialis 87
– trigeminus 120
– trochlearis 115, 117
– ulnaris 81
– vagus 129
– vestibulocochlearis 124
Neuralgien 317
Neurapraxie 70, 78
Neurinom 143, 167
– spinales 143, 415
Neuritis nervi optici 277
Neuritis vestibularis 126, 382
Neuroborreliose 104, 123, 413
Neurofibromatose 159
Neurolues 150
Neuromyelitis optica (Devic) 285
Neuronopathie 140
– hereditäre motorische (HMN) 140
– subakute sensible 330
Neuropathie 95, 98, 99, 102
– akute demyelinisierende 99, 119, 409
– alkoholische 98
– autonome 95
– chronische demyelinisierende (CIDP) 101
– dying-back 98
– hereditäre 105

– multifokale motorische 102
– tomakulöse 105
Neurotmesis 70, 78
Nickkrämpfe 296
Nikotinsäure 335
Ninhydrintest 7, 70
NMDA-Enzephalitis 193
Nn glutei 89
Nokardiose 189
No-reflow-Phänomen 202
Normaldruckhydrozephalus (NPH) 238
Nystagmus 124, 126, 128, 278
– dissoziierter 128, 278
– rotatorischer 126
– spontaner 382
– vertikaler 128

O

Oberflächensensibilität 7, 96
Objektagnosie 12
Obliquus-superior-Myokymie 117
Okulomotoriusparese 115, 227
– Aneurysma 227
– diabetische 99, 115
– inkomplette 116
Oligodendrogliom 165
On-Off-Phänomen 263
Ophthalmoplegie, internukleäre 116, 278
Opiatvergiftung 338
Opisthotonus 195
Oppenheim-Zeichen 5
Optikusatrophie 113
Optikusneuropathie 327
Orientierungsstörung
– räumliche 12
Orthostatische Dysregulation 304
Otoliquorrhoe 246

P

Pallästhesie 70
Palmomentalreflex 13
Panarteriitis nodosa 107, 328
Pandysautonomie 101
Panenzephalitis, subakute sklerosierende (SSPE) 192, 240
Papillitis 113
Paragangliom 143
Paralyse, progressive 150
Paralysie des amants 80
Paraneoplastische Syndrome 330
Parasomnie 306
Parese siehe Lähmung
Parinaud-Syndrom 120

Parkbanklähmung 82, 327
Parkinson-Plus-Syndrom 257
Parkinson-Syndrom 259, 260, 261
– akinetisch-rigides 261
– Äquivalenztyp 261
– idiopathische 259
– idiopathisches 261
– sekundäres 260
– Therapie 262
– tremordominantes 261
Parkinson-Tremor 258
Pavor nocturnus 306
Penumbra 201
Peroneusparese 85
Phakomatosen 158
Phalen-Test 79
Pick-Körper 236
Pickwick-Syndrom 306
Pineozytom 174
Pin-Prick 7, 97
Piriformis-Syndrom 88
Pisa-Syndrom 268
Plasmaseparation 101
Platybasie 156
Plexusneuritis 101
Plexuspapillom 174
PLMS 273
Plussymptom 257
Pneumatozele 246
Poliomyelitis 148
Polymerasekettenreaktion 19
Polymyalgia rheumatica 315, 418
Polyneuritis 99, 103, 413
– akute inflammatorische demyelinisierende 99
– chronische inflammatorische demyelinisierende (CIDP) 101
– cranialis 101
– bei monoklonaler Gammopathie unklarer Signifikanz (MGUS) 103
– serogenetische 101
Polyneuropathie 95, 98, 105, 107, 327, 331, 333
– alkoholische 327
– autonome 331
– Befunde, neurologische 97
– diabetische 98
– hereditäre 105
– nephrogene 107, 333
– sensomotorische 331
– toxische 107, 406
Porphyrie 106, 334
Posteriorinfarkt 208
Post-Polio-Syndrom 148
Poussepp-Operation 155
Primitivreflexe 162, 235
Progressive multifokale Leukenzephalopathie (PML) 192

prolongiertes reversibles ischämisches
   neurologisches Defizit, PRIND 201
Pronator-teres-Syndrom 80
Pseudobulbärparalyse 211
Pseudoneurits vestibularis 127
Pseudo-Parkinsonsyndrome 260
Pseudotumor cerebri 176, 215, 319
PTA 214
Ptosis 3
– upside-down 3
PRES 210
Pulvinar-Zeichen 193
Punding 263
Pupillenstörungen 119
– absolute Pupillenstarre 119
– amaurotische Pupillenstarre 119
– Pupillotonie 120
– reflektorische Pupillenstarre 120
Puppenkopfphänomen 15, 250
Pyknolepsie 297
Pyramidenbahnzeichen 5

Q

Queckenstedt-Versuch 18
Quecksilbervergiftung 338
Querschnittslähmung 136
Querschnittssyndrom 136

R

Radermecker-Komplex 193
Radicularis-magna-Syndrom 147
Radikulopathie 72
– Rumpf 99
– zervikale 72
Raeder-Syndrom 313
Ramsay-Hunt-Syndrom 123
Rasmussen-Enzephalitis 193
Rathke-Tasche 169
Raumforderungszeichen 252
– indirektes 252
Rausch 323
– pathologischer 323
Rebound-Phänomen 6, 269
– positives 269
Recruitment 127, 169
Recklinghausen Neurofibromatose
   159
Reflex
– Fremdreflex 6
– Muskeleigenreflex 6
– okulovestibulärer 15
– okulozephaler 15
– Primitivreflex 13
Refsum-Syndrom 105

Reiber-Schema 19
Reithosenanästhesie 137
Remak-Zeichen 150
REM-Schlaf-Verhaltensstörung 236, 260
Residualepilepsie 294
Restless-Legs-Syndrom (RLS) 273
Retrobulbärneuritis 113, 277
Reversibles Vasokonstriktionssyndrom
   (RCVS) 317
Rhinoliquorrhoe 182
Riechstörung 2, 112, 260
Riesenzellarteriitis 315, 328, 418
Rigor 258
Rinne-Versuch 124
Risus sardonicus 195
Rituximab 103
Rolando-Epilepsie 297
Romberg-Howship-Syndrom 89
Romberg-Standversuch 6, 269
Rötelnembryopathie 159
Ruber-Syndrom 116

S

S1-Syndrom 74
Salaamkrämpfe 296
Sanduhrwachstum 143, 415
Sarkoidose 330
Saugphänomen 13
Schädelbasisfraktur 246
Schädelhirntrauma 244
Schellong-Test 7, 96, 304
Schilder-Sklerose 285
Schlafanfälle 305
Schlafapnoesyndrom 305
Schlafkopfschmerz 314
Schlaganfall 198
Schlucksynkope 303
Schmerz
– chronischer 311
– neuralgischer 317
– neuropathischer 108
– Rückenmarkserkrankungen 140
– Thalamusinfarkt 208
Schock 304
– hypoglykämischer 304
– spinaler 137
Schrecksynkope 303
Schulteramyotrophie, neuralgische
   101
Schwannom 167
Schwartz-Watson-Test 335
Schweißsekretionsstörung 69, 120
Schwindel (Vertigo) 125
– nicht-organischer 128
See-saw-Nystagmus 269
Segawa-Syndrom 266

Sekundärprophylaxe 213, 214
Sella 169
Semont-Manöver 126
Sensibilitätsstörung
– dissoziierte 154
– Oberflächensensibilität 7
– Tiefensensibilität 7, 148, 411
Siccard-Zeichen 5, 141
Siebenmann-Syndrom 132
Sinus-cavernosus-Syndrom 119, 132,
   252
Sinusthrombose 215, 316
Sneddon-Syndrom 200
Somnambulismus 306
Somnolenz 14
Sopor 14
Spastik 4
Spätdyskinesien 263
Spätepilepsie 251
spike-wave 298
Spina bifida occulta 156
Spinalis-anterior-Syndrom 146
Spinalis-posterior-Syndrom 147
Spinalkanalstenose 75
Spinalparalyse 141
– spastische 141
Spinal tap-Test 238, 241
Spitz-Stumpf-Diskrimination 7
Spritzenlähmung 88
SSEP (somatosensibel-evozierte
   Potenziale) 22
Stammganglienblutung 221
Status epilepticus 302
Status lacunaris 205
Status migränosus 311
Stauungspapille 113, 162
Stealphänomene 146
Steele-Richardson-Olszewski-Syndrom
   259
Stellreflex 259
– gestörter 259
Steppergang 85
Stiff person-Syndrom 192
Stiftgliom 155
Stirnhirnsyndrom 164
Strahlenmyelopathie 149
Stroke Unit 212
Strümpell-Zeichen 5
Sturge-Weber-Syndrom 159
Sturzattacke 305
– kryptogene 305
Subakute sklerosierende Panenze-
   phalitis (SSEP) 190
Subarachnoidalblutung (SAB) 225,
   380
– Stadieneinteilung 227
Subclavian-steal-Syndrom 200
Sulcocommissuralis-Syndrom 138

Sulcus-ulnaris-Syndrom 81
SUNCT-Syndrom 313
Supranukleäre Parese 259
Syndrom
– lakunäres 211
– prämotorisches 5
– pseudoradikuläres 72
Syndrom der empty sella 171
Synkope 299, 302, 303
– kardiale 303
– konvulsive 302
– reflektorische 303
Syphilis 150
Syringobulbie 154
Syringomyelie 154

T

Tabak-Alkohol-Amblyopie 327
Tabes dorsalis 150
Tachypnoe 17
Takayasu-Syndrom 328
Tarsaltunnelsyndrom 86, 87
– mediales 87
– vorderes 86
Taschenmesserphänomen 259
Tau-Protein 235, 236
Temporalisbiopsie 315
Teratom 175
Territorialinfarkt 205
Tetanus (Wundstarrkrampf) 195
Tethered-Cord-Syndrom 72, 156
Thalamusinfarkt 208, 237
Thalliumvergiftung 337
Thoracic-outlet-Syndrom (TOS) 84
Tibialis-anterior-Syndrom 90
Tic 258, 267
Tiefensensibilität 7, 96
Tinnitus 127, 232
tissue at risk 201, 204
Todd-Lähmung 295
Token-Test 11
Tollwut (Lyssa) 192
Tolosa-Hunt-Syndrom 119
Torsionsdystonie 266
Torticollis 267
Toxoplasmose 160
– konnatale 160
transitorisch ischämische Attacke, TIA 201
Tremor 257, 305
– essentieller 258
– orthostatischer 258, 305
– Parkinson 258
– toxischer 258
– zerebellärer 258
Trendelenburg-Zeichen 89

Trigeminusneuralgie 278, 317
Trigeminusneuropathie 121
Trigeminusparese 120
Triple-H-Therapie 231
Trömner-Reflex 6
Trousseau-Zeichen 304
Trümmerfraktur 246
Tuberkulose 185, 404
Tuberöse Hirnsklerose (Bourneville-Pringle) 158
Tumor-Blutung 221
– spinal 142
– zerebral 161

U

Uhthoff-Phänomen 278, 423
Undines Fluch 306
Unterberger-Tretversuch 6, 269
Up-beat-Nystagmus 269

V

Vagusnervstimulator 301
Varizellen-Zoster-Virus (VZV) 148
Vaskulitis 328, 329
– primäre 328
– sekundäre 329
Vasospasmus 183, 229, 317, 381
VEP (Visuell evozierte Potenziale) 20
Vernet-Syndrom 132
Vertebralisdissektion 316, 386
Vertigo 125
Verwirrtheit 14
Vestibularisausfall 126, 382
Vestibularisparoxysmie 127
Vestibularisschwannom 127, 159, 167
vestibular tilt 167
Vestibulopathie 128
– bilaterale 128
Vierhügel-Tumoren 174
Villaret-Syndrom 132
Vitamin 335
– A 335
– B1 335
– B6 335
– B12 335, 411
– C 335
– D 335
– E 271, 335
– K 335
von Hippel-Lindau-Syndrom 159
VZV-Enzephalitis 191

W

Wachanfälle 305
Wallenberg-Syndrom 209, 386
Waterhouse-Friderichsen-Syndrom 181
Weber-Syndrom 116, 209
Weber-Versuch 124
Webster-Skala 261
Wegener-Granulomatose 328
Wendeschrittzahl 2, 259
Werdnig-Hoffmann-Syndrom 140
Wernicke-Aphasie 11
Wernicke-Enzephalopathie 119, 325
Wernicke-Korsakow-Syndrom 325
West-Syndrom 297
WFNS-Grade 229
WHO-Klassifikation 162
Wilson-Krankheit 240

Z

Zahnradphänomen 258
Zecken-Polyradikuloneuritis 103, 413
Zerebrotendinöse Xanthomatose 287
Ziliospinalreflex 15
Zosterneuralgie 148
Zoster oticus 122
Zoster segmentalis 148
Zungenbiss 299
Zwei-Punkte-Diskrimination 7
Zystizerkose 189
zytoalbuminäre Dissoziation 102, 409
Zytomegalie 160
– konnatale 160

Printing and Binding: Stürtz GmbH, Würzburg